U0193632

『十三五』国家重点图书出版规划项目

中国针灸大成

Zhongguo Zhenjiu Dacheng

Compendium of Chinese Acupuncture and Moxibustion

通论卷

Tonglunjuan

针灸逢源

清同治十年刻本

总主编／石学敏

执行主编／王旭东　陈丽云　梁尚华

湖南科学技术出版社

《中国针灸大成》编委会名单

主　　编： 石学敏（天津中医药大学第一附属医院）

执行主编： 王旭东（上海中医药大学）

陈丽云（上海中医药大学）

梁尚华（上海中医药大学）

（以下以姓氏笔画为序）

副 主 编： 卞金玲（天津中医药大学第一附属医院）

杜宇征（天津中医药大学第一附属医院）

张建斌（南京中医药大学）

张亭立（上海中医药大学）

尚　力（上海中医药大学）

倪光夏（南京中医药大学）

编　　委： 于莉英　马　泰　马曼华　王旭东　王秋琴　王慕然　卞金玲
卞雅莉　申鹏飞　史慧妍　朱石兵　朱思行　朱蕴菡　衣兰杰
衣兰娟　许军峰　孙增坤　杜宇征　李月玮　李　军　杨丽娜
杨艳卓　杨　涛　杨　杰　杨　萌　宋亚芳　张工彧　张建斌
张亭立　张卫茜　陈杞然　陈丽云　陈雨荟　陈昕悦　林怡冰
尚　力　周　围　周　敏　周文娟　赵晓峰　俞欣雨　施庆武
晁　敏　倪光夏　徐松元　奚飞飞　梁尚华　彭娟娟　戴晓矞

学术秘书： 马　泰　宋亚芳　张亭立

序

岁在庚子，瘟疫横行，年末将近，拙著初成。新冠疫情，日渐偃伏，国既昌泰，民亦心安。天晴日朗，朋辈相聚酒酣；笑逐颜开，握手道故纵谈。谈古论今，喜看中医盛况；数典读书，深爱针灸文献。针矣砭矣，历史班班可考；焫焉爇焉，成就历历在目。针灸之术，盖吾一生足迹之所跬步蹒跚；集成先贤，乃吾多年夙愿之所魂牵梦绕。湖南科学技术出版社，欲集历代针灸文献于一编，甚合我意，大快我心。吾素好书，老而弥笃，幸喜年将老而体未衰，又得旭东教授鼎力相助，陈丽云、梁尚华诸君共同协力，《大成》之作，蒐材博远，体例创新，备而不烦，详而有体。历代针灸著述，美不胜收；各种理论技法，宛在心目。吾深知翰墨之苦，寻书之难；珍本善本，岂能易得？尤其影校对峙，瑕疵不容，若无奉献精神，哪能至此？吾忝列榜首，只是出谋划策；出版社与诸同道，方为编书栋梁。夫万种医书，内外妇儿皆有；针灸虽小，亦医学宝库一脉。《针经》之《问难》，《甲乙》之《明堂》，皇甫谧、王惟一，《标幽赋》《玉龙经》，书集一百零九种，论、图、歌、文，连类而相继。文献详备，版亦珍奇，法国朝鲜，日本越南，宋版元刻，明清官坊，见善必求，虽远必访。虽专志我针灸，亦合之国策，活我古籍，壮我中华；弘扬国粹，继承发展。故见是书，已无憾。书适成，可以献国家而备采择，供专家而作查考，遗学子而为深耘。吾固知才疏学浅，难为针灸之不刊之梓，尚需方家润色斧削。盼师长悯我诚恳，实乃真心忧，非何求，赐我良教，点我迷津，开我愚钝，正我讹误，使是书趋善近美，助中医药学飞腾世界医学之巅，则善莫大矣！

中国工程院院士

国　医　大　师　石学敏

《中国针灸大成》总主编

穷神极变出针砭 万壑春云一冰台

——代前言

重新认识针灸学

20世纪初，笔者于欧洲巡医，某大赛前一日，一体育明星腰伤，四壮汉抬一担架，逶迤辗转，访遍当地名医，毫无起色。万般无奈之下，求针灸一试，作死马活马之想。笔者银针一枚，刺入人中，原本动则锥心、嗷嗷呼痛之世界冠军，当即挺立行走，喜极而泣。随行记者瞠目结舌，医疗团队大惊失色——在西方医生的知识储备里，穷尽所有聪明才智，也想不出鼻唇沟和腰部有什么关系，“结构决定功能”的“真理”被人中沟上的一根银针击碎了！

这在中医行业内最平常的针灸技术，却被欧洲人看成“神操作”，恰恰展示了中国传统医学引以为豪的价值观：“立象尽意”。以人类的智慧发现外象与内象的联系，以功能（疗效）作为理论的本源。笔者以为，这是针灸学在诊治疾病之外，对于人类认知世界的重大贡献。亦即：针灸学远远不只是诊疗疾病，更是人类发现世界真理的另一个重要途径。

2018年3月28日，*Science Reports* 杂志发表一篇科学报告，证明了笔者上述观点。国内外媒体宣称美国科学家发现了人体内一个未知的器官，而且是人体中面积最大的一个器官。这一发现能够显著地提高现有医学对癌症以及其他诸多疾病的认知。而这一器官体内的密集结缔组织，实际上是充满流体的间质（interstitium）网络，并发挥着“减震器”的作用。科学家首次建议将该间质组织归为一个完整的器官。也就是说它拥有独立的生理作用和构成部分，并执行着特殊任务，如人体中的心脏、肝脏一样。

基于上述发现是对人体普遍联系方式的一种描述，所以研究中医的学者认为经络就是这样一种结构。人体的十四经脉主要是由组织间隙组成，上连神经和血管，下接局部细胞，直接关系着细胞的生死存亡。经络与间质组织一样无处不在，所有细胞都浸润在组织液中，整体的普遍联系就是通过连续在全身的“水”来实现的。事实上，中药就是疏通经络来治病的，这与西药用直接杀死病变细胞的药理有着根本的不同。可以这样说，证明了经络的存在，也就间接证明了中药药理的科学性，可以理解为什么癌症在侵袭某些人体部位后更容易蔓延。

笔者认为，中医学者对美国科学家的发现进行相似性印证，或许不那么贴切和完全对应，但是，从整体观念而言，这种发现无疑是西方医学的进步。这也佐证了针灸学知识领域内，古老而晦涩的语言文字里，隐含着朦胧而内涵深远的知识，有待我们深入挖掘研究。

应用现有的科学认知来评价针灸的科学性，我们已经吃尽苦头。“经络研究”进行了几十年，花费无数人力、物力、财力，最终却是一无所获。因为这些研究一直是以西方科学的知识结构、价值观和思维方式来检验古代的成果，犯了本质的错误。“人中”和腰椎、腰肌的关系，任何现代医学知识都是无法证实的，但是我们却硬要在实验室寻找物质基础和有形的联系，终究是没有结果的。古代针刺合谷催产，谁能找到合谷和子宫的关联？若是我们以针灸学的认知为线索，将会获得无数新启示，能找到人中与腰部的联系通道的人，获得诺贝尔生理学或医学奖将是一件很容易的事。因此，包括中医药学界的学者专家，并未能完全认识到针灸学术的深邃和伟大。我们欠针灸学术一个客观的评价。

不过，尽管科学在不断证实着针灸学的伟大和深奥，但是，在中国传统医学的版图上，无论是古代还是现代，针灸学术的地位，一直处于从属、次要的地位。笔者只有在外国才从事针灸工作，回到中国境内，便重归诊脉开方之途。其中种种隐曲不便展开，但业内视针灸为带有劳作性质的小科的潜意识，却是业内真实的存在。

再以现存古籍为例，现代中医古籍目录学著作如《中国中医古籍总目》《中医图书联合目录》，收录古籍都在万种以上，但 1911 年以前的针灸类著作数量却不到 200 种。郭霭春先生、黄龙祥先生等针灸文献学家都做过类似的统计，如郭先生《现存针灸医籍》129 种，黄先生《针灸名著集成》180 种（含日本所藏）。且大多是转抄、辑录、类编、汇编、节抄之类，学术含量较高的也就 30 多种。

如今，“中医走向世界”已成为业内的共识，但是，准确的说法应该是“针灸走向世界”，遍布欧美、东南亚，乃至非洲、大洋洲的“TCM”，其实都是针灸诊所。由于用药受到种种限制，中药方剂至今未被世界各国广泛接受。中医对世界人民的贡献，针灸至少占 90%以上。因此，全方位审视针灸学的历史地位和医学价值，是中医界必须要做的工作。

此次湖南科学技术出版社策划，针灸学大师石学敏院士领衔，收集现存针灸古籍，编纂一套集成性的针灸文献丛书，为医学界提供相对系统的原生态古典针灸文献，虽然达不到集大成的要求，但至少能满足针灸学者们从事文献研究时看到古原貌的愿望，以历史真实的遗存来实现针灸文献的权威性。

历尽坎坷的针灸发展史

从针灸文献的数量和质量上，可以看出针灸学术的地位。其实轻慢针灸技术，这不是现代才有的问题，历史上也曾多次发生类似问题。有高潮也有低谷。

针灸学术最辉煌的时期，莫过于历史的两头：即中医学知识体系的形成阶段和 20 世纪美国总统尼克松访华至今。

一、高光时刻：春秋战国至两汉

春秋战国到西汉时期，是中医学初步成形的时期，药物和药剂的应用还没有成熟，对药物的不良反应的认识也不充分，因此，药物的使用受到极大的限制，即便是医学经典著作，《黄帝内经》中也只有13首方剂。而此时的针灸技术相对成熟得多，《灵枢》中针灸理论和技术的内容竟多达4/5，文献记载当时针灸主治的疾病几乎涉及人类的所有病种。从现有文献来看，这一时期应该是针灸技术最为辉煌的时期。

汉代，药物学知识日渐丰富，在《黄帝内经》理论指导下，药物配伍知识也得到长足的发展。东汉末年，医圣张仲景著成《伤寒杂病论》，完善了《黄帝内经》六经辨治理论，形成了外感热病诊疗体系。该书也是方剂药物运用比较纯熟的标志。仲景治疗疾病的主要方法是方药、针灸，属于针、药并重的态势。至于魏晋皇甫谧之《针灸甲乙经》，则是先秦两汉针灸学辉煌盛世的全面总结。

此后，方药的发展突飞猛进，势不可挡。诚如笔者在《中医方剂大辞典》第2版“感言”中所述：“《录验方》《范汪方》《删繁方》《小品方》，追随道家气质；《僧深方》《波罗门》《耆婆药》《经心录》，兼修佛学思想……《抱朴子》《肘后方》，为长寿学先导，传急救学仙方。《肘后备急》，成就诺奖；《巢氏病源》，医道大全。《食经》《产经》《素女经》，《崔公》《徐公》《廪丘公》，录诸医经验，载民间验方，百花齐放，蔚为大观……”方药学术，一片繁荣，逐渐成为治疗疾病的主流技术。到了唐代，孙思邈、王焘等人在强盛国力和社会文明的催促下，对方药治疗的盛况进行了总结，《千金要方》《外台秘要》等大型方书是方药技术成为医学主流的写照。

二、初受重创：中唐以降

方药兴起，一段时间内与针灸并驾齐驱，针灸技术在初唐时期还在学术界具有一定地位。杨上善整理《黄帝明堂经》，著《黄帝内经太素》，孙思邈推崇针灸，《千金要方》《外台秘要》中也载录了不少针灸学著作，但都是沿袭前人，未见新作。不仅没有创新，而且出现了对针灸非常不利的信号：王焘在《外台秘要》卷三十九中对针刺治病提出了质疑，贬低针刺的疗效，“汤药攻其内，以灸攻其外，则病无所逃。知火艾之功，过半于汤药矣。其针法，古来以为深奥，今人卒不可解。经云：针能杀生人，不能起死人。若欲录之，恐伤性命。今并不录《针经》，唯取灸法”。这里，王焘大肆鼓吹艾灸，严重质疑针刺，明确提出：我的《外台秘要》只收《黄帝明堂经》，不收《针经》，因为针刺会死人！《外台秘要》这样一部权威著作，竟然提出这样的观点，对社会的负面影响可想而知！以至于中唐之后很长一段时间内，社会上只见艾灸，少见针刺，针灸学文献只有灸学著作而无针灸之书。这种现象甚至波及日本，当时的唐朝，在日本人心目中可是神圣般的国度，唐风所及，日本的灸疗蔚然成风。

三、再度辉煌：两宋金元

宋代确是中国历史上文化最为繁荣的时代，人文科技在政府的高度重视下得到全面发展。笔者认为，北宋医学最醒目的成就，除了世人熟知的校正医书局对中医古籍的保存和整理之外，王惟一铸针灸铜人，宋徽宗撰《圣济经》，成为三项标志性的成果。

其一，宋代官方设立校正医书局，宋以前所有医学著作得到收集整理，其中包括《针灸甲乙经》等珍贵针灸著作。同时，政府组织纂修的大型综合性医学著作《太平圣惠方》《圣济总录》等，也保留了大量珍贵针灸典籍。

其二，北宋太医院医官王惟一在官方支持下，设计并主持铸造针灸铜人孔穴模型两具，撰《铜人腧穴针灸图经》与之呼应。该书与铜人模具完成了对宋以前针灸理论及临床技术的全面总结，对我国针灸学的发展具有深远而重大的影响。

其三，宋徽宗亲自撰述《圣济经》，将儒家思想、伦理秩序全面注入医学知识体系，促进整体思想和辨证论治法则在中医学理论和临床运用等全方位的贯彻运用。在中国五千年历史中，除了《黄帝内经》托黄帝之名外，这是唯一由帝王亲自撰稿的医学书籍。

宋代是中国历史上商品经济、文化教育、科学创新高度繁荣的时代。陈寅恪言："华夏民族之文化，历数千载之演进，造极于赵宋之世。"民间的富庶与社会经济的繁荣实远超盛唐。虽然重文轻武的治国方略导致外族侵略而亡国，但是这个历史时期为人类文明创造了无数辉煌而不朽的文化遗产，其中就包括针灸技术的中兴。

两宋时期，针灸学术的传承和发展是多方位的，不仅有针灸铜人之创新，更有《太平圣惠方》《圣济总录》之存古，更有《针灸资生经》之集大成。

时至金元，窦默（汉卿）在针灸领域独树一帜，成为针灸史上一位标志性人物。其所著《标幽赋》《通玄指要赋》等，完成了对针刺手法的系统总结，印证了《黄帝内经》对手法论述的正确性。并且采用歌赋的形式把幽冥隐晦、深奥难懂的针灸理论表达出来，文字精练，叙述准确，对后世医家影响很大。

由于金元时期针灸书散佚较多，虽然大多内容被明清针灸著作所引录，但终究不利于后世对这一历史时期针灸学成就的认知。就现有文献的学术水平来看，当时对针灸腧穴、刺灸法的研究程度，已经达到了历史最高水平，腧穴主治的内容都已定型，可以作为针灸临床的规范和标准，且高度成熟，一直影响到现在。

因此，可以毫不夸张地说，两宋金元时期是中国针灸从中兴走向成熟的时代，创造了针灸学术的又一个盛世景象。

四、惯性沿袭：明代

明代，开国皇帝朱元璋出身草莽，颇为亲民，对前朝文化兼收并蓄，故针灸术在窦汉卿的总结和普及下，成为解除战火之余灾病之得力手段，而在民间盛行。尤其在临床技艺、操作手法等方面越来越纯熟。

例如，明初泉石心在《金针赋》中提出了烧山火、透天凉等复式补泻手法，以及青龙摆尾、白虎摇头、苍龟探穴、赤凤迎源等飞经走气法。此后又有徐凤、高武等针灸名家闻名于世，并有著作传世。尤其是杨继洲、靳贤所撰《针灸大成》，是继《针灸甲乙经》《针灸资生经》以后又一集大成者，内容最为详尽，具有较高的学术价值和实用价值。该书被翻译成德文、日文等文字，在世界范围内受到推崇。

明代的针灸学术具有鲜明的特色，即临床较多，理论较少；文献辑录较多，理论创新较少。明代雕版印刷技术发达，书坊林立，针灸书得以广泛传播，但也因此造成了大量抄袭，或抄中有改，抄后改编，单项辑录，多项类编等以取巧、取利、窃名为目的的书籍。大部分存世针灸书都是抄来抄去。从文献的意义上来说，确实起到了存续及传播的作用，但是，就学术发展而言，却缺乏发皇古义之推演、融会新知之发挥。

五、惨遭废止：清代

时至清代，统治在政权稳固后，对中华传统文化的传承和践行，较之前朝有过之而无不及。针灸学术在清代前期尚可延续，乾隆年间的《医宗金鉴》集中医药学之大成，其间的《刺灸心法要诀》等内容，系统记录了古代针灸医学的主要内容，是对针灸学术的最后一次官方总结。道光二年（1882），皇帝发布禁令：废止针灸科。任锡庚《太医院志职掌》："针刺火灸，终非奉君之所宜，太医院针灸一科，着永远停止。"这一禁令，将针灸科、祝由科逐出医学门墙。此后，针灸的学术传承被拦腰斩断，伴随着"嘉道中衰"，针灸医生完全没有了社会地位，只是因为疗效和廉价，悄悄地转入民间。

从本书收录的文献来看，情况也确实如此，《医宗金鉴》之后，几乎没有像样的针灸类刻本传世，大多是手录之抄本、辑本、节本，再就是日本的各种传本。清晚期，针灸有再起之象，业界出现了公开出版物，但是，比起明代的普及，清代针灸学术几乎没有发展。针灸医生的社会地位彻底沦为下九流，难登大雅之堂，而正是这些民间针灸医生的存在，才使得传统针灸并没有完全失传。

六、现代复兴：近代以来

晚清至民国时期，针灸学开始复兴，民间的针灸医生崭露头角，医界的名家大力提倡，出版书籍，成立学校，开设专科，编写教材……各种针灸文献如雨后春笋，层出不穷。晚清以前数千年流传下来的针灸古籍只有100多种，而同治以后铅字排版、机器印刷迅速普及，仅几十年时间，到1949年新中国成立前的文献综述已达到400多种。

个人以为，晚清以后的针灸复兴，与西学东渐的时代潮流密切相关，当西方的解剖学、生理学理论，临床诊断、外科手术之类的技术成为社会常态时，针灸操作暴露身体就完全不值一提。加之针灸学术的历史积淀和现实疗效，更因为其简便实用和价格优势，自然成为中西医学家青睐的治疗技术。

综上所述，针灸学术发展并非一帆风顺，而是多灾多难。这与使用药物的中医其他分支有很大区别。金代阎明广注何若愚《流注指微赋》言："古之治疾，特论针石，《素问》先论刺，后论脉；《难经》先论脉，后论刺。刺之与脉，不可偏废。昔之越人起死，华佗愈躄，非有神哉，皆此法也。离圣久远，后学难精，所以针之玄妙，罕闻于世。今时有疾，多求医命药，用针者寡矣。"反复强调前代的针药并用，夸耀名医针技之神奇，而后世的针灸越来越不景气，以至于患者只能"求医命药"，以药为主。其实，金代的针灸学术氛围并不消沉，还是个不错的历史时期，阎明广尚且如此慨叹，可见其他朝代更加严重。究其原因，不外乎以下三个方面。

医生：针灸的操作性很强，需要工匠精神和手工劳作。在中国古代文化传统的“重文轻技”的观念下，凡是能开方治病的，当然不愿动手劳作。俗语“君子动口不动手”就是这种观念的世俗化表述。除了出自民间，且为了提高疗效的大医之外，大多数医生多少是有这样的想法。南宋王执中在《针灸资生经》卷二中言：“世所谓医者，则但知有药而已，针灸则未尝过而问焉。人或诘之，则曰是外科也，业贵精不贵杂也。否则曰富贵之家，未必肯针灸也。皆自文其过尔。”“自文其过”，正是这种心态的真实写照。

患者：畏惧针灸是老百姓的普遍心理。《扁鹊心书·进医书表》：“无如叔世衰离，只知耳食，性喜寒凉，畏恶针灸，稍一谈及，俱摇头咋舌，甘死不受。”说是社会上的人只知道道听途说，只要听说施用针灸，死都不肯。除了怕疼怕苦以外，不愿暴露身体，也是畏惧针灸的原因之一。

官府：道光皇帝废止针灸科，理由只有一个，“非奉君之所宜”。也就是中国传统文化中的“忠君”“奉亲”，儒家理学强调“身体发肤，受之父母，不敢毁伤”，针要穿肤，灸要烂肉，这都有违圣人之道，对自己尚且如此，更不用说用这种技术来治疗“君”“亲”之病。除了“不敢毁伤”外，“男不露脐，女不露皮”，暴露身体也是有违圣训的。所以，不惜用强制手段加以禁绝。

其实，无论是平民百姓，还是士者医官，乃至皇帝朝廷，轻视针灸的根本原因，都是根源于儒家伦理纲常。在“独尊儒术”之前，或者儒术不振之时，针灸术就会昌盛。春秋战国百花齐放，所以是针灸的高光时刻；北宋文化昌盛，包罗万象，儒学并未成为主宰，所以平等对待针灸学术；金元外族主政，儒学偃伏，刀兵之下，医学不继，自然推崇针灸。唯有南宋理学兴起，明代理学当道，孔孟之道统治社会，针灸学就会受到制约。这种情况在清代中期到了无以复加的地步，非禁绝不能平其意。

旧时代的伦理确实对针灸术的发展造成了一定的阻碍，但是正如本文标题所说，这是一门学问，是人类认识世界的丰硕成果，正如魏晋时期皇甫谧在《针灸甲乙经·序》中所总结的，“穷神极变，而针道生焉”。穷神极变并不是绞尽脑汁，而是在“内考五脏六腑，外综经络血气色候，参之天地，验之人物……”种种努力之后，方可达成。此类基于天地本质的生命活动，却不是人力所能阻挡。中国针灸，以其原生态的顽强，一直在延续中为人民服务。

200多年前，日本人平井庸信在《名家灸选大成》序言中，已经把药物、针刺、艾灸的适应范围说得很清楚了，对针灸在医学领域中的地位，也有中肯的评价：“夫医斡旋造化，燮理阴阳，以赞天地之化育也。盖人之有生，惟天是命，而所以不得尽其命者，疾病职之由。圣人体天地好生之心，阐明斯道，设立斯职，使人得保终乎天年也，岂其医小道乎哉！其治病之法，则有导引、行气、膏摩、灸熨、刺焫、饮药之数者，而毒药攻其中，针、艾治其外，此三者乃其大者已。《内经》之所载，服饵仅一二，而灸者三四，针刺十居其七。盖上古之人，起居有常，寒暑知避，精神内守，虽有贼风虚邪，无能深入，是以惟治其外，病随已。自兹而降，风化愈薄，适情任欲，病多生于内，六淫亦易中也。故方剂盛行，而针灸若存若亡。然三者各有其用，针之所不宜，灸之所宜；灸之所不宜，药之所宜，岂可偏废乎？非针、艾宜于古，而不宜于今，抑不善用而不用也。在昔本邦针灸之传达备，然贵权豪富，或恶热，或恐疼，惟安甘药补汤，是以针灸之法，寖以陵迟。”而最后所述，是针灸之术在当时日本的态势。鉴于日本社会受伦理纲常的约束较少，所以针灸发展中除了患者畏痛外，实在要比中国简单得多，正因为如此，所以如今我们要跑到日本去寻访针灸古籍。

针灸文献概览

回望历史，中医药古籍琳琅满目，人们常以“汗牛充栋”来形容中医宝库之丰富，但是，针灸文献之数量，只能以凋零、寒酸来形容。如前所述，在现存一万多种中医古籍中，针灸学文献占比还不到百分之二。就本书收载的109种古籍而论，大致有以下几种类型。

一、最有价值的针灸文献

最有价值的针灸文献指原创，或原创性较高，对推进针灸学术发展作用巨大的著作，如《十一脉灸经》《针灸资生经》《灵枢》《针灸甲乙经》《十四经发挥》《黄帝明堂经》《铜人腧穴针灸图经》《针灸大成》等。

（一）《十一脉灸经》

《十一脉灸经》由马王堆出土帛书《足臂十一脉灸经》《阴阳十一脉灸经》组成，是我国现存最早的经络学和灸学专著，反映了汉代以前医学家对人体生理和疾病的认知状态，与后来发达的中医理论比较，《十一脉灸经》呈现的经脉形态非常原始，还没有形成上下纵横联络成网的经络系统，但是却可以明确看出其与后代经络学说之间的渊源关系，是针灸经络学的祖本，为了解《黄帝内经》成书前的经络形态提供了宝贵的资料。

（二）《黄帝明堂经》

《黄帝明堂经》又名《明堂》《明堂经》，约成书于西汉末至东汉初（公元前138年至公元106年），约在唐以后至宋之初即已亡佚。书虽不存，但却在中国针灸学历史上开创了一个完整的学术体系——腧穴学，是腧穴学乃至针灸学的开山鼻祖。

“明堂”，是上古黄帝居所，也是黄帝观测天象地形和举行重要政治经济文化活动的场所，具有中国文化源头的象征性意义，在远古先民心目中的地位极其崇高。随着文明的发展进步，学术日渐繁荣，人们发现了经络、腧穴，形成对人体生理功能的理性认知，建立了针灸学的基础理论：经络和腧穴。黄帝居于明堂，明堂建有十二宫，黄帝每月轮流居住，与十二经循环相类。黄帝于明堂观察天地时令，又与腧穴流注的时令节律类似。基于明堂功用与经络、腧穴的基本特性的相似性，将记载经络、腧穴特性的书籍命名为《明堂经》。沿袭日久，不断演变，但“明堂”作为腧穴学代名词和腧穴学文献的象征符号，却被历史固定了下来。

《黄帝明堂经》的内容，是将汉以前医学著作中有关腧穴的所有知识，如穴位名称、部位、取穴方法、主治病症、刺法灸法等，加以归纳、梳理、分类、总结，形成了独立的、完整的知识体系。因此，该书是针灸学术发展的标志性成果，也是宋以前最权威的针灸学教科书和腧穴学行业标准。晋皇甫谧编撰综合性针灸著作《针灸甲乙经》，其中腧穴部分即多来源于该书。

盛唐时期，政府两次重修该书，形成了两个新的版本，一是甄权的《明堂图》，一是杨上善的《黄帝内经明堂》，又名《黄帝内经明堂类成》。后者较好地保留了《黄帝明堂经》三卷的内容。唐末以后，明堂类著作迅速凋零，几乎荡然无存，所幸本书曾随鉴真东渡时带至日本，然至唐景福年间（893 年前后）亦仅残存一卷，内容为《明堂序》和第一卷全文。目前日本保存多个该残本的抄本，其中永仁抄本、永德抄本为较早期之抄本，藏于日本京都仁和寺，被日本政府定为“国宝”。清末国人黄以周到日本访书时，得永仁抄本，此书得以回归。本书影印校录了仁和寺的两个版本，这两个版本的书影在国内流传不广，故弥足珍贵。

（三）《针经》和《灵枢》

先秦至汉，我国先后流传过多种名为《针经》的著作，如《黄帝针经》九卷、《黄帝针灸经》十二卷、《针经并孔穴暇蟆图》三卷、《杂针经》四卷、《针经》六卷、《偃侧杂针灸经》三卷、《涪翁针经》、《赤乌神针经》……这些著作现在都已经失传了，在现代中医人心目中，凡是说到《针经》，那一定是指《灵枢》。几乎所有的工具书都称《灵枢》为《针经》。如，今人读张仲景《伤寒论·序》“撰用《素问》《九卷》”，注《九卷》为《灵枢》；读孙思邈《千金要方·大医习业》“凡欲为大医，必须谙《甲乙》《素问》《黄帝针经》、明堂流注……”，注《黄帝针经》为《灵枢》……现今已是定规，固化为中医学的思维定式。

回望历史，这里存在一个难解的历史之谜：在现存历史文献中，《灵枢》作为书名，最早出现在王冰注《素问·三部九候论篇第二十》，此时已是中唐，此前再无痕迹。王冰在《素问》两处不同地方引用了同一段文字，一处称“《针经》曰”，另一处却称“《灵枢经》曰”，全元起《新校正》认为这是王冰的意思：《针经》即《灵枢》。北宋校正医书局则据此将《针经》《灵枢》认定为同一本书而名称不同，并大力推崇，到了南宋史崧编订，《灵枢》已与《素问》等同，登上中医经典的顶峰地位。

更加诡异的是，直到宋哲宗元祐八年（1093）高丽献《黄帝针经》，此前中国从未见到《灵枢》或者相同内容书名不同者。1027 年王惟一奉敕修成《铜人腧穴针灸图经》，国家级的纂修而未见到的书，道理上说不过去。而高丽献书之后的《圣济总录》，也不认这部伟大的巅峰之作，“凡针灸腧穴，并根据《铜人经》及《黄帝三部针灸经》参定”。高丽献书后，《宋志》著录既有《黄帝灵枢经》九卷，也有《黄帝针经》九卷，恰好证明此前将《灵枢》《针经》视作同一著作是有疑问的。

后世史论著述和史家评述，均对《灵枢》存疑多多。如晁公武《读书志》、李濂《医史》以及周学海等，或认为是冒名之作，或认为是后人补缀，或认为即使存在其价值也不如《甲乙经》甚至《铜人经灸经》，而更多人则认为王冰以前即便有《灵枢》，也不能将其认作《黄帝针经》。亦有人认为是南宋史崧对《灵枢》进行了大量增改然后冒名顶替《针经》……

最典型的例证，莫过于历代文献学家均不重视《灵枢》。明代《针灸大成》卷一的《针道源流》可谓是针灸历史考源之作，其中对28种重要针灸著作进行了评述，唯独没有《灵枢》。只是在论述《铜人针灸图》三卷时，称该书穴位："比之《灵枢》本输、骨空等篇，颇亦繁杂也。"说明至少在明代针灸学家心目中，《灵枢》地位并不崇高。

以上存疑，尚需我中医学界深入研究。

（四）《针灸甲乙经》

《针灸甲乙经》成书于三国魏甘露元年（256）至晋太康三年（282）之间，是我国现存最早的针灸学经典著作。作者将前代《素问》《针经》《黄帝明堂经》等针灸经典中的文字汇辑类编，首次系统记载人体生理、经络、穴位、针灸法，以及临床应用，成为后世历代针灸著作的祖本。

（五）《铜人腧穴针灸图经》

《铜人腧穴针灸图经》可视为官修腧穴学，属针灸名著之一。

（六）《针灸资生经》

《针灸资生经》系综述性针灸临床著述，内容丰富，资料广博，且有腧穴考证和修正。

（七）《十四经发挥》

《十四经发挥》是经络学重要著作。

（八）《针灸大成》

《针灸大成》是明以前针灸著述之集大成者，也是我国针灸学术史上规模较大较全的重要著作。

二、保留已佚原创书的著作

唐《千金要方》《千金翼方》，保留了大量唐代以前已佚针灸书，如已佚之《甄权针经》，又如《小品方》所引《曹氏灸方》，原书、引书均亡（《小品方》仅剩抄本残卷），但书中内容被《千金要方》载录。尤其是《甄权针经》，作者为初唐针灸的大师级人物，临证实验非常丰富，该书即出自甄氏经验，强调刺法且描述明晰，穴位、刺法与主治精准对应，临床价值和学术价值都非常高。可惜早已亡佚，幸得孙思邈《千金翼方》记述了该书主要内容，这对宋以后针灸学术发展意义非常重大。

《外台秘要》保留了已佚崔知悌《骨蒸病灸方》。

《太平圣惠方》卷九十九保留了早已失传的《甄权针经》和已佚的隋唐间重要腧穴书内容，是宋王惟一《铜人腧穴针灸图经》乃至后世所有《针经》之祖本；卷一百则收录唐代失传之《明堂》，其中包括《岐伯明堂经》《扁鹊明堂经》《华佗明堂》《孙思邈明堂经》《秦承祖明堂》和已失传之北宋医官吴复珪《小儿明堂》，后世所有冠以《黄帝明堂灸经》的各种版本，均是从本书录出后冠名印行，故乃存世《明堂》之祖本。可知该两卷实际上是现存针灸典籍之源头。

《圣济总录》引述了已佚之《崔丞相灸劳法》《普济针灸经》。

《医学纲目》转录了大量金元亡佚的针灸书内容。如，完整保存了元代忽泰《金兰循经取穴图解》一书所附的全部四幅“明堂图”。

以上著作多是综合性医著，亦有针灸专门著作中存有失传古籍的，如《针灸集书》中的《小易赋》，可知前代在蒐集资料、保留遗作方面，建有卓越之功。

三、实用性著作

如前所述，针灸学在其发展过程中遭受颇多摧残，学术发展之路并不顺利，多处于民间实用层面，如《针经摘英》内容简要，言简意赅，是一本简易读本。《扁鹊神应针灸玉龙经》为针灸歌诀。《神应经》临床实用价值较大，颇似临床针灸手册。自明代以后直至晚清，针灸学文献多为循经取穴、临床应用、歌赋韵文等内容，基本上与《针灸大成》大同小异。如《针灸逢源》《针方六集》。另外，辑录、类编、抄录前代文献的著作较多，如《针灸聚英》《针灸节要》等。

再如《徐氏针灸大全》《杨敬斋针灸全书》《勉学堂针灸集成》等，虽然内容都是互相转抄，但是却起到了传播和普及针灸学术的作用。

四、值得研究的针灸文献

上述重要针灸文献都是需要后世深入研究的宝库，如前述《灵枢》的形成发展源流和真相。除此之外，还有一些貌似不重要，其实深藏内涵的文献。

《黄帝虾蟇经》，分9章，借“月中有兔与虾蟇”之古训，记述逐日、逐月、逐年、四时等不同阶段虾蟇和兔在月球上所处位置，与之相应，人体不同穴位、不同经络的血气分布亦不同，由此指出针灸禁刺、禁忌图解、补泻方式等与针灸推拿相关的基础知识。其中有较多费解之处，文字难读，术语生涩。虽列入针灸门类，但是与针灸临床的关系，尚需深入考证和研究。

《子午流注针经》，现代人认为子午流注属古代的时间医学、时间针灸学，但该书内容如何应用到临床，以及其客观评价，亦须深入研究。

《存真环中图》《尊生图要》《人体脏腑经穴图》等彩绘针灸图，可以从古代画师的角度，研究历史氛围下的古代身体观及相关文化。

关于灸学文献

本文标题有“万壑春云一冰台”之句，“冰台”，即艾草。《博物志》：“削冰令圆，举而向日，以艾承其影则得火，故艾名冰台。”在相当长的一个历史阶段内，灸学在针灸领域内占据着统治地位。

现存最早的针灸文献《十一脉灸经》，便是以“灸”命名。有学者据此认为灸法早于针法。但这仅仅是灸法、针法两种医疗技术形成过程中的先后次序问题。待到针法成熟，与灸法并行，广泛运用于临床之后，针灸学术史上有过“崇灸、抑针”的历史现象，而此风至晋唐始盛：晋代《小品》，唐代《外台》，均大肆宣传“针能杀人”，贬针经，崇明堂，甚至以“明堂”作为艾灸疗法的专用定语。这一现象存续多年，历史上也留存有相当数量的灸学专著，或仅以“灸”

字命名的著作。最典型的就是《黄帝明堂灸经》，沿袭者如《西方子明堂灸经》，也有临床灸学如《备急灸法》，甚至单穴灸书，如《灸膏肓腧穴法》。此风东传，唐以后日本有专门的灸家和流派，灸学著作众多，如《名家灸选》《灸草考》《灸焫要览》等灸学专著。明清时期，也曾出现过艾灸流行的小高潮，出现了《采艾编》《采艾编翼》《神灸经纶》等著作。

其实，有识之士一直提倡多法并举，根据病人需要而采用不同疗法。约在公元前581年(鲁成公十年)，《左传》记载医缓治晋侯疾，称“疾不可为也，在膏之上，肓之下，攻之不可，达之不及”，据杜预注，此处的“攻”即灸，“达”即针。《灵枢·官能》：“针所不为，灸之所宜”。可见，一个全面的医生，应该针灸并重，各取所长。如果合理使用，效果很好，如《孟子·离娄·桀纣章》：“今之欲王者，尤七年之病，求三年之艾。”

不过，文献记载中的艾灸，尽管有种种神奇疗效的宣传，但却和现代艾灸是完全不同的治疗方法。尽管现代针灸学著作上介绍艾灸有“直接灸”“间接灸”两大类，但如今直接灸几乎绝迹，临床全都是温和舒适的间接灸。

古代多用直接灸、化脓灸，用大艾炷直接烧灼皮肤，结果是皮焦肉烂，感染化脓，然后等待灸疮结痂。灸学著作中还要告诫医患双方：“灸不三分，是谓徒冤。”——烧得不到位，等于白白受罪。然而，此法无异于酷刑加身。为了减轻患者痛苦，古人只得麻醉患者，让他们服用曼陀罗花和火麻花制成的“睡圣散”，麻翻后再灸。

“睡圣散”之类的麻醉药只能减轻当时疼痛，灸后化脓成疮依旧难熬，因此，到了清代，终于有人加以变革，产生了“太乙神针”之法，此法类似于后世“间接灸”。这种创新，在崇古尊经的时代，容易遭受攻击，被指离经叛道，于是编造出种种神话故事，或称紫霞洞天之异人秘授，或称得之汉阴丛山之壁神授古方……都是时人假托古圣之名，标榜源远流长，以示正宗之惯用套路。尽管此法经过不断渲染，裹上神秘的面纱，但其本质却很简单：药艾条、间接灸而已。此类书籍有《太乙神针心法》《太乙神针》《太乙离火感应神针》等。

古代的直接灸（化脓灸）过于痛苦，现今已不再用，而是采用艾条、温针，更有为方便而设计出温灸器。即便用直接灸的方法，也不会让艾炷烧到皮肉，而是患者感觉热烫，即撤除正在燃烧的艾炷，另换一炷，生怕烫伤，有医院将烫伤起疱都要算作医疗事故。其实，古代的烧灼皮肉虽然痛苦，但真的能够治疗顽疾，诸如寒痹（风湿性关节炎、类风湿关节炎）、顽固性哮喘等，忍受一两次痛苦，可换取顽疾消除。如何取舍？我以为更应以患者意愿为主。

总之，古今艾灸文献中同样蕴含着无数值得探索的秘密，即便是温和的间接灸，也有无穷无尽的待解之谜。笔者常用艾灸治疗子宫内膜异位症所致顽固痛经，仅用足三里、三阴交两个穴位，较之西医的激素、止痛药更为有效，而现今流行的“冬病夏治”三伏药灸，防治“老寒腿”“老寒喘”“老寒泻”，更是另有玄机。

本书编纂概述

2016年，石学敏院士领衔，湖南科学技术出版社组织申报，《中国针灸大成》入选“十三五”国家重点图书出版规划项目，距今已有5年。笔者在石院士的坚强领导下，在三所院校数十位师生的大力协助下，为此书工作了整整4年。至此雏形初现之时，概述梗概，以志备考。

一、本书的体例和版式

石院士、出版社决定采用影印加校录的体例，颇有远见卓识。但凡古籍整理者，最忌讳的就是这种整理方式，因为读者不仅能看到现代简体汉字标点校录的现代文本和相关校注，更能看到古代珍贵版本的书影，只要整理者功力不足，出现任何错漏，读者立马可以通过对照原书书影而发现。上半部分的书影如同照妖镜，要求录写、断句、标点、校勘不能出一点错误。因此，这种出版形式，对校订者要求极高。出版物面世后，一定会招致方家吹毛求疵，因此具有一定的风险。然而，总主编和出版社明知如此，仍然采用影校对照形式，一是要以此体现本书整理者和出版社编校水平，二是从长远计，错误难免，但是可以通过未来的修订增减，终将成为各种针灸古籍的最佳版本。

二、本书的版本访求和呈现

为体现本书作者发皇针灸古籍的初心，对版本选择精益求精，千方百计获取珍本善本图书。这在当前一些藏书单位自矜珍秘、秘不示人，或者高价待沽、谋求私利的现状下，珍贵版本的访求难上加难。本书收录109种古籍书影，虽不能尽善尽美，但已经殚精竭虑，尽呈所能，半数以上都是行业内难以见到的古籍。将如此众多珍贵底本展示给读者，凸显了本书的特色。

学术研究到了一定水平，学者最大的心愿便是阅读原书，求索珍本。石院士、出版社倾尽心力，决心以版本取胜，凸显特色。特别是为了方便学者研究，对一些版本的选择独具匠心，如《针灸甲乙经》，校订者在拥有近10种版本的基础上，大胆选用明代蓝格抄本，就是为学界提供珍稀而不普及的资料。

此外，本书首次刊行面世的，有不少是最新发现的孤本或海外珍藏本，有些版本连《中国中医古籍总目》等目录学著作中都未曾收录。例如：

《铜人腧穴针灸图经》三卷，明正统八年（1443）刻本，该版本为明代早期刻本，仅存孤本，藏于法国国家图书馆。而国内现存最早版本为明代天启年间（1621年后）三多斋刻本。

《神农皇帝真传针灸经》与《神农皇帝真传针灸图》合编，著者不详，成书于明代。此二书国内无传本，无著录，仅日本国立公文书馆内阁文库及京都大学图书馆各有一抄本，亦为本书访得。

《十四经穴歌》，未见著录，《中国中医古籍总目》等中医目录学著作亦无著录。本书收载底本为我国台湾图书馆所藏清代精抄本。

《针灸集书》，成书于明正德十年（1515）。书中“小易赋”则是已经失传的珍贵资料。卷下“经络起止腧穴交会图解”，以十四经为单位，介绍循行部位和所属腧穴。此与《针灸资生经》等前代针灸书以身体部位排列腧穴的方式有明显不同。本书国内仅存残本（明刻朝鲜刊本卷下）一册，足本仅有日本国立公文书馆藏江户时期抄本一部，故本书所收实际上就是孤本，弥足珍贵，亦为首发。

《十四经合参》，国内失传，《中医联合目录》《中国中医古籍总目》等目录学著作均未著录，现仅存抄本为当今孤本，藏于日本宫内厅书陵部。此次依照该本影印刊出。

《经络考略》，清抄孤本，《中医联合目录》《中国中医古籍总目》等目录学著作均无著录。原书有多处缺文、缺页、装订错误导致的错简，现均已据相关资料补出或乙正。

《节穴身镜》二卷，张星余撰。张氏生平里籍无考，书成何时亦无考。但该书第一篇序言作者为“娄东李继贞”，李氏乃明万历年间兵部侍郎兼右都御史，其余两篇序言亦多次提及“大中丞李公”，则此书必成于万历崇祯年间无疑。惜世无传承，现仅有孤抄本存世，抄年不详。本书首次整理出版。

《经穴指掌图》，湖南中医药大学图书馆藏有明崇祯十二年（1639）抄本残卷18页。现访得日本国立公文书馆内阁文库藏有明崇祯年华亭施衙啬斋藏板，属全帙。本书即以该版录出并点校刊印。

《凌门传授铜人指穴》未见文献著录，仅存抄本。本书首次点校。

《治病针法》是《医学统宗》之一种。《医学统宗》目前国内仅存残本一部。现访得日本京都大学图书馆藏明隆庆三年（1569）刊本，属全帙，今以此本出版。

《针灸法总要》，抄本，越南阮朝明命八年（1827）作品。藏越南国家图书馆。国内无著录，本书首次刊出。

《选针三要集》一卷，日本杉山和一著，约成书于日本明治二十年（1887）。国内仅有1937年东方针灸书局铅印本及《皇汉医学丛书》等排印本。今据富士川家藏本抄本影印。

《针灸捷径》两卷，约成书于明代正统至成化年间（1439—1487）。本书未见于我国古籍著录，亦未见藏本记载。书中有现存最早以病证为纲的针灸图谱，颇具临床价值，亦合乎书名“捷径”之称。此次刊印，以日本宫内厅藏明正德嘉靖间建阳刊本为底本，该藏本为海外孤本，有较高的针灸文献学价值。

《太平圣惠方·针灸》，本书采用宋代刻（配抄）本为底本，该版本极其珍贵，此次是该版本首次以印刷品形式面世。

以上所列书目，或首次面世，或版本宝贵，仅此一项，已无愧于学界，造福读者。

三、针灸文献的学术传承和素质养成

目前中医药领域西化严重，一切上升渠道都要凭借实验研究、临床研究，而文献整理挖掘研究的现状，只能用“惨不忍睹”来形容。俗语有“心不在马”之譬，原本形容不学无术之人，本书编纂之初，文献专业的研究生居然实证了这个俗语：交来的稿子中，所有的“焉”字全都录作“马”字！而且不是个别人！此情此景，看似搞笑，实则心酸。

通过4年多的工作，老师们不断审核，学生们不断修改，目前的书稿，至少在繁体字识读上，参与者的水平与4年前判若两人。实践出真知，实战锻炼人，本书编委会所有成员有共同体会：在当前的学术大环境下，此书并不能带来业绩，然而增长学问，养成素质，却是实验研究和SCI论文中得不到的。

文献、文化研究的学术氛围，目前依然不是很景气。本书编纂一半之时，本人年届退休，因有重大项目在身，必须完成后方可离任，书记因此热情挽留，约谈返聘，然最终还是不了了之，其中因果未明。本书编纂也因此陷入困境。所幸上海中医药大学青睐，礼聘于我，在人力、物力上大力支持，梁尚华、陈丽云两位执行主编亲力亲为，彰显了一流大学重视人才的气度和心胸，也使得本书得以顺利完成。谨此向上海中医药大学致敬、致谢！

成稿之余，颇有感慨，现代人多称“医者仁心”，其实，仅仅靠“仁心”是当不好医生的。明代裴一中在《言医·序》中言：“学不贯古今，识不通天人，才不近仙，心不近佛者，宁耕田织布取衣食耳，断不可作医以误世。”本书所收所有古籍，都可以让我们学贯古今，识通天人，有神仙之能，有慈悲之心，成为一名真正的医者。

上海中医药大学科技人文研究院教授
《中国针灸大成》执行主编 **王旭东**

2020年12月20日

目录

针灸逢源

清·李学川 辑　宋亚芳 校订

清同治十年刻本

《针灸逢源》六卷，清代针灸名医李学川（字三源，号邓尉山人）辑。成书于清嘉庆二十二年（1817），初刻于道光二年（1822）。前两卷为《灵》《素》针灸文论，并取王、马、吴、张、薛雪等名家注语；卷三则从大量针籍、医籍中辑录有关针灸总论及歌赋；卷四系腧穴专篇，主要将《针灸大成》《类经图翼》二书有关内容合帙，载穴 361 个；卷五为针灸证治，内容主要采自《类经图翼》《针灸大全》等，并有增补；卷六为方药证治。作者注解群书，发挥学术精论，考定十四经穴，针药并用，左右逢源。疗法机动灵活，辨病善加选择，纠正世医流行之误。该书卷帙恢宏，兼取诸家之长合于一编，组织材料严谨，论述简要精辟，并做了大量考证并予发挥，具有较高的学术价值。此次出版以清同治十年（1871）刻本为底本。

鍼灸逢源序

歲乙亥春三月余掩關養痾鄧尉山人李君三源過訪出其所纂鍼灸逢源一書相質正余曰聾者不可與别宫徵瞽者不可與辨黑白余雖嘗涉獵岐黄書於方劑略識一二而於鍼灸則憒然無所知安敢强作解人哉李君曰不然夫道一而已自周禮有疾醫瘍醫之分而醫之內外始判然吾觀古者以湯液治內以鍼灸治外理本同條而共貫事實相濟以有成靈素詳鍼灸而略湯液非毗外也長沙以後詳湯液而略鍼灸非毗內也時世之淳澆民生之强弱使然也人身內而臟腑外而

經絡毛腠不過一氣一血相爲流貫故病有內有外有由外及內有由內達外循環無端息息相通知湯液而不知鍼灸是知人有臟腑而不知有經絡毛腠也知鍼灸而不知湯液是知人有經絡毛腠而不知有臟腑也病雖萬變人祇一身醫者必離而二之可乎哉且醫而不知鍼灸將不知臟腑經絡之相爲表裏乎不知臟腑經絡之相爲表裏則脉絡之交會起止氣血之生死出入又烏從而測之冒昧以施其技不幾如思明者之掩其目思聰者之瑱其耳乎余之爲此書非欲於前賢著作外拔趙幟而立赤幟也意在通內外兩家之筏而使

《针灸逢源》序

岁乙亥春三月，余掩关养疴，邓尉山人李君三源过访。出其所纂《针灸逢源》一书相质正。余曰："聋者，不可与别宫徵；瞽者，不可与辨黑白。余虽尝涉猎岐黄书，于方剂略识一二，而于针灸则憒然无所知，安敢强作解人哉？"李君曰："不然，夫道一而已。自《周礼》有疾医、疡医之分，而医之内外始判然。吾观古者以汤液治内，以针灸治外，理本同条而共贯，事实相济以有成。《灵》《素》详针灸而略汤液，非毗外也，长沙以后详汤液而略针灸，非毗内也，时世之淳浇，民生之强弱使然也。人身内而脏腑，外而经络毛腠，不过一气一血相为流贯，故病有内有外，有由外及内，有由内达外，循环无端息息相通。知汤液而不知针灸，是知人有脏腑而不知有经络毛腠也；知针灸而不知汤液，是知人有经络毛腠而不知有脏腑也。病虽万变，人只一身，医者必离而二之，可乎哉？且医而不知针灸，将不知脏腑经络之相为表里乎？不知脏腑经络之相为表里，则脉络之交会起止，气血之生死出入，又乌从而测之？冒昧以施其技，不几如思明者之掩其目，思聪者之瑱其耳乎？余之为此书，非欲于前贤著作外拔赵帜而立赤帜也，意在通内外两家之筏，而使之左右逢源會歸一致不至如斷港絕潢者之適乎此而不適乎彼也子其爲我校讐而存之余深韙其言晨窗展卷反覆商榷條分縷析發凡起例始則探源靈素繼則薈萃羣言正經穴之謬訛補註疏之闕略本銅人聚英資生神應鍼灸之法而廣其義於長沙河間東垣景岳審證之書因端竟委綱舉目張不特習鍼科者可因證以考穴按穴以施治先洞悉乎致病之由而後巧施其鍼灸之術即習方書者亦可藉是以佐湯液之所不逮而上合乎靈素以暨長沙東垣內外相資鍼藥並用之旨其有裨於醫術者豈淺鮮哉余故樂得而序之

旹

嘉慶丁丑歲春二月虞陽同學弟席亮麗農氏拜撰

之左右逢源，会归一致，不至如断港绝潢者之适乎此而不适乎彼也。子其为我校雠而存之。”余深韪其言，晨窗展卷，反复商榷，条分缕析，发凡起例，始则探源《灵》《素》，继则荟萃群言，正经穴之谬讹，补注疏之阙略，本《铜人》《聚英》《资生》《神应》针灸之法，而广其义于长沙、河间、东垣、景岳审证之书，因端竟委，纲举目张。不特习针科者可因证以考穴，按穴以施治，先洞悉乎致病之由，而后巧施其针灸之术，即习方书者，亦可藉是以佐汤液之所不逮，而上合乎《灵》《素》以暨长沙、东垣内外相资、针药并用之旨，其有裨于医术者，岂浅鲜哉？余故乐得而序之。

时嘉庆丁丑岁春二月虞阳同学弟席亮丽农氏拜撰

續刻靈素序

昔者黃帝同岐伯少俞等六臣互相討論開醫學之源傳靈樞素問即內經也靈樞所論者營衛血氣之道路經脉藏府之貫通天地四時之變化音律風野之區分先立九鍼以備病所由治也素問所論者陰陽寒暑之推遷飲食居處之得失五運生制之勝復六氣時序之逆順察其脉色以明病所由生也然考其治病鍼灸最詳自仲景聖著傷寒方論鍼灸亦有不可闕者如刺風池風府期門灸少陰厥陰之類嗣後名家踵起方書益盛而鍼灸亦兼及焉今醫獨事方藥視鍼灸爲小技而

忽諸則靈素書雖存而知刺法者鮮矣學川不揣孤陋較靈素甲乙經穴之異同參傷寒雜病方書之辨論編爲鍼灸逢源六卷所集靈素特揭經脉刺法諸篇以備醫林傳誦所闕其藏象脉要疾病諸論無鍼灸者置之弗錄蓋欲以別集合而讀之也第學者檢鈔不便茲復採錄靈素四十餘篇並載集中大要與汪認菴類纂略同而註稍詳今并授諸剞劂略述原委于卷端重望世之高明誨余不逮云爾

道光壬午春閏三月李學川三源氏題于棣華艸堂

续刻《灵》《素》序

昔者，黄帝同岐伯、少俞等六臣互相讨论，开医学之源，传《灵枢》《素问》，即《内经》也。《灵枢》所论者，营卫血气之道路，经脉脏腑之贯通，天地四时之变化，音律风野之区分，先立九针，以备病所由治也。《素问》所论者，阴阳寒暑之推迁，饮食居处之得失，五运生制之胜复，六气时序之逆顺，察其脉色，以明病所由生也，然考其治病，针灸最详。自仲景圣著伤寒方论，针灸亦有不可缺者，如刺风池、风府、期门，灸少阴、厥阴之类。嗣后名家踵起，方书益盛，而针灸亦兼及焉。今医独事方药，视针灸为小技而忽诸，则《灵》《素》书虽存，而知刺法者鲜矣。学川不揣孤陋，较《灵》《素》《甲乙》经穴之异同，参《伤寒杂病》方书之辨论，编为《针灸逢源》六卷，所集《灵》《素》，特揭《经脉》《刺法》诸篇，以备医林传诵，所缺其藏象脉要疾病诸论，无针灸者置之弗录，盖欲以别集合而读之也，第学者检钞不便，兹复采录《灵》《素》四十余篇并载，集中大要，与汪讱庵《类纂》[1]略同而注稍详。今并授诸剞劂，略述原委于卷端，重望世之高明诲余不逮云尔。

道光壬午春闰三月李学川三源氏题于棣华草堂

①汪讱庵《类纂》：《类纂》为《素问灵枢类纂约注》之简称，清·汪昂撰，刊于清康熙二十九年（1690）。汪昂，字讱庵。"讱"字原作"认"，据《类纂》改。

凡例

一靈樞素問論臟腑經絡表裏相應詳列腧穴鍼法開
醫道之原第全經浩繁近有素靈類纂醫經原旨等
讀本皆刪就简要茲集靈素經文揭鍼灸之要以便
讀者而註解從王氏馬氏吳氏及張景岳類經參較
而約取之

一明堂鍼灸圖三卷論人身腧穴及灼灸禁忌傳自黃
帝之書至宋仁宗詔王維德考訂鍼灸之法鑄銅人
爲式分十二經主治有銅人鍼灸圖三卷王叔雅資
生經取三百六十穴背面顛末行分類別以穴屬病

并千金外臺之法合而爲一滑伯仁十四經發揮詳
具開闔流注交別之要通考六百五十有七穴今較
正十二經左右六百一十八穴任督二脉五十二穴
共計六百七十穴凡穴名三百六十有一又奇腧九
十六穴凡穴名三十有五

一鍼灸大成刻本其辭繁雜法有舛誤學者難爲考據
茲集首錄靈素兼採諸家較正銅人經穴參詳論證
治法編次爲六卷較諸鍼灸大成畧同而異

一小兒體脆神怯腸胃柔弱鍼灸未可遽試湯液或不
能投故贅推拿一法以資所不逮

凡例

《灵枢》《素问》论脏腑经络表里相应，详列腧穴针法，开医道之原，第全经浩繁，近有《素灵类纂》《医经原旨》等读本，皆删就简要。兹集《灵》《素》经文，揭针灸之要以便读者，而注解从王氏①、马氏②、吴氏③及张景岳《类经》，参较而约取之。

《明堂针灸图》三卷，论人身腧穴及灼灸禁忌，传自黄帝之书，至宋仁宗诏王维德考订针灸之法，铸铜人为式，分十二经主治，有《铜人针灸图》三卷。王叔雅《资生经》取三百六十穴，背、面、颠、末行分类别，以穴属病，并《千金》《外台》之法，合而为一。滑伯仁《十四经发挥》，详具开阖、流注、交别之要，通考六百五十有七穴，今较正十二经左右六百一十八穴，任督二脉五十二穴，共计六百七十穴，凡穴名三百六十有一。又奇腧九十六穴，凡穴名三十有五。

《针灸大成》刻本，其辞繁杂，法有舛误，学者难为考据，兹集首录《灵》《素》，兼采诸家，较正《铜人》经穴，参详论证治法，编次为六卷，较诸《针灸大成》，略同而异。

小儿体脆神怯，肠胃柔弱，针灸未可遽试，汤液或不能投，故赘推拿一法，以资所不逮。

---

①王氏：即王冰，唐代学者、医经注家，号启玄子。

②马氏：即马莳，明代医家，字玄台，著有《黄帝内经素问注证发微》《黄帝内经灵枢注证发微》。

③吴氏：即吴崑，字山甫，号鹤皋，明代医家，新安医学代表人物。

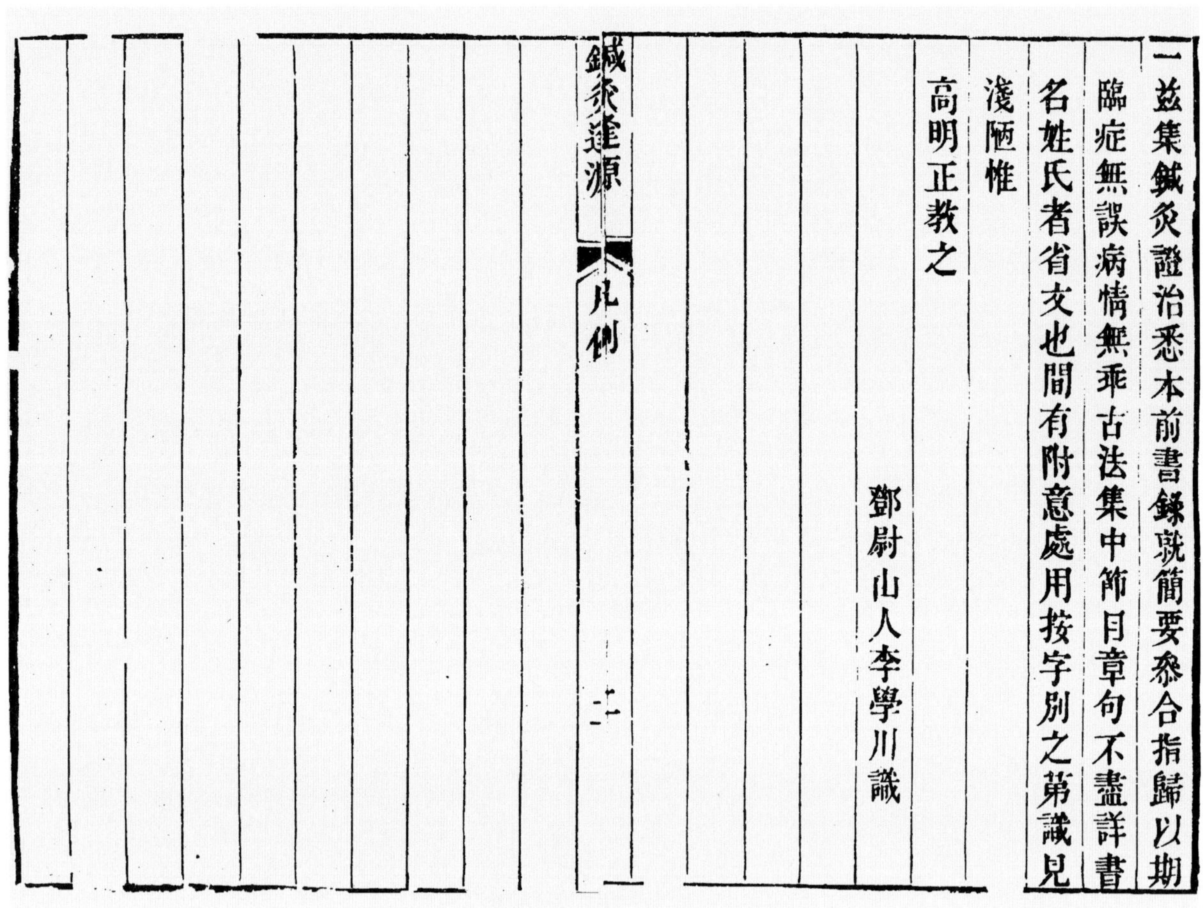
一茲集鍼灸證治悉本前書錄就簡要叅合指歸以期臨症無誤病情無乖古法集中節目章句不盡詳書名姓氏者省文也間有附意處用按字別之第識見淺陋惟高明正教之

鄧尉山人李學川識

鍼灸逢源 凡例 二

兹集针灸证治悉本前书录就，简要参合指归，以期临症无误病情，无乖古法。集中节目章句不尽详书名姓氏者，省文也，间有附意处，用按字别之，第识见浅陋，惟高明正教之。

邓尉山人李学川识

總目

卷一　靈樞經文

卷二　素問經文

卷三　羣書彙粹

卷四　經穴考正

卷五　證治參詳

卷六　論治補遺

參閲姓字

席　亮號麗農

顧　潮號心齋

李　漢號仙槎

馬　照號古愚

華廷儀號謹齋

徐　錦號澹安

袁振基號寄林

总目

卷一　《灵枢》经文

卷二　《素问》经文

卷三　群书汇粹

卷四　经穴考正

卷五　证治参详

卷六　论治补遗

参阅姓字

席亮　号丽农

顾潮　号心斋

李汉　号仙槎

马照　号古愚

华廷仪　号谨斋

徐锦　号澹安

袁振基　号寄林

鍼灸逢源目錄

卷一

《针灸逢源》目录

卷一

靈樞衛氣失常篇　靈樞玉版篇
靈樞五禁　靈樞陰陽二十五人篇
靈樞五音五味篇　靈樞行鍼篇
靈樞上膈篇　靈樞憂恚無言
靈樞寒熱篇　靈樞邪客篇
靈樞論疾診尺　靈樞刺節眞邪篇
靈樞衛氣行　靈樞九鍼篇
靈樞癰疽篇

續刻
邪氣藏府病形　本神
營衛生會　脹論
五癃津液別　陰陽清濁
本藏　五色
水脹　五味
百病始生　邪客
大惑論

《灵枢·行气失常篇》　《灵枢·玉版篇》
《灵枢·五禁》　《灵枢·阴阳二十五人篇》
《灵枢·五音五味篇》　《灵枢·行针篇》
《灵枢·上膈篇》　《灵枢·忧恚无言》
《灵枢·寒热篇》　《灵枢·邪客篇》
《灵枢·论疾诊尺》　《灵枢·刺节真邪篇》
《灵枢·卫气行》　《灵枢·九针篇》
《灵枢·痈疽篇》

续刻

《邪气藏府病形》　《本神》
《营卫生会》　《胀论》
《五癃津液别》　《阴阳清浊》
《本藏》　《五色》
《水胀》　《五味》
《百病始生》　《邪客》
《大惑论》

鍼灸逢源卷一

吳縣李學川三源輯

靈樞經文

靈樞九鍼十二原篇

夫氣之在脉也、邪氣在上、賊風邪氣之中人高而在上濁氣在中、小針解曰水穀皆入於胃其精氣上注於肺獨溜於腸胃若寒溫不適飲食不節病生於腸胃之間此濁氣在中也清氣在下、言清濕地氣之中人必從足始故鍼陷脉則邪氣出、諸經孔穴多在陷者之中故刺各經陷脉則經氣行而邪氣出乃所以針陽邪之在上者鍼中脉則濁氣出、小針解曰取之陽明合也足三里穴刺之可以清腸胃之留滯○此下缺清氣在下之義或有所失鍼太深則邪氣反沉、病益、言淺病深刺之則邪氣從之入反沉病益深也故曰皮肉筋脉、各有所處、病各有所宜、經絡疾病各有所處各不同形、各以任其所宜、言九針各不同形故其任用亦各有所宜也無實無虛、無實實無虛虛也損不足而益有餘、是為甚病、病益甚、反而為之適所以增病取五脉者死、五脉五藏五腧也病在中氣不足而復盡寫其諸陰之脉虛虛故必死取三脉者恇、三脉手足三陽六府脉也若不知虛實而盡寫之令人羸敗恇衰殘也奪陰者死、本輸篇曰尺脉動在五里五腧之禁也言取尺之五里五往以奪之則五藏之腧氣皆竭也故曰奪陰者死奪陽者狂、如上文取三陽之謂鍼害畢矣

刺之而氣不至、無問其數、必以氣至為度也刺之而氣至、乃去之、勿復鍼、氣至勿復針恐其真氣脫也鍼各有所宜、各不同形、各任其所為、皮肉筋骨病各有處用針各有所宜也刺之要、氣至而有效、效之

《针灸逢源》卷一

吴县李学川三源辑

《灵枢》经文

《灵枢·九针十二原篇》

夫气之在脉也，邪气在上，贼风邪气之中人，高而在上。浊气在中，《小针解》曰：水谷皆入于胃，其精气上注于肺，独溜于肠胃。若寒温不适，饮食不节，病生于肠胃之间，此浊气在中也。清气在下，言清湿地气之中人，必在下而从足始。故针陷脉则邪气出，诸经孔穴多在陷者之中，故刺各经陷脉，则经气行而邪气出，乃所以针阳邪之在上者。针中脉则浊气出，《小针解》曰：取之阳明合也。足三里穴刺之，可以清肠胃之留滞。此下缺清气在下之义，或有所失。针太深则邪气反沉，病益。言浅病深刺之，则邪气从之入反沉，病益深也。故曰：皮肉筋脉，各有所处，病各有所宜，经络疾病，各有所处。各不同形，各以任其所宜，言九针各不同形，故其任用亦各有所宜也。无实无虚，无实实，无虚虚也。损不足而益有余，是为甚病，病益甚。反而为之，适所以增病。取五脉者死，五脉，五脏五腧也。病在中气不足，而复尽泻其诸阴之脉，虚虚，故必死。取三脉者恇；三脉，手足三阳六腑脉也。若不知虚实而尽泻之，令人羸败。恇，衰残也。夺阴者死，《本输篇》曰：尺脉动在五里，五腧之禁也。言取尺之五里，五往以夺之。则五脏之腧气皆竭也，故曰夺阴者死。夺阳者狂，如上文取三阳之谓。针害毕矣。

刺之而气不至，无问其数；必以气至为度也。刺之而气至，乃去之，勿复针。气至勿复针，恐其真气脱也。针各有所宜，各不同形，各任其所为。皮肉筋骨，病各有处，用针各有所宜也。刺之要，气至而有效，效之

信，若風之吹雲，明乎若見蒼天，刺之道畢矣。刺以氣爲要，以效爲信。從其要則效如風之吹雲，邪氣去，則正氣見，故明乎若見蒼天也。

五藏五腧，五五二十五腧；六府六腧，六六三十六腧。腧穴之總名。五腧，即各經井滎俞經合穴也；六府復多一原穴，故各有六腧。經脈十二，絡脈十五，凡二十七氣以上下。藏有五，府有六，而復有手厥陰心主一經，是爲十二經。十二經各有絡脈，如手太陰別絡在列缺之類，又有任脈之絡曰屏翳，督脈之絡曰長強，脾之大絡曰大包，共爲十五絡，總二十七氣以通周身上下也。所出爲井，所溜爲滎，急流曰溜。所注爲腧，注，灌溉也。所行爲經，所入爲合，二十七氣所行，皆在五腧也。按張景岳解井滎俞經合云：井如水源出井，其氣正深，北方水也。滎，小水也，脈氣尚微，東方春也。腧，輸運也。脈由此而輸，彼其氣方盛，南方夏也。經者，脈氣大行，正盛於此，應長夏也。合者，脈氣由此內行，歸合於府藏，西方金也。合於本輸水熱穴等篇之旨。餘如六十五難曰：井主春，合主冬。項氏曰：井象水之泉，滎象水之陂，俞象水之竇，經象水之流，合象水之歸。與靈素經旨不合。

節之交，三百六十五會，絡脈之滲灌諸節者也。所言節者，神氣之所遊行出入也，非皮肉筋骨也。節者，即神氣之所遊行出入，以穴腧爲言也。

凡將用鍼，必先診脈，視氣之劇易，乃可以治也。五藏之氣已絕於內，而用鍼者反實其外，是謂重竭。重竭必死，其死也靜。藏氣已絕於內，陰虛也。反實其外，誤益陽也。益陽則愈損其陰，是重竭也。陰竭必死，死則靜也。治之者，輒反其氣，取腋與膺。腋與膺皆藏脈所出。氣絕於內而復取之，則致氣於外而陰愈竭矣。五藏之氣已絕於外，而用鍼者反實其內，是謂逆厥。逆厥則必死，其死也躁，藏氣已絕於外，陽虛也。反實其內，誤補陰也，助

信，若风之吹云，明乎若见苍天，刺之道毕矣。刺以气为要，以效为信。从其要则效如风之吹云，邪气去，则正气见，故明乎若见苍天也。

五脏五腧，五五二十五腧；六腑六腧，六六三十六腧。腧穴之总名。五腧，即各经井荥俞经合穴也；六腑复多一原穴，故各有六腧。经脉十二，络脉十五，凡二十七气以上下。脏有五，腑有六，而复有手厥阴心主一经，是为十二经。十二经各有络脉，如手太阴别络在列缺之类，又有任脉之络曰屏翳，督脉之络曰长强，脾之大络曰大包，共为十五络，总二十七气以通周身上下也。所出为井，所溜为荥，急流曰溜。所注为腧，注，灌溉也。所行为经，所入为合，二十七气所行，皆在五腧也。按张景岳解井、荥、俞、经、合云：井如水源出井，其气正深，北方水也。荥，小水也，脉气尚微，东方春也。腧，输运也。脉由此而输，彼其气方盛，南方夏也。经者，脉气大行，正盛于此，应长夏也。合者，脉气由此内行，归合于腑脏，西方金也。合于《本输》《水热穴》等篇之旨。余如《六十五难》曰：井主春，合主冬。项氏曰：井象水之泉，荥象水之陂，俞象水之窬，经象水之流，合象水之归。与《灵》《素》经旨不合。节之交，三百六十五会，络脉之渗灌诸节者也。所言节者，神气之所游行出入也，非皮肉筋骨也。节者，即神气之所游行出入，以穴腧为言也。

凡将用针，必先诊脉，视气之剧易，乃可以治也。五脏之气已绝于内，而用针者反实其外，是谓重竭。重竭必死，其死也静。脏气已绝于内，阴虚也。反实其外，误益阳也。益阳则愈损其阴，是重竭也。阴竭必死，死则静也。治之者，辄反其气，取腋与膺。腋与膺皆脏脉所出。气绝于内而复取之，则致气于外而阴愈竭矣。五脏之气已绝于外，而用针者反实其内，是谓逆厥。逆厥则必死，其死也躁，脏气已绝于外，阳虚也。反实其内，误补阴也，助

阴则阳气愈竭，故致四逆而厥逆，厥必死，死必躁也。治之者反取四末。四末为诸阳之本，气绝于外而取其本，则阴气至而阳愈陷矣。

四关主治五脏，五脏有疾，当取之十二原。四关者，即两肘、两膝，乃周身骨节之大关也。故凡井荥输原经合穴，皆手不过肘，足不过膝也。十二原者，本篇言：肺原太渊，心原即心主俞太陵，肝原太冲，脾原太白，肾原太溪，左右各二穴。并膏之原鸠尾，肓之原脖胦[1]。共为十二原穴。而脏腑表里之气，皆通于此，故可以治五脏之疾。及考《六十六难》，又有心原神门，胆原丘墟，胃原冲阳，三焦原阳池，膀胱原京骨，大肠原合谷，小肠原腕骨，合共肺心主肝脾肾之原，总为十二原。而膏之原、肓之原，不在其中。胀取三阳，胃、胆、膀胱。飧泄取三阴。脾、肝、肾。

《灵枢·本输篇》输、腧、俞，古通用

春取络脉诸荥，大经分肉之间。甚者深取之，间者浅取之。春以少阳之令，将升未升，其气在中。故刺可深可浅，络脉，十二经之大络，如列缺之类。诸荥，如鱼际之类。夏取诸腧，孙络肌肉皮肤之上。夏以老阳之令，阳盛于外，故宜浅刺诸腧，如太渊之类。孙络详在后《经脉篇》中。秋取诸合，如尺泽之类。余如春法。秋以少阴之令，将降未降，其气在中，故亦宜中取于大经分肉之间，可浅可深也。冬取诸井诸腧之分，欲深而留之。冬以老阴之令，阳气伏脏。诸井，如少商之类。诸腧，谓脏腑之腧，如肺腧之类。其气深，皆主冬气，故曰欲深而留之也。此四时之序，气之所处，病之所舍，藏之所宜。此节言经络浅深，兼诸腧而分主四时也。宜与《素问·四时刺逆从论》参其义。

《灵枢·邪气藏府病形篇》

诸急者多寒，紧急之脉多风寒，而气化从乎肝也。缓者多热，纵缓之脉多中热，而气化从乎脾胃也。大者多气少血，脉大为阳有余，气实血虚，而气化从乎心也。小者血

[1]脖胦：任脉“气海”穴别名。

氣皆少、小者近於微細在陽爲陽虛在陰爲陰弱脉體屬陰而氣化從乎腎也滑者陽氣盛、微有熱、滑脉爲陽從乎胃也濇者多血少氣、微有寒、濇爲氣滯爲血少氣血俱虛則陽氣不足故微有寒也仲景曰濇者榮氣不足亦血少之謂而此曰多血必有誤觀下文刺濇者無令其血出血少可知矣濇脉近毛故氣化從乎肺也是故刺急者、深內而久畱之、刺緩者、淺內而疾發鍼、以去其熱、刺大者、微寫其氣、無出其血、刺滑者、疾發鍼而淺內之、以寫其陽氣而去其熱、刺濇者、必中其脉、隨其逆順而久畱之、必先按而循之、已發鍼、疾按其痏、無令其血出、以和其脉、諸小者陰陽形氣俱不足、勿取以鍼、而調以甘藥也、

榮輸治外經、合治內府、榮俞氣脉浮淺可治外經之病合則氣脉深入可治內府之病

胃合於三里、胃足陽明也三里爲合大腸合於巨墟上廉、大腸手陽明也合在曲池其下俞則合於足陽明之巨墟上廉小腸合於巨墟下廉、小腸手太陽也合在小海其下俞則合於足陽明之巨墟下廉三焦合入於委陽、三焦手少陽也合在天井其下俞則合於足太陽之委中膀胱合入於委中央、膀胱足太陽也委中爲合膽合於陽陵泉、膽足少陽也陽陵泉爲合

面熱者、足陽明病、其脉行於面魚絡血、手陽明病、其脉行於手魚之表兩跗上脉竪陷者、足陽明病、此胃脉也、兩跗之上脉即衝陽也竪者堅而實陷者弱而虛皆足陽明胃脉之病此胃脉也兼下文手陽明而言大腸病者、腸中切痛而鳴濯濯、冬月重感於寒卽泄、當臍而痛、不能久立、與胃同候、取巨墟上廉、大腸屬胃故取足陽明之穴胃病者腹䐜脹

气皆少。小者，近于微细。在阳为阳虚，在阴为阴弱。脉体属阴，而气化从乎肾也。滑者阳气盛，微有热；滑脉为阳，从乎胃也。涩者多血少气，微有寒。涩为气滞，为血少。气血俱虚，则阳气不足。故微有寒也。仲景曰：涩者荣气不足。亦血少之谓，而此曰多血，必有误。观下文刺涩者，无令其血出，血少可知矣。涩脉近毛，故气化从乎肺也。是故刺急者，深内而久留之。刺缓者，浅内而疾发针，以去其热。刺大者，微泻其气，无出其血。刺滑者，疾发针而浅内之，以泻其阳气而去其热。刺涩者，必中其脉，随其逆顺而久留之，必先按而循之，已发针，疾按其痏[①]，无令其血出，以和其脉。诸小者，阴阳形气俱不足，勿取以针，而调以甘药也。

荥输治外经，合治内腑。荥输气脉浮浅，可治外经之病。合则气脉深入，可治内腑之病。胃合于三里，胃，足阳明也，三里为合。大肠合于巨虚上廉，大肠，手阳明也，合在曲池，其下俞则合于足阳明之巨虚上廉。小肠合于巨虚下廉，小肠，手太阳也，合在小海，其下俞则合于足阳明之巨虚下廉。三焦合入于委阳，三焦，手少阳也，合在天井，其下俞则合于足太阳之委中。膀胱合入于委中央，膀胱，足太阳也，委中为合。胆合于阳陵泉。胆，足少阳也，阳陵泉为合。

面热者，足阳明病；其脉行于面。鱼络血，手阳明病。其脉行于手鱼之表。两跗上脉竖陷者，足阳明病，此胃脉也。两跗之上脉，即冲阳也。竖者，坚而实陷者。弱而虚，皆足阳明胃脉之病。此胃脉也，兼下文手阳明而言。大肠病者，肠中切痛而鸣濯濯。冬月重感于寒即泄，当脐而痛，不能久立，与胃同候，取巨虚上廉。大肠属胃，故取足阳明之穴。胃病者，腹䐜胀，

①痏（wěi）：瘢伤，此指针刺后的针孔。

胃脘當心而痛，上支兩脇，膈咽不通，食飲不下，取之三里也。小腸病者，小腹痛，腰脊控睾音高。○陰丸也。而痛，時窘之後，當耳前熱，若寒甚，若獨肩上熱甚，及手小指次指之間熱，若脉陷者，此其候也。其候則脉有陷者。手太陽病也，取之巨虛下廉。三焦病者，腹氣滿，小腹尤堅，不得小便，窘急，溢則水留，即為脹，候在足太陽之外大絡，大絡在太陽、少陽之間，亦見於脉，取委陽。膀胱病者，小腹偏腫而痛，以手按之，即欲小便而不得，肩上熱，若脉陷。凡大杼等穴，脉有陷者。及足小指外廉及脛踝後皆熱，若脉陷，義如上。取委中央。膽病者，善太息，口苦，嘔宿汁，心下澹澹，恐人將捕之，

嗌中吤吤然，有聲。數唾，在足少陽之本末，亦視其脉之陷下者灸之，其寒熱者，取陽陵泉。刺此者，必中氣穴，經氣所至。無中肉節。中氣穴，則鍼遊於巷。巷，街也，氣脉相通之義。中肉節即皮膚痛。補瀉反則病益篤。中筋則筋緩，邪氣不出，與其真相搏，亂而不去，反還內著。用鍼不審，以順為逆也。

靈樞根結篇

太陽為開，謂陽氣發於外，為三陽之表也。開折則肉節瀆而暴病起矣。折，損傷也。瀆者，皮肉宛膲而弱也。消瘦乾苦之謂。陽明為闔，謂陽氣畜於內，為三陽之裏也。闔折則氣無所止息而痿疾起矣。無所止息者，真氣稽留，謂胃氣不行。邪氣居之矣。少陽為樞，謂陽氣在表裏之間，可出

胃脘当心而痛，上支两胁膈咽不通，食饮不下，取之三里也。小肠病者，小腹痛，腰脊控睾音“高”，阴丸也。而痛，时窘之后，当耳前热，若寒甚，若独肩上热，甚及手小指、次指之间热，若脉陷者，此其候也。其候则脉有陷者。手太阳病也，取之巨虚下廉。三焦病者，腹气满，小腹尤坚，不得小便，窘急，溢则水留，即为胀，候在足太阳之外大络，大络在太阳、少阳之间，亦见于脉，取委阳。膀胱病者，小腹偏肿而痛，以手按之，即欲小便而不得，肩上热，若脉陷。凡大杼等穴，脉有陷者。及足小指外廉及胫踝后皆热，若脉陷，义如上。取委中央。胆病者，善太息，口苦，呕宿汁。心下澹澹，恐人将捕之，嗌中吤吤然，有声。数唾，在足少阳之本末，亦视其脉之陷下者灸之，其寒热者，取阳陵泉。刺此者，必中气穴，经气所至。无中肉节。中气穴，则针游于巷。巷，街也，气脉相通之义。中肉节即皮肤痛。补泻反则病益笃。中筋则筋缓，邪气不出，与其真相搏，乱而不去，反还内着。用针不审，以顺为逆也。

《灵枢·根结篇》

太阳为开，谓阳气发于外，为三阳之表也。开折则肉节渎而暴病起矣。折，损伤也。渎者，皮肉宛□而弱也。消瘦干苦之谓。阳明为阖，谓阳气蓄于内，为三阳之里也。阖折则气无所止息而痿疾起矣。无所止息者，真气稽留，谓胃气不行。邪气居之矣。少阳为枢，谓阳气在表里之间，可出

可入，如枢机也。枢折即摇[①]而不安于地。摇者，节缓而不收也。太阴为开，居阴分之表也。开折则仓廪无所输不运行也。膈洞。膈，隔塞；洞者，食不化，下嗌还出也。厥阴为阖，居阴分之里也。阖折即气绝而喜悲。肝伤，则肺气乘之也。少阴为枢，居阴分之中也。枢折则脉有所结而不通。下焦不通也。《素问·阴阳离合篇》与此略同。

王公大人，血食之君，身体柔脆，肌肉软弱，血气剽悍滑利，其刺之徐疾浅深多少者，气滑则出疾，言其出针宜速。其气涩则出迟，气悍则针小而入浅，气涩则针大而入深。深则欲留，浅则欲疾。以此观之，刺布衣者，深以留之。刺大人者，微以徐之，此皆因气剽悍滑利也。形气不足，病气有余，是邪胜也。急泻之；形气有余，病气不足，正气衰也。急补之；形气不足，病气不足，此阴阳俱不足也，不可刺之，刺之则重不足。重不足则阴阳俱竭，血气皆尽，五脏空虚，筋骨髓枯，老者绝灭，壮者不复矣。形气有余，病气有余，此谓阴阳俱有余也，急泻其邪，调其虚实。既刺之后，防其骤虚，故宜调之也。故曰：有余者泻之，不足者补之，此之谓也。故曰：刺不知逆顺，真邪相搏。补泻反施，乃为之逆。不知逆顺，则真气与邪气相搏，病必甚也。满而补之，则阴阳四溢，肠胃充郭，肝肺内䐜，阴阳相错。虚而泻之，则经脉空虚，血气竭枯，肠胃慑辟，皮肤薄著，毛腠夭焦，予之死期。慑：丑涉切，畏怯也。辟，邪僻，不正也。薄著，瘦而涩也。夭，短折也。故

①摇：原作“繇”，据《针灸甲乙经》卷二第五改。下同。

曰用鍼之要在於知調陰與陽調陰與陽精氣乃光合形與氣使神內藏故曰上工平氣中工亂脉下工絶氣危生故曰下工不可不慎也必審五藏變化之病五脉之應經絡之實虛皮之柔麤而後取之也

靈樞壽夭剛柔篇

陰中有陰陽中有陽審知陰陽刺之有方得病所始刺之有理謹度病端與時相應內合於五藏六府外合於筋骨皮膚是故內有陰陽外亦有陰陽在內者五藏爲陰六府爲陽在外者筋骨爲陰皮膚爲陽故曰病在陰之陰者陰病在陰分刺陰之滎輸如手太陰經魚際大淵也病在陽之陽者陽病在陽分刺陽之合如手陽明經曲池也病在陽之陰者陽病在陰分刺陰之經如手太陰經經渠其氣正盛即陰中之陽也病在陰之陽者陰病在陽分刺絡脉如手陽明偏歷也故曰病在陽者名曰風病在陰者名曰痺病陰陽俱病命曰風痺病有形而不痛者陽之類也病淺在外無形而痛者陰之類也病深在內無形而痛者其陽完固也而陰傷之也急治其陰無攻其陽有形而不痛者其陰完而陽傷之也急治其陽無攻其陰凡表裏虛實其治皆然陰陽俱動表裏皆病乍有形乍無形往來不常加以煩心命曰陰勝其陽陰病甚於陽也此謂不表不裏其形不久若求其在表而裏亦病求其在裏而表亦病此以陰陽並傷故曰不表不裏治之爲難形將不久矣風寒傷形憂恐

曰：用针之要，在于知调阴与阳。调阴与阳，精气乃光，合形与气，使神内藏。故曰：上工平气，中工乱脉，下工绝气危生。故曰：下工不可不慎也，必审五脏变化之病、五脉之应、经络之实虚、皮之柔粗，而后取之也。

《灵枢·寿夭刚柔篇》

阴中有阴，阳中有阳，审知阴阳，刺之有方。得病所始，刺之有理，谨度病端，与时相应。内合于五脏六腑，外合于筋骨皮肤。是故内有阴阳，外亦有阴阳。在内者，五脏为阴，六腑为阳；在外者，筋骨为阴，皮肤为阳。故曰：病在阴之阴者，阴病在阴分。刺阴之荥输；如手太阴经鱼际、太渊也。病在阳之阳者，阳病在阳分。刺阳之合；如手阳明经曲池也。病在阳之阴者，阳病在阴分。刺阴之经；如手太阴经经渠，其气正盛，即阴中之阳也。病在阴之阳者，阴病在阳分。刺络脉。如手阳明偏历也。故曰：病在阳者名曰风，病在阴者名曰痹，病阴阳俱病命曰风痹。病有形而不痛者，阳之类也；病浅在外。无形而痛者，阴之类也。病深在内。无形而痛者，其阳完固也。而阴伤之也，急治其阴，无攻其阳。有形而不痛者，其阴完而阳伤之也，急治其阳，无攻其阴。凡表里虚实，其治皆然。阴阳俱动，表里皆病。乍有形，乍无形，往来不常。加以烦心，命曰阴胜其阳。阴病甚于阳也。此谓不表不里，其形不久。若求其在表，而里亦病；求其在里，而表亦病。此以阴阳并伤，故曰：不表不里，治之为难，形将不久矣。风寒伤形，忧恐忿怒傷氣，氣傷藏，乃病藏；寒傷形，乃應形；風傷筋脉，筋脉乃應。此形氣內外之相應也。病九日者，三刺而已；病一月者，十刺而已。多少遠近，以此衰之。久痺不去身者，視其血絡，盡出其血。

刺營者出血，刺衛者出氣，刺寒痺者內熱。寒痺之留於經者，刺後使內熱也。營之生病也，寒熱少氣，血上下行。衛之生病也，氣痛時來時去，怫愾音凱。賁響。腸胃雷鳴。風寒客於腸胃之中。寒痺之為病也，留而不去，時痛而皮不仁。

刺布衣者，以火焠之；刺大人者，以藥熨之。此明上文刺寒痺者內熱之法。

靈樞·官鍼篇 官者，任也，任九鍼之所宜也

九鍼之宜，各有所為，長短大小，各有所施也。病在皮膚無常處者，取以鑱鍼於病所，膚白勿取。病在分肉間，取以圓鍼於病所。病在經絡痼痺者，取以鋒鍼。病在脉，氣少當補之者，取之鍉鍼於井滎分輸。病為大膿者，取以鈹鍼。病痺氣暴發者，取以圓利鍼。病痺氣痛而不去者，取以毫鍼。病在中者，取以長鍼。病水腫不能通關節者，取以大鍼。病在五藏固痺者，取以鋒鍼，瀉於井滎分輸，取以四時。前言病在經絡痼痺，取以鋒鍼者，止取經絡，此則瀉其井滎與輸也。四時義見《本輸篇》。

凡刺有十二節，以應十二經。一曰偶刺。偶刺者，以手直

忿怒伤气。气伤脏，乃病脏；寒伤形，乃应形；风伤筋脉，筋脉乃应。此形气内外之相应也。病九日者，三刺而已；病一月者，十刺而已。多少远近，以此衰之。久痹不去身者，视其血络，尽出其血。

刺营者出血，刺卫者出气，刺寒痹者内热。寒痹之留于经者，刺后使内热也。营之生病也，寒热少气，血上下行。卫之生病也，气痛时来时去，怫忾音凯。贲响。肠胃雷鸣。风寒客于肠胃之中。寒痹之为病也，留而不去，时痛而皮不仁。

刺布衣者，以火淬之；刺大人者，以药熨之。此明上文刺寒痹者内热之法。

《灵枢·官针篇》官者，任也，任九针之所宜也

九针之宜，各有所为，长短大小，各有所施也。病在皮肤无常处者，取以鑱针于病所，肤白勿取。病在分肉间，取以圆针于病所。病在经络痼痹者，取以锋针。病在脉，气少当补之者，取之鍉针于井荥分输。病为大脓者，取以铍针。病痹气暴发者，取以圆利针。病痹气痛而不去者，取以毫针。病在中者，取以长针。病水肿不能通关节者，取以大针。病在五脏固痹者，取以锋针，泻于井荥分输，取以四时。前言病在经络痼痹，取以锋针者，止取经络，此则泻其井荥与输也。四时义见《本输篇》。

凡刺有十二节，以应十二经。一曰偶刺。偶刺者，以手直

心若背、直痛所、一刺前、一刺後、以治心痺、刺此者、傍鍼之也、二曰報刺、重刺也報刺者、刺痛無常處也上下行者、直內無拔鍼以左手隨病所按之、乃出鍼復刺之也三曰恢刺、恢刺者、刺傍之舉之前後、恢筋急以治筋痺也恢恢廓也、筋急者必刺其傍數擧其鍼或前或後以恢其氣則筋痺可舒也四曰齊刺、齊刺者直入一、傍入二三針齊用也以治寒氣小深者或曰三刺、三刺者治痺氣小深者也五曰揚刺、揚刺者正內一、傍內四而浮之以治寒氣之博大者也、揚散也中傍共五鍼而用在浮泛以祛散寒氣六曰直鍼刺、直鍼刺者、引皮乃刺之、直入不深以治寒氣之淺者也七曰輸刺、輸刺者、直入直出、輸瀉其邪用其銳也稀

發鍼而深之、留之久也以治氣盛而熱者也、八曰短刺、短刺者刺骨痺稍搖而深之、入之漸也致鍼骨所以上下摩骨也摩迫切也九曰浮刺、浮刺者傍入而浮之以治肌急而寒者也十曰陰刺、陰刺者左右率統也刺之以治寒厥、中寒厥、刺足踝後少陰也刺陰邪也十一曰傍鍼刺、傍鍼刺者、直刺傍刺各一、以治留痺久居者也、正刺其經傍刺其絡十二曰贊刺、贊刺者直入直出數發鍼而淺之出血是爲治癰腫也贊助也數發針而淺之以後助前可使之出血

脉之所居深不見者刺之微內鍼而久留之以致其空脉氣也脉淺者勿刺按絕其脉乃刺之無令精出獨出

心若背，直痛所，一刺前，一刺后，以治心痹。刺此者，傍针之也。二曰报刺，重刺也。报刺者，刺痛无常处也，上下行者，直内无拔针，以左手随病所按之，乃出针复刺之也。三曰恢刺。直[①]恢刺者，刺傍之，举之前后，恢筋急，以治筋痹也。恢，恢廓也。筋急者，必刺其傍数，举其针，或前或后，以恢其气，则筋痹可舒也。四曰齐刺。齐刺者，直入一，傍入二，三针齐用也。以治寒气小深者。或曰三刺，三刺者，治痹气小深者也。五曰扬刺。扬刺者，正内一，傍内四而浮之，以治寒气之博大者也。扬，散也。中傍共五针，而用在浮泛，以祛散寒气。六曰直针刺。直针刺者，引皮乃刺之，直入不深。以治寒气之浅者也。七曰输刺。输刺者，直入直出，输泻其邪，用其锐也。稀发针而深之，留之久也。以治气盛而热者也。八曰短刺。短刺者，刺骨痹，稍摇而深之入之渐也。致针骨所，以上下摩骨也。摩迫切也。九曰浮刺。浮刺者，傍入而浮之，以治肌急而寒者也。十曰阴刺。阴刺者，左右率统也。刺之，以治寒厥；中寒厥，刺足踝后少阴也。刺阴邪也。十一曰傍针刺。傍针刺者，直刺、傍刺各一，以治留痹久居者也。正刺其经，傍刺其络。十二曰赞刺。赞刺者，直入直出，数发针而浅之出血。是为治痈肿也。赞，助也。数发针而浅之，以后助前可使之出血。

脉之所居深不见者刺之，微内针而久留之，以致其空脉气也。脉浅者勿刺，按绝其脉乃刺之，无令精出，独出

①直：原无，据《灵枢·官针》补。

其邪气耳。

凡刺有五，以应五脏。一曰半刺：半刺者，浅内而疾发针，无针伤肉，如拔毛状，以取皮气，此肺之应也。二曰豹文刺：言其多也。豹文刺者，左右前后针之，中脉为故，以取经络之血者，此心之应也。三曰关刺：关刺者，直刺左右尽筋上，以取筋痹，慎无出血，血以养筋也。此肝之应也。或曰渊刺，一曰岂刺。渊刺、岂刺，皆古名。四曰合谷刺：合谷刺者，左右鸡足，针于分肉之间，以取肌痹，此脾之应也。合谷刺者，言三四攒合如鸡足刺之，邪在肉间，所以应脾。五曰输刺：输刺者，直入直出，义见前。深内之至骨，以取骨痹，此肾之应也。

《灵枢·终始篇》

凡刺之道，气调而止，补阴泻阳，音气益彰，耳目聪明。此阴阳以表里言，正气在中，故当补阴，邪自外入，故当泻阳。阳邪去而真气复，故音气益彰，耳目聪明也。反此者血气不行，所谓气至而有效者，泻则益虚，虚者脉大如其故而不坚也。泻者，欲其虚也。既泻之后，虽其脉大如旧，但得和软不坚，即其效也。坚如其故者，适虽言故，病未去也。脉坚如旧，虽言病去复旧，而病实未除也。补则益实，实者脉大如其故而益坚也。补者欲其实，实则脉坚。夫如其故而不坚者，适虽言快，病未去也。既补之后，而脉之大小如旧，虽言身体已快，病未除也。二节云大者，概指脉体进退而言也。故补则实，泻则虚，痛虽不随针，病必衰去。补则脉坚，泻则脉不坚者，若或有痛，虽未随针即愈，亦必以渐而去矣。必先通十二经脉之所生病，而后可得传于终始矣。必治其病所从生，而后可得终始之义。终始，即本末之谓。故阴阳不相移，虚实不相倾，取之其经。或阴或阳，无所改易，不相移也。虚者自虚，实者自实，亦不相伤。此则无所从生，而各病其病，但求其经而取之。凡刺之属，三刺至谷气。义如下文。邪辟妄合，阴阳易居，逆顺相反，沉浮异处，四时不得，稽留淫泆。六句言病变也，凡此者，皆须用针，治以三刺之法，则诸病可去也。故一刺则阳邪出。初刺之在于浅近，故可出阳分之邪。再刺则阴邪出，再刺之在于深远，故可出阴分之邪。三刺则谷气至，谷气至而止。所为谷气至者，已补而实，已泻而虚。故以知谷气至也。三刺之在侯谷气，即元气也。止，出针也。盖邪气来也，紧而疾。谷气来也，徐而和。必邪气去而后谷气至，故已补而实，则虚者坚。已泻而虚，则坚者软。是以知谷气之至也。邪气独去者，阴与阳未能调而病知愈也。故曰：补则实，泻则虚，痛虽不随针，病必衰去矣，谷气至者，知邪气之去也，虽阴阳经气未见即调，而病则已愈，故上文曰补则实，泻则虚，病必衰去。

阴盛而阳虚，脉口盛也。先补其阳，后泻其阴而和之。阴虚而阳盛，人迎盛也。先补其阴，后泻其阳而和之。治病皆宜先顾正气，后治邪气。三脉动于足大指之间。三脉谓阳明经厉兑至冲阳，厥阴经大敦至太冲，少阴经自涌泉以上太溪。三者皆在足大指之后也。必审其实虚，虚而泻之，是为重虚，重虚病益甚。凡刺此者，以指按之。脉动而实且疾者，疾泻之，虚而徐者则补之。反此者病益甚，其动也，阳明在上，在足跗上也。厥阴在内，在足跗内也。少阴在下，涌泉穴起于足心，在足跗

下也

補刺當作須一方實、深取之、稀按其痏、以極出其邪氣、刺法惟二，則補瀉而已，一者因其方實，故深刺勿按其痏以出其邪氣，此瀉法也一方虛、淺刺之、以養其脉、疾按其痏、無使邪氣得入、一者因其方虛，故淺刺以養血脉，疾按其穴以拒邪氣，此補法也邪氣來也緊而疾、穀氣來也徐而和、此雖言針下之氣，然脉氣之至亦如此脉實者、深刺之、以泄其氣、脉虛者、淺刺之、使精氣無得出、以養其脉、獨出其邪氣、刺諸痛者、其脉皆實、

上重舌、刺舌柱舌下之筋如柱者以鈹鍼也、手屈而不伸者、其病在筋、伸而不屈者、其病在骨、

病生於頭者、頭重、生於手者、臂重、生於足者、足重、治病者、先刺其病所從生者也、春氣在毛、夏氣在皮膚、秋氣在分肉、冬氣在筋骨、此言病氣之中人，隨時氣而爲淺深也刺此病者、各以其時爲齊、同劑，鍼曰砭齊故刺肥人者、以秋冬之齊、刺瘦人者、以春夏之齊、癢痛者、陰也、痛而以手按之不得者、陰也、深刺之、病在上者、陽也、病在下者、陰也、癢者、陽也、淺刺之、邪之在表者，其氣外發，或氣往來行，則流而爲癢

刺熱厥者、二陰一陽、補陰經二次，瀉陽經一次刺寒厥者、二陽一陰、補陽經二次，瀉陰經一次久病者、邪氣入深、刺此病者、深內而久留之、間日而復刺之、必先調其左右、去其血脉、刺道畢

下也。

补当作刺。须一方实，深取之，稀按其痏，以极出其邪气。刺法惟二，则补泻而已。一者因其方实，故深刺勿按其痏，以出其邪气。此泻法也。一方虚，浅刺之，以养其脉，疾按其痏，无使邪气得入。一者，因其方虚，故浅刺以养血脉，疾按其穴，以拒邪气，此补法也。邪气来也紧而疾，谷气来也徐而和。此虽言针下之气，然脉气之至亦如此。脉实者深刺之，以泄其气；脉虚者浅刺之，使精气无得出，以养其脉，独出其邪气。刺诸痛者，其脉皆实。

上重舌，刺舌柱舌下之筋如柱者。以铍针也。手屈而不伸者，其病在筋；伸而不屈者，其病在骨。

病生于头者头重，生于手者臂重，生于足者足重。治病者，先刺其病所从生者也。春气在毛，夏气在皮肤，秋气在分肉，冬气在筋骨。此言病气之中人，随时气而为浅深也。

刺此病者，各以其时为齐。同剂，针曰砭齐。故刺肥人者，以秋冬之齐；刺瘦人者，以春夏之齐。痒痛者，阴也；痛而以手按之不得者，阴也，深刺之。病在上者，阳也。病在下者，阴也。痒者，阳也，浅刺之。邪之在表者，其气外发，或气往来行，则流而为痒。

刺热厥者，二阴一阳。补阴经二次，泻阳经一次。刺寒厥者，二阳一阴。补阳经二次，泻阴经一次。久病者，邪气入深。刺此病者，深内而久留之，间日而复刺之。必先调其左右，去其血脉，刺道毕

矣。

凡刺之法，必察其形气。形肉未脱，少气而脉又躁，躁厥者，必为缪刺之，散气可收，聚气可布。病少气而形肉未脱，其脉躁急。其病躁而厥逆者，气虚于内，邪实于经也。所刺在络，其用轻浅，则精气之散者可收，邪气之聚者可散也。深居静处，占神往来，闭户塞牖，魂魄不散，专意一神，精气之分，毋闻人声，以收其精，必一其神，令志在针。言刺此者，必清必静，聚精会神，详察秋毫，令志在针，庶于虚实疑似之间无误也。浅而留之，微而浮之，以移其神，气至乃休。言气虚邪热之病，用针宜从容以移其神耳。男内女外，坚拒勿出，谨守勿内，是谓得气。既刺之后，尤当戒慎。男子忌内，女子忌外。忌外者，坚拒勿出。忌内者，谨守勿内。则其邪气必去，正气必复，是为得气。

凡刺之禁，新内勿刺，新刺勿内。已醉勿刺，已刺勿醉。新怒勿刺，已刺勿怒。新劳勿刺，已刺勿劳。已饱勿刺，已刺勿饱。已饥勿刺，已刺勿饥。已渴勿刺，已刺勿渴。大惊大恐，必定其气乃刺之。乘车来者，卧而休之，如食顷乃刺之。步行来者，坐而休之，如行十里乃刺之。凡此十二禁者，其脉乱气散，逆其营卫，经气不次，因而刺之，则阳病入于阴，阴病出为阳，则邪气复生。粗工勿察，是为伐身，形体淫泆，乃消脑髓；津液不化，脱其五味，是为失气也。

《灵枢·经脉篇》

肺手太阴之脉，起于中焦，当胃中脘，在脐上四寸之分。下络大肠，络，联络也。当任脉水分穴之分，凡在本经者，皆曰属；以此通彼者，皆曰络。还循胃口，循，巡绕也。上膈，屬肺膈膈膜也人有膈膜居心肺之下前齊鳩尾後齊十一椎周圍相著所以遮隔濁氣不使上熏心肺也屬者所部之謂從肺系橫出腋下肺系喉嚨也腋下中府之旁下循臑內天府俠白之次行少陰心主之前手之三陰肺太陰在前心主厥陰在中心少陰在後也下肘中循臂內從尺澤穴行孔最列缺經渠之次上骨下廉入寸口骨掌後高骨也下廉骨下側也寸口即太淵穴處上魚循魚際手腕之前肥肉隆起形如魚者統謂之魚魚之後曰魚際穴出大指之端端指尖也手太陰經止於少商穴其支者從腕後直出次指內廉出其端支者如木之有枝此以正經之外而復有旁通之絡也從列缺穴直出次指之端交少商穴而接手陽明經也是動則病肺脹滿膨膨而喘欬動言變也缺盆中痛缺盆雖十二經之道路而肺為尤近也甚則交兩手而瞀音茂此為臂厥瞀木痛不仁也是主肺所生病者本篇凡在五藏則各言藏所生病凡在六府則或言氣或言血或脈或筋或骨或津液其所生病本各有所主欬上氣喘渴煩心胸滿臑臂內前廉痛厥掌中熱渴當作喝聲粗急也太陰之別直入掌中故為痛厥掌熱氣盛有餘則肩背痛風寒汗出中風風寒在表也小便數而欠邪傷其氣也氣虛則肩背痛寒少氣不足以息溺色變金衰則水涸也為此諸病盛則寫之虛則補之熱則疾之氣至速也寒則留之氣至遲也陷下則灸之陽氣內衰脈不起也不盛不虛以經取之病有不因血氣之虛實而惟逆於經者則當隨經所在或飲藥或刺灸以取之也盛者寸口大三倍於人迎虛者則寸口反小於人迎也寸口主陰故肺氣盛者寸口大三倍於人迎虛則反小也人迎在結喉旁一寸五分乃三陽脈氣所至也

属肺，膈，膈膜也。人有膈膜，居心肺之下，前齐鸠尾，后齐十一椎，周围相着，所以遮隔，浊气不使上熏心肺也。属者，所部之谓。从肺系横出腋下，肺系，喉咙也；腋下，中府之旁。下循臑内，天府、侠白之次。行少阴心主之前，手之三阴，肺太阴在前，心主厥阴在中，心少阴在后也。下肘中，循臂内，从尺泽穴，行孔最、列缺、经渠之次。上骨下廉，入寸口，骨，掌后高骨也。下廉，骨下侧也。寸口，即太渊穴处。上鱼，循鱼际，手腕之前，肥肉隆起形如鱼者，统谓之鱼。鱼之后，曰鱼际穴。出大指之端；端，指尖也。手太阴经止于少商穴。其支者，从腕后直出次指内廉，出其端。支者，如木之有枝。此以正经之外，而复有旁通之络也。从列缺穴直出次指之端，交少商穴而接手阳明经也。

是动则病，肺胀满，膨膨而喘咳，动，言变也。缺盆中痛。缺盆虽十二经之道路，而肺为尤近也。甚则交两手而瞀，音茂。此为臂厥。瞀，木痛不仁也。是主肺所生病者，本篇凡在五脏，则各言脏所生病。凡在六腑，则或言气，或言血，或脉，或筋，或骨，或津液。其所生病，本各有所主。咳，上气喘渴，烦心，胸满，臑臂内前廉痛厥，掌中热。渴，当作喝，声粗急也。太阴之别，直入掌中，故为痛厥掌热。气盛有余，则肩背痛，风寒，汗出中风，风寒在表也。小便数而欠。邪伤其气也。气虚则肩背痛寒，少气不足以息，溺色变。金衰则水涸也。为此诸病，盛则泻之，虚则补之，热则疾之，气至速也。寒则留之，气至迟也。陷下则灸之，阳气内衰，脉不起也。不盛不虚，以经取之。病有不因血气之虚实，而惟逆于经者，则当随经所在，或饮药，或刺灸以取之也。盛者寸口大三倍于人迎；虚者则寸口反小于人迎也。寸口主阴，故肺气盛者，寸口大三倍于人迎，虚则反小也。人迎在结喉旁一寸五分，乃三阳脉气所至也。

大肠手阳明之脉，起于大指次指之端，穴名商阳。循指上廉，二间、三间也。出合谷两骨之间，合谷在大指、次指后歧骨间。上入两筋之中，阳溪穴也。循臂上廉，入肘外廉，行曲池穴处。上臑外前廉，行肘髎、五里、臂臑穴处。上肩，出髃骨之前廉，肩髃、巨骨穴处。上出于柱骨之会上，肩背之上，颈项之根为天柱骨，六阳皆会于督脉之大椎，是为会上。下入缺盆，络肺，下膈属大肠；当脐旁天枢之分，属于大肠与肺为表里也。其支者，从缺盆上颈贯颊，天鼎、扶突穴处。入下齿中，还出挟口，交人中，左之右，右之左，由人中而左右互交。上挟鼻孔。自禾髎以交于迎香穴也。

是动则病，齿痛颈肿。是主津液所生病者，凡大肠之或泄或秘，皆津液所生之病。目黄，口干，鼽衄，喉痹，肩前臑痛，大指次指痛不用。手阳明之别者，合于宗脉，故目黄。其他诸病，皆本经之脉所及。气有余，则当脉所过者热肿；虚则寒栗不复。不易温也。为此诸病，盛则泻之，虚则补之，热则疾之，寒则留之，陷下则灸之，不盛不虚，以经取之。义如前。盛者人迎大三倍于寸口；虚者人迎反小于寸口也。人迎主阳，故手阳明脉候在人迎。

胃足阳明之脉，起于鼻之交頞中。其脉左右互交。頞，鼻根也。旁纳太阳之脉，纳，入也。下循鼻外，即承泣、四白、巨髎之分。入上齿中，还出挟口环唇，下交承浆。任脉穴名。却循颐后下廉，出大迎，由地仓以下大迎也。循颊车，上耳前，下关穴也。过客主人，足少阳经穴名。循发际，头维穴也。至额颅；发际前督脉之神庭穴也。其支者，从大迎前下人迎，本经穴名。循喉嚨入缺盆下膈屬胃絡脾此支自缺盆穴入內下膈當上脘中脘之分屬於胃與脾為表裏也其直者從缺盆下乳內廉直下而外行者從缺盆下行氣戶等穴以至乳中乳根也下挾臍天樞等穴入氣街中自外陵等穴下入氣街也其支者起於胃口下脘之分下循腹裏過足少陰肓俞之外下至氣街中而合與直者復合於氣街之中以下髀關抵伏兎下膝臏中下循脛外廉下足跗入中指內間髀關伏兎皆膝上穴名自此由陰市諸穴下犢鼻巨虛衝陽等穴之次乃循內庭入中指內間而出厲兌足陽明經止此其支者下廉三寸而別下入中指外間其支自豐隆穴別行入中指外間其支者別跗上入大指間出其端又其支自跗上衝陽穴次別行入大指間斜出足厥陰行間之次循大指出其端而接足太陰經也

是動則病洒洒振寒風之勝也善呻數欠胃之鬱也顏黑土病則水

無所畏故黑色反見於顏面病至則惡人與火邪客陽明則熱甚也聞木聲則惕然而驚土惡木也心欲動獨閉戶塞牖而處陰陽相薄陽盡而陰盛故欲獨閉戶而處也甚則欲上高而歌陽盛則四支實也棄衣而走熱盛於身也賁響腸胃雷鳴腹脹是為骭厥骭足脛也陽明之脈所及故為厥逆是主血所生病者中焦受穀變化而赤為血故陽明之經主血所生病狂瘧溫淫汗出鼽衄口喎脣胗頸腫喉痺陽明熱勝則狂風勝則瘧溫氣淫泆則汗出鼽衄口喎等症胗瘡也大腹水腫土病則不能制水也膝臏腫痛循膺乳氣街股伏兎骭外廉足跗上皆痛中指不用皆陽明經脈之所及氣盛則身以前皆熱其有餘於胃則消穀善飢溺色黃此陽明實熱在經在藏之辨也氣不足則身以前皆寒慄胃中寒則脹滿為此諸病此陽

喉咙，入缺盆，下膈属胃络脾；此支自缺盆穴入内下膈，当上脘、中脘之分，属于胃，与脾为表里也。其直者，从缺盆下乳内廉直下而外行者，从缺盆下行气户等穴，以至乳中、乳根也。下挟脐，天枢等穴。入气街中；自外陵等穴，下入气街也。其支者，起于胃口，下脘之分。下循腹里，过足少阴肓俞之外。下至气街中而合，与直者复合于气街之中。以下髀关，抵伏兔，下膝膑中，下循胫外廉，下足跗，入中指内间；髀关、伏兔皆膝上穴名。自此由阴市诸穴，下犊鼻、巨虚、冲阳等穴之次，乃循内庭，入中指内间而出厉兑，足阳明经止此。其支者，下廉三寸而别，下入中指外间；其支自丰隆穴，别行入中指外间。其支者，别跗上，入大指间出其端。又其支自跗上冲阳穴，次别行入大指间，斜出足厥阴行间之次，循大指出其端，而接足太阴经也。

是动则病，洒洒振寒，风之胜也。善呻，数欠，胃之郁也。颜黑，土病则水无所畏，故黑色反见于颜面。病至则恶人与火，邪客阳明，则热甚也。闻木声则惕然而惊，土恶木也。心欲动，独闭户塞牖而处。阴阳相薄，阳尽而阴盛，故欲独闭户而处也。甚则欲上高而歌，阳盛则四肢实也。弃衣而走，热盛于身也。贲响肠胃雷鸣。腹胀，是为骭厥。骭，足胫也。阳明之脉所及，故为厥逆。是主血所生病者，中焦受谷变化而赤为血，故阳明之经主血所生病。狂疟温淫，汗出，鼽衄，口㖞，唇胗，颈肿，喉痹，阳明热胜则狂，风胜则疟，温气淫泆，则汗出、鼽衄、口㖞等症。胗，疮也。大腹水肿，土病则不能制水也。膝膑肿痛，循膺、乳、气街、股、伏兔、骭外廉、足跗上皆痛，中指不用。皆阳明经脉之所及。气盛则身以前皆热，其有余于胃，则消谷善饥，溺色黄；此阳明实热，在经在脏之辨也。气不足，则身以前皆寒栗，胃中寒则胀满。为此诸病，此阳屬虛寒在經在藏之辨也盛則寫之虛則補之熱則疾之寒則留之陷下則灸之不盛不虛以經取之義如前盛者人迎大三倍於寸口虛者人迎反小於寸口也脉之盛衰見於人迎

脾足太陰之脉起於大指之端隱白穴循指內側白肉際過核骨後上內踝前廉行大都太白等穴上踹內循脛骨後交出厥陰之前自漏谷上行地機陰陵泉上膝股內前廉股大腿也前廉上側也當血海箕門之次入腹屬脾絡胃自衝門穴入腹內行當中脘下脘之分屬脾絡胃也上膈挾咽連舌本散舌下自胃脘上行至咽連舌本散舌下而終其支者復從胃別上膈注心中足太陰外行者由腹而上府舍腹結等穴散於胸中止於大包穴其內行而支者自胃脘別上膈注心中而接手少陰經也

是動則病舌本強食則嘔

鍼灸逢源　卷一　廿

胃脘痛腹脹善噫噫噯嘆聲得後與氣則快然如衰脾氣通也身體皆重是主脾所生病者舌本痛體不能動搖食不下煩心心下急痛太陰脉支者上膈注心中故為煩心心痛溏瘕泄水閉黃疸不能臥脾寒則為溏泄脾滯則為癥瘕脾病不能制水則為泄為水閉黃疸不能臥強立股膝內腫厥足大指不用為此諸病皆足太陰經脉之所及盛則寫之虛則補之熱則疾之寒則留之陷下則灸之不盛不虛以經取之義如前盛者寸口大三倍於人迎虛者寸口反小於人迎脉之盛衰候於氣口

心手少陰之脉起於心中出屬心系心當五椎之下其系有五上系連肺肺下系心心下三系連脾肝腎故心通五藏之氣而為之主也下膈絡小腸當臍上二寸下脘之

属虚寒在经在脏之辨也。盛则泻之，虚则补之，热则疾之，寒则留之，陷下则灸之，不盛不虚，以经取之。义如前。盛者人迎大三倍于寸口；虚者人迎反小于寸口也。脉之盛衰，见于人迎。

脾足太阴之脉，起于大指之端，隐白穴。循指内侧白肉际，过核骨后，上内踝前廉，行大都、太白等穴。上腨内，循胫骨后，交出厥阴之前，自漏谷上行地机、阴陵泉。上膝股内前廉，股，大腿也。前廉，上侧也，当血海、箕门之次。入腹属脾络胃，自冲门穴入腹内行，当中脘、下脘之分，属脾，络胃也。上膈挟咽，连舌本，散舌下；自胃脘上行至咽，连舌本，散舌下而终。其支者，复从胃别，上膈注心中。足太阴外行者，由腹而上府舍、腹结等穴，散于胸中，止于大包穴。其内行而支者，自胃脘别上膈，注心中，而接手少阴经也。

是动则病，舌本强，食则呕，胃脘痛，腹胀善噫，噫，嗳叹声。得后与气，则快然如衰，脾气通也。身体皆重。是主脾所生病者，舌本痛，体不能动摇，食不下，烦心，心下急痛，太阴脉支者，上膈注心中，故为烦心、心痛。溏瘕泄，水闭，黄疸，不能卧，脾寒则为溏泄；脾滞则为癥瘕。脾病不能制水，则为泄，为水闭，黄疸，不能卧。强立，股膝内肿厥，足大指不用。为此诸病，皆足太阴经脉之所及。盛则泻之，虚则补之，热则疾之，寒则留之，陷下则灸之，不盛不虚，以经取之。义如前。盛者寸口大三倍于人迎；虚者寸口反小于人迎。脉之盛衰候于气口。

心手少阴之脉，起于心中，出属心系，心当五椎之下，其系有五，上系连肺，肺下系心。心下三系，连脾肝肾。故心通五脏之气而为之主也。下膈络小肠。当脐上二寸，下脘之分絡小腸也其支者從心系上挾咽繫目系支者從心系出任脈之外上行挾咽繫目系合於內眥其直者復從心系却上肺下出腋下經之直者正脈也此自心系復上肺由足少陽淵腋之次出腋下上行極泉穴手少陰經行於外者始此下循臑內後廉青靈穴也行太陰心主之後手之三陰少陰居太陰厥陰之後下肘內循臂內後廉少海靈道等穴抵掌後銳骨之端神門穴也入掌內後廉少府穴循小指之內出其端少衝穴手少陰經止此乃交小指外側而接手太陽經也

是動則病嗌乾心痛本經支者從心系上挾咽也渴而欲飲心火炎則心液耗也是為臂厥是主心所生病者目黃脇痛少陰之脈繫目系出腋下也臑臂內後廉痛厥掌中熱痛為此諸病皆手少陰經脈之所及盛則寫之虛則補之熱則疾之寒則留之陷下則灸之不盛不虛以經取之義如前盛者寸口大再倍於人迎虛者寸口反小於人迎也脈之盛衰候在寸口

小腸手太陽之脈起於小指之端小指外側少澤穴循手外側上腕出踝中前谷後谿腕骨穴也直上循臂骨下廉陽谷等穴出肘內側兩筋之間小海穴也上循臑外後廉行手陽明少陽之外出肩解肩貞穴繞肩胛臑俞天宗之處交肩上秉風曲垣等穴左右交於兩肩之上會於督脈之大椎入缺盆絡心行於內者自缺盆由胸下行入膻中絡心循咽下膈抵胃屬小腸當臍上二寸之分屬小腸也其支者從缺盆循頸上頰其支行於外者出缺盆循頸中天窗穴而上頰後天容穴至目銳眥却入耳中由顴髎入聽宮穴手太陽經止此其支者別頰上䪼抵鼻至目內眥斜絡於顴又其支自顴髎

分络，小肠也。其支者，从心系上挟咽，系目系；支者从心系出任脉之外，上行挟咽，系目系，合于内眦。其直者，复从心系，却上肺，下出腋下。直者，经之正脉也。此自心系复上肺，由足少阳渊腋之次出腋下，上行极泉穴。手少阴经行于外者始此。下循臑内后廉，青灵穴也。行太阴心主之后，手之三阴，少阴居太阴、厥阴之后。下肘内，循臂内后廉，少海、灵道等穴。抵掌后锐骨之端，神门穴也。入掌内后廉，少府穴。循小指之内出其端。少冲穴，手少阴经止此。乃交小指外侧而接手太阳经也。

是动则病，嗌干心痛，本经支者从心系上挟咽也。渴而欲饮，心火炎则心液耗也。是为臂厥。是主心所生病者，目黄，胁痛，少阴之脉，系目系。出腋下也。臑臂内后廉痛厥，掌中热痛。为此诸病，皆手少阴经脉之所及。盛则泻之，虚则补之，热则疾之，寒则留之，陷下则灸之，不盛不虚，以经取之。义如前。盛者寸口大，再倍于人迎；虚者寸口反小于人迎也。脉之盛衰，候在寸口。

小肠手太阳之脉，起于小指之端，小指外侧少泽穴。循手外侧，上腕，出踝中，前谷、后溪、腕骨穴也。直上循臂骨下廉，阳谷等穴。出肘内侧两筋之间，小海穴也。上循臑外后廉，行手阳明、少阳之外。出肩解，肩贞穴。绕肩胛，臑俞、天宗之处。交肩上，秉风、曲垣等穴，左右交于两肩之上，会于督脉之大椎。入缺盆，络心行于内者，自缺盆由胸下行入膻中络心。循咽，下膈抵胃，属小肠；当脐上二寸之分，属小肠也。其支者，从缺盆循颈上颊，其支行于外者，出缺盆循颈中天窗穴，而上颊后天容穴。至目锐眦，却入耳中；由颧髎入听宫穴，手太阳经止此。其支者，别颊上䪼，抵鼻至目内眦，斜络于颧。又其支自颧髎穴交目内眦，而接足太阳经也。

是动则病，嗌痛颔肿，不可以顾，肩似拔，臑似折，肩臑之痛，如拔如折。是主液所生病者，小肠主泌别清浊。耳聋目黄，颊肿，颈颔肩臑肘臂外后廉痛。为此诸病，皆小肠经脉之所及。盛则泻之，虚则补之，热则疾之，寒则留之，陷下则灸之，不盛不虚，以经取之。义如前。盛者人迎大再倍于寸口；虚者人迎反小于寸口也。脉之盛衰，候在人迎。

膀胱足太阳之脉，起于目内眦，睛明穴。上额，交巅；由攒竹上额，历曲差、五处等穴，自络却穴左右斜行，交于顶巅之百会穴。其支者，从巅至耳上角；由百会旁行，过足少阳之曲鬓、率谷、天冲、浮白、窍阴、完骨穴处。其直者，从巅入络脑，自百会行通天、络却、玉枕，入络于脑中也。还出别下项，循肩髆内，挟脊，抵腰中，自脑复出别下项，由天柱而下会于督脉之大椎、陶道，却循肩髆内，分四行而下，此节言内两行，夹脊两旁，各去一寸半。自大杼行风门，及脏腑诸俞，而抵腰中等穴也。入循膂，络肾属膀胱；自腰中入膂络肾，前属膀胱。其支者，从腰中下挟脊，历四髎穴。贯臀，入腘中；贯臀之会阳穴下行，承扶、殷门、浮郄、委阳，入委中也。其支者，从髆内左右，别下贯胛，挟脊内。此支言肩髆内大杼下外两行也，左右贯胛，去脊各三寸，别行历附分、魄户、膏肓等穴，下至秩边而过髀枢也。过髀枢，循髀外，从后廉下合腘中，过髀枢，会于足少阳之环跳，循髀外后廉，去承扶一寸五分之间下行，复与前之入腘中者相合。以下贯腨内，由合阳以下承筋、承山等穴。出外踝之后，昆仑、仆参等穴。循京骨，即穴名。至小指外侧。至阴穴也，足太阳经止此，乃交于小指之下，而接足少阴经也。

是动则病，冲头痛，邪气上冲而为头痛。目似脱，项如拔，脊痛，腰似折，髀不可以曲，腘如结，腨如裂，是为踝厥。足太阳筋结于外踝。是主筋所生病者，周身筋脉惟足太阳为多，凡为挛、为弛，为反张戴眼之类，皆足太阳之水亏，而主筋所生病。痔疟狂癫疾，脉入肛，故为痔。经属表，故为疟。邪入于阳，故为狂癫疾。头囟项痛，目黄泪出，鼽衄，项、背、腰、尻、腘、腨、脚皆痛，小指不用。为此诸病，皆足太阳经脉之所及。盛则泻之，虚则补之，热则疾之，寒则留之，陷下则灸之，不盛不虚，以经取之。义如前。盛者人迎大再倍于寸口；虚者人迎反小于寸口也。脉之盛衰，候在人迎。

肾足少阴之脉，起于小指之下，邪走足心，涌泉穴。出于然谷之下，循内踝之后，别入跟中，太溪、大钟等穴。以上腨内，出腘内廉，自复溜、交信，过足太阴之三阴交，以上腨内之筑宾，出腘内廉之阴谷。上股内后廉，贯脊属肾，络膀胱；上股内后廉，结于督脉之长强，贯脊中，而后属于肾，前当关元、中极之分，络于膀胱。其直者，从肾上贯肝膈，入肺中，循喉咙，挟舌本；直行者，从肓俞穴属肾处上行，循商曲、石关、阴都、通谷诸穴，贯肝。上循幽门，上膈历步廊，入肺中，循神封、灵墟、神藏、彧中、俞府，上循喉咙，并人迎，挟舌本而终也。其支者，从肺出络心，注胸中。其支自神藏之际，从肺络心注胸中，以上俞府诸穴，足少阴经止于此，而接手厥阴经也。

是动则病，饥不欲食，肾虽阴藏，元阳所居，水中有火，为脾胃之母，阴动则阳衰，阳衰则脾困，故病虽饥而不欲食。面如漆柴，水色黑，阴邪色见于面，故如漆；肾藏精，精衰则枯，故如柴。咳唾则有血，喝喝而喘，真阴损及其母也。坐而欲起，阴虚不能静也。目䀮䀮如无所见，凡目多昏黑者，必真水亏于肾也。心如悬，若饥状，心肾不交则精神离散，故心如悬。阴虚则内馁，故常若饥状。气不足则善恐，心惕惕如人将捕之，肾气怯也，是为骨厥。厥逆在骨。是主肾所生病者，口热舌干，咽肿上气，嗌干及痛，烦心，心痛，黄疸，肠澼，脊股内后廉痛，痿厥，嗜卧，足下热而痛。为此诸病，皆足少阴经脉之所及。盛则泻之，虚则补之，热则疾之，寒则留之，陷下则灸之，不盛不虚，以经取之。义如前。灸则强食生肉，缓带披发，大杖重履而步。味厚所以补精，节劳安静所以养气，诸经不言此法，而唯肾经言之者，以真阴所在，精为元气之根也。盛者寸口大再倍于人迎；虚者寸口反小于人迎也。脉之盛衰候在寸口。

心主手厥阴心包络之脉，起于胸中，心主者，心之所主也，心本手少阴，而复有手厥阴者，心包络之经也。出属心包络，即包心之膜络也。下膈，历络三焦；包络为心主之外卫，三焦为脏腑之外卫，故为表里而相络。诸经皆无历字，独此有之。盖指上中下而言，上即膻中，中即中脘，下即脐下之阴交穴，为三焦膜也。其支者，循胸出胁，下腋三寸，天池穴。上抵腋下，天泉穴。循臑内，行太阴少阴之间，手之三阴厥阴在中也。入肘中，下臂，行两筋之间，入曲泽穴，至郄门、间使、内关、大陵也。入掌中，劳宫穴。循中指出其端；中冲穴，手厥阴经止于此。其支者，别掌中，循小指次指出其端。其支自劳宫别行无名指端，而接手少阳经也。

是动则病，手心热，臂肘挛急，腋肿，甚则胸胁支满，心中憺憺大动，手厥阴出属心包络，循胸出胁故也。憺憺，动而不宁之貌。面赤目黄，心之华在面，目者，心之使故也。喜笑不休。心在声为笑。是主脉所生病者，心主脉也。烦心，心痛，掌中热。为此诸病，脉起心胸入掌中也。盛则泻之，虚则补之，热则疾之，寒则留之，陷下则灸之，不盛不虚，以经取之。义如前。盛者寸口大一倍于人迎；虚者寸口反小于人迎也。脉之盛衰候在寸口。

三焦手少阳之脉，起于小指次指之端，关冲穴。上出两指之间，即小指次指之间，液门、中渚穴也。循手表腕，阳池。出臂外两骨之间，外关、支沟等穴。上贯肘，天井。循臑外上肩，而交出足少阳之后，循臑外行手太阳之前、手阳明之后，历清冷渊、消泺、臑会，上肩髎，过足少阳之肩井，自天髎而交出足少阳之后也。入缺盆，布膻中，散络心包，下膈循属三焦；其内行者，入缺盆，复由足阳明之外，下布膻中，散络心包，相为表里，乃自上焦下膈，循中焦下行，并足太阳之正，入络膀胱以约下焦，故足太阳经委阳穴，为三焦下辅俞也。其支者，从膻中上出缺盆，上项，系耳后，直上出耳上角，以屈下颊至䪼；其支行于外者，自膻中上行出缺盆，循天髎上项，会于督脉之大椎，循天牖，系耳后之翳风、瘈脉、卢囟，出角孙。过足少阳之悬厘、颔厌，下行耳颊至䪼。会于手太阳颧髎之分。其支者，从耳后入耳中，出走耳前，过客主人，前交颊，至目锐眦。此支从耳后翳风入耳中，过手太阳之听宫，出走耳前之耳门，过足少阳之客主人，交颊，循和髎，上丝竹空，至目锐眦，会于瞳子髎，而接足少阳经也。

是动则病，耳聋浑浑焞焞，不明貌。嗌肿喉痹，三焦之脉上项系耳后，故为是病。汗出，目锐眦痛，颊痛，耳后肩臑肘臂外皆痛，小指次指不用。为此诸病，三焦出气以温肌肉，充皮肤，故为汗出。盛则泻之，虚则补之，热则疾之，寒则留之，陷下则灸之，不盛不虚，以经取之。义如前。盛者人迎大一倍于寸口；虚者人迎反小于寸口也。脉之盛衰候在人迎。

胆足少阳之脉，起于目锐眦，上抵头角，下耳后，自瞳子髎，由听会客主人，上抵头角，循颔厌，下悬颅、悬厘，入曲鬓、率谷，历手少阳之角孙，外折下耳后，行天冲、浮白、窍阴、完骨，外折上行循本神，前至阳白，复内折上行，循临泣、目窗、正营、承灵、脑空，由风池而下行也。循颈，行手少阳之前，至肩上，却交出手少阳之后，入缺盆；自风池循颈，过手少阳之天牖，行少阳之前，下至肩上，循肩井，复交出手少阳之后，过督脉之大椎，会于手太阳之秉风，而前入于足阳明缺盆之外。其支者，从耳后入耳中，出走耳前，至目锐眦后；其支者，从耳后颞颥间，过手少阳之翳风，入耳中，过手太阳之听宫，出走耳前，复自听会至目锐眦后，瞳子髎之分。其支者，别锐眦，下大迎，合于手少阳，抵于䪼，其支者，别自目外眦瞳子髎，下足阳明大迎之次，由手少阳之丝竹、和髎而下抵于䪼也。下加颊车，下颈，合缺盆，其下于足阳明者，合于下关，乃自颊车，下颈，循本经之前，与前之入缺盆者相合。以下胸中，贯膈，络肝属胆，循胁里，出气街，绕毛际，横入髀厌中；其内行者，由缺盆下胸，当手厥阴天池之分，贯膈，足厥阴期门之分络肝，本经日月之分属胆，而相为表里，乃循胁里，由足厥阴之章门下行，出足阳明之气街，绕毛际，合于足厥阴以横入髀厌中之环跳穴也。其直者，从缺盆下腋，循胸，过季胁，下合髀厌中，其直下而行于外者，从缺盆下腋，循胸，历渊腋、辄筋、日月，过季胁循京门、带脉等穴下行，由居髎入足太阳之上髎、中髎、下髎，下行，复与前之入髀厌者相合。以下循髀阳，出膝外廉，下外辅骨之前，由髀之外侧，行太阳阳明之中，历中渎、阳关出膝外廉，自阳陵泉以下阳交等穴。直下抵绝骨之端，阳辅穴。下出外踝之前，下行悬钟。循足跗上，入小指次指之间；循丘墟、临泣等穴，乃入小指次指之间，至窍阴穴。其支者，别跗上，入大指之閒，循大指歧骨內出其端，還貫爪甲，出三毛。其支者，自足跗上別行，入大指，循歧骨內，出大指端，還貫入爪甲，出三毛，而接足厥陰經也。是動則病，口苦，善太息，心脇痛，不能轉側，足少陽之別，貫心，循脇裏也。甚則面微有塵，體無膏澤，胆木為病，燥金勝之，故面微有塵，體無膏澤。足外反熱，是為陽厥。木病從火，故為陽厥。是主骨所生病者，胆病則失其剛，故病及於骨。頭痛頷痛，目銳眥痛，缺盆中腫痛，腋下腫，馬刀俠癭，馬刀，瘰癧也。俠癭，俠頸之瘤屬也。汗出振寒瘧，少陽居三陽之中，半表半裏者也，故陽勝則汗出，風勝則振寒為瘧。胸、脇、肋、髀、膝外至脛、絕骨、外踝前及諸節皆痛，小指、次指不用。為此諸病，皆足少陽經脈之所及。盛則寫之，虛則補之，熱則疾之，寒則留之，陷下則灸之，不盛不虛，以經取之。

義如前。盛者人迎大一倍於寸口；虛者人迎反小於寸口也。脈之盛衰候在人迎。

肝足厥陰之脈，起於大指叢毛之際，大敦穴。上循足跗上廉，行間、太沖。去內踝一寸，中封。上踝八寸，交出太陰之後，上膕內廉，上踝過足太陰之三陰交，歷蠡溝、中都，復上一寸交出太陰之後，上膕內廉，至膝關、曲泉也。循股陰，入毛中，過陰器，循股內之陰包、五里、陰廉，上會於足太陰之衝門、府舍，入陰毛中之急脈，遂左右相交，環遶陰器，而會於任脈之曲骨。抵小腹，挾胃屬肝絡膽，自陰上入小腹，會於任脈之中極、關元，循章門至期門之所，挾胃，屬肝，下足少陽日月之所絡膽也。循喉嚨之後，上入頏顙，連目系，上出額與督脈會於巔；其內行而上者，自脇肋間由足陽明人迎之外，循喉嚨之後入頏顙，行足陽明大迎、地倉、四白之外，內連目系，上出足少陽陽白之

之间，循大指歧骨内出其端。还贯爪甲，出三毛。其支者，自足跗上别行，入大指，循歧骨内，出大指端，还贯入爪甲，出三毛，而接足厥阴经也。

是动则病，口苦，善太息，心胁痛，不能转侧，足少阳之别，贯心，循胁里也。甚则面微有尘，体无膏泽，胆木为病，燥金胜之，故面微有尘，体无膏泽。足外反热，是为阳厥。木病从火，故为阳厥。是主骨所生病者，胆病则失其刚，故病及于骨。头痛颔痛，目锐眦痛，缺盆中肿痛，腋下肿，马刀侠瘿，马刀，瘰疬也。侠瘿，侠颈之瘤属也。汗出振寒疟，少阳居三阳之中，半表半里者也，故阳胜则汗出，风胜则振寒为疟。胸、胁、肋、髀、膝外至胫、绝骨、外踝前及诸节皆痛，小指、次指不用。为此诸病，皆足少阳经脉之所及。盛则泻之，虚则补之，热则疾之，寒则留之，陷下则灸之，不盛不虚，以经取之。义如前。盛者人迎大一倍于寸口；虚者人迎反小于寸口也。脉之盛衰候在人迎。

肝足厥阴之脉，起于大指丛毛之际，大敦穴。上循足跗上廉，行间、太冲。去内踝一寸，中封。上踝八寸，交出太阴之后，上腘内廉，上踝过足太阴之三阴交，历蠡沟、中都，复上一寸交出太阴之后，上腘内廉，至膝关、曲泉也。循股阴，入毛中，过阴器，循股内之阴包、五里、阴廉，上会于足太阴之冲门、府舍，入阴毛中之急脉，遂左右相交，环绕阴器，而会于任脉之曲骨。抵小腹，挟胃属肝络胆，自阴上入小腹，会于任脉之中极、关元，循章门至期门之所，挟胃，属肝，下足少阳日月之所络胆也。循喉咙之后，上入颃颡，连目系，上出额与督脉会于巅；其内行而上者，自胁肋间由足阳明人迎之外，循喉咙之后入颃颡，行足阳明大迎、地仓、四白之外，内连目系，上出足少阳阳白之

外臨泣之裏，與督脈相會於頂巔之百會。其支者，從目系下頰裏，環脣內；此支者，從前目系之分，下行任脈之外，本經之裏，下頰裏，交環於口脣之內。其支者，復從肝別貫膈，上注肺。又其支者，從前期門屬肝所，行足太陰食竇之外，本經之裏，別貫膈上注於肺，下行至中焦，挾中脘之分，復接於手太陰肺經，以盡十二經之一週，終而復始也。是動則病腰痛不可以俛仰，足厥陰支別者，與太陰、少陽之脈，同結於腰髁下，中髎、下髎之間，故為腰痛。丈夫㿗疝，婦人少腹腫，足厥陰氣逆則為睪腫、卒疝，婦人少腹腫，即疝病也。甚則嗌乾，面塵脫色，是肝所生病者，胸滿，嘔逆，飧泄，狐疝，遺溺，閉癃。足厥陰經上行者，挾胃，貫膈，下行者，過陰器抵小腹也。為此諸病，盛則寫之，虛則補之，熱則疾之，寒則留之，陷下則灸之，不盛不虛，以經取之。義如前。盛者寸口大一倍於人迎；虛者寸口反小於人迎也。脈之盛衰候在寸口。

諸絡脈皆不能經大節之間，必行絕道而出入，復合於皮中，其會皆見於外。經脈伏行分肉，必由谿谷大節之間，絡脈行於阻絕之道，出入聯絡以相通。然絡有大小，大絡猶木之幹，行有出入，其十二大絡生一百八十系絡，系絡生一百八十纏絡，纏絡生三萬四千孫絡，孫絡猶木之枝，散於膚腠，故其會皆見於外。故諸刺絡脈者，必刺其結上，甚血者雖無結，急取之以寫其邪而出其血，留之發為痺也。此以血之所聚其結，粗突倍常，即常刺處也。若血聚已甚，雖無結絡，亦急取之，以去其邪血，否則發為痺痛之病。凡診絡脈，脈色青則寒且痛，赤則有熱。胃中寒，手魚之絡多青矣；胃中有熱，魚際絡赤；其暴黑者，留久痺也；其有赤有黑有青者，寒熱氣也，其青短者，少

外，临泣之里，与督脉相会于顶巅之百会。其支者，从目系下颊里，环唇内；此支者，从前目系之分，下行任脉之外，本经之里，下颊里，交环于口唇之内。其支者，复从肝别贯膈，上注肺。又其支者，从前期门属肝所，行足太阴食窦之外，本经之里，别贯膈上注于肺，下行至中焦，挟中脘之分，复接于手太阴肺经，以尽十二经之一周，终而复始也。

是动则病，腰痛不可以俯仰，足厥阴支别者，与太阴、少阳之脉，同结于腰髁下，中髎、下髎之间，故为腰痛。丈夫㿗疝，妇人少腹肿，足厥阴气逆则为睾肿、卒疝，妇人少腹肿，即疝病也。甚则嗌干，面尘脱色，是肝所生病者，胸满，呕逆，飧泄，狐疝，遗溺，闭癃。足厥阴经上行者，挟胃，贯膈，下行者，过阴器抵小腹也。为此诸病，盛则泻之，虚则补之，热则疾之，寒则留之，陷下则灸之，不盛不虚，以经取之。义如前。盛者寸口大一倍于人迎；虚者寸口反小于人迎也。脉之盛衰候在寸口。

诸络脉皆不能经大节之间，必行绝道而出人，复合于皮中，其会皆见于外。经脉伏行分肉，必由溪谷大节之间，络脉行于阻绝之道，出入联络以相通。然络有大小，大络犹木之干，行有出入，其十二大络生一百八十系络，系络生一百八十缠络，缠络生三万四千孙络，孙络犹木之枝，散于肤腠，故其会皆见于外。故诸刺络脉者，必刺其结上，甚血者虽无结，急取之以泻其邪而出其血，留之发为痹也。此以血之所聚其结，粗突倍常，即常刺处也。若血聚已甚，虽无结络，亦急取之，以去其邪血，否则发为痹痛之病。凡诊络脉，脉色青则寒且痛，赤则有热。胃中寒，手鱼之络多青矣；胃中有热，鱼际络赤；其暴黑者，留久痹也；其有赤有黑有青者，寒热气也，其青短者，少

气也。视各经络脉之色以察病，则鱼际尤为易见。凡刺寒热者皆多血络，必间日而一取之，血尽而止，乃调其虚实。此言邪气客于皮毛，未入于经而为寒热者，病在血络，取候血尽则邪尽止针，而后因其虚实以调治之。其小而短者少气，甚者泻之则闷；虚甚而泻，必致昏闷。闷甚则仆不得言，运仆暴脱，不能出言。闷则急坐之也。须于初闷时急扶静坐，使得气转，若偃卧则气滞，恐致不救也。

手太阴之别，名曰列缺。起于腕上分间，并太阴之经直入掌中，散入鱼际。其病实则手锐掌热，虚则欠㰦，音去。小便遗数。取之去腕寸半，别走阳明也。

手少阴之别，名曰通里。去腕一寸，别而上行，循经入于心中，系舌本，属目系。其实则支膈；虚则不能言。取之掌后一寸，别走太阳也。

手心主之别，名曰内关。去腕二寸，出于两筋之间，循经上系于心包，络心系。实则心痛；虚则为头强，皆取之。

手太阳之别，名曰支正。上腕五寸，内注少阴。其别者上走肘，络肩髃。实则节弛肘废；虚则生疣，小者如指痂疥，取之所别也。如指间痂疥之类。

手阳明之别，名曰偏历。去腕三寸，别入太阴；其别者上循臂，乘肩髃，上曲颊偏齿。其别者，入耳合于宗脉。实则龋、聋；虚则齿寒、痹隔，取之所别也。

手少阳之别，名曰外关。去腕二寸，外绕臂，注胸中，合心主。病实则肘挛；虚则不收，取之所别也。

足太阳之别，名曰飞扬。去踝七寸，别走少阴。实则鼽窒、头背痛；虚则鼽衄，取之所别也。

足少阳之别，名曰光明。去踝五寸，别走厥阴，下络足跗。实则厥，虚则痿躄，坐不能起，取之所别也。

足阳明之别，名曰丰隆。去踝八寸，别走太阴；其别者，循胫骨外廉，上络头项，合诸经之气，下络喉嗌。其病气逆，则喉痹瘁喑，实则狂癫；虚则足不收，胫枯，取之所别也。

足太阴之别，名曰公孙。去本节之后一寸，别走阳明；其别者，入络肠胃，厥气上逆则霍乱。实则肠中切痛；虚则鼓胀，取之所别也。

足少阴之别，名曰大钟。当踝后绕跟，别走太阳；其别者，并经上走于心包下，外贯腰脊，其病气逆则烦闷，实则闭癃；虚则腰痛，取之所别也。

足厥阴之别，名曰蠡沟。去内踝五寸，别走少阳；其别者，循茎上睾，结于茎。其病气逆则睾肿卒疝，实则挺长；虚则暴痒，取之所别也。

任脉之别，名曰尾翳。下鸠尾，散于腹。实则腹皮痛；虚则痒搔，取之。尾翳误。任脉之络名屏翳，即会阴穴，此任督冲三脉所起之处。由鸠尾下行散于腹也。

督脉之别，名曰长强。侠膂上项，散头上，下当肩胛左右，別走太陽，入貫膂。實則脊強，虛則頭重，高搖之。挾脊之有過者，取之所別也。

脾之大絡，名曰大包。出淵液下三寸，布胸脇。實則身盡痛；虛則百節盡皆縱。此脉若羅絡之血者，皆取脾之大絡脉也。

凡此十五絡者，實則必見，虛則必下，視之不見，求之上下，人經不同，絡脉異所別也。

絡滿經虛，灸陰刺陽；經滿絡虛，刺陰灸陽。絡主陽，經主陰，灸爲補，刺爲寫。詳在素問通評虛實論

靈樞經水

足陽明，五藏六府之海也。其脉大，血多氣盛，熱壯。刺此者不深弗散，不畱不寫也。

足陽明刺深六分，畱十呼；足太陽深五分，畱七呼；足少陽深四分，畱五呼；足太陰深一分，畱四呼；足少陰深二分，畱三呼；足厥陰深一分，畱二呼。

手之陰陽，其受氣之道近，其氣之來疾，其刺深者，皆無過二分，其畱皆無過一呼。其少長大小肥瘦，以心撩之，命曰法天之常。灸之一然。灸而過此者，得惡火則骨枯脉濇；刺而過此者，則脫氣。

靈樞脉度

手之六陽，從手至頭，長五尺，五六三丈。手之六陰，從手

别走太阳。入贯膂。实则脊强，虚则头重，高摇之，挟脊之有过者，取之所别也。

脾之大络，名曰大包。出渊液下三寸，布胸胁。实则身尽痛；虚则百节尽皆纵。此脉若罗络之血者，皆取脾之大络脉也。

凡此十五络者，实则必见，虚则必下，视之不见，求之上下，人经不同，络脉异所别也。

络满经虚，灸阴刺阳；经满络虚，刺阴灸阳。络主阳，经主阴，灸为补，刺为泻。详在《素问·通评虚实论》。

《灵枢·经水》

足阳明，五脏六腑之海也，其脉大血多，气盛热壮。刺此者不深弗散，不留不泻也。

足阳明刺深六分，留十呼；足太阳深五分，留七呼；足少阳深四分，留五呼；足太阴深一分，留四呼；足少阴深二分，留三呼；足厥阴深一分，留二呼。

手之阴阳，其受气之道近，其气之来疾，其刺深者，皆无过二分，其留皆无过一呼。其少长大小肥瘦，以心撩之，命曰法天之常。灸之一然。灸而过此者，得恶火则骨枯脉涩；刺而过此者则脱气。

《灵枢·脉度》

手之六阳，从手至头，长五尺，五六三丈。手之六阴，从手

至胸中三尺五寸、三六一丈八尺、五六三尺、合二丈一尺、足之六陽從足上至頭八尺、六八四丈八尺、足之六陰從足至胸中六尺五寸、六六三丈六尺、五六三尺、合三丈九尺、蹻脉從足至目七尺五寸、二七一丈四尺、二五一尺、合一丈五尺、督任脉各四尺五寸、二四八尺、二五一尺、合九尺、凡都合一十六丈二尺、此氣之大經隧也。

經脉爲裏、支而横者爲絡、絡之别者爲孫、盛而血者疾誅之、盛者寫之、虚者飲藥以補之。

蹻脉者、少陰之别、起於然骨之後、上内踝之上、直上循陰股入陰、上循胸裏、入缺盆、上出人迎之前、入頄、屬目內眥、合於太陽陽蹻而上行、氣并相還、則爲濡目、氣不營則目不合。男子數其陽、女子數其陰、當數者爲經、不當數者爲絡也。男子以陽蹻爲經、陰蹻爲絡；女子以陰蹻爲經、陽蹻爲絡也。

靈樞四時氣篇

飧泄完穀不化也。補三陰之上、補陰陵泉、皆久畱之、熱行乃止。

轉筋於陽治其陽、轉筋於陰治其陰、皆卒刺之。凡手足之外廉皆屬陽經、手足之内廉皆屬陰經。

徒㽷水同。先取環谷下三寸、有水無風、故曰徒水。環谷無所考、或即環跳穴、今曰環谷下三寸、當作風市穴。以鈹鍼鍼之、間日一刺之、㽷盡乃止。飲閉藥小便閉、須飲通閉之藥以利其水。

著痹不去、久寒不已、卒取其三里。温補胃氣、則寒濕散。

腸中不便、取三

至胸中，三尺五寸，三六一丈八尺，五六三尺，合二丈一尺。足之六阳，从足上至头，八尺，六八四丈八尺。足之六阴，从足至胸中，六尺五寸，六六三丈六尺，五六三尺，合三丈九尺。跷脉从足至目，七尺五寸，二七一丈四尺，二五一尺，合一丈五尺。督任脉，各四尺五寸，二四八尺，二五一尺，合九尺。凡都合一十六丈二尺，此气之大经隧也。

经脉为里，支而横者为络，络之别者为孙。盛而血者疾诛之，盛者泻之，虚者饮药以补之。

跷脉者，少阴之别，起于然骨之后，上内踝之上，直上循阴股，入阴，上循胸里，入缺盆，上出人迎之前，入頄，属目内眦，合于太阳阳跷而上行。气并相还则为濡目，气不营则目不合。男子数其阳，女子数其阴，当数者为经，不当数者为络也。男子以阳跷为经，阴跷为络。女子以阴跷为经，阳跷为络也。

《灵枢·四时气篇》

飧泄，完谷不化也。补三阴之上，补阴陵泉，皆久留之，热行乃止。

转筋于阳治其阳，转筋于阴治其阴。皆卒刺之。凡手足之外廉，皆属阳经；手足之内廉，皆属阴经。

徒㽷，水同。先取环谷下三寸，有水无风，故曰徒水。环谷无所考，或即环跳穴。今曰：环谷下三寸。当作风市穴。以铍针针之。间日一刺之，㽷尽乃止。饮闭药。小便闭，须饮通闭之药以利其水。

着痹不去，久寒不已，卒取其三里。温补胃气，则寒湿散。

肠中不便，取三

里，盛泻之，虚补之。言大便不通者，由于邪气之盛，则泻之；由于正气之虚，则补之。

疠风者，素刺其肿上。已刺，以锐针针其处，按出其恶气，肿尽乃止。常食方食，无食他食。疠，音癞，即大风也，《素问·长刺节论》《骨空论》皆有刺法。

腹中常鸣，气上冲胸，喘不能久立。邪在大肠，刺肓之原气海、巨虚上廉、三里。

小腹控睾，音“皋”。引腰脊上冲心。邪在小肠者，连睾系，属于脊，贯肝肺，络心系。气盛则厥逆，上冲肠胃，熏肝，散于肓，结于脐。故取之肓原以散之，刺气海，散脐腹之结。刺太阴以予之，补肺经之虚。取厥阴以下之，泻肝经之实。取巨虚下廉以去之，下巨虚，小肠之所属。按其所过之经以调之。

善呕，呕有苦，长太息，心中憺憺，心虚貌。恐人将捕之。邪在胆，逆在胃，胆液泄则口苦，胃气逆则呕苦，故曰呕胆。取三里以下胃气逆，侧刺少阳血络，以闭胆逆闭，止也。却调其虚实，以去其邪。其，指胆胃两经。

饮食不下，膈塞不通，邪在胃脘。在上脘则刺抑而下之；在下脘则散而去之。

小腹肿痛，不得小便，邪在三焦约，三焦，下输出于委阳，并足太阳之正，入络膀胱，约下焦也。取之太阳大络，飞扬。视其络脉与厥阴小络，结而血者，肿上及胃脘，取三里。

《灵枢·五邪篇》此论五藏之邪

邪在肺，则病皮肤痛，寒热，上气喘，汗出，咳动肩臂。一作背。取之膺中外俞，云门、中府等穴。背三节之旁，肺俞。一本三节下有五节二字。

以手疾按之，快然，乃刺之。按其处觉快爽者是穴。取之缺盆中胃经穴。以越之。

邪在肝，则两胁中痛，寒中，恶血在内，行善掣节，时脚肿。取之行间，以引胁下，补三里以温胃中，取血脉以散恶血，刺肝经血络外见者。取耳间青脉，以去其掣。音彻。

邪在脾胃，则病肌肉痛，阳气有余，阴气不足，则热中善饥；阳气不足，阴气有余，则寒中肠鸣腹痛；阴阳俱有余，脾胃之邪气皆盛。若俱不足，脾胃之正气皆虚。则有寒有热，皆调于三里。

邪在肾，则病骨痛阴痹。阴痹者，按之而不得，腹胀腰痛，大便难，肩背颈项痛，时眩。取之涌泉、昆仑。视有血者，尽取之。

邪在心，则病心痛喜悲，时眩仆，视有余不足，而调之其输也。应补应泻，皆当取手厥阴俞大陵、少阴俞神门。

《灵枢·寒热病篇》此主外感言

皮寒热者，不可附席，邪在外，故畏于近席。毛发焦，鼻槁腊，音昔，干也。不得汗。取三阳之络，太阳经飞扬穴。以补手太阴。太渊。

肌寒热者，肌痛，毛发焦而唇槁腊，不得汗。取三阳于下，以去其血者，俱刺络穴。补足太阴，以出其汗。大都、太白。

骨寒热者，病无所安，汗注不休。齿未槁，取少阴之络；大钟。齿已槁，死不治。骨厥亦然。骨寒而厥。

身有所伤，血出多，及中风寒，若有所堕坠，四肢懈惰不收。名曰体惰。取其小腹脐下三结交。三结交者。阳明太

陰也臍下三寸關元也

陽迎頭痛胸滿不得息取之人迎迎逆也陽邪逆於陽經而為頭痛胸滿者當刺足陽明人迎穴 暴瘖氣梗取扶突與舌本出血 暴聾氣蒙耳目不明取天牖 暴攣癇眩足不任身取天柱暴癉熱也內逆肝肺相搏血溢鼻口取天府此為天牖五部總結上文五穴天牖五部者舉一穴以統前後上下而言也 臂陽明有入頄徧齒者名曰大迎下齒齲取之臂商陽二閒三閒皆治齒痛惡寒補之不惡寒寫之 足太陽有入頄徧齒者名曰角孫上齒齲取之在鼻與頄前方病之時其脈盛盛則寫之虛則補之一曰取之出鼻外地倉巨窌等穴 足陽明有挾鼻入於

面者名曰懸顱屬口對入繫目本視有過者取之損有餘益不足反者益甚 其足太陽有通項入於腦者正屬目本名曰眼系頭目苦痛取之在項中兩筋閒玉枕穴入腦乃別陰蹻陽蹻陰陽相交陽入陰陰出陽交於目銳眥陽氣盛則瞋目陰氣盛則瞑目 熱厥陽邪有餘陰氣不足取足太陰補少陽寫皆留之寒厥陰邪有餘陽氣不足取足陽明補少陰寫皆留之此言補脾胃二經以實四肢寫水火二經以泄邪氣 舌縱涎下煩悗取足少陰 振寒洒洒鼓頷不得汗出腹脹煩悗取手太陰此二節皆兼寒熱二厥言 刺虛者刺其去也乘其氣之去而隨之如候呼內針也刺實者刺其來也乘其氣之來而迎之如候吸內針也

阴也，脐下三寸关元也。

阳迎头痛，胸满不得息，取之人迎。迎，逆也，阳邪逆于阳经而为头痛。胸满者，当刺足阳明人迎穴。暴喑气梗，取扶突与舌本出血。暴聋气蒙，耳目不明，取天牖。

暴挛痫眩，足不任身，取天柱。暴瘅，热也。内逆，肝肺相搏，血溢鼻口，取天府。此为天牖五部。总结上文五穴，天牖五部者，举一穴以统前后上下而言也。

臂阳明有入頄遍齿者，名曰大迎。下齿龋，取之臂。商阳、二间、三间皆治齿痛。恶寒补之，不恶寒泻之。

足太阳有入頄遍齿者，名曰角孙。上齿龋，取之在鼻与頄前。方病之时其脉盛，盛则泻之，虚则补之。一曰取之出鼻外地仓、巨髎等穴。

足阳明有挟鼻入于面者，名曰悬颅，属口，对入系目本，视有过者取之。损有余，益不足，反者益甚。

其足太阳有通项入于脑者，正属目本，名曰眼系。头目苦痛，取之在项中两筋间玉枕穴。入脑乃别阴跷阳跷，阴阳相交，阳入阴，阴出阳，交于目锐眦，阳气盛则瞋目，阴气盛则瞑目。

热厥，阳邪有余，阴气不足。取足太阴、补。少阳，泻。皆留之；寒厥，阴邪有余，阳气不足。取足阳明、补。少阴，泻。皆留之。此言补脾胃二经以实四肢，泻水火二经以泄邪气。

舌纵涎下，烦悗，取足少阴。

振寒洒洒，鼓颔，不得汗出，腹胀烦悗，取手太阴。此二节，皆兼寒热二厥言。

刺虚者，刺其去也。乘其气之去而随之，如候呼内针也。刺实者，刺其来也。乘其气之来而迎之，如候吸内针也。

五脏身有五部：言五脏在内，要害系于外者有五。伏兔一；腓二，腓者腨也；背三；五脏之腧四；项五。此五部有痈疽者死。此即刺痈之法。

病始手臂者，先取手阳明太阴而汗出。病始头首者，先取项太阳而汗出。

病始足胫者，先取足阳明而汗出。此三节当与《刺热篇》参看。

臂太阴可汗出，取鱼际、太渊。足阳明可汗出，取内庭、陷谷。故取阴而汗出甚者，止之于阳；取阳而汗出甚者，止之于阴。阴阳平而汗自止也，当与《热病篇》热病而汗且出一节参看。

凡刺之害，中而不去则精泄；针已中病，即当去针。不中而去则致气，针未中病，而去针，邪气仍致。精泄则病甚而恇，病益甚而恇羸也。致气则生为痈疽也。

《灵枢·癫狂篇》

癫疾始生，先不乐，神志将乱。头重痛，视举目赤，厥气上行。甚作极，已而烦心，躁急不宁，癫疾将作之兆。候之于颜。颜，天庭也，邪色必见于此。取手太阳、支正、小海。阳明、偏历、温溜。太阴，太渊、列缺。血变而止。泻去邪血，必得其血色变而后止针。癫疾始作而引口啼呼喘悸者，候之手阳明、太阳，穴如前。左强者攻其右，右强者攻其左，血变而止。强，坚强，左右牵引。病多在络，故用缪刺之法。癫疾始作，先反僵，因而脊痛，候之足太阳、取委阳、飞扬、仆参、金门。阳明、三里、解溪。太阴、隐白、公孙。手太阳，支正、小海。血变而止。治癫疾者，常与之居，察其所当取之处。病至，视之有过者泻之，刺出其血。置其血于瓠壶之中，至其发时，血独动矣，不动灸穷骨二十壮。穷骨者，骶骨也。瓠壶，瓠卢也。若前病发而瓠中之血不动者，乃可灸之。

骨癫疾者，颇齿诸腧分肉皆满而骨居，汗出烦悗。呕多沃沫，气下泄，不治。病深在骨，其颇齿诸穴分肉之间，皆邪气壅闭，故为胀满，形则尫羸，惟骨独居，汗出于外，烦闷于内，已为危证。若呕多沃沫，气泄于下者，脾肾俱败，必不可治。

筋癫疾者，身蜷挛，脉急大，刺项大经之大杼脉。呕多沃沫，气下泄，不治。

脉癫疾者，暴仆，四肢之脉，皆胀而纵。弛，纵也。脉满，尽刺之出血；脉满胀，当刺之。不满，灸之挟项太阳，天柱、大杼。灸带脉于腰，少阳经穴。诸分肉本输。诸经分肉之间及四肢之俞，凡胀纵之所，皆当取也。呕多沃沫，气下泄，不治。

癫疾者，疾发如狂者，死不治。癫疾发于阴，狂病发于阳，阳多有余，故狂，发无时，其状疾而暴。阴多不足，故癫发有时，其状静而徐。此癫狂之辨也。今以癫疾而如狂者，阳邪盛极而阴之竭也，故死不治。以上皆言癫病。

狂始生，先自悲也，神不足。喜忘，志伤。苦怒，肝乘脾。善恐血不足。者，得之忧饥。致伤藏气。治之取手足太阴、阳明，肺经太渊、列缺，脾经隐白、公孙，大肠经偏历、温溜，胃经三里、解溪。血变而止。狂始发，少卧不饥，自高贤也，自辨智也，自尊贵也，善骂詈，日夜不休。治之取手阳明、太阳、太阴、各经穴如前。舌下、廉泉。少阴，心经、神门。视之盛者皆取之，其血脉盛。不盛释之也。诸治皆然。

狂言惊，善笑，好歌乐，妄行不休者，得之大恐。恐伤志，故病如上。治之取手阳明、太阳、太阴。各经穴如前。

狂，目妄见、耳妄闻、善呼者，少气之所生也。气衰则神恍，故妄见妄闻而惊呼也。治之取手太阳、太阴、阳明、足太阴。各经穴如前。头两颇。义如骨癫疾者。

狂者多食，善见鬼神，善笑而不发于外者，得之有所大喜。见鬼善暗笑，皆伤神所致。治之取足太阴、太阳、阳明，后取手太阴、太阳、阳明。各经穴如前。

狂而新发，未应如此者，先取曲泉左右动脉，及盛者见血，有顷已；不已，以法取之，灸骨骶二十壮。若狂病新起，未有如上文五节之见症，宜先取足厥阴经曲泉穴，左右皆刺之。及诸经之脉有盛者，皆出其血，病当自已。如不已，则当照前五节求法以取之，仍灸督脉之长强穴。以上皆言狂病。

风逆，风感于外，厥气内逆。暴四肢肿，身漯漯，皮毛寒栗。唏然时寒，气咽抽息而喋也。饥则烦，饱则善变，寒变也，俗云嗳腹气。取手太阴表里肺与大肠。足少阴、阳明之经，肉清音倩，寒冷也。取荥，鱼际、二间、然谷、内庭。骨清取井、经也。少商、经渠、商阳、阳溪、涌泉、复溜、厉兑、解溪。

厥逆为病也，足暴清，胸若将裂，肠若将以刀切之，悗憹，痛楚也。烦而不能食，气逆于中也。暖，身体温暖。取足少阴。马注：筑宾穴。清，身体清冷。取足阳明。清则补之，温则泻之。张景岳曰：足少阴则涌泉、然谷，足阳明则厉兑、内庭、解溪、丰隆，皆主厥逆。

厥逆腹胀满，肠鸣，胸满不得息，取之下胸二胁，咳而动手者，足厥阴之期门、章门。与背腧以手按之，立快者是也。又当取足太阳之肺俞、膈俞。以上皆言厥逆之病。

内闭不得溲，病在水脏。刺足少阴、涌泉、筑宾。太阳，委阳、飞扬、仆参、金门等穴。与骶上以长针。督脉长强穴。长针，第八针也，义未详。

气逆则取其太阴、脾经隐白、公孙。阳明、胃经三里、解溪。厥阴，肝经期门、章门。甚取少阴、阳明动者之经也。谓察其所病之经而刺之也。

少气，身漯漯也，言吸吸也，气怯。骨酸体重，懈惰不能动，补足少阴。此皆精虚不能化气，当刺复溜穴。

短气，息短不属，动作气索，补足少阴，去血络也。刺亦如上，但察有血络，则当去之，以上皆言厥逆兼症也，后二节皆属气虚，不补手太阴而补足少阴者，阳根于阴气，化于精也，治必求本。于此可见用针用药，其道皆然。

《灵枢·热病篇》

偏枯，身偏不用而痛，言不变，志不乱，病在分腠之间，巨针取之。益其不足，损其有余，乃可复也。

痱之为病也，身无痛者，四肢不收，痱亦风属，犹言废也。上节言身偏不用而痛，此言身不知痛，而四肢不收。此偏枯，痱病之辨也。痱，肥、沸二音。智乱不甚，其言微，知可治；其言微有知者，神气未为全去。甚则不能言，不可治也。神失则无能为矣。病先起于阳，后入于阴者，先取其阳，后取其阴，浮而取之。当刺其表也，若病始于阴直中脏也，多不可治。故不复言之。

风痉强直也。身反折，反张向后，此风症在膀胱经也。先取足太阳及腘中，京骨、束骨及委中。及血络出血。又刺浮浅之络，皆出其血。中有寒，取三里。若中气有寒，当取足阳明之三里，温补胃气而风寒可除也。此节本在后。

热病三日，而气口静、人迎躁者，病在三阳。取之诸阳，五十九刺，以泻其热而出其汗，实其阴以补其不足者。泻阳邪之实，仍补三阴之不足也，五十九刺法如下文。身热甚，阴阳皆静者，勿刺也；其可刺者，急取之，不汗出则泄。所谓勿刺者，有死征也。阳症得阴脉故不宜刺若察其可刺者當急取之雖不汗出則邪亦從而泄矣此言勿刺者以其脉症相反有死徵也下文皆然 熱病七日八日脉口動喘而弦者急刺之汗且自出淺刺手大指間少商穴○弦一本作短 熱病七日八日脉微小正氣虛也病者溲血口中乾傷其陰也一日半而死脉代者一日死脉要精微論吳氏註五來一止七來一止曰代脉 熱病已得汗出而脉尚躁氣喘且復熱勿刺其膚刺則重傷其氣喘甚者死 熱病七日八日脉不躁躁不散數後三日中有汗三日不汗四日死未曾汗者勿腠刺之脉躁盛為將汗之兆今熱病七日八日而脉猶不躁即有躁意而力不散大至不數疾皆正氣衰微不能鼓動故當再俟三日庶得有汗若三日不汗又逾四日陰陽不應期當死也凡若此者既不得汗其氣必虛故勿為膚腠之刺 熱病先膚痛窒鼻

充面取之皮以第一鍼五十九邪在膚腠肺經病也當用鑱針以刺五十九穴之皮部 苛軫鼻索皮於肺不得索之火火者心也苛疥也軫當作疹鼻上生疹皆屬於肺求之於皮即所以求於肺也如刺此而不得效則當求之於火○按舊釋為補心經火以制金則肺熱自退然以上諸症皆屬邪火爍金治肺不應故寫心火以泄熱 熱病先身濇倚而熱煩悗乾脣口嗌取之脉以第一鍼五十九膚脹口乾寒汗出索脉於心不得索之水水者腎也濇燥濇也倚身無力也兼之熱而煩悶脣口與嗌俱乾者邪在血脉心經病也故當用鑱針以刺五十九穴之脉分膚脹口乾冷汗出亦皆脉病求之於脉即所以求於心也如刺此而不得效則當求之於水水旺足以制火而心熱自退矣 熱病嗌乾多飲善驚卧不能起取之膚肉以第六鍼五十九目眥青索肉於脾不得索之木木者肝也邪在

脉，故不宜刺。若察其可刺者，当急取之，虽不汗出，则邪亦从而泄矣。此言勿刺者，以其脉症相反有死征也。下文皆然。

热病七日八日，脉口动喘而弦者，急刺之，汗且自出，浅刺手大指间。少商穴。弦，一本作短。热病七日八日，脉微小，正气虚也。病者溲血，口中干，伤其阴也。一日半而死。脉代者，一日死。《脉要精微论》吴氏注：五来一止，七来一止，曰代脉。

热病已得汗出，而脉尚躁，气喘且复热，勿刺其肤，刺则重伤其气。喘甚者死。

热病七日八日，脉不躁，躁不散数，后三日中有汗；三日不汗，四日死。未曾汗者，勿腠刺之。脉躁盛，为将汗之兆。今热病七日、八日，而脉犹不躁，即有躁意而力不散大，至不数疾，皆正气衰微，不能鼓动，故当再俟三日，庶得有汗。若三日不汗，又逾四日，阴阳不应期，当死也。凡若此者，既不得汗，其气必虚，故勿为肤腠之刺。

热病先肤痛，窒鼻充面，取之皮，以第一针五十九，邪在肤腠，肺经病也。当用鑱针以刺五十九穴之皮部。苛轸鼻，索皮于肺；不得，索之火。火者，心也。苛，疥也。轸，当作疹。鼻上生疹，皆属于肺，求之于皮，即所以求于肺也，如刺此而不得效，则当求之于火。按：旧释为补心经火以制金，则肺热自退。然以上诸症，皆属邪火烁金，治肺不应，故泻心火以泄热。

热病先身涩，倚而热，烦悗，干唇口嗌，取之脉，以第一针五十九。肤胀口干，寒汗出，索脉于心；不得，索之水。水者，肾也。涩，燥涩也。倚身，无力也。兼之热而烦闷，唇口与嗌俱干者，邪在血脉，心经病也，故当用鑱针以刺五十九穴之脉分。肤胀、口干、冷汗出，亦皆脉病，求之于脉，即所以求于心也。如刺此而不得效，则当求之于水，水旺足以制火，而心热自退矣。

热病嗌干多饮，善惊，卧不能起，取之肤肉，以第六针五十九。目眦青，索肉于脾；不得，索之木。木者，肝也。邪在膚肉，脾經病也。當用員利針以刺五十九穴之肉分也。若目眥青者，木氣乘土，亦爲脾病，求之於肉即所以求於脾也。如刺此而不得效，則當補其肝木，木能勝土而脾熱當自平矣。　熱病面青（肝色）腦痛（厥陰肝經與督脈會於巔）手足躁（木病在四末）取之筋間（筋結之間）以第四鍼於四逆（用鋒針寫其四逆等症）筋躄（足不能行）目浸（泪出不收）索筋於肝，不得索之金，金者肺也（此皆肝病，其合在筋，故但求之於筋即所以求於肝也，如刺此而不得效，則當補其肺金，金能勝木而肝熱可平矣）　熱病數驚瘛瘲而狂，取之脉，以第四鍼（鋒針）急寫有餘者，癲疾毛髮去，索血於心，不得索之水，水者腎也（此皆心經病也，若陽極陰虛而病癲疾，髮爲血餘，故毛髮亦去，心主血脉，求之於血即所以求於心也，如刺此而不得效，當補腎水以制火，眞陰自復矣）　熱病身重骨痛，耳聾而好瞑，取之骨，以第四鍼五十九刺，骨病不食，齧

齒耳青，索骨於腎，不得索之土，土者脾也（腎經之病，故當用鋒針以刺五十九穴之骨分，其不食者，陰邪盛也，齧齒耳青皆爲腎病，腎屬水，其合在骨，故但求之於骨即所以求於腎也，如刺此而不得效，當補脾氣之肉分，則土能勝水而腎邪可平矣）　熱病不知所痛，耳聾不能自收，口乾，陽熱甚，陰頗寒者（陰勝之時）熱在髓，死不可治。　熱病頭痛顳顬目瘛脉痛（足少陽脉連目，脉抽掣而痛）善衄（鼻血）厥熱病也（熱逆於上）取之以第三鍼（鍉針也）視有餘不足。　熱病體重腸中熱，取之以第四鍼於其腧（脾胃二經之俞，太白、陷谷）及下諸指間（又如膀胱束骨、膽臨泣，詳在後）索氣於胃胳得氣也（胳當作絡，陽明之絡曰豐隆，別走太陰，故取此可以得氣）　熱病挾臍急痛（腎經所行）胸脇滿（脾經所行）取之湧泉與陰陵泉，取以第四鍼鍼嗌裏（少陰太陰）

肤肉，脾经病也，当用员利针以刺五十九穴之肉分也。若目眦青者，木气乘土，亦为脾病，求之于肉即所以求于脾也。如刺此而不得效，则当补其肝木，木能胜土而脾热当自平矣。

热病面青，肝色。脑痛，厥阴肝经与督脉会于巅。手足躁，木病在四末。取之筋间，筋结之间。以第四针于四逆。用锋针泻其四逆等症。筋躄、足不能行。目浸，泪出不收。索筋于肝；不得，索之金。金者，肺也。此皆肝病，其合在筋，故但求之于筋，即所以求于肝也，如刺此而不得效，则当补其肺金，金能胜木，而肝热可平矣。

热病数惊，瘈疭而狂，取之脉，以第四针锋针。急泻有余者，癫疾毛发去，索血于心；不得，索之水。水者，肾也。此皆心经病也，若阳极阴虚而病癫疾，发为血余，故毛发亦去，心主血脉，求之于血即所以求于心也。如刺此而不得效，当补肾水以制火，真阴自复矣。

热病身重骨痛，耳聋而好瞑，取之骨，以第四针五十九刺。骨病不食，啮齿耳青，索骨于肾；不得，索之土。土者，脾也。肾经之病，故当用锋针以刺五十九穴之骨分。其不食者，阴邪盛也。啮齿、耳青皆为肾病。肾属水，其合在骨，故但求之于骨，即所以求于肾也。如刺此而不得效，当补脾气之肉分，则土能胜水，而肾邪可平矣。

热病不知所痛，耳聋不能自收，口干，阳热甚，阴颇寒者，阴胜之时。热在髓，死不可治。

热病头痛，颞颥目瘈，脉痛，足少阳脉连目，脉抽掣而痛。善衄，鼻血。厥热病也，热逆于上。取之以第三针，鍉针也。视有余不足。热病体重，肠中热，取之以第四针于其腧。脾胃二经之俞，太白、陷谷。及下诸指间，又如膀胱束骨、胆临泣，详在后，索气于胃胳，得气也。胳，当作络。阳明之络曰丰隆，别走太阴，故取此可以得气。

热病挟脐急痛，肾经所行。胸胁满，脾经所行。取之涌泉与阴陵泉，取以第四针针嗌里。少阴、太阴

之脉俱上络咽嗌，即下文所谓廉泉也。

热病而汗且出，及脉顺可汗者，取之鱼际、太渊、大都、太白。泻之则热去，补之则汗出。汗出太甚，取内踝上横脉三阴交。以止之。《寒热病篇》：臂太阴可汗出一节当参看。

热病已得汗而脉尚躁盛，此阴脉之极也，死；其得汗而脉静者，生。

热病者脉尚盛躁而不得汗者，此阳脉之极也，死；脉盛躁得汗静者，生。

热病不可刺者有九：一曰，汗不出，大颧发赤，哕者死。汗不得出，面戴阳者，皆阴不足也。哕属邪犯阳明，胃虚甚也。二曰，泄而腹满甚者死。脾衰。三曰，目不明，热不已者死。目不明，脏腑之精气竭也。热不已，表里之阴气竭也。四曰，老人婴热而腹满者死。邪伤脾脏也。五曰，汗不出，呕下血者死。邪盛阴伤也。六曰，舌本烂，热不已者死。心肝脾肾之脉，皆系于舌本，舌本烂，加之热不已，三阴俱损也。七曰，咳而衄邪在肺。汗不出，或出不至足者死。真阴溃竭也。八曰，髓热者死。邪入最深，乃为髓热肾气败竭也。九曰，热而痉者死。热极生风。腰折瘈疭，抽掣。齿噤齘也。牙关不开曰噤，切齿曰齘，皆痉之谓也。齘，音解。

所谓五十九刺者，两手外内侧各三，凡十二痏。六经井穴。五指间各一，凡八痏。足亦如是。此言本节之后各一穴也，如手经则太阳之后溪，少阳之中渚，阳明之三间，少阴之少府，左右共八痏也。足亦如是者，太阳之束骨，少阳之临泣，阳明之陷谷，太阴之太白，左右又共八穴也。头入发一寸旁三分各三，凡六痏。五处、承光、通天。更入发三寸边五，凡十痏。自上星之次向后，去中三寸两边各五，即足少阳之临泣、目窗、正营、承灵、脑空，左右共十穴也。耳前后口下者各一。听会、完骨、承浆，共五穴，项中一，哑门。凡六痏。巅上一，百会。囟会一，发际一，前发际神庭，后发际风府，凡二痏。廉泉一，风池二，天柱二。按：此篇热病五十九俞，与《素问·水热穴论》热病五十九俞惟十八穴相合，其余皆异。然本篇所言者，多在四肢，盖以泻热之本也。《水热穴论》所言者，多随邪之所在，盖以泻热之标也。当总求二篇之义，各随其宜而取用之。

气满胸中喘息，取足太阴大指之端，隐白。寒则留之，热则疾之，气下乃止。

心疝暴痛，取足太阴厥阴，尽刺去其血络。此二经有血络者，刺去其血。

喉痹，舌卷，口中干，烦心，心痛，臂内廉痛，不可及头，取关冲。目中赤痛，从内眦始，取之阴跷。照海穴。

癃，取之阴跷，及三毛上肝经大敦。及血络出血。肾与膀胱为表里，肝经行于少腹，故当取此二经。若其有血络者，皆刺出血。

男子如蛊，女子如怚，身体腰脊如解，不欲饮食。先取涌泉见血，视跗上盛者，尽见血也。蛊，如犯蛊毒胀闷也。马注：怚，疑当作疽。《类经》注：怚当作胎。如蛊如胎，无是病而形相似也。身体腰脊如解，倦散不收也。跗上，足面也，以阳明经为言。凡其盛者，皆当刺出其血。

《灵枢·厥病篇》

厥头痛，面若肿起而烦心。取之足阳明太阴。厥逆也，邪逆于经，上干头脑而为厥头痛也。足阳明之脉上行于面，其悍气上冲头者，循眼系入络脑。足太阴支者注心中，故以头痛而兼面肿烦心者，当取足阳明之解溪、太阴之公孙也。

厥头痛，头脉痛，心悲善泣。视头动脉反盛者，刺尽去血，后调足厥阴。以肝脉会于巅也，可刺曲泉穴。

厥头痛，贞贞坚固貌。头重而痛，泻头上五行，行五。如上星至后顶及五处至玉枕、临泣至脑空，详在《素问·水热穴论》。先取手少阴，神门。后取足少阴。复溜穴。此即泻南方以去火，补北方以壮水也。

厥头痛，意善忘，按之不得。阳邪在头，无定所也。取头面左右动脉，后取足太阴大都。

厥头痛，项先痛，腰脊为应。先取天柱，后取足太阳。申脉、委中。厥头痛，头痛甚，耳前后脉涌，有热。泻出其血，后取足少阳。耳之前后，足少阳经也。有热，一本作有动脉。

真头痛，头痛甚，脑尽痛，手足寒至节，死不治。头为诸阳之会，四肢为诸阳之本，若头痛甚而遍尽于脑，手足寒至节者以元阳败竭，阴邪直中髓海，故不可治。

头痛不可取于腧者，有所击堕，恶血在于内，若肉伤，痛未已，可则刺，不可远取也。此非大经之病，但可刺去其痛处之血，不可远取荥俞。

头痛不可刺者，大痹为恶。风寒湿三气杂至，合成恶患，令人头痛不可刺也。日作者，犹有间止。可令少愈，不可已。不能全已。

头半寒痛，偏头冷痛。先取手少阳、阳明，刺丝竹空、中渚、合谷。后取足少阳、阳明。刺头临泣、足临泣、头维。

厥心痛，与背相控，善瘛，音记，狂也。如从后触其心，伛偻者，肾心痛。阴邪上冲。先取京骨、昆仑，发针不已，取然谷。五脏逆气上干于心而为痛者，谓之厥心痛。下仿此。

厥心痛，腹胀胸满，心尤痛甚，胃心痛也。多由停滞。取之大都、太白。胃与脾为表里，故当取此。厥心痛，痛如以锥针刺其心，心痛甚者，脾心痛也。寒逆中焦。取之然谷、太溪。脾之支脉注于心中，若脾不能运而逆气攻心，其痛必甚，有如锥刺者，是为脾心痛也。何以取足少阴之荥俞？盖湿因寒滞则相挟乘心，须泄肾邪，当刺此也。

厥心痛，色苍苍如死状，终日

不得太息，肝心痛也。多由木火之郁病在血分。取之行间、太冲。

厥心痛，卧若徒居，心痛，间动作痛益甚，色不变，肺心痛也。取之鱼际、太渊。徒，空也。卧若徒居，无倚傍也。间或动作则益甚者，气逆不舒，畏于动也。色不变，不在血也。是皆病在气分，故曰肺心痛也。

真心痛，手足清至节，心痛甚，旦发夕死，夕发旦死。邪气正犯心主也。

心痛不可刺者，中有盛聚，不可取于腧。或积或血，停聚于中，病在脏而不在经。

肠中有虫瘕结聚也。及蛟蛕，音回，蛔也；蛟即蛕属。皆不可取以小针。谓力小不能制也。心肠痛，憹作痛，难忍之状。肿聚，往来上下行。肚腹肿起，或行无定处。痛有休止，虫动则痛，静则不痛。腹热喜渴，涎出者，是蛟蛕也。此皆虫瘕在肠胃中，为心腹痛也。以手聚按而坚持之，无令得移，以大针刺之，久持之，虫不动，乃出针。此即治虫瘕、蛟蛕之法。恲腹憹痛，形中上者。此重言，症之如此，其形自中，自上而渐升者，即当以虫治之也。恲，音烹，满也。

耳聋无闻，取耳中。即手太阳经听宫穴。又取手少阳经关冲穴，及足少阳经窍阴穴。耳鸣，取耳前动脉。即手少阳经耳门穴，又取手厥阴经中冲穴，及足少阳经窍阴穴。足髀不可举。侧而取之，在枢合中，足少阳环跳穴。以员利针，大针不可刺。病注下血，取曲泉。以肝不能纳血，故当刺此。

风痹淫泺，病不可已者，邪气消烁病难得愈。足如履冰，寒。时如入汤中，热。股胫淫泺，似乎酸痛而无力也。烦心头痛，时呕时闷，眩已汗出，久则目眩，悲已喜恐，短气不乐，不出三年，死也。

《灵枢·杂病篇》

厥挾脊而痛至頂，頭沉沉然，目䀮䀮然，腰脊强，取足太陽膕中血絡。厥胸滿面腫，脣漯漯然，腫起貌。暴言難，甚則不能言，取足陽明。可刺解谿、冲陽、陷谷。厥氣走喉而不能言，手足清，大便不利，取足少陰。可刺湧泉、太谿、交信。厥而腹嚮嚮然，寒氣滯於脾也。多寒氣，腹中穀穀音斛，水穀不分之聲也。便溲難，取足太陰。可刺大都、太白、三陰交、陰陵泉、府舍等穴。

痿厥爲四末束悗，乃疾解之，日二。當刺四支之穴，每日二次。不仁者，十日而知，無休，病已止。此節連在後噦以草刺鼻之上，今從類經分列。

嗌乾，口中熱如膠，取足少陰。刺復溜穴，補腎水則火衰也。膝中痛，取犢鼻以員利鍼，發而閒之。閒，非止一次也。喉痹不能言，取

足陽明；重者，當寫其下，刺三里、下廉、丰隆、內庭、厲兌。能言，取手陽明。輕者，但刺之上，可如合谷、陽谿、偏歷、温溜、扶突、禾窌等穴。瘧不渴，閒日而作，取足陽明；可刺陷谷、內庭、厲兌。○刺瘧論曰刺足太陽。渴而日作，取手陽明。可刺商陽、三閒、合谷、陽谿、大迎等穴。齒痛不惡清飲，取足陽明；內庭、厲兌。惡清飲，取手陽明。商陽、三閒、合谷、偏歷。聾而不痛者，取足少陽；客主人。聾而痛者，取手陽明。偏歷。衄而不止，衃血流，取足太陽；委中。衃血，取手太陽。宛骨。不已，刺宛骨下；手少陰通里、陰郄、神門。不已，刺膕中出血。即委中，鼻中出血曰衄，敗血凝聚，色紫黑者曰衃。衃血成流，其去多也。下云衃血，其聚而不流者也。中熱而喘，取足少陰膕中血絡。刺復溜穴，又刺足太陽。喜怒而不欲食，言益小，取足太陰。宜刺公孫穴。怒而多言，刺足少陰。

厥，挟脊而痛至项，头沉沉然，目䀮䀮然，腰脊强，取足太阳腘中血络。

厥，胸满面肿，唇漯漯然，肿起貌。暴言难，甚则不能言，取足阳明。可刺解溪、冲阳、陷谷。

厥，气走喉而不能言，手足清，大便不利，取足少阴。可刺涌泉、太溪、交信。

厥而腹响响然，寒气滞于脾也。多寒气，腹中瀫瀫音斛，水谷不分之声也。便溲难，取足太阴。可刺大都、太白、三阴交、阴陵泉、府舍等穴。

痿厥为四末束悗，乃疾解之，日二。当刺四肢之穴，每日二次。不仁者，十日而知，无休，病已止。此节连在后，哕以草刺鼻之上，今从《类经》分列。

嗌干，口中热如胶，取足少阴。刺复溜穴，补肾水则火衰也。

膝中痛，取犊鼻以员利针，发而间之。间，非止一次也。

喉痹不能言，取足阳明；重者，当泻其下，刺三里下廉、丰隆、内庭、厉兑。能言，取手阳明。轻者，但刺之上，如合谷、阳溪、偏历、温溜、扶突、禾髎等穴。

疟不渴，间日而作，取足阳明；可刺陷谷、内庭、厉兑。《刺疟论》曰刺足太阳。渴而日作，取手阳明。可刺商阳、三间、合谷、阳溪、大迎等穴。

齿痛不恶清饮，取足阳明；内庭、厉兑。恶清饮，取手阳明。商阳、三间、合谷、偏历。

聋而不痛者，取足少阳；客主人。聋而痛者，取手阳明。偏历。

衄而不止，衃血流，取足太阳；委中。衃血，取手太阳。宛骨。不已，刺宛骨下；手少阴通里、阴郄、神门。不已，刺腘中出血。即委中，鼻中出血曰衄，败血凝聚，色紫黑者曰衃。衃血成流，其去多也。下云衃血，其聚而不流者也。

中热而喘，取足少阴腘中血络。刺复溜穴，又刺足太阳。

喜怒而不欲食，言益小，取足太阴。宜刺公孙穴。

怒而多言，刺足少阴。

復溜穴滋水以制火也。一作刺足少陽

顑痛，刺足陽明曲周動脈，頰車。見血立已；不已，按人迎於經，立已。人迎穴淺刺之。顑與頷同，此節本在後。

項痛不可俛仰，刺足太陽。痛在項後，刺天柱、束骨。不可以顧，刺手太陽。痛在頸側，刺少澤、後谿、天窗。小腹滿大，上走胃至心，淅淅身時寒熱，小便不利，取足厥陰。太沖。

腹滿，大便不利，腹大，亦上走胸嗌，喘息喝喝然，取足少陰。太谿。

腹滿，食不化，腹響響然，不能大便，取足太陰。太白。

心痛引腰脊，欲嘔，腎邪上逆。取足少陰。太谿。

心痛，腹脹，嗇嗇然，濇滯貌。大便不利，取足太陰。太白。

心痛引背不得息，刺足少陰；不已，取手少陽。足少陰之脈，貫脊，故痛引於背，當刺大鍾穴。手少陽之脈布膻中，故不得息，當刺支溝穴。

心痛引小腹滿，上下無定處，便溲難，刺足厥陰。太沖。

心痛，但短氣不足以息，刺手太陰。尺澤、太淵。

心痛，當九節刺之，按，已刺按之，立已；不已，上下求之，得之立已。此總言刺心痛之法也。九節，指督脈之筋縮穴。宜先按之，按已而刺，刺後復按之，其痛當立已。如不已，則上而手經、下而足經，求得其故而刺之，則立已也。

氣逆，上刺膺中陷者，膺窗。與下胸動脈。膻中。

腹痛，刺臍左右動脈，已刺，按之立已；如足陽明之天樞、足少陰之肓俞皆主腹痛。不已，刺氣街，即氣衝。已刺，按之立已。

噦，即呃逆也。以草刺鼻嚏，嚏而已；嚏則氣達。無息，而疾迎引之，立已；閉口鼻之氣，使之無息，乃迎其氣而引散之，勿令上逆。大驚之，亦可已。言以他事驚之，

复溜穴，滋水以制火也。一作刺足少阳。

颛痛，刺足阳明曲周动脉。颊车。见血，立已；不已，按人迎于经，立已。人迎穴浅刺之。颛与颔同，此节本在后。

项痛不可俯仰，刺足太阳。痛在项后，刺天柱、束骨。不可以顾，刺手太阳。痛在颈侧，刺少泽、后溪、天窗。小腹满大，上走胃至心，淅淅身时寒热，小便不利，取足厥阴。太冲。

腹满，大便不利，腹大，亦上走胸嗌，喘息喝喝然，取足少阴。太溪。

腹满，食不化，腹响响然，不能大便，取足太阴。太白。

心痛引腰脊，欲呕，肾邪上逆。取足少阴。太溪。

心痛，腹胀，啬啬然，涩滞貌。大便不利，取足太阴。太白。

心痛引背不得息，刺足少阴；不已，取手少阳。足少阴之脉，贯脊，故痛引于背，当刺大钟穴。手少阳之脉布膻中，故不得息，当刺支沟穴。

心痛引小腹满，上下无定处，便溲难，刺足厥阴。太冲。

心痛，但短气不足以息，刺手太阴。尺泽、太渊。

心痛，当九节刺之，按，已刺按之，立已；不已，上下求之，得之立已。此总言刺心痛之法也。九节，指督脉之筋缩穴。宜先按之，按已而刺，刺后复按之，其痛当立已。如不已，则上而手经、下而足经，求得其故而刺之，则立已也。

气逆，上刺膺中陷者，膺窗。与下胸动脉。膻中。

腹痛，刺脐左右动脉，已刺，按之立已；如足阳明之天枢、足少阴之肓俞皆主腹痛。不已，刺气街，即气冲。已刺，按之立已。

哕，即呃逆也。以草刺鼻嚏，嚏而已；嚏则气达。无息，而疾迎引之，立已；闭口鼻之气，使之无息，乃迎其气而引散之，勿令上逆。大惊之，亦可已。言以他事惊之，

则亦可已。哕，旧本岁。马注：岁，疑作藏。今从《类经》作哕。

《灵枢·周痹篇》

众痹，各在其处，更发更止，更居更起，以右应左，以左应右，非能周也，更发更休也。各在其处，谓随聚而发也，不能周遍上下，但或左或右，更发更休，患无定所，故曰众痹。刺此者，痛虽已止，必刺其处，勿令复起。此言必刺其原痛之处也。

周痹者，在于血脉之中，随脉以上，随脉以下，不能左右，各当其所。能上能下，但随血脉而周遍于身，故曰周痹。痛从上下者，先刺其下以过之，后刺其上以脱之。痛从下上者，先刺其上以过之，后刺其下以脱之。过者，去之之谓，先去其标也。脱者，拔绝之谓，后拔其本也。此风寒湿气，客于外分肉之间，迫切而为沫，沫得寒则聚，聚则排分肉而分裂也，分裂则痛。邪气客于肌表，渐入分肉之间，则迫切津液而为汁沫，沫得寒，则聚而不散，故排裂肉理为痛。痛则神归之，神归之则热，热则痛解，痛解则厥，厥则他痹发，发则如是。痛则心注其处，故神归之，神归即气归，故热，热则寒散而痛暂解，其气尚逆而为厥，厥则三气随血脉以上下者，或痛从上而下，或痛从下而上，则彼之为痹，发于血脉之中，非若众痹之左右移易也。此内不在脏而外未发于皮，独居分肉之间，真气不能周，即一身之痛症。故命曰周痹。周身气闭也。故刺痹者，必先切循其下之六经，足六经也。及大络之血，结而不通，宜泻之。及虚而脉陷空者而调之，宜补之。熨而通之。寒凝而气不周者宜之。其瘛坚，转瘛，急转筋之谓。引而行之。针引其气，而行之也。

《灵枢·海论》

人亦有四海，十二经水。经水者，皆注于海。四海者，百川之宗。

胃者，水谷之海，其输上在气街，下至三里。水谷入口，藏于胃以养五脏气，其胃气运行之输，上者在气街，下者在三里。

冲脉者，为十二经之海，其输上在于大杼，下出于巨虚之上下廉。此即血海也，冲脉起于胞中，其前行者，并足少阴之经侠脐上行，至胸中而散，其后行者，上循背里，为经络之海。故其输上在于足太阳之大杼，下在于足阳明之巨虚上下廉。水谷之海者，言水谷盛贮于此，营卫由之而化生也。血海者，言受纳诸经之灌注，精血于此而蓄藏也。

膻中者，为气之海，其输上在于柱骨之上下，前在于人迎。膻中，胸中也。宗气积于胸中，出于喉咙，以贯心脉而行呼吸，故膻中谓之气海。气海运行之输，一在颃颡之后，即柱骨之上下，谓督脉之喑门、大椎也。一在颃颡之前，谓足阳明之人迎也。

脑为髓之海，其输上在于其盖，下在风府。诸髓皆属于脑，脑为髓之海。盖，脑盖骨也。即督脉之囟会、风府。此皆髓海之上下输也。

气海有余者，气满胸中，悗息面赤；邪气实也。气海不足，则气少不足以言。正气虚也。

血海有余，则常想其身大，怫然不知其所病；怫，郁也，重滞不舒之貌。血海不足，亦常想其身小，狭然不知其所病。狭，隘狭也。索然不广之貌。病在血者，徐而不显，故茫然不觉其所病。

水谷之海有余，则腹满；水谷留滞于中，故腹为胀满。水谷之海不足，则饥不受谷食。胃虚则不能纳，故虽饥不受谷食。

髓海有余，则轻劲多力，自过其度；骨髓充足之征。髓海不足，则脑转耳鸣，胫酸眩冒，目无所见，懈怠安卧。髓为精类，精衰则气去而诸症见矣。审守其输，而调其虚实，无犯其害，顺者得复，逆

者必敗、凡此四海俱有順逆順者知所養者也不知所養則逆矣故審察其俞穴如上文無犯其害無盛盛無虛虛也、

靈樞五亂

清氣在陰、濁氣在陽營氣順脈衛氣逆行、清濁相干、亂於胸中、是謂大悗、清氣屬陽而升在陰則亂濁氣屬陰而降在陽則亂營氣陰性精專行常順脈衛氣陽性慓悍晝當行陽夜當行陰若衛氣逆行則陰陽相犯亂於胸中而為悗悶總由衛氣之為亂耳

故氣亂於心、則煩心密嘿、俛首靜伏、取手少陰心主之腧、神門大陵

亂於肺則俛仰喘喝、接手以呼、取手太陰榮、足少陰腧、魚際太谿

亂於腸胃、則為霍亂、取足太陰陽明、太白陷谷不下者取之三里、氣亂於內者上則在心肺下則在腸胃也、

亂於臂脛、則為四厥、取之先去血脈、臂足之有血絡者刺去其血、後取其陽明少陽之榮腧、在臂取二間三間液門中渚在足取內庭陷谷俠谿臨泣

亂於頭、則為厥逆、頭重眩仆、取之天柱大杼、足太陽經穴、不知取足太陽榮輸、通谷束骨○氣亂於外者下則在四肢上則在頭也、

徐入徐出、謂之導氣補寫無形、謂之同精、凡行針補寫皆貴和緩故當徐入徐出導氣復元而已然補者導其正氣寫者導其邪氣總在保其精氣故曰補寫無形謂之同精、是非有餘不足也、亂氣之相逆也、言此非為有餘不足而設特以亂氣相逆宜導治之如是耳、

靈樞逆順肥瘦

年質壯大血氣充盈膚革堅固、因加以邪、刺之者深而

者必败。凡此四海，俱有顺逆。顺者，知所养者也，不知所养则逆矣。故审察其俞穴，如上文无犯其害，无盛盛，无虚虚也。

《灵枢·五乱》

清气在阴，浊气在阳，营气顺脉，卫气逆行，清浊相干，乱于胸中，是谓大悗。清气属阳而升，在阴则乱。浊气属阴而降，在阳则乱。营气阴性，精专，行常顺脉。卫气阳性，剽悍，昼当行阳，夜当行阴。若卫气逆行，则阴阳相犯，乱于胸中而为悗闷，总由卫气之为乱耳。

故气乱于心，则烦心密嘿，俯首静伏，取手少阴，心主之腧。神门、大陵。

乱于肺，则俯仰喘喝，接手以呼，取手太阴荥、足少阴腧。鱼际、太溪。

乱于肠胃，则为霍乱，取足太阴、阳明；太白、陷谷。不下者，取之三里。气乱于内者，上则在心肺，下则在肠胃也。

乱于臂胫，则为四厥，取之先去血脉，臂足之有血络者，刺去其血。后取其阳明、少阳之荥、腧。在臂取二间、三间、液门、中渚，在足取内庭、陷谷、侠溪、临泣。

乱于头，则为厥逆，头重眩仆，取之天柱、大杼；足太阳经穴。不知，取足太阳荥、输。通谷、束骨。气乱于外者，下则在四肢，上则在头也。

徐入徐出，谓之导气。补泻无形，谓之同精。凡行针补泻，皆贵和缓，故当徐入徐出，导气复元而已。然补者导其正气，泻者导其邪气，总在保其精气，故曰：补泻无形，谓之同精。是非有余不足也，乱气之相逆也。言此非为有余不足而设，特以乱气相逆，宜导治之如是耳。

《灵枢·逆顺肥瘦》

年质壮大，血气充盈，肤革坚固，因加以邪，刺之者，深而

留之，此肥人也。气血正盛，故与肥壮之人同其法。广肩腋，项肉薄，厚皮而黑色，唇临临然，唇厚质浊之谓。其血黑以浊，其气涩以迟，为人贪于取与，刺此者，深而留之，多益其数也。久留针。瘦人者，皮薄色少，肉廉廉然，薄也。薄唇轻言。肉瘦气少。其血清气滑，易脱于气，易损于血，刺此者，浅而疾之。刺常人，视其白黑，各为调之。白者同瘦人，黑者同肥人，当调其深浅之数也。端正敦厚者，其血气和调即常人之度。刺此者，无失常数也。如《经水篇》：足阳明刺深六分，留十呼之类。

婴儿者，其肉脆，血少气弱，刺此者，以毫针，浅刺而疾发针，日再可也。若邪有未尽，宁日加再刺。

少阴之脉独下行，何也？夫冲脉者，五脏六腑之海也，五脏六腑皆禀焉。其上者，出于颃颡，渗诸阳，灌诸精；其上行者，输于大杼，故出于颃颡，渗灌诸阳之精。其下者，注少阴之大络，出于气街。循阴股内廉入腘中，伏行骭骨内，下至内踝之后，属而别。其下者，并于少阴之经，渗三阴；自少阴以渗及肝脾二经，所以下行也。其前者，伏行出跗，属下足掌属也。循跗，入大指间，渗诸络而温肌肉。皆冲脉之气也。故别络结，则跗上不动，不动则厥，厥则寒矣。若冲脉之络因邪而结，则跗上之经不动而为厥寒矣。足三阴脉从足走腹，而独有足少阴肾脉绕而下行者，以冲脉与之并行故耳。

《灵枢·血络论》

脉气盛而血虚者，刺之则脱气，脱气则仆。苦泻其气则阴阳俱脱，故为仆倒。血气俱盛而阴气多者，其血滑，刺之则射；阳气蓄积久留而不泻者，其血黑以浊，故不能射。阳气久留不泻，阴血日枯。新饮而液渗于络，未合和于血也，故血出而汁别焉；血汁相半。其不新饮者，身中有水，久则为肿。阴气积于阳，其气因于络，故刺之血未出而气先行，故肿。阴滞于阳，而不易散。阴阳之气，其新相得而未和合，血气初调。因而泻之，则阴阳俱脱，表里相离，故脱色而苍苍然。衰危之色。刺之血出多，色不变而烦悗者，刺络而虚及。经，虚经之属于阴者，阴脱，故烦悗。阴阳相得而合为痹者，此为内溢于经，外注于络。如是者，阴阳俱有余，虽多出血，而弗能虚也。

热气因于针，则针热，热则肉著于针，故坚焉。肉著者，即针入而紧涩难转，坚不可拔也。

《灵枢·淫邪发梦》

阴气盛，则梦涉大水而恐惧；以阴胜阳，故梦多阴象。阳气盛，则梦大火而燔焫；以阳胜阴，故梦多阳象。阴阳俱盛，则梦相杀。俱盛则争。上盛则梦飞；阳胜者，亲乎上也。下盛则梦堕。阴胜者，亲乎下也。甚饥则梦取；因不足也。甚饱则梦予。与同因，有余也。肝气盛则梦怒；肝在志为怒也。肺气盛则梦恐惧、哭泣、飞扬；肺在志为忧，故梦恐惧、哭泣。肺主气，故梦飞扬。心气盛则梦喜笑、恐畏；心在志为喜，在变动为忧也。脾气盛则梦歌乐，身体重不举；脾在声为歌，喜音乐，主肌肉也。肾气盛则梦腰脊两解不属。腰为肾之府，故若腰脊不相连属。凡此十二盛者，至而泻之，立已。阳盛则有余于腑，阴盛则有余于脏，但察其邪之所在，而以针泻之则已。

厥气客于心，则梦见丘山烟火；厥之在人也，谓其为阳，则本非阳盛；谓其为阴，则又非阴盛。盖以五脏隔绝，精神散越，故为妄梦。心属火，故梦烟火。客于肺，则梦飞扬，见金铁之奇物；肺属金也。客于肝，则梦山林树木；肝属木也。客于脾，则梦见丘陵大泽，坏屋风雨；脾属土，其主湿也。客于肾，则梦临渊，没居水中；肾属水也。客于膀胱，则梦游行；膀胱属三阳之表也。客于胃，则梦饮食；胃为水谷之海也。客于大肠，则梦田野；大肠为传导之官，其曲折纳沃类田野也。客于小肠，则梦聚邑冲衢；小肠为受盛之官，物之所聚，类邑衢也。客于胆，则梦斗讼自刳；胆主决断，其气刚也。客于阴器，则梦接内；欲念之所注也。客于项，则梦斩首；恐怖之所及也。客于胫，则梦行走而不能前，及居深地窌苑中；厥逆之邪在下也。客于股肱，则梦礼节拜起；劳倦之所致也。客于胞脯，则梦溲便。胞，溲脬也。脯，大肠也。在前则梦溲，在后则梦便。凡此十五不足者，至而补之，立已也。当各随其经，以针补之。

《灵枢·顺气一日分为四时》

春生夏长，秋收冬藏，是气之常也，皆以阳气为言，人亦应之。以一日分为四时，朝则为春，日中为夏，日入为秋，夜半为冬。自子之后，太阳从左而升，升则为阳。自午之后，太阳从右而降，降则为阴，大而一岁小而一日，无不皆然，故一日亦分四时也。朝则人气始生，病气衰，故旦慧；日中人气长，長則勝邪、故安、夕則人氣始衰、邪氣始生、故加、夜半入氣入藏、邪氣獨居於身、故甚也。其時有反者、是不應四時之氣、藏獨主其病、是必以藏氣之所不勝時者甚、如脾病畏木之類、值其時日、故病必甚。以其所勝時者起也、如脾病喜火土、肺病喜土金、腎病喜金水、肝病喜水木、心病喜木火、值其時日、故病當起。

人有五藏、五藏有五變、五變有五輸、故五五二十五輸、以應五時。病在藏者、取之井、藏主冬、冬刺井。病變於色者、取之滎、色主春、春刺滎。病時間時甚者、取之輸、時主夏、夏刺俞。病變於音者、取之經、經滿而血者、音主長夏、長夏刺經。病在胃及以飲食不節得病者、取之於合、故命曰味主合、味主秋、秋刺合。

按本篇五時之刺、以應五俞、謂冬刺井、春刺滎、夏刺俞、長夏刺經、秋刺合者、以井應冬、滎應春、俞應夏、經應長夏、合應秋也、考他篇文義、皆與此同、及六十六難曰、井者東方春也、萬物之始生、合者北方冬也、陽氣入藏、七十四難曰、經言春刺井、夏刺滎、季夏刺俞、秋刺經、冬刺合、與本篇不合、必難經之誤也。

靈樞五變

人之有常病也、亦因其骨節皮膚腠理之不堅固者、邪之所舍也、故常爲病也。

靈樞論勇

夫忍痛與不忍痛者、皮膚之薄厚、肌肉之堅脆、緩急之分也、非勇怯之謂也。

靈樞論痛

长则胜邪，故安；夕则人气始衰，邪气始生，故加；夜半人气入脏，邪气独居于身，故甚也。其时有反者，是不应四时之气，脏独主其病，是必以脏气之所不胜时者甚，如脾病畏木之类，值其时口，故病必甚，以其所胜时者起也。如脾病喜火土，肺病喜土金，肾病喜金水，肝病喜水木，心病喜木火，值其时日，故病当起。

人有五脏，五脏有五变，五变有五输，故五五二十五输，以应五时。病在脏者，取之井；脏主冬，冬刺井。病变于色者，取之荥；色主春，春刺荥。病时间时甚者，取之输；时主夏，夏刺俞。病变于音者，取之经。经满而血者，音主长夏，长夏刺经。病在胃及以饮食不节得病者，取之于合，故命曰味主合。味主秋，秋刺合。

按：本篇五时之刺，以应五俞。谓冬刺井、春刺荥、夏刺俞、长夏刺经、秋刺合者，以井应冬、荥应春、俞应夏、经应长夏、合应秋也。考他篇文义，皆与此同。及《六十六难》曰：井者，东方春也，万物之始生。合者，北方冬也，阳气入藏。《七十四难》曰：经言春刺井，夏刺荥，季夏刺俞，秋刺经，冬刺合，与本篇不合，必《难经》之误也。

《灵枢·五变》

人之有常病也，亦因其骨节皮肤腠理之不坚固者，邪之所舍也，故常为病也。

《灵枢·论勇》

夫忍痛与不忍痛者，皮肤之薄厚，肌肉之坚脆，缓急之分也，非勇怯之谓也。

《灵枢·论痛》

人之骨强筋弱肉緩皮膚厚者耐痛其於鍼石之痛火焫亦然焫音泄艾火燒灼堅肉薄皮者不耐鍼石之痛於火焫亦然

靈樞背腧

背中大腧在杼骨之端肺腧在三焦之閒心腧在五焦之閒膈腧在七焦之閒肝腧在九焦之閒脾腧在十一焦之閒腎腧在十四焦之閒皆挾脊相去三寸所則欲得而驗之按其處應在中而痛解乃其腧也灸之則可刺之則不可氣盛則寫之虛則補之以火補者毋吹其火須自滅也以火寫者疾吹其火傳其艾須其火滅也

鍼灸逢源　卷一

靈樞逆順

氣之逆順者所以應天地陰陽四時五行也脉之盛衰者所以候血氣之虛實有餘不足也刺之大約者必明知病之可刺與其未可刺與其已不可刺也已者言病既已也

賊風篇

賊風邪氣之傷人也令人病焉嘗有所傷於濕氣藏於血脉之中分肉之閒久留而不去若有所墮墜惡血在內而不去卒然喜怒不節飲食不適寒温不時腠理閉而不通其開而遇風寒則血氣凝結與故邪相襲則為寒痹其有熱則汗出汗出則受風雖不遇賊風邪氣

人之骨强、筋弱、肉缓、皮肤厚者，耐痛，其于针石之痛，火焫亦然。焫，音泄，艾火烧灼。坚肉薄皮者，不耐针石之痛，于火焫亦然。

《灵枢·背腧》

背中大腧，在杼骨之端，肺腧在三焦之间，心腧在五焦之间，膈腧在七焦之间，肝腧在九焦之间，脾腧在十一焦之间，肾腧在十四焦之间，皆挟脊相去三寸所，则欲得而验之，按其处，应在中而痛解，乃其腧也。灸之则可，刺之则不可。气盛则泻之，虚则补之。以火补者，毋吹其火，须自灭也；以火泻者，疾吹其火，传其艾，须其火灭也。

《灵枢·逆顺》

气之逆顺者，所以应天地、阴阳、四时、五行也；脉之盛衰者，所以候血气之虚实有余不足也。刺之大约者，必明知病之可刺，与其未可刺，与其已不可刺也。已者，言病既已也。

《贼风篇》

贼风邪气之伤人也，令人病焉。尝有所伤于湿气，藏于血脉之中，分肉之间，久留而不去。若有所堕坠，恶血在内而不去。卒然喜怒不节，饮食不适，寒温不时，腠理闭而不通。其开而遇风寒，则血气凝结，与故邪相袭，则为寒痹。其有热则汗出，汗出则受风，虽不遇贼风邪气，

必有因加而發焉

靈樞衛氣失常篇

衛氣之畱於腹中，稸積不行，菀蘊不得常所，使人肢脇胃中滿，喘呼逆息者，何以去之？衛氣者，水穀之悍氣也，循皮膚之中，分肉之間，熏於肓膜，散於胸腹，此衛氣之常也。失其常則隨邪內陷，畱於腹中，稸積不行而菀蘊為病。其氣積於胸中者上取之，積於腹中者下取之，上下皆滿者旁取之。俱如下文。積於上寫大迎、足陽明經。天突、任脈。喉中，即廉泉穴。積於胸中，病喘呼逆息，故常寫之於上。積於下者寫三里、氣街。積於腹中，病胃中滿，故當寫其下。上下皆滿者，上下取之，與季脇之下一寸；重者雞足取之。上下皆病，胸中與腹中俱滿，當取上五穴，又旁取季脇之章門穴。其積重者，即攢鍼以刺之如雞足之狀。診視其脉，大而弦急，及絕不至者，及腹皮急甚者，不可刺也。

何以知皮肉氣血筋骨之病也？色起兩眉薄澤者，病在皮；其應主肺。脣色青黃赤白黑者，病在肌肉；脾氣通於脣。營氣濡然者，病在血氣；營本無形，若膚腠之汗，肌肉之脹，二便之泄利，皆濡然之謂，其病在營則氣血也。目色青黃赤白黑者，病在筋；目為肝竅，肝主筋也。耳焦枯受塵垢，病在骨。耳為腎竅，腎主骨也。

人年五十巳上為老，二十巳上為壯，十八巳下為少，六

必有因加而发焉。

《灵枢·卫气失常篇》

卫气之留于腹中，蓄积不行，菀蕴不得常所，使人肢胁胃中满，喘呼逆息者，何以去之？卫气者，水谷之悍气也，循皮肤之中，分肉之间，熏于肓膜，散于胸腹，此卫气之常也。失其常则随邪内陷，留于腹中。蓄积不行而菀蕴为病。其气积于胸中者，上取之；积于腹中者，下取之；上下皆满者，旁取之。俱如下文。积于上，泻大迎、足阳明经。天突、任脉。喉中；即廉泉穴。积于胸中，病喘呼逆息，故常泻之于上。积于下者，泻三里、气街。积于腹中，病胃中满，故当泻其下。上下皆满者，上下取之，与季胁之下一寸；重者，鸡足取之。上下皆病，胸中与腹中俱满，当取上五穴，又旁取季胁之章门穴。其积重者，即攒针以刺之如鸡足之状。诊视其脉，大而弦急，及绝不至者，及腹皮急甚者，不可刺也。

何以知皮、肉、气、血、筋、骨之病也？色起两眉薄泽者，病在皮；其应主肺。唇色青黄赤白黑者，病在肌肉；脾气通于唇。营气濡然者，病在血气；营本无形，若肤腠之汗，肌肉之胀，二便之泄利，皆濡然之谓，其病在营则气血也。目色青黄赤白黑者，病在筋；目为肝窍，肝主筋也。耳焦枯受尘垢，病在骨。耳为肾窍，肾主骨也。

人年五十以上为老，二十已上为壮，十八以下为少，六

岁以下为小。此言人之老、壮、少、小以年而别。已下之下，旧本上。

膏者多气，多气者热，热者耐寒。膏者，油也。人有多膏者，其肉淖，粗理者身寒，细理者身热，故能耐寒，而多气皮缓，故能纵腹垂腴也。肉者多血，多血则充形，充形则平。人有多肉者，皮肉不相离，身体容大而寒热和平也。脂者，其血清，气滑少，故不能大。此别于众人者也。脂者，骨中髓也。多脂者肉坚，其血必清，气滑且少。故身形不大，而必能耐寒也。此言人之有膏、有肉、有脂，其气血各有多少，若众人皮肉脂膏之不加多，各自称其身也。

《灵枢·玉版篇》

病之生时，有喜怒不测，饮食不节，阴气不足，阳气有余，营气不行，乃发为痈疽。阴阳不通，两热相搏，乃化为脓。夫痈疽之生，脓血之成也，积微之所生也。由微而积。

以小治小者其功小，以大治大者多害，故其已成脓血者，其惟砭石铍锋之所取也。言治痈脓，小针不适用，大针即可用，砭与铍针、锋针。诸病皆有逆顺，腹胀、身热、脉大，是一逆也；邪正盛。腹鸣而满，四肢清冷也。泄，其脉大，是二逆也；此阴证得阳脉。衄而不止，脉大，是三逆也；亦阴证得阳脉。咳且溲血脱形，其脉小劲，是四逆也；正气已衰。咳，脱形身热，正衰火盛。脉小以疾，邪亦未衰。是谓五逆也。如是者，不过十五日而死矣。

其腹大胀，四末清，脱形，泄甚，是一逆也；腹胀便血，其脉大，时绝，是二逆也；以阴证得阳脉，时绝者死脉也。咳，溲血，形肉脱，脉搏，是三逆也；火盛水亏。呕血，胸满引背，脉小而疾，是四逆也；脉小带疾，虚而火盛也。咳呕腹胀，且飧泄，病已虚。其脉绝，是五逆也。如是者，不过一时而死矣。工不察此者而刺之，是谓逆治。

人之所受气者，谷也。谷之所注者，胃也。胃者，水谷气血之海也。海之所行云气者，天下也。胃之所出气血者，经隧也。经隧者，五脏六腑之大络也，迎而夺之而已矣。上下有数乎？问手足经也。迎之五里，中道而止，五至而已，五往而脏之气尽矣，故五五二十五而竭其输矣，此所谓夺其天气者也。五里，手阳明经穴，阴气之所在也。若迎而夺之，则脏气败绝，必致中道而止。且一脏之气，大约五至而已，针凡五往以夺之，则一脏之气已尽。若夺至二十五至，则五脏之输气皆竭，此所谓夺其天真之气也。

《灵枢·五禁》

刺有五禁，禁其不可刺也。甲乙日自乘，无刺头，无发朦于耳内。丙丁日自乘，无振埃于肩喉廉泉。戊己日自乘四季，戊己为手足四肢，合辰戌丑未之四季。无刺腹去爪泻水。庚辛日自乘，无刺关节与股膝。壬癸日自乘，无刺足胫。是为五禁。此言天干应于人身，故凡天干目乘之日，皆无刺之发朦等名，见《刺节真邪篇》。

《灵枢·阴阳二十五人篇》本篇云：二十五，人之形，血气之所生别，而阴阳和平之人，不与。金木水火土，别其五色五形之人，各有其五，故名篇。

形胜色，色胜形者，至其胜时年加，感则病行，失则忧矣。形色相得者，富贵大乐。形与色必有相得，如木形人苍色，火形人赤色，土形人黄色，金形人白色，水形人黑色也。人有形胜色者，如得木形而黄色现也，色胜形者，如得木形而白色现也。但此等之人，不以本形本色相见，而有他色来见，至其形色相胜之时，值有年忌相加，此感则病行，失则忧也。凡年忌下上之人，大忌常加年忌者：忌有常数也。下上义，详全篇五行之人中。七岁、十六岁、二十五岁、三十四岁、四十三岁、五十二岁、六十一岁，皆人之大忌，不可不自安也。年忌始于七岁，七为阳之少，九为阳之老。阳数极于九，而极必变，故自七岁以后，凡遇九年皆为年忌。

按其寸口人迎，以调阴阳，切深也。循察也。其经络之凝涩，结而不通者，此于身皆为痛痹，甚则不行，故凝涩。凝涩者，致气以温之留针。血和乃止。其结络者，脉结血不行，决之乃行。开泄之谓。故曰：气有余于上者，导而下之；刺其在下之穴，以引而下之。气不足于上者，推而休之；刺其在上之穴，推转其针，久留以待气。其稽留不至者，因而迎之。因气未来，当引之而使其必来。必明于经隧，经脉之道路。乃能持之。寒与热争者，导而行之，其宛陈血不结者，则而予之。则度也。

《灵枢·五音五味篇》

冲脉、任脉皆起于胞中，上循背里，为经络之海。其浮而外者，循腹右上行，会于咽喉，别而络唇口。血气盛则充肤热肉，血独盛则澹渗皮肤，生毫毛。妇人有余于气，不足于血，以其数脱血也。冲任之脉，不荣口唇，故须髭不生。

靈樞行鍼篇

陰陽和調，而血氣淖澤滑利，故鍼入而氣出，疾而相逢也。多陰而少陽，其氣沉而氣往難，故數刺乃知也。其氣逆與其數刺病益甚者，非陰陽之氣，浮沉之勢也。此皆粗之所敗，工之所失。營氣主沉，衛氣主浮，刺衛當淺，刺營當深，鍼入而氣逆者，特以宜淺反深，宜深反淺也。

靈樞上膈篇

氣爲上膈者，食飲入而還出。因於氣，則病在上，故食飲一入，即時還出。夫氣有虛實，實而氣壅，則食無所容。虛而氣寒，則食不得化，皆令食入即出也。蟲爲下膈，下膈者，食晬時乃出。因於蟲，則病在下，下文詳言之。喜怒不適，食飲不節，寒溫不

鍼灸逢源 卷一

時，則寒汁流於腸中。流於腸中則蟲寒，蟲寒則積聚，守於下管，脘同。則腸胃充廓，衛氣不營，邪氣居之。凡傷胃氣，則陽虛而寒汁流於腸中，蟲寒不行，則聚於下脘，而腸胃充滿也。衛氣，脾氣也。脾氣不能營運，故邪得聚而居之。人食則蟲上食，蟲上食則下管虛，下管虛則邪氣勝之，積聚以留，留則癰壅同。成，癰成則下管約。邪氣乘虛留聚，以致壅於下脘，要約不行，則亦因陽氣之虛於下，故食入，周時復出也。其癰在管內者，即而痛深，其癰在外者，則癰外而痛浮，癰上皮熱。管之內外，即言下脘也。邪伏於中，故熱見於皮肉之上。微按其癰，視氣所行，察其氣所，必由以刺之也。先淺刺其傍，稍內益深，還而刺之，毋過三行，先以泄其流行之邪，後刺其所病之正穴，以拔其積聚之本，但至再三而止，不可過也。察其浮沉，以爲深淺。已刺必

《灵枢·行针篇》

阴阳和调，而血气淖泽滑利，故针入而气出，疾而相逢也。

多阴而少阳，其气沉而气往难，故数刺乃知也。

其气逆，与其数刺病益甚者，非阴阳之气，浮沉之势也。此皆粗之所败，工之所失。营气主沉，卫气主浮，刺卫当浅，刺营当深，针入而气逆者，特以宜浅反深，宜深反浅也。

《灵枢·上膈篇》

气为上膈者，食饮入而还出。因于气，则病在上，故食饮一入，即时还出。夫气有虚实，实而气壅，则食无所容。虚而气寒，则食不得化，皆令食入即出也。虫为下膈，下膈者，食晬时乃出。因于虫，则病在下，下文详言之。喜怒不适，食饮不节，寒温不时，则寒汁流于肠中。流于肠中则虫寒，虫寒则积聚，守于下管，脘同。则肠胃充廓，卫气不营，邪气居之。凡伤胃气，则阳虚而寒汁流于肠中，虫寒不行，则聚于下脘，而肠胃充满也。卫气，脾气也。脾气不能营运，故邪得聚而居之。人食则虫上食，虫上食则下管虚，下管虚则邪气胜之，积聚以留，留则痈壅同。成，痈成则下管约。邪气乘虚留聚，以致壅于下脘，要约不行，则亦因阳气之虚于下，故食入，周时复出也。其痈在管内者，即而痛深，其痈在外者，则痈外而痛浮，痈上皮热。管之内外，即言下脘也。邪伏于中，故热见于皮肉之上。

微按其痈，视气所行，察其气所，必由以刺之也。先浅刺其傍，稍内益深，还而刺之，毋过三行，先以泄其流行之邪，后刺其所病之正穴，以拔其积聚之本，但至再三而止，不可过也。察其浮沉，以为深浅。已刺必

熨令热入中。日使热内，邪气益衰，大痈乃溃，散也。伍以参禁，以除其内，恬憺无为，乃能行气，凡食息起居，必参伍宜否，守其禁以除内之再伤，又必恬憺无为，以养其气，则正气乃行，而邪气可散。盖膈症最为难愈，故当切戒如此。后以咸苦化谷乃下矣。咸从水化，可以润下软坚，苦从火化，可以温胃，故皆能下谷也。下膈一症，有食入，周日复出，而不止晬时者，有不因虫壅，而下焦不通者矣。此篇特言虫壅者，盖亦下膈之一症耳。

《灵枢·忧恚无言》

咽喉者，水谷之道也。喉咙者，气之所以上下者也。人有二喉，一软一硬，软者居后，是谓咽喉；硬者居前，是谓喉咙。喉主天气，咽主地气。会厌者，音声之户也。喉间是薄膜周围会合，上连悬壅。咽喉入息之道得以不乱者，赖其遮厌，故谓之会厌，能开能阖，声由以出，故谓之户。口唇者，音声之扇也。唇启则声扬，故谓之扇。舌者，音声之机也。舌动则音生，故谓之机。悬雍垂者，音声之关也。此即悬而下垂者，俗谓之小舌，当气道之冲，为喉间要会，故谓之关。颃颡者，分气之所泄也。颃颡，即颈中之喉颡，当咽喉之上，悬雍之后，张口可见者也。颡前有窍，息通于鼻，故为分气之所泄。横骨者，神气所使，主发舌者也。横骨即喉上之软骨，下连心肺，故为神气所使。上连舌本，故主举发舌机。故人之鼻洞涕出不收者，颃颡不开，分气失也。鼻洞者，涕液流泄于鼻也。颃颡之窍不开，则清气不行，清气不行，则浊液聚而下出。由于分气之失职也。是故厌小而疾薄，则发气疾；速也。其开阖利，其出气易；其厌大而厚，则开阖难，其气出迟，故重言也。重言，言语謇涩之谓。人卒然无音者，寒气客于厌，则厌不能发，发不能下，至其开阖不致，不能也。故无音。寒气客于会厌，则气道不利，既不能发纵而高，又不能低抑而下，开阖俱有不便。故卒然失音。此下言刺法。足之少阴，上系于舌，络于横骨，终于会厌。两泻其血脉。刺两足之太溪穴，浊气乃辟，辟，开也。观此节之义，凡有虚劳而渐致失音者，亦属肾经，其治当同此法。会厌之脉，上络任脉，取之天突，其厌乃发也。天突为阴维任脉之会，取治暴喑。

《灵枢·寒热篇》

寒热瘰疬在于颈腋者，此皆鼠瘘，有寒热之毒气也，留于脉而不去者也。瘰疬，一名鼠瘘疮，生于颈腋间，乃阳明、少阳两经之所属。鼠瘘之本，皆在于脏，其末上出于颈腋之间，其浮于脉中，而未内着于肌肉，而外为脓血者，易去也。从其本引其末，此谓治法，去其致之之本，则外见之末，自可引而衰也。审按其道以予之，予，与之针也，徐往徐来以去之，其小如脉者，初起也。一刺知，三刺而已。《骨空论》曰：刺寒府。

《灵枢·邪客篇》

持针纵舍奈何？纵言从缓，舍言弗用也。必先明知十二经脉之本末，皮肤之寒热，脉之盛衰滑涩。其脉滑而盛者，病日进；虚而细者，久以持；大以涩者，为痛痹。此言病气之盛，及元气之虚者，皆难取速效，当从缓治，以渐除之者也。阴阳如一者，病难治。表里俱伤，血气皆败者，是为阴阳如一，刺之必反甚，当舍而勿刺也。其本末尚热者，病尚在。胸腹脏腑为本，经络四肢为末，尚热者，余邪未尽也，宜从缓治。其热已衰者，其病亦去矣。可舍针也。持其尺，察其肉之坚脆、小大、滑涩、脉形。寒温、燥湿。体气。因视目之

五色以知五藏而決死生目爲五藏六府之精視其血脈視陷下與否察其色察血脈之五色以知其寒熱痛痹如是可以行持鍼縱舍之法

持鍼之道欲端以正安以靜先知虛實而行疾徐左指執骨右手循之無與肉裹鍼入必中其穴故無與肉裹寫欲端以正補必閉膚輔鍼導氣邪得淫泆眞氣得居此持鍼縱舍之道也

肺心有邪其氣留於兩肘在肺則尺澤在心則少海之次留當作流下同肝有邪其氣留於兩腋期門淵腋等穴之次脾有邪其氣留於兩髀脾與胃合其脈皆自脛股上出衝門氣衝之間故邪氣留於髀跨者爲脾經之病腎有邪其氣留於兩膕腎與膀胱爲表裏其經皆出膝後陰谷委中之間故邪氣留於兩膕者爲腎經之病凡此八虛者皆機關之室眞氣之所過血絡之所遊邪氣

鍼灸逢源　卷一

惡血固不得住留住留則傷經絡骨節機關不得屈伸故痀攣也兩肘兩腋兩髀兩膕皆筋骨之隙氣血之所流注者故曰八虛正氣居之則爲用邪氣居之則傷經絡機關而屈伸不利此八虛可候五藏也機樞機也關要會處也室猶房室也

靈樞論疾診尺

診目痛赤脈從上下者太陽病從下上者陽明病從外走內者少陽病

靈樞刺節眞邪篇

刺有五節一曰振埃二曰發矇三曰去爪四曰徹衣五曰解惑

振埃者刺外去陽病也振埃猶振落塵埃故取其外經可以去陽病也陽氣大逆上滿於胸中憤䐜肩息大氣逆上喘喝

五色，以知五脏而决死生。目为五脏六腑之精。视其血脉，视陷下与否。察其色，察血脉之五色。以知其寒热痛痹。如是可以行持针纵舍之法。

持针之道，欲端以正，安以静，先知虚实，而行疾徐。左指执骨，右手循之，无与肉裹。针入必中其穴，故无与肉裹。泻欲端以正，补必闭肤，辅针导气，邪得淫泆，真气得居。此持针纵舍之道也。

肺心有邪，其气留于两肘；在肺则尺泽，在心则少海之次。留，当作流，下同。肝有邪，其气留于两腋；期门、渊腋等穴之次。脾有邪，其气留于两髀；脾与胃合，其脉皆自胫股上，出冲门、气冲之间，故邪气留于髀跨者，为脾经之病。肾有邪，其气留于两腘。肾与膀胱为表里，其经皆出膝后阴谷、委中之间，故邪气留于两腘者，为肾经之病。凡此八虚者，皆机关之室，真气之所过，血络之所游，邪气恶血，固不得住留，住留则伤经络，骨节机关，不得屈伸，故痀挛也。两肘、两腋、两髀、两腘，皆筋骨之隙，气血之所流注者，故曰八虚。正气居之则为用，邪气居之则伤经络机关而屈伸不利，此八虚可候五脏也。机，枢机也。关，要会处也。室，犹房室也。

《灵枢·论疾诊尺》

诊目痛，赤脉从上下者，太阳病；从下上者，阳明病；从外走内者，少阳病。

《灵枢·刺节真邪篇》

刺有五节：一曰振埃，二曰发朦，三曰去爪，四曰彻衣，五曰解惑。

振埃者，刺外去阳病也。振埃，犹振落尘埃，故取其外经，可以去阳病也。阳气大逆，上满于胸中，愤䐜肩息，大气逆上，喘喝

坐伏、病惡埃烟、餶古噎字不得息、皆陽邪在上之症取之天容手太陽其欬上氣窮詘音屈胸痛者取之廉泉任脉血變而止

發朦者刺府輸去府病也發朦如去其蒙蔽也耳無所聞目無所見刺此者必於日中陽王氣行之時刺其聽宮中其眸子、聽宮手太陽脉也與目相通故能中其眸子刺之而聲應於耳乃其穴也刺邪以手堅按其兩鼻竅而疾偃臥其聲必應於鍼也

去爪者刺關節肢絡也去爪猶脱去餘爪故取關節肢絡可以去血道不通之病

腰脊者身之大關節也肢脛者人之管鍵也以趨翔也莖垂者前陰宗筋身中之機可見命門元氣盛衰陰精之候精由此泄津液之道也故飲食不節喜怒不時津液內溢乃下流於睾血

道不通日大不休俛仰不便趨翔不能此病榮然有水不上不下鈹石所取形不可匿常不得蔽不可蔽匿等症即癩疝之類常察在何經以取其關節肢絡故命曰去爪

徹衣者盡刺諸陽之奇輸也陰氣不足則內熱陽氣有餘則外熱內熱相搏熱於懷炭外畏綿帛近不欲衣不可近身畏氣又不可近席憎衣腠理閉塞則汗不出舌焦唇稿腊乾嗌燥飲食不讓美惡取之天府手太陰經大杼中膂俱足太陽以去其熱補足手太陰大都太淵以出其汗熱去汗稀此治傷寒邪熱之類也疾於徹衣言病除之速有如徹去衣服也

解惑者盡知調陰陽補寫有餘不足相傾移也解惑猶解其迷

坐伏，病恶埃烟，餶古噎字。不得息，皆阳邪在上之症。取之天容。手太阳。其咳上气，穷诎，音屈。胸痛者，取之廉泉，任脉。血变而止。

发朦者，刺腑输，去腑病也。发朦，如去其蒙蔽也。耳无所闻，目无所见，刺此者必于日中，阳王气行之时。刺其听宫，中其眸子，听宫，手太阳脉也，与目相通，故能中其眸子，刺之而声应于耳，乃其穴也。刺邪以手坚按其两鼻窍，而疾偃，卧。其声必应于针也。

去爪者，刺关节肢络也。去爪，犹脱去余爪，故取关节肢络，可以去血道不通之病。

腰脊者，身之大关节也。肢胫者，人之管，键也。以趋翔也。

茎垂者，前阴宗筋。身中之机，可见命门元气盛衰。阴精之候，精由此泄。津液之道也。故饮食不节，喜怒不时，津液内溢，乃下流于睾，血道不通，日大不休，俯仰不便，趋翔不能。此病荥然有水，不上不下，铍石所取，形不可匿，常不得蔽，不可蔽匿等症，即癞疝之类，常察在何经，以取其关节肢络。故命曰去爪。

彻衣者，尽刺诸阳之奇输也。阴气不足则内热，阳气有余则外热。内热相搏，热于怀炭，外畏绵帛近，不欲衣。不可近身，畏气。又不可近席，憎衣。腠理闭塞，则汗不出，舌焦，唇槁腊干，嗌燥，饮食不让美恶。取之天府、手太阴经。大杼、中膂，俱足太阳，以去其热；补足手太阴，大都、太渊。以出其汗。热去汗稀，此治伤寒邪热之类也。疾于彻衣。言病除之速有如彻去衣服也。

解惑者，尽知调阴阳补泻，有余不足，相倾移也。解惑，犹解其迷

惑故在盡知陰陽調其虛實可以移易其病也。大風在身，血脉偏虛，輕重不得，顛倒無常，甚於迷惑。此即中風之類寫其有餘，補其不足，陰陽平復。用鍼若此，疾於解惑。

陰陽者，寒暑也。熱則滋雨而在上，地氣上蒸根荄少汁，物之氣亦不在下，而在上人氣在外，皮膚緩，腠理開，血氣減，汗大泄，皮淖澤；以人身論之，其氣之在表者如此寒則地凍水冰，天地氣寒人氣在中，皮膚緻，腠理閉，汗不出，血氣強，肉間澀。當是之時，善行水者，不能往水；水成冰，故不能使之往流善穿地者，不能鑿凍；地正凍，故不能鑿善用鍼者，亦不能取四厥；四支厥逆血脉凝結，堅搏不往來者，亦未可卽柔。故行水者，必待天溫，冰釋凍解，而水

可行，地可穿也。人脉猶是也，治厥者，必先熨調，和其經，掌與腋、肘與脚、項與脊以調之，火氣已通，血脉乃行，然後視其病，脉淖澤者，刺而平之；堅緊者，破而散之，氣下乃止。此所謂以解結者也。

上寒下熱，陽虛於上，而實於下也。先刺其項太陽，久留之，大杼、天柱等穴，留其鍼而補之。已刺則熨項與肩胛，令熱下合乃止，此所謂推而上之者也。刺後當溫熨肩項之間，候其氣至，上熱與下相合，乃止其鍼，此推其下者而使之上也。

上熱下寒，陽實於上而虛於下也。視其虛脉而陷之於經絡者取之，此所謂引而下之者也。當視其虛陷之經，取而補之，使其陽氣下行而後止，此引而下之之謂也。

大熱徧身，狂而妄見、妄聞、妄言，視足陽

惑，故在尽知阴阳，调其虚实，可以移易其病也。大风在身，血脉偏虚，轻重不得，颠倒无常，甚于迷惑。此即中风之类。泻其有余，补其不足，阴阳平复。用针若此，疾于解惑。

阴阳者，寒暑也。热则滋雨而在上，地气上蒸。根荄少汁，物之气亦不在下，而在上。人气在外，皮肤缓，腠理开，血气减，汗大泄，皮淖泽；以人身论之，其气之在表者如此。寒则地冻水冰，天地气寒。人气在中，皮肤致，腠理闭，汗不出，血气强，肉间涩。当是之时，善行水者，不能往水；水成冰，故不能使之往流。善穿地者，不能凿冻；地正冻，故不能凿。善用针者，亦不能取四厥；四肢厥逆。血脉凝结，坚搏不往来者，亦未可即柔。故行水者，必待天温，冰释冻解，而水可行，地可穿也。人脉犹是也，治厥者，必先熨调，和其经，掌与腋、肘与脚、项与脊以调之，火气已通，血脉乃行，然后视其病，脉淖泽者，刺而平之；坚紧者，破而散之，气下乃止。此所谓以解结者也。

上寒下热，阳虚于上，而实于下也。先刺其顶太阳，久留之，大杼、天柱等穴，留其针而补之。已刺则熨项与肩胛，令热下合乃止，此所谓推而上之者也。刺后当温熨肩项之间，候其气至，上热与下相合，乃止其针，此推其下者而使之上也。

上热下寒，阳实于上而虚于下也。视其虚脉而陷之于经络者取之，此所谓引而下之者也。当视其虚陷之经，取而补之，使其阳气下行而后止，此引而下之之谓也。

大热遍身，狂而妄见、妄闻、妄言，视足阳

明及大絡取之虛者補之血而實者寫之因其偃臥居其頭前以兩手四指挾按頸脉動即人迎大迎處久持之卷而切推下至缺盆中而復止如前熱去乃止此所謂推而散之也三陽在頭故可獨取人迎而推散其熱也

眞氣者所受於天與穀氣并而充身者也眞氣即元氣也正氣者正風也從一方來非實風又非虛風也風得時之正者是為正風故又曰正氣從一方來者謂正風實風本同一方也然正風之來徐而和實風之來暴而烈故與虛風對言也邪氣者虛風之賊傷人也其中人也深不能自去從衝後來者為虛風詳九宮八風正風者其中人也淺合而自去其氣來柔弱不能勝眞氣故自去謂邪與正合而正勝之故自去虛邪之中人也

灑淅動形起毫毛而發腠理其入深內搏於骨則為骨痺搏於筋則為筋攣搏於脉中則為血閉不通則為癰搏於肉與衛氣相搏陽勝者則為熱陰勝者則為寒寒則眞氣去去則虛虛則寒搏於皮膚之間陽勝則熱陰勝則寒皆邪氣也獨曰寒則眞氣去蓋氣屬陽人以氣為主寒勝則陽虛所重在氣也其氣外發腠理開毫毛搖氣往來行則為痒留而不去則痺衛氣不行則為不仁邪之在表者其氣外發或腠理開則汗為不斂或毫毛動搖則毛悴而敗或氣往來行則流而為痒或邪留不去則痛而為痺若衛氣受傷虛而不行則不知痛痒是謂不仁虛邪偏客於身半其入深內居營衛營衛稍衰則眞氣去邪氣獨留發為偏枯其邪氣淺者脉偏痛虛邪之入於身也深寒與

明及大络取之，虚者补之，血而实者泻之。因其偃卧，居其头前，以两手四指挟按颈脉动，即人迎、大迎处。久持之，卷而切推，下至缺盆中，而复止如前，热去乃止，此所谓推而散之也。三阳在头，故可独取人迎而推散其热也。

真气者，所受于天，与谷气并而充身者也。真气，即元气也。正气者，正风也，从一方来，非实风，又非虚风也。风得时之正者，是为正风故。又曰：正气从一方来者，谓正风、实风，本同一方也。然正风之来，徐而和；实风之来，暴而烈，故与虚风对言也。邪气者，虚风之贼伤人也，其中人也深，不能自去。从冲后来者为虚风，详九宫八风。正风者，其中人也浅，合而自去，其气来柔弱，不能胜真气，故自去。谓邪与正合，而正胜之，故自去。虚邪之中人也，洒淅动形，起毫毛而发腠理。其入深，内搏于骨，则为骨痹；搏于筋，则为筋挛；搏于脉中，则为血闭不通，则为痈；搏于肉，与卫气相搏，阳胜者则为热，阴胜者则为寒。寒则真气去，去则虚，虚则寒搏于皮肤之间。阳胜则热，阴胜则寒，皆邪气也。独曰：寒则真气去，盖气属阳，人以气为主，寒胜则阳虚，所重在气也。其气外发，腠理开，毫毛摇，气往来行则为痒，留而不去则痹。卫气不行，则为不仁。邪之在表者，其气外发，或腠理开，则汗为不敛，或毫毛动摇则毛悴而败，或气往来行，则流而为痒，或邪留不去，则痛而为痹。若卫气受伤，虚而不行，则不知痛痒，是谓不仁。虚邪偏客于身半，其入深，内居营卫，营卫稍衰，则真气去，邪气独留，发为偏枯。其邪气浅者，脉偏痛。虚邪之入于身也深，寒与热相搏，久留而内着，寒胜其热，则骨疼肉枯；伤于阳也。热胜其寒，则烂肉腐肌为脓，伤于阴也。内伤骨，内伤骨为骨蚀。最深者，内伤于骨，是为骨蚀，谓侵蚀及骨也。有所疾前筋，筋屈不得伸，邪气居其间而不反，发为筋溜；言疾有始于筋者，筋初着邪，则筋屈不得伸。若久居其间而不退，则发为筋溜，有所流注而结聚于筋也，即赘瘤之属，下仿此。有所结，气归之，卫气留之，不得反，津液久留，合而为肠溜。邪有所结，气必归之，故致卫气失常，留而不反，则稸积于中，流注于肠胃之间，乃结为肠溜。久者数岁乃成，以手按之柔。已有所结，气归之，津液留之，邪气中之，凝结日以易甚，连以聚居，为昔瘤，其始按之虽柔，或上或下，已有所结，及其久也，气渐归之，津液留之，复中邪气，则易于日甚，乃结为昔瘤，昔瘤者非一朝夕之谓。以手按之坚。有所结，深中骨，气因于骨，骨与气并，日以益大，则为骨疽。又有按之而坚者，其结日大，名为附骨疽也。有所结，中于肉，宗气归之，邪留而不去，有热则化而为脓，无热则为肉疽。宗，大也。以阳明之气为言。邪留为热，则溃腐肌肉故为脓，无热则结为粉浆之属，聚而不散是为肉疽。凡此数气者，其发无常处，而有常名也。

《灵枢·卫气行》

岁有十二月，日有十二辰，子午为经，卯酉为纬。天象定者为经，动者为纬，子午当南北二极，居其所而不移，故为经。卯酉常东升西降，列宿周旋无已，故为纬。天周二十八宿，而一面七星，四七二十八星。东方：角、亢、氐、房、心、尾、箕；北方：斗、牛、女、虚、危、室、壁；西方：奎、娄、胃、昴、毕、觜、参；南方：井、鬼、柳、星、张、翼、轸，是为四七二十八星。房昴为纬，房在卯，昴在酉。虚张为经，虚在子，张在午。是故房至毕为阳，其位在卯辰、巳午、未申。昴至心为阴。其位在酉戌、亥子、丑寅。阳主昼，阴主夜。故卫气之行，一日一夜五十周于身，昼日行于阳二十五周，自足太阳经至手阳明经，详见下文。夜行于阴二十五周，周于五岁。按：经言自足少阴经而行手少阴经、手太阴经、足厥阴经、足太阴经。此独遗手厥阴经，当于他篇参详。岁当作脏，谓天之阳主昼，人之阳主腑，故卫气昼则行于阳分二十五周。天之阴主夜，人之阴主脏，故夜则周于五脏。

是故平旦阴尽，阳气出于目。睛明穴。目张则气上行于头，循项下足太阳，循背下至小指之端，至阴穴。其散者，别于目锐眦，下手太阳，下至手小指之间外侧。少泽穴。其散者，别于目锐眦，瞳子髎。下足少阳，注小指次指之间，窍阴穴。以上循手少阳之分侧，下至小指次指之间。关冲穴。别者以上至耳前，合于颔脉，承泣、颊车之分。注足阳明，以下行至跗上，入次指之间。厉兑穴。其散者，从耳下下手阳明，入大指次指之间，入掌中，其至于足也，入足心，出内踝，下行阴分，复合于目，故为一周。

《灵枢·九针篇》

夫圣人之起天地之数也，一而九之，故以立九野。九而九之，九九八十一，以起黄钟数焉，以针应数也。

一者天也，天者阳也。五脏之应天者肺，肺者，五脏六腑之盖也。皮者，肺之合也，人之阳也。故为之治针，必以大其头而

銳其末令毋得深入而陽氣出所用在淺但欲出其陽邪耳二者地
也人之所以應土者肉也故爲之治鍼必筩其身而圓
其末令毋得傷肉分傷則氣得竭三者人也人之所以
成生者血脈也故爲之治鍼必大其身而圓其末令可
以按脈勿陷以致其氣令邪氣獨出用在按脈致氣以出其邪勿得過深
陷於血脈之分也四者時也時者四時八風之客於經絡之中
爲瘤病者也瘤留也故爲之治鍼必筩其身而鋒其末令
可以寫熱出血而痼病竭五者音也音者冬夏之分分
於子午陰與陽別寒與熱爭兩氣相搏合爲癰膿者也
故爲之治鍼必令其末如劍鋒可以取大膿六者律也

律者調陰陽四時而合十二經脈虛邪客於經絡而爲
暴痺者也故爲之治鍼必令尖如氂同毫且圓且銳中身
微大以取暴氣七者星也星者人之七竅邪之所客於
經而爲痛痺舍於經絡者也故爲之治鍼令尖如蚊虻
喙靜以徐往微以久留正氣因之眞邪俱往出鍼而養
者也用在微細徐緩漸散其邪以養眞氣八者風也風者人之股肱八節
也八正之虛風八風傷人內舍於骨解腰脊節腠理之
間爲深痺也故爲之治鍼必長其身鋒其末可以取深
邪遠痺九者野也野者人之節解皮膚之間也淫邪流
溢於身如風水之狀而溜不能過於機關大節者也故

锐其末，令毋得深入而阳气出。所用在浅，但欲出其阳邪耳。

二者地也，人之所以应土者，肉也。故为之治针，必筒其身而圆其末，令毋得伤肉分，伤则气得竭。

三者人也，人之所以成生者，血脉也。故为之治针，必大其身而圆其末，令可以按脉勿陷，以致其气，令邪气独出。用在按脉致气以出其邪，勿得过深陷于血脉之分也。

四者时也，时者，四时八风之客于经络之中，为瘤病者也。瘤，留也。故为之治针，必筒其身而锋其末，令可以泻热出血，而痼病竭。

五者音也，音者冬夏之分，分于子午。阴与阳别，寒与热争，两气相搏，合为痈脓者也。故为之治针，必令其末如剑锋，可以取大脓。

六者律也，律者调阴阳四时而合十二经脉，虚邪客于经络而为暴痹者也。故为之治针，必令尖如牦毫同。且圆且锐，中身微大，以取暴气。

七者星也，星者人之七窍，邪之所客于经，而为痛痹，舍于经络者也。故为之治针，令尖如蚊虻喙，静以徐往，微以久留，正气因之，真邪俱往，出针而养者也。用在微细徐缓，渐散其邪，以养真气。

八者风也，风者，人之股肱八节也。八正之虚风，八风伤人，内舍于骨解腰脊节腠理之间，为深痹也。故为之治针，必长其身，锋其末，可以取深邪远痹。

九者野也，野者，人之节解皮肤之间也。淫邪流溢于身，如风水之状，而溜不能过于机关大节者也。故爲之治鍼令小大如挺其鋒微圓以取大氣之不能過於關節者也九鍼圖在卷三身形之應九野也左足應立春其日戊寅己丑此左足應艮宮東北方也立春後東北節氣也寅丑二日東北日辰也故其氣皆應於艮宮然乾坤艮巽四隅之宮也震兌坎離四正之宮也土王於四季故四隅之宮皆應戊己而四震之宮各有所王後倣此左脇應春分其日乙卯此左脇應正宮正東方也春分後正東節氣也乙卯日東方之正也故其氣皆相應左手應立夏其日戊辰己巳此左手應巽宮東南方也立夏後東南節氣也戊辰己巳東南日辰也故其氣皆相應膺喉首頭應夏至其日丙午膺喉首頭應離宮正南方也夏至後正南節氣也丙午日南方之正也故其氣皆相應右手應立秋其日戊申己未此右手應坤宮西南方也立秋後西南節氣戊申己未西南日辰也故其氣皆相應

右脇應秋分其日辛酉此右脇應兌宮正西方也秋分後正西節氣也辛酉日西方之正也故其氣皆相應右足應立冬其日戊戌己亥此右足應乾宮西北方也立冬後西北節氣也戊戌己亥西北日辰也故其氣皆相應腰尻下竅應冬至其日壬子此腰尻下竅應坎宮正北方也冬至後正北節氣也壬子日北方之正也故其氣皆相應六府膈下三藏應中州其大禁大禁太乙所在之日及諸戊己此膈下應中宮也膈下腹中也三藏肝脾腎也六府三藏俱在膈下腹中故應中州其大禁者在太乙所在之日及諸戊己日蓋戊己屬土雖寄王於四季而實爲中宮之辰故其氣應亦如太乙即冬至居叶蟄宮四十六日立春居天留宮四十六日之類是也○張景岳曰九宮八風篇止言八宮而不及中宮此節乃言中宮太乙所在之日意者於八宮太乙數中凡值四季土王用事之日即中宮太乙之期也惟博者正之凡此九者九宮善候八正所在之處八正即八方王氣之所在太乙之謂也九宮定則八正之氣可

为之治针，令小大如挺，其锋微圆，以取大气之不能过于关节者也。九针图在卷三。

身形之应九野也，左足应立春，其日戊寅己丑。此左足应艮宫，东北方也。立春后，东北节气也。寅丑二日，东北日辰也，故其气皆应于艮宫。然乾坤艮巽，四隅之宫也。震兑坎离，四正之宫也。土王于四季，故四隅之宫皆应戊己，而四震之宫各有所王，后仿此。

左胁应春分，其日乙卯。此左胁应正宫，正东方也。春分后，正东节气也。乙卯日，东方之正也，故其气皆相应。左手应立夏，其日戊辰己巳。此左手应巽宫，东南方也。立夏后，东南节气也。戊辰己巳，东南日辰也，故其气皆相应。

膺喉首头应夏至，其日丙午。膺喉首头，应离宫正南方也。夏至后，正南节气也。丙午日，南方之正也，故其气皆相应。右手应立秋，其日戊申己未。此右手应坤宫，西南方也。立秋后，西南节气也。戊申己未，西南日辰也，故其气皆相应。

右胁应秋分，其日辛酉。此右胁应兑宫，正西方也。秋分后正西节气也，辛酉日，西方之正也，故其气皆相应。右足应立冬，其日戊戌己亥。此右足应乾宫，西北方也。立冬后，西北节气也。戊戌己亥，西北日辰也，故其气皆相应。腰尻下窍应冬至，其日壬子。此腰尻下窍应坎宫，正北方也。冬至后，正北节气也。壬子日，北方之正也，故其气皆相应。

六腑膈下三脏应中州，其大禁，大禁太乙所在之日，及诸戊己。此膈下，应中宫也。膈下，腹中也。三脏，肝脾肾也。六腑三脏，俱在膈下腹中，故应中州。其大禁者，在太乙所在之日，及诸戊己日，盖戊己属土，虽寄王于四季，而实为中宫之辰，故其气应亦如太乙，即冬至居叶蛰宫四十六日，立春居天留宫四十六日之类是也。张景岳曰：《九宫八风篇》止言八宫，而不及中宫，此节乃言中宫太乙所在之日，意者于八宫太乙数中，凡值四季土王用专之日，即中宫太乙之期也。惟博者正之。

凡此九者，九宫。善候八正所在之处，八正，即八方王气之所在，太乙之谓也。九宫定则八正之气可

候矣所主左右上下身體有癰腫者欲治之無以其所直之日潰治之是謂天忌日也太乙所在天忌圖在卷三

靈樞癰疽篇

寒邪客於經絡之中則血濇血濇則不通不通則衛氣歸之不得復反故癰腫言其留聚不散也寒氣化為熱熱勝則腐肉肉腐則為膿膿不寫則爛筋筋爛則傷骨骨傷則髓消不當骨空不得泄寫血枯空虛則筋骨肌肉不相榮經脉敗漏熏於五藏藏傷故死矣癰毒由淺至深傷藏則死如下文所云

癰發於嗌中名曰猛疽猛疽不治化為膿膿不寫塞咽半日死其化為膿者寫則合豕膏冷食三日已猛疽

言為害之急也若膿已寫當服豕膏可以愈之即猪脂之煉淨者也發於頸前頸也名曰天疽其癰大以赤黑毒甚也不急治則熱氣下入淵腋前傷任脉內熏肝肺熏肝肺十餘日而死矣陽氣大發邪熱之甚也消腦留項名曰腦爍其色不樂傷乎神也項痛而如刺以鍼毒之銳也煩心者死不可治邪犯其藏故不可治發於肩及臑名曰疵癰其狀赤黑急治之此令人汗出至足不害五藏癰發四五日逞焫之逞疾也焫艾炷也發於腋下赤堅者名曰米疽治之以砭石欲細而長疎砭之塗以豕膏六日已勿裹之其癰堅而不潰者為馬刀挾纓急治之此即瘰癧也挾纓經脉篇作俠癭發於胸名曰井疽其狀如大豆

候矣。所主左右上下身体有痈肿者，欲治之，无以其所直之日溃治之。是谓天忌日也。太乙所在天忌图在卷三。

《灵枢·痈疽篇》

寒邪客于经络之中则血涩，血涩则不通，不通则卫气归之，不得复反，故痈肿。言其留聚不散也。寒气化为热，热胜则腐肉，肉腐则为脓，脓不泻则烂筋，筋烂则伤骨，骨伤则髓消，不当骨空，不得泄泻，血枯空虚，则筋骨肌肉不相荣，经脉败漏，熏于五脏，脏伤故死矣。痈毒由浅至深，伤脏则死，如下文所云。

痈发于嗌中，名曰猛疽。猛疽不治，化为脓，脓不泻，塞咽，半日死。其化为脓者，泻则合豕膏，冷食，三日已。猛疽，言为害之急也。若脓已，泻当服豕膏可以愈之，即猪脂之练净者也。

发于颈，前颈也。名曰天疽。其痈大以赤黑，毒甚也。不急治，则热气下入渊腋，前伤任脉，内熏肝肺，熏肝肺，十余日而死矣。

阳气大发，邪热之甚也。消脑留项，名曰脑烁。其色不乐，伤乎神也。项痛而如刺以针，毒之锐也。烦心者，死不可治。邪犯其脏，故不可治。

发于肩及臑，名曰疵痈。其状赤黑，急治之，此令人汗出至足，不害五脏，痈发四五日逞焫之。逞，疾也。焫，艾炷也。

发于腋下赤坚者，名曰米疽。治之以砭石，欲细而长，疏砭之，涂以豕膏，六日已，勿裹之。其痈坚而不溃者，为马刀挟缨。急治之。此即瘰疬也，挟缨，《经脉篇》作侠瘿。

发于胸，名曰井疽。其状如大豆，

三四日起不早治下入腹不治七日死矣發於胸者能熏心肺若不早治而使之入腹毒尤甚矣故死期之速如此 發於膺名曰甘疽色青其狀如穀實菰𦼮即栝樓也言癰所結聚形如穀實之纍纍栝樓之軟而不潰中有所蓄如子也此症延綿難愈蓋即乳癰之屬 發於脇名曰敗疵敗疵者女子之病也灸之其病大癰膿治之其中乃有生肉大如赤小豆剉陵翹草根各一升以水一斗六升煮之竭為取三升則強飲厚衣坐於釜上令汗出至足已陵芰也翹連翹也二草之根俱能解毒故各用一升大約古之一升得今之三合有零以水一斗六升煮取三升俱折數類此 發於股脛大股也名曰股脛疽其狀不甚變赤形不顯也而癰膿搏骨言膿著於骨今人所謂貼骨癰也不急治三十日死矣 發於尻名曰

銳疽其狀赤堅大急治之不治三十日死矣 發於股陰名曰赤施不急治六十日死在兩股之內不治十日而當死股陰大股內側也當足太陰箕門血海及足厥陰五里陰包之間皆陰氣所聚之處故不治則死若兩股俱病則傷陰之極其死尤速 發於膝名曰疵癰其狀大癰色不變寒熱如堅石勿石石之者死須其柔乃石之者生膝癰未成而石之者傷其筋之府故致於死若柔則膿成矣砭之無害也 諸癰疽之發於節而相應者不可治也發於陽者百日死發於陰者三十日死諸節者神氣之所遊行出入也皆不宜有癰毒之患若其相應則發於上而應於下發於左而應於右其害尤甚為不可治然發於三陽之分者毒淺在府其死稍緩發於三陰之分者毒深在藏不能出一月也 發於脛名曰兔齧其狀赤至骨急治之不治害人

三四日起，不早治，下入腹，不治，七日死矣。发于胸者，能熏心肺，若不早治，而使之入腹，毒尤甚矣，故死期之速如此。

发于膺，名曰甘疽。色青，其状如谷实瓜蒌，即栝蒌也，言痈所结聚，形如谷实之累累，栝蒌之软而不溃，中有所蓄如子也。此症延绵难愈，盖即乳痈之属。

发于胁，名曰败疵。败疵者，女子之病也，灸之，其病大痈脓，治之，其中乃有生肉，大如赤小豆，锉陵翘草根各一升，以水一斗六升煮之，竭为取三升，则强饮，厚衣坐于釜上，令汗出至足已。陵，芰也；翘，连翘也。二草之根，俱能解毒，故各用一升，大约古之一升，得今之三合有零。以水一斗六升，煮取三升，俱折数类此。

发于股胫，大股也。名曰股胫疽，其状不甚变赤形不显也。而痈脓搏骨，言脓着于骨，今人所谓贴骨痈也。不急治，三十日死矣。

发于尻，名曰锐疽。其状赤坚大，急治之，不治，三十日死矣。

发于股阴，名曰赤施。不急治，六十日死。在两股之内，不治，十日而当死。股阴，大股内侧也，当足太阴箕门、血海，及足厥阴五里、阴包之间，皆阴气所聚之处，故不治则死。若两股俱病，则伤阴之极，其死尤速。

发于膝，名曰疵痈。其状大痈，色不变，寒热如坚石，勿石，石之者死，须其柔，乃石之者生。膝痈未成而石之者，伤其筋之府，故致于死。若柔，则脓成矣，砭之无害也。

诸痈疽之发于节而相应者，不可治也。发于阳者，百日死；发于阴者，三十日死。诸节者，神气之所游行出入也，皆不宜有痈毒之患，若其相应，则发于上而应于下，发于左而应于右，其害尤甚，为不可治。然发于三阳之分者，毒浅在腑，其死稍缓。发于三阴之分者，毒深在脏，不能出一月也。

发于胫，名曰兔啮。其状赤至骨，急治之，不治害人也。兎齧，如有所齧傷也。發於內踝，名曰走緩。其狀癰也，色不變，數石其輸，砭其所腫之處也。而止其寒熱不死。發於足上下，名曰四淫。其狀大癰，急治之，百日死。陽受氣於四末，而大癰淫於其間，陽毒之盛極也，當急治。否則眞陰日敗，故逾三月而死。發於足傍，名曰厲癰。其狀不大，初如小指發，急治之，去其黑者，不消輒益。謂初如小指而不治，則日以益大也。不治，百日死。發於足指，名曰脫癰。其狀赤黑，死不治；不赤黑不死。不衰，急斬之，不則死矣。癰發於足者，多爲凶候。至於足指，皆六井所出，而癰色赤黑，其毒尤甚。若無衰退之狀，則急當斬去其指，庶得保生，否則毒氣連藏，必至死矣。榮衛稽留於經脈之中，則血濇而不行，不行則衛氣從之而不通，壅遏而不得行，故熱。大熱不止，熱

勝則肉腐，腐則爲膿。然不能陷骨髓，不爲焦枯，五藏不爲傷，故命曰癰。此辨癰之浮淺在表也。熱氣淳盛，下陷肌膚，筋髓枯，內連五藏，血氣竭。當其癰下，筋骨良肉皆無餘，故命曰疽。此言疽之毒深，故內連五藏，外敗筋骨良肉也。疽者，上之皮夭以堅，上如牛領之皮。言皮色黑黯不澤也。癰者其皮上薄以澤，此其候也。

也。兔啮，如有所啮伤也。

发于内踝，名曰走缓。其状痈也，色不变，数石其输，而止砭其所肿之处也。其寒热，不死。

发于足上下，名曰四淫。其状大痈，急治之，百日死。阳受气于四末，而大痈淫于其间，阳毒之盛极也，当急治。否则真阴日败，故逾三月而死。

发于足旁，名曰厉痈。其状不大，初如小指发，急治之，去其黑者，不消辄益。谓初如小指而不治，则日以益大也。不治，百日死。

发于足指，名曰脱痈。其状赤黑，死不治，不赤黑不死。不衰，急斩之，不则死矣。痈发于足者，多为凶候。至于足指，皆六井所出，而痈色赤黑，其毒尤甚。若无衰退之状，则急当斩去其指，庶得保生，否则毒气连脏，必至死矣。

荣卫稽留于经脉之中，则血涩而不行，不行则卫气从之而不通，壅遏而不得行，故热。大热不止，热胜则肉腐，腐则为脓。然不能陷，骨髓不为焦枯，五脏不为伤，故命曰痈。此辨痈之浮浅，在表也。

热气淳盛，下陷肌肤，筋髓枯，内连五脏，血气竭。当其痈下，筋骨良肉皆无余，故命曰疽。此言疽之毒深，故内连五脏，外败筋骨良肉也。疽者，上之皮夭以坚，上如牛领之皮。言皮色黑黯不泽也。痈者其皮上薄以泽。此其候也。

鍼灸逢源續刻卷一

吳縣李學川三源輯

靈樞經文補遺

邪氣藏府病形首節

身半已上者，邪中之也。陽受風氣 身半已下者，濕中之也。陰受濕氣 諸陽之會，皆在於面。中人也，方乘虛時及新用力，若飲食汗出，腠理開而中於邪。中於面則下陽明，中於項則下太陽，中於頰則下少陽，其中於膺背兩脇，亦中其經。即三陽之經 中於陰者，常從臂胻始。夫臂胻，其陰皮薄，其肉淖音鬧澤，故俱受於風，獨傷於陰。臂胻內廉曰陰，手足三陰之所行也

故邪入於陰經，則其藏氣實，邪氣入而不能客，故還之於府。故中陽則溜於經，中陰則溜於府。如心之及小腸，此邪中三陰，亦有表症也

愁憂恐懼則傷心，形寒寒飲則傷肺，肺合皮毛而畏寒 以其兩寒相感，中外皆傷，故氣逆而上行。形寒傷外，飲寒傷內 有所墮墜，惡血留內，若有所大怒，氣上而不下，積於脇下則傷肝。有所擊仆，若醉入房，汗出當風則傷脾，有所用力舉重，若入房過度，汗出浴水則傷腎。此言邪中五藏

本神次官鍼篇之後

天之在我者德也，地之在我者氣也。德流氣薄而生者

《针灸逢源》续刻卷一

吴县李学川三源辑

《灵枢》经文补遗

《邪气藏府病形》首节

身半以上者，邪中之也；阳受风气。身半以下者，湿中之也。阴受湿气。诸阳之会，皆在于面。中人也，方乘虚时及新用力，若饮食汗出，腠理开而中于邪。中于面则下阳明，中于项则下太阳，中于颊则下少阳，其中于膺背两胁，亦中其经。即三阳之经。中于阴者，常从臂胻始。夫臂胻，其阴皮薄，其肉淖音闹。泽，故俱受于风，独伤于阴。臂胻内廉曰阴，手足三阴之所行也。故邪入于阴经，则其脏气实，邪气入而不能客，故还之于腑。故中阳则溜于经，中阴则溜于腑。如心之及小肠，此邪中三阴，亦有表症也。

愁忧恐惧则伤心，形寒寒饮则伤肺，肺合皮毛而畏寒。以其两寒相感，中外皆伤，故气逆而上行。形寒伤外，饮寒伤内。有所堕坠，恶血留内，若有所大怒，气上而不下，积于胁下则伤肝。有所击仆，若醉入房，汗出当风则伤脾，有所用力举重，若入房过度。汗出浴水则伤肾。此言邪中五脏。

《本神》次《官针篇》之后

天之在我者德也，地之在我者气也。德流气薄而生者

也。初一作故生之來謂之精，精者，天一生水，地六成之是也。兩精相搏謂之神，搏，交結也。隨神往來者謂之魂，並精而出入者謂之魄。魂爲陽，魄爲陰。所以任物者謂之心，心有所憶謂之意，憶，思念也。心有所嚮而未定者曰意。意之所存謂之志，專在于是曰志。因志而存變謂之思，圖謀以成此志曰思。因思而遠慕謂之慮，思有所慕者曰慮。因慮而處物謂之智。疑慮生而處得其善者曰智。

是故怵惕思慮者則傷神，神傷則恐懼流淫而不止。怵，恐，惕，驚也。流淫，謂流泄淫溢。因悲哀動中者，竭絕而失生。悲哀甚則胞絡絕，故致失生，竭者，絕之漸。喜樂者，神憚散而不藏。神不能持而流蕩。愁憂者，氣閉塞而不行。盛怒者，迷惑而不治。怒則氣逆，故昏迷惶惑而亂也。恐懼者，神蕩憚而不收。神爲恐懼而散失。

心怵惕思慮則傷神，神傷則恐懼自失，破䐃脫肉，毛悴色夭，死於冬。脾愁憂而不解則傷意，意傷則悗亂，四支不舉，毛悴色夭，死於春。悗音瞞，悶也。肝悲哀動中則傷魂，魂傷則狂妄，馬註作忘。不精，不精則不正，精明失則邪妄不正。當人陰縮而攣筋，兩脇骨不舉，毛悴色夭，死於秋。肺喜樂無極則傷魄，魄傷則狂，狂者意不存人，皮革焦，毛悴色夭，死於夏。腎盛怒而不止則傷志，志傷則喜忘其前言，腰脊不可以俛仰屈伸，毛悴色夭，死於季夏。怒本肝志，而亦傷腎者，肝腎爲子母，氣相通也。恐懼而不解則傷精，精傷則骨痠痿厥，精時自下。此亦言心腎受傷也。是故五藏主藏精者也，不可傷，傷則失守而

也。初一作故。生之来谓之精，精者，天一生水，地六成之是也。两精相搏谓之神，搏，交结也。随神往来者谓之魂，并精而出者谓之魄。魂为阳，魄为阴。所以任物者谓之心，心有所忆谓之意，忆，思念也。心有所向而未定者曰意。意之所存谓之志，专在于是曰志。因志而存变谓之思，图谋以成此志曰思。因思而远慕谓之虑，思有所慕者曰虑。因虑而处物谓之智。疑虑生而处得其善者曰智。

是故怵惕思虑者则伤神，神伤则恐惧流淫而不止。怵恐，惕惊也。流淫，谓流泄淫溢。因悲哀动中者，竭绝而失生。悲哀甚则胞络绝，故致失生，竭者，绝之渐。喜乐者，神惮散而不藏。神不能持而流荡。愁忧者，气闭塞而不行。盛怒者，迷惑而不治。怒则气逆，故昏迷惶惑而乱也。恐惧者，神荡惮而不收。神为恐惧而散失。心怵惕思虑则伤神，神伤则恐惧自失，破䐃脱肉，毛悴色夭，死于冬。脾愁忧而不解则伤意，意伤则悗乱，四肢不举，毛悴色夭，死于春。悗，音瞒，闷也。肝悲哀动中则伤魂，魂伤则狂妄，马注：作忘。不精，不精则不正，精明失则邪妄不正。当人阴缩而挛筋，两胁骨不举，毛悴色夭，死于秋。肺喜乐无极则伤魄，魄伤则狂，狂者意不存人，皮革焦，毛悴色夭，死于夏。肾盛怒而不止则伤志，志伤则喜忘其前言，腰脊不可以俯仰屈伸，毛悴色夭，死于季夏。怒本肝志，而亦伤肾者，肝肾为子母，气相通也。恐惧而不解则伤精，精伤则骨酸痿厥，精时自下。此亦言心肾受伤也。是故五脏主藏精者也，不可伤，伤则失守而

陰虚陰虚則無氣無氣則死矣
肝藏血血舍魂肝氣虚則恐實則怒脾藏營營舍意脾氣虚則四肢不用五藏不安實則腹脹經溲不利調經論形有餘涇溲不利同此心藏脈脈舍神心氣虚則悲實則笑不休肺藏氣氣舍魄肺氣虚則鼻塞不利少氣實則喘喝氣促聲粗胷盈仰息脹滿也腎藏精精舍志腎氣虚則厥實則脹
營衛生會次脉度篇之後
營出于中焦胃之中脘衛出于下焦臍下一寸陰交爲下焦上焦出于胃上口並咽以上貫膈而布胸中膻中之分走腋循太陰之分而行還至陽明上至舌下足陽明常與營俱行于陽

二十五度行于陰亦二十五度一周也故五十度而復大會于太陰矣 中焦亦並胃中出上焦之後此所受氣者泌糟粕蒸津液化其精微上注于肺脉乃化而爲血以奉生身莫貴于此故獨得行于經隧命曰營氣營衛者精氣也血者神氣也故血之與氣異名同類焉故奪血者無汗奪汗者無血 下焦者别迴腸大腸注于膀胱而滲入焉故水穀者常并居于胃中成糟粕而俱下于大腸而成下焦滲而俱下濟泌别汁循下焦而滲入膀胱焉其濁氣下行爲二便清氣升于上中二焦爲衛氣 上焦如霧中焦如漚下焦如瀆

阴虚，阴虚则无气，无气则死矣。

肝藏血，血舍魂，肝气虚则恐，实则怒。脾藏营，营舍意，脾气虚则四肢不用，五脏不安，实则腹胀经溲不利。《调经论》：形有余，泾溲不利，同此。心藏脉，脉舍神，心气虚则悲，实则笑不休。肺藏气，气舍魄，肺气虚则鼻塞不利少气，实则喘喝，气促声粗。胸盈仰息。胀满也。肾藏精，精舍志，肾气虚则厥，实则胀。

《营卫生会》次《脉度篇》之后

营出于中焦，胃之中脘。卫出于下焦。脐下一寸，阴交为下焦。

上焦出于胃上口，并咽以上，贯膈，而布胸中，膻中之分。走腋，循太阴之分而行，还至阳明，上至舌，下足阳明，常与营俱行于阳二十五度，行于阴亦二十五度一周也。故五十度而复大会于太阴矣。

中焦亦并胃中，出上焦之后，此所受气者，泌糟粕，蒸津液，化其精微，上注于肺脉，乃化而为血，以奉生身，莫贵于此，故独得行于经隧，命曰营气。营卫者，精气也。血者，神气也。故血之与气，异名同类焉。故夺血者无汗，夺汗者无血。

下焦者，别回肠，大肠。注于膀胱，而渗入焉。故水谷者，常并居于胃中，成糟粕，而俱下于大肠，而成下焦，渗而俱下，济泌别汁，循下焦而渗入膀胱焉。其浊气下行为二便，清气升于上中二焦为卫气。

上焦如雾，中焦如沤，下焦如渎。

脹論 次五亂篇之後

其脉大堅以濇者脹也　夫脹者皆屬于藏府之外排藏府而郭胸脇脹皮膚故名曰脹　營氣循脉衛氣逆爲脉脹衛氣並脉循分爲膚脹馬註脹不在于營氣惟衛氣逆行並脉循分肉始爲脉脹而成膚脹三里而瀉近者一下遠者三下無問虛實工在疾瀉病近一次瀉之病遠三次瀉之疾急也　心脹者煩心短氣臥不安肺脹者虛滿而喘欬肝脹者脇下滿而痛引小腹脾脹者善噦四肢煩悗體重不能勝衣臥不安腎脹者腹滿引背央央然腰髀痛此言五藏脹形胃脹者腹滿胃脘痛鼻聞焦臭妨于食大便難大腸脹者腸鳴而痛濯濯冬日

重感于寒則飧泄不化小腸脹者少腹䐜脹引腰而痛膀胱脹者少腹滿而氣癃三焦脹者氣滿于皮膚中輕輕然而不堅膽脹者脇下痛脹口中苦善太息六府脹形

五癃津液別

五穀之精液和合而爲膏者內滲入于骨空補益腦髓而下流于陰股陰陽不和則使液溢而下流于陰髓液皆減而下下過度則虛虛故腰背痛而脛痠陰陽氣道不通四海閉塞三焦不瀉津液不化水穀并于腸胃之中別干迴腸畱于下焦不得滲膀胱則下焦脹水溢則爲水脹此津液五別之逆順也

《胀论》次《五乱篇》之后

其脉大坚以涩者，胀也。夫胀者，皆属于脏腑之外，排脏腑而郭胸胁，胀皮肤，故名曰胀。

营气循脉，卫气逆为脉胀，卫气并脉循分为肤胀。马注：胀不在于营气。惟卫气逆行，并脉循分肉，始为脉胀，而成肤胀。三里而泻，近者一下，远者三下，无问虚实，工在疾泻。病近一次泻之，病远三次泻之。疾，急也。

心胀者，烦心短气，卧不安；肺胀者，虚满而喘咳；肝胀者，胁下满而痛引小腹；脾胀者，善哕，四肢烦悗，体重不能胜衣，卧不安；肾胀者，腹满引背央央然，腰髀痛；此言五脏胀形。胃胀者，腹满，胃脘痛，鼻闻焦臭，妨于食，大便难；大肠胀者，肠鸣而痛濯濯，冬日重感于寒，则飧泄不化；小肠胀者，少腹䐜胀，引腰而痛，膀胱胀者，少腹满而气癃；三焦胀者，气满于皮肤中，轻轻然而不坚；胆胀者，胁下痛胀，口中苦，善太息。六腑胀形。

《五癃津液别》

五谷之精液，和合而为膏者，内渗入于骨空，补益脑髓，而下流于阴股。阴阳不和，则使液溢而下流于阴，髓液皆减而下，下过度则虚，虚故腰背痛而胫酸。阴阳气道不通，四海闭塞，三焦不泻，津液不化，水谷并于肠胃之中，别干回肠，留于下焦，不得渗膀胱，则下焦胀，水溢则为水胀，此津液五别之逆顺也。

陰陽清濁 次血絡論之後

受穀者濁受氣者清清者注陰濁者注陽濁而清者上出于咽清而濁者則下行清濁相干命曰亂氣　夫陰清而陽濁濁者有清清者有濁别之奈何曰氣之大别清者上注于肺濁者下走于胃胃之清氣上出于口肺之濁氣下注于經內積于海氣血諸海○本經俱言陽清陰濁此言陰清陽濁以藏陰而府陽藏清而府濁也手太陽獨受陽之濁手太陰獨受陰之清其清者上走空竅耳目口鼻其濁者下行諸經諸陰皆清足太陰獨受其濁

本藏 次五變篇之後

人之血氣精神者所以奉生而周于性命者也經脉者所以行血氣而營陰陽濡筋骨利關節者也衛氣者所以溫分肉充皮膚肥腠理司開闔者也志意者所以御精神收魂魄適寒溫和喜怒者也是故血和則經脉流行營覆陰陽筋骨勁强關節清利矣衛氣和則分肉解利皮膚調柔腠理緻密矣志意和則精神專直魂魄不散悔怒不起五藏不受邪矣寒溫和則六府化穀風痺不作經脉通利肢節得安矣此人之常平也五藏者所以藏精神血氣魂魄者也六府者所以化水穀而行津液者也此人之所以俱受于天也

《阴阳清浊》 次《血络论》之后

受谷者浊，受气者清。清者注阴，浊者注阳。浊而清者上出于咽，清而浊者则下行。清浊相干，命曰乱气。

夫阴清而阳浊，浊者有清，清者有浊，别之奈何？曰：气之大别，清者上注于肺，浊者下走于胃。胃之清气上出于口，肺之浊气下注于经，内积于海。气血诸海。本经俱言阳清阴浊，此言阴清阳浊，以脏阴而腑阳，脏清而腑浊也。手太阳独受阳之浊，手太阴独受阴之清。其清者上走空窍，耳目口鼻。其浊者下行诸经。诸阴皆清，足太阴独受其浊。

《本藏》 次《五变篇》之后

人之血气精神者，所以奉生而周于性命者也。经脉者，所以行血气而营阴阳，濡筋骨，利关节者也。卫气者，所以温分肉，充皮肤，肥腠理，司开合者也。志意者，所以御精神，收魂魄，适寒温，和喜怒者也。是故血和则经脉流行，营覆阴阳，筋骨劲强，关节清利矣。卫气和则分肉解利，皮肤调柔，腠理致密矣。志意和则精神专直，魂魄不散，悔怒不起，五脏不受邪矣。寒温和则六腑化谷，风痹不作，经脉通利，肢节得安矣。此人之常平也，五脏者，所以藏精神血气魂魄者也。六腑者，所以化水谷而行津液者也。此人之所以俱受于天也。

五色

明堂者鼻也闕者眉間也庭者顏也蕃者頰側也蔽者耳門也

風者百病之始也厥逆者寒濕之起也常候闕中薄澤爲風冲濁爲痺在地爲厥此其常也

赤色出兩顴大如母指者病雖小愈必卒死黑色出于庭大如母指必不病而卒死

水脹 次逆順篇之後

水始起也目窠上微腫如新臥起之狀其頸脉動時欬陰股間寒足脛腫腹乃大其水已成矣以手按其腹隨

手而起如裹水之狀此其候也五癃津液篇云陰陽氣道不通四海閉塞三焦不瀉津液不化水穀并行腸胃之中別于迴腸留于下焦不得入膀胱則下焦脹水溢則爲水脹

膚脹者寒氣客于皮膚之間鼜鼜然不堅腹大身盡腫皮厚按其腹窅而不起病在氣分腹色不變此其候也

鼓脹者腹脹身皆大大與膚脹等也色蒼黃腹筋起此其候也以腹筋起爲別

腸覃者寒氣客于腸外與衛氣相搏氣不得營因有所繫癖而内着惡氣乃起瘜内乃生其始生也大如雞卵稍以益大至其成如懷子之狀久者離歲越歲也按之則堅推之則移月事以時下病在腸外故無妨于月事

石瘕生於胞中寒氣客於子門子門閉塞氣不得通惡

《五色》

明堂者，鼻也；阙者，眉间也；庭者，颜也；蕃者，颊侧也；蔽者，耳门也。

风者，百病之始也；厥逆者，寒湿之起也。常候阙中，薄泽为风，冲浊为痹，在地为厥，此其常也。

赤色出两颧，大如拇指者，病虽小愈，必卒死。黑色出于庭，大如拇指，必不病而卒死。

《水胀》次《逆顺篇》之后

水始起也，目窠上微肿，如新卧起之状，其颈脉动，时咳，阴股间寒，足胫肿，腹乃大，其水已成矣。以手按其腹，随手而起，如裹水之状，此其侯也。《五癃津液篇》云：阴阳气道不通，四海闭塞，三焦不泻，津液不化，水谷并行肠胃之中，别于回肠，留于下焦，不得入膀胱则下焦胀，水溢则为水胀。

肤胀者，寒气客于皮肤之间，空空然不坚，腹大，身尽肿，皮厚，按其腹，窅而不起，病在气分。腹色不变，此其候也。

鼓胀者，腹胀身皆大，大与肤胀等也，色苍黄，腹筋起，此其候也。以腹筋起为别。

肠覃者，寒气客于肠外，与卫气相搏，气不得营，因有所系，癖而内著，恶气乃起，瘜内乃生。其始生也，大如鸡卵，稍以益大，至其成如怀子之状，久者离岁，越岁也。按之则坚，推之则移，月事以时下。病在肠外，故无妨于月事。

石瘕生于胞中，寒气客于子门，子门闭塞，气不得通，恶

血當瀉不瀉衃以畱止日以益大狀如懷子月事不以時下皆生於女子可導而下衃音丕凝敗之血也

五味 次五禁篇之後

酸入於胃其氣濇以收上之兩焦弗能出入也濇結不舒不出卽畱於胃中胃中和溫則下注膀胱膀胱之胞音拋溲脬薄以懦得酸則縮綣約而不通水道不行故癃綣不分約束也陰者陰器積筋之所終也故酸入而走筋矣　鹹入於胃其氣上走中焦注於脉則血氣走之血與鹹相得則凝凝則胃中汁注之注之則胃中竭竭則咽路焦故舌本乾而善渴血脉者中焦之道也故鹹入而走血矣　辛

入於胃其氣走於上焦上焦者受氣而營諸陽者也薑韭之氣熏之營衛之氣不時受之久畱心下故洞心透心若空也　辛與氣俱行故辛入而與汗俱出　苦入於胃五穀之氣皆不能勝苦苦入下脘三焦之道皆閉而不通故變嘔入而復去　齒者骨之所終也故苦入而走骨苦通於骨其氣復從口齒而出　甘入於胃其氣弱小不能上至於上焦而與穀畱於胃中者令人柔潤者也胃柔則緩緩則蟲動蟲動則令人悗心其氣外通於肉故甘走肉

百病始生 次五音五味篇之後

憂思傷心重寒傷肺忿怒傷肝醉以入房汗出當風傷

血当泻不泻，衃以留止，日以益大，状如怀子，月事不以时下。皆生于女子，可导而下。衃，音丕，疑败之血也。

《五味》 次《五禁篇》之后

酸入于胃，其气涩以收，上之两焦，弗能出入也。涩结不舒。不出即留于胃中，胃中和温，则下注膀胱，膀胱之胞，音抛，溲脬。薄以懦，得酸则缩，绻约而不通，水道不行，故癃。绻，不分；约，束也。阴者，阴器。积筋之所终也，故酸入而走筋矣。

咸入于胃，其气上走中焦，注于脉，则血气走之。血与咸相得则凝，凝则胃中汁注之，注之则胃中竭，竭则咽路焦，故舌本干而善渴。血脉者，中焦之道也，故咸入而走血矣。

辛入于胃，其气走于上焦。上焦者，受气而营诸阳者也，姜韭之气熏之，营卫之气不时受之，久留心下，故洞心。透心若空也。辛与气俱行，故辛入而与汗俱出。

苦入于胃，五谷之气，皆不能胜苦。苦入下脘，三焦之道皆闭而不通，故变呕。入而复去。齿者，骨之所终也，故苦入而走骨。苦通于骨，其气复从口齿而出。

甘入于胃，其气弱小，不能上至于上焦，而与谷留于胃中者，令人柔润者也，胃柔则缓，缓则虫动，虫动则令人悗心。其气外通于肉，故甘走肉。

《百病始生》 次《五音五味篇》之后

忧思伤心；重寒伤肺；忿怒伤肝；醉以入房，汗出当风，伤

脾用力過度若入房汗出則傷腎

邪客篇 首節

五穀入於胃也其糟粕津液宗氣分爲三隧道也故宗氣積於胸中出於喉嚨以貫心脉而行呼吸焉營氣者泌其津液注之於脉化以爲血以榮四末內注五藏六府以應刻數焉衛氣者出其悍氣之慓疾而先行於四末分肉皮膚之間而不休者也晝日行於陽夜行於陰常從足少陰之分間行於五藏六府今厥氣客於五藏六府則衛氣獨衛其外行於陽不得入於陰行於陽則陽氣盛陽氣盛則陽蹻陷受傷之謂不得入於陰陰虛故目不

瞑補其不足取照海瀉其有餘取申脉調其虛實以通其道而去其邪飲以半夏湯一劑陰陽已通其臥立至取流水五升揚之萬遍火沸置秫米一升治半夏五合徐炊令竭爲一升半去滓飲汁一小杯日三稍益以知爲度○秫米糯小米也甘粘微凉能養營補陰半夏辛溫能和胃散邪除腹脹目不得瞑故並用之古量一升合今之三合二勺故其病新發者覆杯則臥汗出則已矣久者三飲而已也

大惑論 次九針論之後

五藏六府之精氣皆上注於目而爲之精精之窠爲眼骨之精爲瞳子屬腎筋之精爲黑眼屬肝血之精爲絡屬心其窠氣之精爲白眼屬肺肌肉之精爲約束屬脾裹擷筋骨血

脾；用力过度，若入房汗出，则伤肾。

《邪客篇》首节

五谷入于胃也，其糟粕、津液、宗气，分为三隧。道也。故宗气积于胸中，出于喉咙，以贯心脉，而行呼吸焉。营气者，泌其津液，注之于脉，化以为血，以荣四末，内注五脏六腑，以应刻数焉。卫气者，出其悍气之慓疾，而先行于四末分肉皮肤之间，而不休者也。昼日行于阳，夜行于阴，常从足少阴之分间，行于五脏六腑。今厥气客于五脏六腑，则卫气独卫其外，行于阳，不得入于阴。行于阳则阳气盛，阳气盛则阳跷陷，受伤之谓。不得入于阴，阴虚，故目不瞑。补其不足，取照海。泻其有余，取申脉。调其虚实，以通其道而去其邪。饮以半夏汤一剂，阴阳已通，其卧立至。取流水五升，扬之万遍，火沸，置秫米一升，治半夏五合，徐炊令竭为一升半，去滓，饮汁一小杯，日三，稍益，以知为度。秫米，糯小米也，甘黏微凉，能养营补阴。半夏，辛温，能和胃散邪，除腹胀目不得瞑，故并用之。古量一升，合今之三合二勺。故其病新发者，覆杯则卧，汗出则已矣。久者，三饮而已也。

《大惑论》次《九针论》之后

五脏六腑之精气，皆上注于目而为之精。精之窠为眼，骨之精为瞳子，属肾。筋之精为黑眼，属肝。血之精为络，属心。其窠气之精为白眼，属肺。肌肉之精为约束，属脾。裹撷筋骨血氣之精而與脉并爲系，上屬于腦，後出於項中。故邪中於項，因逢其身之虚，其入深，則隨眼系以入於腦。入於腦則腦轉，腦轉則引目系急，目系急則目眩以轉矣。邪斜同。其精睛同。其精所中不相比也，則精散，精散則視岐，視岐見兩物。目者，心使也。心者，神之舍也。故精神亂而不轉，卒然見非常處，精神魂魄散不相得，故曰惑也。心有所喜，神有所惡，卒然相感，則精氣亂，視誤故惑，神移乃復。是故間者爲迷，甚者爲惑。

上氣不足，下氣有餘，腸胃實而心肺虚，虚則營衛留於於下，陽衰。久之不以時上，故善忘也。

鍼灸逢源　卷一

精氣并於脾，熱氣留於胃，胃熱則消穀，穀消故善饑。胃氣逆上則胃脘寒，不能運行，則其中脘當寒。故不嗜食也。此言所以善饑而不嗜食也。

衛氣不得入於陰，常留於陽，留於陽則陽氣滿，陽氣滿則陽蹻盛，不得入於陰則陰氣虚，故目不瞑矣。衛氣留於陰，不得行於陽，留於陰則陰氣盛，陰氣盛則陰蹻滿，不得入於陽則陽氣虚，故目閉也。

夫衛氣者，晝日常行於陽，夜行於陰，故陽氣盡則卧，陰氣盡則寤，故腸胃大則衛氣行留久，皮膚濕，分肉不解則行遲。留於陰也久，其氣不精則欲瞑，故多卧矣。其

气之精而与脉并为系，上属于脑，后出于项中。故邪中于项，因逢其身之虚，其入深，则随眼系以入于脑。入于脑则脑转，脑转则引目系急。目系急则目眩以转矣，邪斜同。其精，睛同。其精所中不相比也，则精散。精散则视岐，视岐见两物。目者，心使也。心者，神之舍也。故精神乱而不转，卒然见非常处，精神魂魄散不相得，故曰惑也。心有所喜，神有所恶，卒然相感，则精气乱，视误，故惑，神移乃复。是故间者为迷，甚者为惑。

上气不足，下气有余，肠胃实而心肺虚。虚则营卫留于于下，阳衰。久之不以时上，故善忘也。

精气并于脾，热气留于胃，胃热则消谷，谷消故善饥。胃气逆上，则胃脘寒，不能运行，则其中脘当寒。故不嗜食也。此言所以善饥而不嗜食也。

卫气不得入于阴，常留于阳，留于阳则阳气满，阳气满则阳跷盛，不得入于阴则阴气虚，故目不瞑矣。卫气留于阴，不得行于阳，留于阴则阴气盛，阴气盛则阴跷满不得入于阳，则阳气虚，故目闭也。

夫卫气者，昼日常行于阳，夜行于阴，故阳气尽则卧，阴气尽则寤，故肠胃大，则卫气行留久；皮肤湿，分肉不解则行迟。留于阴也久，其气不精则欲瞑，故多卧矣。

其

腸胃小皮膚滑以緩分肉解利衛氣之留於陽也久故少瞑焉

終

腸胃小，皮肤滑以缓，分肉解利，卫气之留于阳也久，故少瞑焉。

鍼灸逢源目錄

卷二

素問生氣通天論　素問金匱眞言論
素問陰陽應象大論　素問陰陽別論
素問靈蘭秘典論　素問六節藏象論
素問五藏生成篇　素問五藏別論
素問異法方宜論　素問診要經終論
素問平人氣象論　素問藏氣法時論
素問血氣形志篇　素問寶命全形論
素問八正神明論　素問離合眞邪論

素問通評虛實論　素問刺熱論
素問刺瘧論　素問刺欬論
素問卒痛論　素問刺腰痛論
素問刺要論　素問刺齊論
素問刺禁論　素問鍼解篇
素問長刺節論　素問皮部論
素問氣穴論　素問骨空論
素問水熱穴論　素問調經論
素問繆刺論　素問四時刺逆從論
素問方盛衰論

《针灸逢源》目录

卷二

《素问·生气通天论》	《素问·金匮真言论》
《素问·阴阳应象大论》	《素问·阴阳别论》
《素问·灵兰秘典论》	《素问·六节藏象论》
《素问·五藏生成篇》	《素问·五藏别论》
《素问·异法方宜论》	《素问·诊要经终论》
《素问·平人气象论》	《素问·藏气法时论》
《素问·血气形志篇》	《素问·宝命全形论》
《素问·八正神明论》	《素问·离合真邪论》
《素问·通评虚实论》	《素问·刺热论》
《素问·刺疟论》	《素问·刺咳论》
《素问·卒痛论》	《素问·刺腰痛论》
《素问·刺要论》	《素问·刺齐论》
《素问·刺禁论》	《素问·针解篇》
《素问·长刺节论》	《素问·皮部论》
《素问·气穴论》	《素问·骨空论》
《素问·水热穴论》	《素问·调经论》
《素问·缪刺论》	《素问·四时刺逆从论》
《素问·方盛衰论》	

鍼灸逢源續刻目錄

附卷一二

邪氣藏府病形 此下靈樞　　本神

營衛生會　　脹論

五癃津液別　　陰陽清濁

本藏　　五色

水脹　　五味

百病始生　　邪客

大惑論 以上在卷一

脉要精微論 此下素問　　平人氣象論

鍼灸逢源 卷二　　二

玉機眞藏論　　三部九候論

經脉別論　　宣明五氣論

通評虛實論　　腹中論

風論　　痺論

痿論　　厥論

病能論　　奇病論

刺志論　　五運行大論

六微旨大論　　六元正紀大論

至眞要大論

《针灸逢源》续刻目录

附卷一二

《邪气藏府病形》此下《灵枢》　　《本神》

《营卫生会》　　《胀论》

《五癃津液别》　　《阴阳清浊》

《本藏》　　《五色》

《水胀》　　《五味》

《百病始生》　　《邪客》

《大惑论》以上在卷一

《脉要精微论》此下《素问》　　《平人气象论》

《玉机真藏论》　　《三部九候论》

《经脉别论》　　《宣明五气论》

《通评虚实论》　　《腹中论》

《风论》　　《痹论》

《痿论》　　《厥论》

《病能论》　　《奇病论》

《刺志论》　　《五运行大论》

《六微旨大论》　　《六元正纪大论》

《至真要大论》

鍼灸逢源卷二

吳縣李學川三源輯

素問經文

素問生氣通天論

陽氣者若天與日失其所則折壽而不彰日不明則萬物不彰人無陽則天折不壽故天運當以日光明日卽陽也陽卽明也是故陽因而上衛外者也人以陽為衛欲如運樞晝夜五十度運行於身起居如驚神氣乃浮若於起居之時煩擾如驚則神氣浮散而不固○舊本欲如運樞上有因於寒三字今從吳註移在下因於寒體若燔炭汗出而散傷於寒則為病熱在表者汗以散之○舊本體若燔炭二句在靜則多言下今從吳註移此因於暑汗煩則喘喝靜則多言暑先入心而熱熏肺故多汗煩則喘大聲呼喝靜者多言而無次因於濕首如裹昏重也濕熱不攘除也大筋緛音軟短小筋弛弛同長緛短為拘弛長為痿濕鬱而熱大筋連於骨肉受熱則縮而短故病拘攣小筋絡於骨外得濕則引而長故病痿弱因於氣為腫氣道壅滯故為浮腫四維相代陽氣乃竭四維四肢也相代更迭而病也竭盡也二句總結上文陽氣者煩勞則張精絕辟積於夏使人煎厥煩擾乎陽則氣張大而火炎故令精絕春令邪辟之氣積至夏月火旺而精益虧孤陽厥逆故曰煎厥○上文言陽氣不固外邪傷之此下言起居不節致傷陽氣也目盲不可以視耳閉不可以聽腎之精為瞳子耳為腎竅精絕於內故見證若此潰潰乎若壞都汨汨音骨乎不可止都防水隄也陽氣者大怒則形氣絕而血菀音鬱於上使人薄厥陽氣貴充和若大怒則傷形氣氣迸於肝故血妄行而菀積於上焦

《针灸逢源》卷二

吴县李学川三源辑

《素问》经文

《素问·生气通天论》

阳气者，若天与日，失其所，则折寿而不彰。日不明，则万物不彰。人无阳，则夭折不寿。故天运当以日光明。日即阳也，阳即明也。是故阳因而上，卫外者也。人以阳为卫。欲如运枢，昼夜五十度运行于身。起居如惊，神气乃浮。若于起居之时，烦扰如惊，则神气浮散而不固。旧本欲如运枢上有因于寒三字今从吴注移在下。因于寒，体若燔炭，汗出而散；伤于寒，则为病热在表者，汗以散之。旧本体若燔炭二句，在静则多言下，今从吴注移此。因于暑，汗，烦则喘喝，静则多言。暑先入心，而热熏肺，故多汗，烦则喘，大声呼喝，静者多言而无次。因于湿，首如裹，昏重也。湿热不攘，除也。大筋緛音软。短，小筋弛弛同。长。緛短为拘，弛长为痿。湿郁而热，大筋连于骨肉，受热则缩而短，故病拘挛。小筋络于骨外，得湿则引而长，故病痿弱。因于气，为肿，气道壅滞，故为浮肿。四维相代，阳气乃竭。四维，四肢也。相代，更迭而病也。竭，尽也。二句总结上文。阳气者，烦劳则张，精绝辟积于夏，使人煎厥。烦扰乎阳，则气张大而火炎，故令精绝，春令邪辟之气积至夏月火旺，而精益亏，孤阳厥逆，故曰煎厥。上文言阳气不固，外邪伤之，此下言起居不节，致伤阳气也。目盲不可以视，耳闭不可以听，肾之精为瞳子，耳为肾窍，精绝于内，故见证若此。溃溃乎若坏都，汩汩音骨。乎不可止。都，防水堤也。阳气者，大怒则形气绝，而血菀音郁。于上，使人薄厥。阳气贵充和，若大怒则伤形气，气迸于肝，故血妄行，而菀积于上焦也，相迫曰薄，气逆曰厥。气血俱乱，故为薄厥。有伤于筋，纵，其若不容。纵缓不收，若难为容止。汗出偏沮，湿也。使人偏枯，身常汗出半边者，气血有所偏沮，久则卫气不固，营气失守，故为偏枯，即半身不遂也。汗出见湿，乃生痤痱。音锄沸。汗出则玄府开，若湿留肤腠，甚者为痤，微者为痱。痤，小疖也；痱，瘾疹也。高梁膏梁同。之变，足主大丁，疔同。受如持虚。足，能也。膏梁美食，内多滞热，其变能生大疔，感发最易，如持空器以受物也。劳汗当风，寒薄为皶，音渣。郁乃痤。形劳汗出，凄风寒气薄之，液凝于肤腠为皶，即粉刺也。若郁而稍重，乃成痤。阳气者，精则养神，柔则养筋。内化精微养于神，外为津液柔于筋。开阖不得，寒气从之，乃生大偻。音吕。开，谓皮肤发泄；阖，谓玄府封闭。若为寒所袭，阳气受伤，不能柔筋，形为偻俯矣。陷脉为瘘，音陋。留连肉腠。寒气自筋络而陷入脉中，发为疡瘘，留结腠理。俞气化薄，传为善畏，及为惊骇。寒气流于经俞，气化薄于脏腑，则为恐畏惊骇。此阳气被伤，不能养神也。营气不从，逆于肉理，乃生痈肿。营行脉中，邪气陷脉，则不顺而逆于肉理，血郁热聚，故为痈肿。魄汗未尽，形弱而气烁，穴俞已闭，发为风疟。魄，阴也，汗由阴液，故曰魄汗。汗出未止，形弱气消，风寒薄之，穴俞随闭，邪留为疟，以所病在风，故名风疟。故风者，百病之始也，清静则肉腠闭拒，虽有大风苛毒，弗之能害，此因时之序也。清静之道，在因四时之气序，而为调摄。

是以春伤于风，邪气留连，乃为洞泄。风摇木胜，即病者为外感。若邪气留连日久，克制脾土，故为洞泄。夏伤于暑，秋为痎疟。暑邪伏而不发，延至秋凉外束，则寒热交争而为痎疟。秋伤于湿，上逆而咳，发为痿厥。湿土用事于长夏之未，故秋伤于湿也。然秋气通于肺，湿郁成热，则气逆而为咳嗽。湿伤筋，筋弛长则为痿，阳不能胜湿则为厥。冬傷於寒，春必溫病。冬傷寒邪不即病者寒毒藏於陰分至春時陽氣上升則變爲溫病四時之氣更傷五藏。風暑寒濕迭相勝負故四時之氣更傷五藏之和也然五藏內應陰氣也惟內不守而後外邪得以犯之

素問金匱眞言論

平旦至日中，天之陽，陽中之陽也。日中至黃昏，天之陽，陽中之陰也。合夜至鷄鳴，天之陰，陰中之陰也。鷄鳴至平旦，天之陰，陰中之陽也。一日之氣自卯時日出地上爲晝天之陽也自酉時日入地中爲夜天之陰也然於陰陽之中復有陰陽如此故人亦應之。夫言人之陰陽，則外爲陽，內爲陰。言人身之陰陽，則背爲陽，腹爲陰。言人身之藏府中陰陽，則藏者爲陰，府者爲陽。肝心脾肺

腎五藏皆爲陰，膽胃大腸小腸膀胱三焦六府皆爲陽。故背爲陽，陽中之陽，心也；背爲陽，陽中之陰，肺也；腹爲陰，陰中之陰，腎也；腹爲陰，陰中之陽，肝也；腹爲陰，陰中之至陰，脾也。此皆陰陽表裡內外雌雄相輸應也，故以應天之陰陽也。

素問陰陽應象大論

陰陽者，天地之道也，天生於動地生於靜萬物之綱紀，總之爲綱周之爲紀變化之父母，物生謂之化物極謂之變皆陰陽之所生故爲父母生殺之本始，本根本始終始也神明之府也。神變化不測也明三光著象也府所以藏物也神明出於陰陽故陰陽爲神明之府治病必求於本。天地萬物變化生殺而神明者皆本於陰陽病所從生皆不外

伤于寒，春必温病。冬伤寒邪，不即病者，寒毒藏于阴分，至春时阳气上升，则变为温病。四时之气，更伤五脏。风暑寒湿迭相胜负，故四时之气，更伤五脏之和也。然五脏内应阴气也，惟内不守，而后外邪得以犯之。

《素问·金匮真言论》

平旦至日中，天之阳，阳中之阳也；日中至黄昏，天之阳，阳中之阴也；合夜至鸡鸣，天之阴，阴中之阴也；鸡鸣至平旦，天之阴，阴中之阳也。一日之气，自卯时日出地上为昼，天之阳也。自酉时日入地中为夜，天之阴也，然于阴阳之中。复有阴阳如此。故人亦应之。夫言人之阴阳，则外为阳，内为阴。言人身之阴阳，则背为阳，腹为阴。言人身之脏腑中阴阳，则脏者为阴，腑者为阳。肝、心、脾、肺、肾，五脏皆为阴；胆、胃、大肠、小肠、膀胱、三焦，六腑皆为阳。故背为阳，阳中之阳，心也；背为阳，阳中之阴，肺也；腹为阴，阴中之阴，肾也；腹为阴，阴中之阳，肝也；腹为阴，阴中之至阴，脾也。此皆阴阳、表里、内外、雌雄相输应也，故以应天之阴阳也。

《素问·阴阳应象大论》

阴阳者，天地之道也，天生于动，地生于静。万物之纲纪，总之为纲，周之为纪。变化之父母，物生谓之化，物极谓之变，皆阴阳之所生，故为父母。生杀之本始，本，根本；始，终始也，神明之府也。神，变化不测也。明；三光著象也。府所以藏物也，神明出于阴阳，故阴阳为神明之府。治病必求于本。天地万物，变化生杀，而神明者皆本于阴阳，病所从生，皆不外

陰陽二氣或本於陰或本於陽必求其故而施治也故積陽爲天積陰爲地陰靜陽躁陽生陰長陽殺陰藏陽不獨立必得陰而後成如陽和發生雨露長養是陽生陰長也陰不自專必因陽而後行如寒列閉藏風霜肅殺是陽殺陰藏也陽化氣陽動而散陰成形陰靜而凝寒極生熱熱極生寒陰極則陽生陽極則陰生寒氣生濁熱氣生清寒氣凝滯故生濁陰熱氣升散故生清陽清氣在下則生飧泄濁氣在上則生䐜脹清陽陷於下而不能升故爲飧泄濁陰逆於上而不能降故爲䐜脹由膻中不化氣胸膈滿也此陰陽反作病之逆從也陰陽相反清濁易位則爲逆順則爲從也故清陽爲天濁陰爲地地氣上爲雲天氣下爲雨雨出地氣雲出天氣天地者陰陽之形體也雲雨者天地之精氣也陰在下爲精即水也精升則化爲氣陽在上者爲氣即雲也氣降則化爲精故又曰雨出地氣雲出天氣出通也故清陽出上

竅濁陰出下竅本乎天者親上本乎地者親下清陽發腠理濁陰走五藏清陽實四肢濁陰歸六府陽主外陰主內水爲陰火爲陽人身之水火陽爲氣陰爲味藥食氣味味歸形形歸氣氣歸精精歸化形食味故味歸形氣生形故形歸氣精食氣故氣歸精化生精故精歸化精食氣形食味氣和精生味和形長化生精氣生形精生於運化之神形生於無形之氣○前言精歸化者未化之前由精爲化也此言化生精者既化之後由化生精也味傷形氣傷精味太過則偏勝故傷形氣有餘便是火故傷精精化爲氣元氣由精而化氣傷於味食傷則氣怠陰味出下竅味有質故下流陽氣出上竅氣無形故上達味厚者爲陰薄爲陰之陽氣厚者爲陽薄爲陽之陰味爲陰氣爲陽味厚則泄薄則通味厚者能泄於下味薄者能通利氣薄則發泄厚則發熱氣薄者能

阴阳二气，或本于阴，或本于阳，必求其故而施治也。

故积阳为天，积阴为地。阴静阳躁，阳生阴长，阳杀阴藏。阳不独立，必得阴而后成，如阳和发生，雨露长养，是阳生阴长也。阴不自专，必因阳而后行，如寒列闭藏，风霜肃杀，是阳杀阴藏也。阳化气，阳动而散。阴成形，阴静而凝。寒极生热，热极生寒。阴极则阳生，阳极则阴生。寒气生浊，热气生清。寒气凝滞，故生浊阴。热气升散，故生清阳。清气在下，则生飧泄；浊气在上，则生䐜胀。清阳陷于下而不能升，故为飧泄。浊阴逆于上而不能降，故为䐜胀，由膻中不化气，胸膈满也。此阴阳反作，病之逆从也。阴阳相反，清浊易位，则为逆，顺则为从也。

故清阳为天，浊阴为地，地气上为云，天气下为雨；雨出地气，云出天气。天地者，阴阳之形体也。云雨者，天地之精气也。阴在下为精，即水也。精升则化为气，阳在上者为气，即云也。气降则化为精，故又曰：雨出地气，云出天气。出，通也。故清阳出上窍，浊阴出下窍；本乎天者，亲上；本乎地者，亲下。清阳发腠理，浊阴走五脏；清阳实四肢，浊阴归六腑。阳主外，阴主内。

水为阴，火为阳。人身之水火。阳为气，阴为味。药食气味。味归形，形归气，气归精，精归化。形食味，故味归形。气生形，故形归气。精食气，故气归精。化生精，故精归化。精食气，形食味，气和精生，味和形长。化生精，气生形。精生于运化之神，形生于无形之气。前言精归化者，未化之前，由精为化也。此言化生精者，既化之后，由化生精也。味伤形，气伤精，味太过则偏胜，故伤形。气有余便是火，故伤精。精化为气，元气由精而化。气伤于味，食伤则气怠。阴味出下窍，味有质，故下流。阳气出上窍。气无形，故上达。味厚者为阴，薄为阴之阳；气厚者为阳，薄为阳之阴。味为阴，气为阳。味厚则泄，薄则通。味厚者能泄于下，味薄者能通利。气薄则发泄，厚则发热。气薄者能发散，气厚者能发热。壮火之气衰，少火之气壮；壮已必衰，少已必壮。壮火食气，气食少火；壮火散气，少火生气。火，即气也。火壮则耗散元气，故壮火食气，少火则生长元气，故气食少火。气味辛甘发散为阳，酸苦涌泄为阴。此言正味之阴阳。阴胜则阳病，阳胜则阴病。阳胜则热，阴胜则寒。阴阳偏胜之为病。重寒则热，重热则寒。物极则变。寒伤形，热伤气。气伤痛，形伤肿。故先痛而后肿者，气伤形也。气先病而伤及于形。先肿而后痛者，形伤气也。形先病而伤及于气。风胜则动，振、掉、摇动之病。热胜则肿，丹毒痈肿之病。燥胜则干，津液枯涸，内外干涩之病。寒胜则浮，寒胜则阳气不运，故胀满虚浮。湿胜则濡泻。土不能制水，故为注泄。濡，音如，湿滞也。喜怒伤气，言喜怒则悲忧恐同矣。寒暑伤形。言寒暑则燥湿风同矣。

《阴阳别论》

二阳之病发心脾，有不得隐曲，女子不月。二阳，阳明也。胃与心，母子也。人之情欲，本以伤心，母伤则害及其子。胃与脾，表里也，人之劳倦，本以伤脾，脏伤则病连于腑，故凡内伤精，外伤形，皆能病及于胃，此二阳之病，所以发心脾也，不得隐曲，阳道衰也。不月，月事不下也。隐曲，隐蔽委曲之事，又俯首谓之隐，鞠躬谓之曲。其传为风消，其传为息贲者，死不治。传，日久传变也。风，木气也。消，枯瘦也。肝木乘脾，而肌肉日见消削，名曰风消。肺受火邪，息气不利而奔迫，名曰息奔。由精亏于下，败及五藏，皆不治之证。

三阳为病发寒热，下为痈肿，及为痿厥腨痟。三阳，太阳也。膀胱水化，小肠火化，故为病发寒热，火病则糜烂为痈，水病则凝结为肿，故或在下部为痈肿也。热胜则痿，寒胜则厥，寒热争则腨痟。痟，音渊，酸疼也。其传为索泽，其传为颓疝。膀胱、小肠主津液，津枯而色泽消索。索泽，吴氏改索睾。注曰：索，引也。睾，肾丸也。颓疝，肾丸大而不疼。言三阳为病，或传为痛引肾丸，或传为颓疝。又曰：痛者，为火为小肠；不痛者，为水为膀胱。

一阳发病，少气、善咳、善泄。一阳，少阳也。三焦、胆二经，皆有相火，壮火食气伤肺，故少气善咳。大肠燥金受克，故善泄也。其传为心掣，其传为膈。心为君火，而相火上炎，则同气相求。邪归于心，心动而若有所引，名曰心掣。火结于内，上焦不行，下脘不通，隔塞于中，名曰隔也。二阳一阴发病，主惊骇、背痛、善噫、善欠，名曰风厥。二阳，胃大肠也。一阴，肝心主也。心主为火，肝为风，风火相搏，故惊骇。背痛者，手足阳明之筋皆夹脊也。噫，嗳气也。欠，呵欠也。是皆风火逆而为病，故名风厥。吴注作：一阴发病。二阴一阳发病，善胀、心满、善气。二阴，心、肾也。一阳，三焦、胆也。心肾俱病，则水火不交。三焦病，则上下不行，故胀满善气。善气，气逆也。三阳三阴发病，为偏枯、痿易，四肢不举。三阳，小肠、膀胱，三阴，脾、肺也。小肠经行手，主液，膀胱经行足，主筋。脾主四肢，肺主诸气，四经俱病如此。痿易者，痿弱变常也。

《素问·灵兰秘典论》

心者，君主之官也，神明出焉。心为一身之主。肺者，相傅之官，治节出焉。肺与心皆居隔上，故曰相傅。肺主气，气调则荣卫脏腑无所不治，故曰治节出焉。肝者，将军之官，谋肤出焉。肝性急而志怒，故为将军之官，木主发生，故为谋虑所出。胆者，中正之官，决断出焉。胆性刚直，为中正之官，主决断。膻中者，臣使之官，喜乐出焉。膻中，亦名气海，主化气而承治节，宣神明者也，是行君相之令，故曰臣使。然膻中气舒则喜乐，气不舒则悲愁，故为喜乐所出。膻中，即包络也。脾胃者，仓廪之官，五味出焉。脾主运化，胃司受纳，故为仓廪之官。脾胃和则知五味，不和则诸物无味，故曰五味出焉。大肠者，传道之官，变化出焉。主出糟粕。小肠者，受盛之官，化物出焉。小肠居胃之下，受盛水谷，分清浊而下降，故曰化物出焉。肾者，作强之官，伎技同。巧出焉。

肾藏精，精盛形成，则作用强力。水能化生万物，故出伎巧。三焦者，决渎之官，水道出焉。决，通也。渎，水道也。上焦不治，水溢高原。中焦不治，水停中脘。下焦不治，水蓄膀胱。三焦气治，则水道剂。膀胱者，州都之官，津液藏焉，气化则能出矣。三焦水液俱出膀胱，是为都会之地。津液所藏，膀胱有下口而无上口，津液之入者为水，水之化者由气，有化而入，而后有出，是谓气化则能出矣。入气不化，则水归大肠而为泄泻。出气不化，则闭塞下窍而为癃肿。凡此十二官者，不得相失也。

《素问·六节藏象论》

天食人以五气，吴注：风气入肝，暑气入心，湿气入脾，燥气入肺，寒气入肾。当其不亢不害，则能养人矣。地食人以五味。酸苦甘辛咸。五气入鼻，藏于心肺，上使五色修明，音声能彰。心肺得受天气，入通五脏，生五色而发音声。五味入口，藏于肠胃，味有所藏，以养五气。酸入肝，苦入心，甘入脾，辛入肺，咸入肾。五味各有所藏，五脏则以之养，而气从矣。气和而生，津液相成，神乃自生。气得乎味，味以养气，为阴阳和而化生，津液相以成精，精充而神自生矣。

心者，生之本，心属阳，阳主生万物，系之以存亡。神之变也。心藏神，变化由之。其华在面，其充在血脉，心主血脉，血足则面容光彩，脉络满盈。为阳中之太阳，通于夏气。心，王于夏，气合太阳。肺者，气之本，魄之处也。肺主气而藏魄。其华在毛，其充在皮，肺主身之皮毛。为阳中之太阴，通于秋气。肺，王于秋，以太阴之气而居阳分，故为阳中之太阴。肾者，主蛰，封藏之本，肾藏志，主闭藏。精之处也。藏精。其华在发，肾主脑髓。其充在骨，肾合骨也。为阴中之少阴，通于冬气。肾，王于冬，又为阴藏。肝者，罢疲同。极之本，肝主筋，运动过劳，筋必罷極魂之居也肝藏魂其華在爪其充在筋爪者筋之餘以生血氣肝屬木主於春爲發生之始其味酸其色蒼此爲陽中之少陽通於春氣肝位居東故爲陽脾胃大腸小腸三焦膀胱者倉廩之本盛受水穀營之居也營出中焦名曰器能化糟粕轉味而入出者也其華在脣四白脣者脾之榮其充在肌肉肌肉脾之合其味甘其色黃此至陰之類通於土氣此總結六府凡十一藏取決於膽也膽能通達陰陽

素問五藏生成論

面黃目青面黃目赤面黃目白面黃目黑者皆不死也面黃爲有胃氣面青目赤面赤目白面青目黑面黑目白面赤

鍼灸逢源　卷二　八　下接十九

目青皆死也無黃色則胃氣已絕

素問五藏別論

腦髓骨脉膽女子胞子宮也此六者地氣之所生也皆藏於陰而象於地故藏而不寫名曰奇恒之府主藏畜陰精與他府之傳化者爲異胃大腸小腸三焦膀胱此五者天氣之所生也其氣象天故寫而不藏此受五藏濁氣名曰傳化之府此不能久留輸寫者也轉輸運動魄門亦爲五藏使水穀不得久藏肺藏魄而主氣大腸通肺故肛門曰魄門使爲之傳送也所謂五藏者藏精氣而不寫也故滿而不能實精氣質清故有充滿而無積實六府者傳化物而不藏故實而不能滿也水穀質濁故實則傳化不能滿也

必罢极。魂之居也。肝藏魂。其华在爪，其充在筋，爪者，筋之余。以生血气，肝属木，王于春，为发生之始。其味酸，其色苍，此为阳中之少阳，通于春气。肝位居东，故为阳。脾、胃、大肠、小肠、三焦、膀胱者，仓廪之本，盛受水谷。营之居也，营出中焦。名曰器。能化糟粕，转味而入出者也。其华在唇四白，唇者，脾之荣。其充在肌肉，肌肉，脾之合。其味甘，其色黄，此至阴之类，通于土气。此总结六腑。凡十一脏，取决于胆也。胆能通达阴阳。

《素问·五藏生成论》

面黄目青、面黄目赤、面黄目白、面黄目黑者，皆不死也。面黄为有胃气。面青目赤、面赤目白、面青目黑、面黑目白、面赤目青，皆死也。无黄色，则胃气已绝。

《素问·五脏别论》

脑、髓、骨、脉、胆、女子胞，子宫也。此六者，地气之所生也，皆藏于阴而象于地，故藏而不泻，名曰奇恒之腑。主藏蓄阴精，与他腑之传化者为异。胃、大肠、小肠、三焦、膀胱，此五者，天气之所生也，其气象天，故泻而不藏。此受五脏浊气，名曰传化之腑。此不能久留，输泻者也。转输运动。魄门亦为五脏使，水谷不得久藏。肺藏魄而主气，大肠通肺，故肛门曰魄门，使为之传送也。所谓五脏者，藏精气而不泻也，故满而不能实。精气质清，故有充满而无积实。六腑者，传化物而不藏，故实而不能满也。水谷质浊，故实则传化，不能满也。

素問異法方宜論

一病而治各不同皆愈者地勢使然也故東方之域天地之所始生也魚鹽之地海濱傍水其民食魚而嗜鹹皆安其處美其食魚者使人熱中鹽者勝血故其民皆黑色疎理其病皆爲癰瘍其治宜砭石山海經曰高氏之山有石如玉可以爲針即砭石也故砭石者亦從東方來來起見也西方者金玉之域沙石之處天地之所收引也其民陵居而多風水土剛強其民不衣而褐薦華食而脂肥故邪不能傷其形體其病生於內其治宜毒藥故毒藥者亦從西方來北方者天地所閉藏之域也其地高陵居風寒冰冽其民

鍼灸逢源 卷二 九

樂野處而乳食藏寒生滿病其治宜灸焫音泄艾火燒灼故灸焫者亦從北方來南方者天地所長養陽之所盛處也其地下水土弱霧露之所聚也其民嗜酸而食胕同腐故其民皆緻理而赤色其病攣痺其治宜微鍼故九鍼者亦從南方來中央者其地平以濕天地所以生萬物也衆其民食雜而不勞故其病多痿厥寒熱其治宜導引按蹻導引謂搖筋骨動支節按謂捏按皮肉蹻謂捷舉手足故導引按蹻者亦從中央出也故聖人雜合以治各得其所宜故治所以異而病皆愈者得病之情知治之大體也

素問診要經終論

《素问·异法方宜论》

一病而治各不同，皆愈者，地势使然也。故东方之域，天地之所始生也。鱼盐之地，海滨傍水，其民食鱼而嗜咸，皆安其处，美其食。鱼者使人热中，盐者胜血，故其民皆黑色疏理，其病皆为痈疡，其治宜砭石，《山海经》曰：高氏之山，有石如玉，可以为针，即砭石也。故砭石者，亦从东方来。来，起见也。西方者，金玉之域，沙石之处，天地之所收引也。其民陵居而多风，水土刚强，其民不衣而褐荐，华食而脂肥，故邪不能伤其形体。其病生于内，其治宜毒药，故毒药者，亦从西方来。北方者，天地所闭藏之域也，其地高陵居，风寒冰冽，其民乐野处而乳食。脏寒生满病，其治宜灸焫。音泄，艾火烧灼。故灸焫者，亦从北方来。南方者，天地所长养，阳之所盛处也，其地下，水土弱，雾露之所聚也。其民嗜酸而食胕，腐同。故其民皆致理而赤色，其病挛痹，其治宜微针，故九针者，亦从南方来。中央者，其地平以湿，天地所以生万物也众。其民食杂而不劳，故其病多痿厥寒热，其治宜导引按跷，导引，谓摇筋骨，动支节。按，谓捏按皮肉。跷，谓捷举手足。故导引按跷者，亦从中央出也。故圣人杂合以治，各得其所宜。故治所以异而病皆愈者。得病之情，知治之大体也。

《素问·诊要经终论》

正月、二月，天气始方，地气始发，人气在肝。方，正也。言天地气正发生其万物也。三月、四月，天气正方，阳气明盛。地气定发，万物华而欲实。人气在脾。季终，土寄而王。五月、六月，天气盛，天阳赫盛。地气高，地焰高升。人气在头。火性炎上，故人气在头。七月、八月，阴气始杀，人气在肺。阴气肃杀，类合于金，故人气在肺。九月、十月，阴气始冰，地气始闭，人气在心。随阳而入，故人气在心。十一、十二月，冰复，地气合，人气在肾。阳气深复，故人气在肾。夫气之变也，发土于木，长茂于土，盛高而上，肃杀于金，避寒于火，伏藏于水，斯皆随顺阴阳，气之升沉也。下文四季，言气之浅深。故春刺散俞，及与分理，血出而止，散俞，即诸经之散穴也。甚者传气，间者环也。传，布散也。病甚者，宜久留待其传气。环，周也。病稍间者，但候其气行一周于身约二刻，可止针也。夏刺络俞，见血而止，尽气闭环，痛病必下。夏宜宣泄，故必见血而止，尽气，谓去其邪血、邪气也。闭环，谓去针闭穴，须气行一周之顷也。凡有痛病，必退下矣。秋刺皮肤，循理，上下同法，神变而止。上言手经，下言足经，刺皆同法，邪犹未深，故但察其脉，气变易异于未刺之前，可止针也。脉者，神之变，故曰神变。冬刺俞窍于分理，孔穴之深者曰窍。甚者直下，察邪所在而直取其深处。间者散下。或左右、上下散布其针，而稍宜缓也。春夏秋冬，各有所刺，法其所在。

《素问·平人气象论》

胃之大络，名曰虚里，贯鬲络肺，出于左乳下，其动应衣，脉宗气也。此言胃之大络，其脉微动于左乳之下，似乎应衣，可验虚里之胃气。盛喘数绝者则病在中，若虚里动甚而如喘，或数急而兼断绝者，由中气不守也。结而横，有积矣；虚里之脉时一止，或横格于指下，因胃气之积滞也。绝不至曰死，虚里脉绝者必死。乳之下其动应衣，宗气泄也。此言虚里之脉大动，真有若与衣俱振者，是宗气不固而大泄于外，中虚之候也。凡患阴虚劳怯，则心下多有跳动，及为惊悸慌张者，是即虚里之动也。但动之微者，病尚微；动之甚者，病则甚。亦可因此以察病之轻重。夫谷入于胃以传于肺，五脏六腑皆以传气，是由胃气而上为宗气也。气为水母，气聚则水生，是由肺气而下生肾水也，今胃气传之肺，而肾虚不能纳，故宗气泄于上，则肾水竭于下，肾愈虚则气愈无所归，气不归则阴愈虚矣。故欲纳气归原者，宜纯甘之剂填补真阴为法。

《素问·藏气法时论》

肝病者，两胁下痛引少腹，令人善怒；此肝之实邪也。虚则目䀮䀮无所见，耳无所闻，善恐，如人将捕之。取其经，厥阴与少阳。虚者当补，可刺曲泉、侠溪；实者当泻，可刺行间、阳辅。下仿此。气逆则头痛，耳聋不聪，颊肿。取血者。取其经血盛之处，下仿此。心病者，胸中痛，胁支满，胁下痛，膺背肩胛间痛，两臂内痛；此心经之实邪也。虚则胸腹大，胁下与腰相引而痛。取其经，少阴、太阳，舌下血者。舌本下刺出血。其变病，刺郄中血者。变病，谓病属少阴而症异者，刺阴郄穴，血去则邪随而泻矣。脾病者，身重，善饥，肉痿，足不收，行善瘈，脚下痛；此脾经之实邪也。虚则腹满，肠鸣，飧泄食不化。取其经，太阴、阳明、少阴血者。脾虚则失其健运之用，而中气不治，脾与胃为表里，肾主水，水能助湿伤脾也，故当取足太阴、阳明之经，又取足少阴之血，以为其寒实。如脾心痛，刺然谷、太溪之类。肺病者，喘咳逆气，肩背痛，汗出，此肺经之实邪也。尻、阴、股、膝、髀、腨、胻、足皆痛；此病皆足少阴经以气陷下部而母病及子也，故下文兼取足少阴以治之。虚则少气不能报息，耳聋嗌干。取其经，太阴、足太阳之外，厥阴内血者。外言前、内言後乃足少陰脉也視左右足脉凡少陰部分有血滿異於常處者取而去之以寫其實腎病者腹大脛腫喘欬身重寢汗出憎風此腎經之實邪也虛則胸中痛腎脉注胸中也大腹小腹痛腎脉上自幽門下至橫骨挾腹中行兩旁各半寸循腹裏也清厥意不樂四末之陽受氣於胸腹胸腹病則陽氣不宣於四末故清冷而四末厥逆胸中即膻中喜樂出焉故痛則意不樂也取其經少陰太陽血者凡刺之道自當虛補實寫然經絡有血猶當先去血脉而後平其有餘不足焉故五藏虛實之病治法如上

素問血氣形志篇

夫人之常數太陽常多血少氣少陽常少血多氣陽明常多氣多血後天之數從太而少少陰常少血多氣厥陰常多血少氣太陰常多氣少血先天之數自少而太足太陽與少陰爲表裏少陽與厥陰爲表裏陽明與太陰爲表裏

手太陽與少陰爲表裏少陽與心主爲表裏陽明與太陰爲表裏 今知手足陰陽所苦凡治病必先去其血乃去其所苦伺之所欲窺伺其欲散欲耎欲緩欲收欲堅之意然後寫有餘補不足 形樂志苦病生於脉治之以灸刺形樂身無勞也志苦心多慮也心主脉深思過慮則脉病矣當治經絡故宜灸刺之形樂志樂病生於肉治之以鍼石飽食終日無所運用多傷於脾脾主肌肉病則或爲衛氣留或爲膿血聚故當用鍼石以取之形苦志樂病生於筋治之以熨引勞則傷筋宜用藥熨導引之法形苦志苦病生於咽嗌治之以甘藥形苦志苦必多憂思憂傷肺思傷脾脾肺之脉上循咽嗌如人之悲憂過度則喉嚨哽咽食飲難進思慮過度則上焦痞隔咽中核塞是也因損於藏當以甘藥調

言后，乃足少阴脉也。视左右足脉，凡少阴部分有血满异于常处者，取而去之，以泻其实。肾病者，腹大，胫肿，喘咳，身重，寝汗出，憎风；此肾经之实邪也。虚则胸中痛，肾脉注胸中也。大腹、小腹痛，肾脉上自幽门，下至横骨，挟腹中，行两旁各半寸，循腹里也。清厥，意不乐。四末之阳，受气于胸腹，胸腹病则阳气不宣于四末，故清冷而四末厥逆。胸中，即膻中，喜乐出焉，故痛则意不乐也。取其经，少阴、太阳血者。凡刺之道，自当虚补实泻然，经络有血，犹当先去血脉，而后平其有余不足焉。故五脏虚实之病，治法如上。

《素问·血气形志篇》

夫人之常数，太阳常多血少气，少阳常少血多气，阳明常多气多血，后天之数，从太而少。少阴常少血多气，厥阴常多血少气，太阴常多气少血。先天之数，自少而太。足太阳与少阴为表里，少阳与厥阴为表里，阳明与太阴为表里。手太阳与少阴为表里，少阳与心主为表里，阳明与太阴为表里。今知手足阴阳所苦，凡治病必先去其血，乃去其所苦，伺之所欲，窥伺其欲散、欲耎、欲缓、欲收、欲坚之意。然后泻有余，补不足。形乐志苦，病生于脉，治之以灸刺。形乐，身无劳也。志苦，心多虑也。心主脉，深思过虑，则脉病矣。当治经络，故宜灸刺之。形乐志乐，病生于肉，治之以针石。饱食终日，无所运用，多伤于脾。脾主肌肉，病则或为卫气留，或为脓血聚，故当用针石以取之。形苦志乐，病生于筋，治之以熨引。劳则伤筋，宜用药熨导引之法。形苦志苦，病生于咽嗌，治之以甘药。形苦志苦，必多忧思。忧伤肺，思伤脾，脾肺之脉，上循咽嗌，如人之悲忧过度，则喉咙哽咽，食饮难进，思虑过度，则上焦痞隔，咽中核塞是也。因损于脏，当以甘药调之。形数惊恐，经络不通，病生于不仁，治之以按摩醪药。不仁，顽痹耎弱。按摩者，导气行血也。醪药，药酒也。《灵枢·九针论》同。

《素问·宝命全形论》

凡刺之真，必先治神。正气也。五脏已定，九候已备，后乃存针，众脉不见，众凶弗闻。外内相得，无以形先，可玩往来，乃施于人。人有虚实，五虚勿近，五实勿远，虚病不利于针，实邪最所当用。至其当发，间不容瞚。发，出针也；瞚，瞬同。言针发有期，或迟或速，在气机之顷，不可以瞬息误也。手动若务，动，用针也；务，专其务而心无二也。针耀而匀。耀，精洁也；匀，举措从容也。静意视义，观适之变，适，至也。变，虚实之变也。观之以静，察变之道也。是谓冥冥幽隐也。莫知其形。言血气之变，不形于外，惟明者能察有与无。

刺虚者须其实，补虚须纳其气而实之。刺实者须其虚，泻实须泄其气而虚之。经气已至，慎守勿失，深浅在志，远近若一，如临深渊，手如握虎，神无营于众物。详在《针解篇》。

《素问·八正神明论》

凡刺之法，必候日月星辰，四时八正之气，气定乃刺之。言针者，必察日之寒温，月之空满，二十八宿之分①，以应水漏刻及四时正气八节之风，义如下文，气定，定所宜也。是故天温日明，阳盛阴衰。则人血淖液而卫气浮，故血易泻，气易行；血淖液则易泻，气浮则易行。天寒日阴，阳衰阴胜。则人血凝泣者涩。而卫气沉。凝则难写，沉则难行。月始生，则血气始精，卫气始行。精，正也；行，利也。月郭满，则血气实，肌肉坚；月郭空，则肌肉减，经

①宿之分：原文版蚀，据《素问·八证神明论》校补。

络虚，卫气去，形独居，是以因天时而调血气也。是以天寒无刺，营卫疑涩也。天温无凝，血气易行也。月生无泻，恐伐其生气。月满无补，恐助其邪气。月郭空无治。此以阴气虚，邪不能去也。

故曰：月生而泻，是为脏虚；虚，其虚也。月满而补，血气扬溢，络有留血，命曰重实；实，其实也。月郭空而治，是为乱经。阴阳相错，真邪不别，沉以留止，邪气沉留。外虚内乱，淫邪乃起。星辰者，所以制日月之行也。八正者，所以候八风之虚邪，以时至者也。四正四隅，谓之八正，即八宫也。八方之气，以时而至，谓之八风，从所居之乡来者为实风，从所冲之方来者为虚风。实风主生长，虚风主杀害。察八正之位，则邪之伤人，虚实可知矣。四时者，所以分春秋冬夏之气所在，以时调之也，八正之虚邪，避之勿犯。人身之气，分四时而调之。天地之气，候虚风而避之。以身之虚，而逢天之虚，两虚相感，其气至骨，入则伤五脏。人之虚，血气虚也。天之虚，如《岁露论》所云：乘年之衰，逢月之空，失时之和。因为贼风所伤，是谓三虚是也。以虚感虚，故邪气深入至骨而伤五藏。工候救之，弗能伤也。故曰：天忌不可不知也。工能知而勿犯，犯而能救，故可弗伤。凡太乙所居之乡，气有邪正虚实，出乎天道，所当避忌，故曰天忌。详见《九针论》，有图在卷三。

泻必用方，正也。方者以气方盛也，以月方满也，以日方温也，以身方定也。以息方吸而内针，气之来也。乃复候其方吸而转针，此即先补真气也。乃复候其方呼而徐引针，引犹出也。故曰：泻必用方，其气易行焉。补必用员，员，活也。员者行也，行者移也，行者，行其气；移者，导其滞。凡正气不足，则营卫不行，血气留滞，故用员，以行之补之。刺必中其营，深入血脉。复以吸排之也。排，除去也。即下篇候吸引针之谓。故员与方，非针也。非针之形，言针之用也，按《官能篇》曰：泻必用员，补必用方。详求其意，《灵枢》言：员者，流利也，用针员活而迎夺之，故可以泻。方，即端正安静之谓，微留疾出，防护真气，故可以补，与本篇似乎相反，然方员义各有发明，不可执一也。故养神者，必知形之肥瘦，荣卫血气之盛衰。血气者，人之神，不可不谨养。形者，神之体。神者，形之用。故欲养神者，不可不谨养其形。

《素问·离合真邪论》

夫圣人之起度数，必应于天地，故天有宿度，二十八宿，三百六十五度。地有经水，人有经脉。清、渭、海、湖、汝、渑、淮、漯、江、河、济、漳，以合人之十二经脉。天地温和，则经水安静；天寒地冻，则经水凝泣；不行也。天暑地热，则经水沸溢；泛滥也。卒风暴起，则经水波涌而陇起。阴阳不和也。夫邪之入于脉也，寒则血凝泣，暑则气淖泽。皆由于寒热之变。虚邪因而入客，亦如经水之得风也，经之动脉，其至也亦时陇起，其行于脉中循循然，其因虚而入客于经，亦如经水之得风，即血脉之得气也，故致经脉亦时陇起。盖邪在脉中，随正气往来，以为之动静耳。循循，随顺貌。至其寸口中手也，时大时小，大则邪至，小则平，其行无常处，邪气随脉，必至寸口，有邪则陇起而大，无邪则平和而小，随其所在，而为形见，故行无常处。在阴与阳，不可为度，从而察之，三部九候，卒然逢之，早遏其路。遏者，制也。

吸则内针，无令气忤，吸则气至，刺实者，去其逆气，故令无忤。静以久留，无令邪布，前气未除，后气将至，故当静留其针，俟而泻之，无令邪气复布也。吸则转针，以得气为度，邪气未泄，候病者再吸，乃搓转其针，以针下得气之故为度。候呼引针，呼尽乃去；大气皆出，故命曰泻。引，引退也。入气曰吸，出气曰呼，呼尽则次其吸，吸至则不兼呼，此言泻法，吸则内针，下言补法，呼尽内针，可知泻法，中原有先补之义。

不足者补之，必先扪而循之，先以左手扪摸循按者，欲得其穴也。切而散之，以指切捺其穴，欲其气之行散也。推而按之，再以指揉，按其肌肤，欲针道之流利也。弹而怒之，以指弹其穴，欲其意有所注，则气必随之，故脉络䐜满如怒起也。抓音爪。而下之，用法如前，然后以左手爪甲掐其正穴，方下针也。通而取之。下针之后，必候气通以取病邪。外引其门，以闭其神，门，穴门也。此得气出针之法。呼尽内针，静以久留，以气至为故，如待所贵，不知日暮。即静以久留，候气至也。其气以已同。至，适而自护，调适、爱护。候吸引针，气不得出，各在其处，候吸引针，则气充于内。推阖其门，令神气存，大气留止，故命曰补。推阖其门，则气固于外，神气存留，故谓之补。呼尽内针以下，详言补法。

《素问·通评虚实论》

腹暴满，按之不下，取太阳经络者，胃之募也。手太阳经之络，即任脉之中脘，中脘为手太阳、少阳、足阳明脉所生，故云：太阳经络者，胃之募也。少阴俞去脊椎三寸旁五，又取肾俞穴，脊椎两旁共为三寸，各五痏也。用员利针。

霍乱，刺俞旁五，即肾俞旁志室穴，各刺五痏。足阳明及上傍三。又刺胃俞及脾俞之外意舍各三痏。

刺痫惊脉五，五脉如下文。针手太阴各五。左右各五痏，刺经经渠。太阳五，阳谷穴各五痏。刺手少阴经络旁者一，手少阴之经灵道穴，在络穴通里之旁一，各一痏也。足阳明一，亦言经穴解溪也。上踝五寸刺三针。

足少陽之絡光明穴各刺三痏

素問刺熱論

肝熱病者小便先黃腹痛多卧身熱熱爭則狂言及驚脇滿痛手足躁不得安卧庚辛甚甲乙大汗氣逆則庚辛死庚辛屬金剋肝木也甲乙屬木肝當王也逆爲邪勝藏也刺足厥陰少陽少陽爲厥陰之表故皆當刺之其逆則頭痛員員靡定貌脉引衝頭也心熱病者先不樂數日乃熱熱爭則卒心痛煩悶善嘔頭痛面赤無汗壬癸甚丙丁大汗氣逆則壬癸死壬癸屬水剋心火也丙丁屬火心當王也刺手少陰太陽太陽爲少陰之表故皆當刺之脾熱病者先頭重頰痛煩心顏青欲嘔身熱熱爭則腰痛不可用

俛仰腹滿泄兩頷痛甲乙甚戊己大汗氣逆則甲乙死甲乙屬木剋脾土也戊己屬土脾當王也刺足太陰陽明陽明爲太陰之表故皆當刺之肺熱病者先淅然厥起毫毛惡風寒舌上黃身熱熱爭則喘欬痛走胸膺背不得太息頭痛不堪汗出而寒丙丁甚庚辛大汗氣逆則丙丁死丙丁屬火剋肺金也庚辛屬金肺當王也刺手太陰陽明肺大腸二經出血如豆大立已取其絡脉之盛者腎熱病者先腰痛䯒痠苦渴數飲身熱熱爭則項痛而强䯒寒且痠足下熱不欲言其逆則項痛員員澹澹然精神短少貌戊己甚壬癸大汗氣逆則戊己死戊己屬土剋腎水也壬癸屬水腎當王也刺足少陰太陽腎膀胱二經肝熱病者左頰先赤心

足少阳之络光明穴，各刺三痏。

《素问·刺热论》

肝热病者，小便先黄，腹痛，多卧，身热。热争则狂言及惊，胁满痛，手足躁，不得安卧。庚辛甚，甲乙大汗，气逆则庚辛死。庚辛属金，克肝木也。甲乙属木，肝当王也。逆为邪胜藏也。刺足厥阴、少阳。少阳为厥阴之表，故皆当刺之。其逆则头痛员员，靡定貌。脉引冲头也。

心热病者，先不乐，数日乃热。热争则卒心痛，烦闷，善呕，头痛，面赤，无汗，壬癸甚，丙丁大汗，气逆则壬癸死。壬癸属水，克心火也。丙丁属火，心当王也。刺手少阴、太阳。太阳为少阴之表，故皆当刺之。

脾热病者，先头重，颊痛，烦心，颜青，欲呕，身热。热争则腰痛，不可用俯仰，腹满泄，两颔痛。甲乙甚，戊己大汗，气逆则甲乙死。甲乙属木，克脾土也。戊己属土，脾当王也。刺足太阴、阳明。阳明为太阴之表，故皆当刺之。

肺热病者，先淅然厥，起毫毛，恶风寒，舌上黄，身热。热争则喘咳，痛走胸膺背，不得太息，头痛不堪，汗出而寒。丙丁甚，庚辛大汗，气逆则丙丁死。丙丁属火，克肺金也，庚辛属金，肺当王也。刺手太阴、阳明，肺、大肠二经。出血如豆大，立已。取其络脉之盛者。

肾热病者，先腰痛胻酸，苦渴数饮，身热。热争则项痛而强，胻寒且酸，足下热，不欲言，其逆则项痛员员澹澹然。精神短少貌。戊己甚，壬癸大汗，气逆则戊己死。戊己属土，克肾水也，壬癸属水，肾当下也。刺足少阴、太阳。肾、膀胱二经。

肝热病者，左颊先赤；心

熱病者顏先赤脾熱病者鼻先赤肺熱病者右頰先赤
腎熱病者頤先赤病雖未發見赤色者刺之名曰治未
病赤色見於五部則為病之先兆當求其藏而預治之 熱病從部所起者至期
而已至其王日如肝病則甲乙是也其刺之反者三周而已反謂寫虛補實也三
周三日也重逆則死一誤者尚待三周再誤者邪益深而正益敝故死 諸治熱病
以飲之寒水乃刺之必寒衣之居止寒處身寒而止也
欲其陰氣自內達表熱泄於外也 熱病先胸脇痛手足躁刺足少陽補
足太陰胸脇痛邱虛主之補足太陰者當於井滎取也病甚者為五十九刺見靈
樞熱病篇 熱病始手臂痛者刺手陽明太陰而汗出止商陽列缺
等穴 熱病始於頭首者刺項太陽天柱而汗出止熱病始於

鍼灸逢源　卷二

足脛者刺足陽明而汗出止足陽明可汗出當刺內庭陷谷 熱病先身
重骨痛耳聾好瞑刺足少陰病甚為五十九刺刺足少陰者據
經無正主穴當取井滎耳若其病甚則當用五十九刺 熱病先眩冒而熱胸脇滿
刺足少陰少陽頭腦運轉曰眩眼目蒙昧曰冒骨之充為腦骨之精為瞳子皆主於腎又足少
陽之脈起目銳眥循脇裏皆為此症故當在二經酌取之亦井滎耳
熱病氣穴三椎下間魄戶主胸中熱四椎下間膏肓俞主鬲
中熱五椎下間神堂主肝熱六椎下間譩譆主脾熱七椎下
間膈關主腎熱滎在骶也此總言治熱之藏俞也獨刺上之七節主瘵陽邪椎脊骨節也
滎陰氣也骶尾骶也陽邪治在上若刺下之七椎則虛其陰故戒之曰滎在骶也項上三椎陷
者中也取脊骨之法項骨三節之下陷者中穴名大椎由此而下數之則循序可得矣

热病者，颜先赤；脾热病者，鼻先赤；肺热病者，右颊先赤；肾热病者，颐先赤。病虽未发，见赤色者刺之，名曰治未病。赤色见于五部，则为病之先兆，当求其脏而预治之。

热病从部所起者，至期而已；至其王日，如肝病则甲乙是也。其刺之反者，三周而已；反，谓泻虚补实也，三周，三日也。重逆则死。一误者，尚待三周，再误者，邪益深而正益敝，故死。

诸治热病，以饮之寒水，乃刺之，必寒衣之，居止寒处，身寒而止也。欲其阴气自内达表，热泄于外也。热病先胸胁痛，手足躁，刺足少阳，补足太阴，胸胁痛，丘虚主之，补足太阴者，当于井、荥取也。病甚者为五十九刺。见《灵枢·热病篇》。热病始手臂痛者，刺手阳明、太阴而汗出止。商阳、列缺等穴。热病始于头首者，刺项太阳天柱。而汗出止。热病始于足胫者，刺足阳明而汗出止。足阳明可汗出，当刺内庭、陷谷。热病先身重，骨痛，耳聋，好瞑，刺足少阴，病甚为五十九刺。刺足少阴者，据经无正主穴，当取井荥耳。若其病甚，则当用五十九刺。热病先眩冒而热，胸胁满，刺足少阴、少阳。头脑运转曰眩，眼目蒙昧曰冒，骨之充为脑，骨之精为瞳子，皆主于肾。又足少阳之脉起目锐眦，循胁里，皆为此症，故当在二经酌取之，亦井荥耳。

热病气穴：三椎下间魄户。主胸中热；四椎下间膏肓俞。主鬲中热；五椎下间神堂。主肝热；六椎下间噫嘻。主脾热；七椎下间膈关。主肾热，荣在骶也。此总言治热之脏俞也，独刺上之七节，主疗阳邪。椎，脊骨节也。荣，阴气也。骶，尾骶也。阳邪治在上，若刺下之七椎，则虚其阴，故戒之，曰荣在骶也。项上三椎陷者中也。取脊骨之法，项骨三节之下陷者中，穴名大椎，由此而下数之，则循序可得矣。

素問刺瘧論 瘧有六經五藏之不同，刺法因之以異。

足太陽之瘧，令人腰痛頭重，寒從背起，先寒後熱，熇熇暍暍然，熱止汗出，難已。刺委中。足少陽之瘧，令人身體解㑊，寒不甚，熱不甚，惡見人，見人心惕惕然，熱多汗出甚。刺俠谿。足陽明之瘧，令人先寒，洒淅洒淅，寒甚久乃熱，熱去汗出，喜見日月光火氣，乃快然。刺衝陽。足太陰之瘧，令人不樂，好太息，不嗜食，多寒熱汗出，病至則善嘔，嘔已乃衰。刺隱白、太白、公孫。足少陰之瘧，令人嘔吐甚，多寒熱，熱多寒少，欲閉戸牖而處，其病難已。宜刺太谿、大鍾，經不言刺，缺文。足厥陰之瘧，令人腰痛，少腹滿，小便不利，如癃

鍼灸逢源 卷二

狀，非癃也，數便，意恐懼，氣不足，腹中悒悒。刺太冲。肺瘧者，令人心寒，寒甚熱，熱間善驚，如有所見者。刺列缺、合谷。心瘧者，令人煩心甚，欲得清水，反寒多，不甚熱。刺神門。肝瘧者，令人色蒼蒼然，太息，其狀若死者。刺中封。脾瘧者，令人寒，腹中痛，熱則腸中鳴，鳴已汗出。刺商丘。腎瘧者，令人灑灑寒，腰脊痛宛轉，大便難，目眴眴然，手足寒。刺金門、太谿。胃瘧者，令人且病，善饑而不能食，食而支滿腹大。刺厲兌、解谿、三里、太陰之商丘。瘧發身方熱，刺跗上動脈，足陽明經衝陽。開其孔，出其血，立寒；瘧方欲寒，刺手足陽明、大陰。瘧之將發未發，當隨此四經之井俞而刺之。瘧脉滿大

《素问·刺疟论》疟有六经五脏之不同，刺法因之以异

足太阳之疟，令人腰痛头重，寒从背起，先寒后热，熇熇暍暍然，热止汗出，难已。刺委中。足少阳之疟，令人身体解㑊，寒不甚，热不甚，恶见人，见人心惕惕然，热多汗出甚。刺侠溪。足阳明之疟，令人先寒，洒淅洒淅，寒甚久乃热，热去汗出，喜见日月光火气，乃决然。刺冲阳。足太阴之疟，令人不乐，好太息，不嗜食，多寒热汗出，病至则善呕，呕已乃衰。刺隐白、太白、公孙。足少阴之疟，令人呕吐甚，多寒热，热多寒少，欲闭户牖而处，其病虽已。宜刺太溪、大钟，经不言刺，缺文。足厥阴之疟，令人腰痛，少腹满，小便不利，如癃状，非癃也，数便，意恐惧，气不足，腹中悒悒。刺太冲。

肺疟者，令人心寒，寒甚热，热间善惊，如有所见者。刺列缺、合谷。心疟者，令人烦心甚，欲得清水，反寒多，不甚热。刺神门。肝疟者，令人色苍苍然，太息，其状若死者。刺中封。脾疟者，令人寒，腹中痛，热则肠中鸣，鸣已汗出。刺商丘。肾疟者，令人洒洒寒，腰脊痛宛转，大便难，目眴眴然，手足寒。刺金门、太溪。胃疟者，令人且病，善饥而不能食，食而肢满腹大。刺厉兑、解溪、三里、太阴之商丘。疟发身方热，刺跗上动脉，足阳明经冲阳。开其孔，出其血，立寒；疟方欲寒，刺手足阳明、太阴。疟之将发未发，当随此四经之井俞而刺之。疟脉满大

急刺背俞用中鍼傍五胠俞各一適肥瘦出其血也滿大急陽邪之實也背爲諸陽之府故當刺魄戶神堂譩譆鬲關魂門等穴水熱穴論五藏俞旁五以寫五藏之熱與此大同胠脇也其穴旁開近脇故曰旁五胠俞適肥瘦出血者謂瘦者淺刺少出血肥者深刺多出血也瘧脈小實急灸脛少陰刺諸井脈小實急陰邪勝也陰盛者生內寒故當灸足少陰復溜以散寒又刺足太陽至陰以補陽也瘧脈緩大虛便宜用藥不宜用鍼

諸瘧而脈不見刺十指間出血血去必已先視身之赤如小豆者盡取之陽亢而脈反伏故如是刺之以寫陽十二瘧者其發各不同時察其病形以知其何脈之病也先其發時如食頃而刺之一刺則衰二刺則知三刺則已不已刺舌下兩脈出血左金津右玉液不已刺郄中盛經出血委中又

刺項已下俠脊者必已大杼風門舌下兩脈者廉泉也其穴在舌根下左右泉脈故曰廉泉刺瘧者必先問其病之所先發者先刺之先頭痛及重者刺頭上百會上星及兩額員盧兩眉間攢竹出血先項背痛者刺風池風府大杼神道先腰脊痛者刺郄中出血先手臂痛者先刺手少陰少沖陽明商陽十指間各隨其所病之經先足脛痠痛者刺足陽明厲兌十指間出血各因其邪居之所寫其井穴風瘧者瘧發則汗出惡風刺三陽經背俞之血者足太陽經膀胱俞胃俞膽俞刺浮絡出血

骱痠痛甚按之不可痛益甚也名曰附髓病邪深伏故名以鑱鍼鍼絕骨出血立已身體小痛刺至陰諸陰之井無出血間日一刺邪氣微故刺太陽至陰穴與諸陰經井穴同法

急，刺背俞，用中针，傍五胠俞各一，适肥瘦出其血也。满大急，阳邪之实也。背为诸阳之府，故当刺魄户、神堂、噫嘻、鬲关、魂门等穴。《水热穴论》五脏俞旁五，以泻五脏之热，与此大同。胠，胁也。其穴旁开近胁，故曰：旁五胠俞。适肥瘦出血者，谓瘦者浅刺少出血，肥者深刺多出血也。疟脉小实急，灸胫少阴，刺诸井。脉小实急，阴邪胜也。阴盛者生内寒，故当灸足少阴复溜以散寒，又刺足太阳至阴以补阳也。疟脉缓大虚，便宜用药，不宜用针。

诸疟而脉不见，刺十指间出血，血去必已，先视身之赤如小豆者尽取之。阳亢而脉反伏，故如是刺之，以泻阳。十二疟者，其发各不同时，察其病形，以知其何脉之病也。先其发时，如食顷而刺之，一刺则衰，二刺则知，三刺则已；不已，刺舌下两脉出血；左金津，右玉液。不已，刺郄中盛经出血，委中。又刺项以下侠脊者必已。大抒、风门。舌下两脉者，廉泉也。其穴在舌根下左右泉脉，故曰廉泉。刺疟者，必先问其病之所先发者，先刺之。先头痛及重者，刺头上百会、上星。及两额、员户。两眉间攒竹。出血。先项背痛者，刺风池、风府、大杼、神道。先腰脊痛者，刺郄中出血。先手臂痛者，先刺手少阴、少冲。阳明、商阳。十指间。各随其所病之经，先足胫酸痛者。刺足阳明、厉兑。十指间出血。各因其邪居之所，泻其井穴。风疟者，疟发则汗出恶风，刺三阳经背俞之血者。足太阳经膀胱俞、胃俞、胆俞，刺浮络出血。

骱酸痛甚，按之不可，痛益甚也。名曰附髓病，其邪深伏，故名。以镵针针绝骨出血，立已。身体小痛，刺至阴，诸阴之井无出血，间日一刺。邪气微，故刺太阳至阴穴，与诸阴经井穴同法，無令出血但間日一刺之則邪氣自泄矣瘧不渴間日而作刺足太陽邪在表也○雜病篇曰取足陽明渴而間日作刺足少陽邪在表裏之間○雜病篇曰渴而日作取手陽明溫瘧汗不出爲五十九刺先熱後寒汗不出表實也故爲五十九刺以寫表實詳見熱病篇水熱穴論

素問刺欬論

五藏六府皆令人欬非獨肺也皮毛者肺之合也皮毛先受邪氣邪氣以從其合也其寒飲食入胃從肺脈上至於肺則肺寒肺寒則外內合邪因而客之則爲肺欬五藏各以其時受病非其時各傳以與之　乘秋則肺先受邪乘春則肝先受之乘夏則心先受之乘至陰則脾先受之乘冬則腎先受之　肺欬之狀欬而喘息有音甚則唾血肺絡逆也心欬之狀欬則心痛喉中介介如梗狀甚則咽腫喉痺肝欬之狀欬則兩脇下痛甚則不可以轉轉則兩胠下滿脾欬之狀欬則右胠下痛陰陰引肩背甚則不可以動動則欬劇腎欬之狀欬則腰背相引而痛甚則欬涎腎爲水藏主涎飲也五藏之久欬乃移於六府脾欬不已則胃受之胃欬之狀欬而嘔嘔甚則長蟲出蚘蟲居腸胃之中嘔甚則隨氣而上出肝欬不已則膽受之膽欬之狀欬嘔膽汁嘔苦汁也肺欬不已則大腸受之大腸欬狀欬而遺失甲乙經作遺矢心欬不已則小腸受之小腸欬狀欬而失氣

无令出血。但间日一刺之，则邪气自泄矣。疟不渴，间日而作，刺足太阳；邪在表也。《杂病篇》曰：取足阳明。渴而间日作，刺足少阳。邪在表里之间，《杂病篇》曰：渴而日作，取手阳明。温疟，汗不出，为五十九刺。先热后寒，汗不出，表实也，故为五十九刺，以泻表实，详见《热病篇·水热穴论》。

《素问·刺咳论》

五脏六腑皆令人咳，非独肺也。皮毛者，肺之合也，皮毛先受邪气，邪气以从其合也。其寒饮食入胃，从肺脉上至于肺则肺寒，肺寒则外内合邪，因而客之，则为肺咳。五脏各以其时受病，非其时，各传以与之。

乘秋则肺先受邪，乘春则肝先受之，乘夏则心先受之，乘至阴则脾先受之，乘冬则肾先受之。肺咳之状，咳而喘息有音，甚则唾血。肺络逆也。心咳之状，咳则心痛，喉仲介介如梗状，甚则咽肿，喉痹。肝咳之状，咳则两胁下痛，甚则不可以转，转则两胠下满。脾咳之状，咳则右胠下痛，阴阴引肩背，甚则不可以动，动则咳剧。肾咳之状，咳则腰背相引而痛，甚则咳涎。肾为水脏，主涎饮也。五脏之久咳，乃移于六腑：脾咳不已，则胃受之，胃咳之状，咳而呕，呕甚则长虫出。蛔虫居肠胃之中，呕甚则随气而上出。肝咳不已，则胆受之，胆咳之状，咳呕胆汁。呕苦汁也。肺咳不已，则大肠受之，大肠咳状，咳而遗失。《甲乙经》作遗矢。心咳不已，则小肠受之，小肠咳状，咳而失气，氣與欬俱失。小腸之下，則大腸也，大腸之氣出於小腸之化，故欬則下奔失氣。腎欬不已，則膀胱受之，膀胱欬狀，欬而遺溺。久欬不已，則三焦受之，三焦欬狀，欬而腹滿，不欲食飲。此皆聚於胃，關於肺，使人多涕唾，而面浮腫氣逆也。陽明之脉起於鼻，會於面，出於口，故令多涕唾而面浮腫。肺爲藏府之蓋而主氣，故令氣逆。治藏者，治其俞。肺太淵，心神門，肝太冲，脾太白，腎太谿，一作背上各藏之俞，誤。治府者，治其合。胃三里，膽陽陵泉，大腸曲池，小腸小海，膀胱委中，三焦天井。浮腫者，治其經。脉之所行者爲經，如經渠、陽谿、解谿、商邱等穴是也。諸欬之浮腫氣逆者，當各隨其所病之經刺之。

素問卒痛論 舊作舉痛論，今從王氏、吳氏。

經脉流行不止，環周不休，寒氣入經而稽遲，泣音澁。而不

行，客於脉外則血少，客於脉中則氣不通，故卒音猝。然而痛。

寒氣客於脉外，則脉寒，脉寒則縮踡，縮踡則脉絀急，絀急則外引小絡，故卒然而痛，得炅則痛立止。踡，不伸也。絀，屈曲也。炅，熱也。此其痛或卒然而止者，衛氣不得流通所致，故但得炅煖之氣，其痛則立止也。因重中於寒，則痛久矣。此或痛甚不休者，寒氣重盛，不易解散，故痛久。寒氣客於經脉之中，與炅氣相薄則脉滿，滿則痛而不可按也。薄，摩盪也。陽氣行於脉中而寒襲之，則寒熱相薄；留而不行，則邪實於經，故脉滿，此或痛甚不可按者也。寒氣稽留，炅氣從上，則脉充大而血氣亂，故痛甚不可按也。炅氣從上，陽主升也，寒邪遏之，則脉充於內而血氣亂，故其痛必甚，此重明上文之意。寒氣客於腸胃之間，膜原之下，血不得散，小絡急引故痛，按之則血

气与咳俱失。小肠之下，则大肠也，大肠之气出于小肠之化，故咳则下奔失气。肾咳不已，则膀胱受之，膀胱咳状，咳而遗溺。久咳不已，则三焦受之，三焦咳状，咳而腹满，不欲食饮。此皆聚于胃关于肺，使人多涕唾，而面浮肿气逆也。阳明之脉起于鼻，会于面，出于口，故令多涕唾而面浮肿。肺为脏腑之盖而主气，故令气逆。治脏者，治其俞。肺太渊，心神门，肝太冲，脾太白，肾太溪，一作背上各脏之俞，误。治腑者，治其合。胃三里，胆阳陵泉，大肠曲池，小肠小海，膀胱委中，三焦天井。浮肿者，治其经。脉之所行者为经，如经渠、阳溪、解溪、商丘等穴是也。诸咳之浮肿气逆者，当各随其所病之经刺之。

《素问·卒痛论》旧作《举痛论》，今从王氏、吴氏。

经脉流行不止，环周不休，寒气入经而稽迟，泣音涩。而不行，客于脉外则血少，客于脉中则气不通，故卒音猝。然而痛。

寒气客于脉外，则脉寒，脉寒则缩蜷，缩蜷则脉绌急，绌急则外引小络，故卒然而痛，得炅则痛立止。蜷，不伸也。绌，屈曲也。炅，热也。此其痛或卒然而止者，卫气不得流通所致，故但得炅暖之气，其痛则立止也。因重中于寒，则痛久矣。此或痛甚不休者，寒气重盛，不易解散，故痛久。寒气客于经脉之中，与炅气相搏则脉满，满则痛而不可按也。薄，摩荡也。阳气行于脉中而寒，袭之，则寒热相搏；留而不行，则邪实于经，故脉满，此或痛甚不可按者也。寒气稽留，炅气从上，则脉充大而血气乱，故痛甚不可按也。炅气从上，阳主升也，寒邪遏之，则脉充于内而血气乱，故其痛必甚，此重明上文之意。寒气客于肠胃之间，膜原之下，血不得散小络急引故痛，按之则血

氣散故按之痛止膜筋膜也原肓之原也膜原之下皆有空虛之處血不散而小絡滿則急引而痛按之則寒氣可散小絡可緩此按之而痛止者也寒氣客於俠脊之脈則深按之不能及故按之無益也俠脊者足太陽經也其最深者則伏衝伏膂之脈按之不能及其處此按之無益者也寒氣客於衝脈衝脈起於關元隨腹直上寒氣客則脈不通脈不通則氣因之故喘動應手矣衝脈並足少陰腎經夾臍上行會於咽喉而腎脈上連於肺若寒氣客之則脈不通氣亦逆也此喘動應手氣爲陽而主動也寒氣客於背俞之脈則脈泣脈泣則血虛血虛則痛其俞注於心故相引而痛按之則熱氣至熱氣至則痛止矣背俞五藏俞也皆足太陽之脈循膂當心入散故寒氣客之則脈澁血虛爲心與背相引而痛按之則熱至而痛止者正以血虛故耳寒氣客於厥陰之脈厥陰脈

者絡陰器繫於肝寒氣客於脈中則血泣脈急故脇肋與少腹相引痛矣肝之脈循陰股入毛中抵少腹布脇肋故寒氣客之脇肋與少腹相引而痛厥氣客於陰股寒氣上及少腹血泣上下相引舊本在下相引此從吳注故腹痛引陰股厥氣厥逆之氣也或腹痛引陰股者以足三陰衝脈皆行於少腹陰股之間也寒氣客於小腸膜原之間絡血之中血泣不得注於大經血氣稽留不得行故宿昔而成積矣宿昔成積者寒氣凝結也寒氣客於五藏厥逆上泄陰氣竭陽氣未入故卒然痛死不知人氣復反則生矣寒傷藏氣則氣不得降而厥逆上泄吐涌也眞陰暴竭陽氣未能遽入卒然痛死必待藏氣復則生矣寒氣客於腸胃厥逆上出故痛而嘔也腸胃言六府也水穀之在六府必自上而下乃其順也若寒氣客之則逆而上出此

气散，故按之痛止。膜，筋膜也。原，肓之原也。膜原之下，皆有空虚之处，血不散而小络满，则急引而痛，按之则寒气可散，小络可缓，此按之而痛止者也。寒气客于侠脊之脉，则深按之不能及，故按之无益也。侠脊者，足太阳经也。其最深者，则伏冲伏膂之脉，按之不能及其处，此按之无益者也。寒气客于冲脉，冲脉起于关元，随腹直上，寒气客则脉不通，脉不通则气因之，故喘动应手矣。冲脉并足少阴肾经，夹脐上行，会于咽喉，而肾脉上连于肺，若寒气客之，则脉不通，气亦逆也，此喘动应手，气为阳而主动也。寒气客于背俞之脉，则脉泣，脉泣则血虚，血虚则痛，其俞注于心，故相引而痛，按之则热气至，热气至则痛止矣。背俞，五脏俞也，皆足太阳之脉，循膂当心入散。故寒气客之，则脉涩血虚，为心与背相引而痛。按之则热至而痛止者，正以血虚故耳。寒气客于厥阴之脉，厥阴脉者，络阴器，系于肝，寒气客于脉中，则血泣脉急，故胁肋与少腹相引痛矣。肝之脉循阴股入髦中，抵少腹布胁肋，故寒气客之，胁肋与少腹相引而痛。厥气客于阴股，寒气上及少腹，血泣上下相引，旧本在下相引，此从吴注。故腹痛引阴股。厥气，厥逆之气也。或腹痛引阴股者，以足三阴、冲脉皆行于少腹阴股之间也。寒气客于小肠膜原之间，络血之中，血泣不得注于大经，血气稽留不得行，故宿昔而成积矣。宿昔成积者，寒气凝结也。寒气客于五脏，厥逆上泄，阴气竭，阳气未入，故卒然痛死不知人，气复反则生矣。寒伤脏气，则气不得降而厥逆。上泄，吐涌也。真阴暴竭，阳气未能遽入，卒然痛死，必待脏气复则生矣。寒气客于肠胃，厥逆上出，故痛而呕也。肠胃，言六腑也。水谷之在六腑，必自上而下，乃其顺也。若寒气客之，则逆而上出，此痛而嘔也寒氣客於小腸小腸不得成聚故後泄腹痛矣小腸爲丙火之府而寒邪勝之則陽氣不化水穀不得停畱故腹痛而後泄也熱氣畱於小腸腸中痛癉熱焦渴則堅乾不得出故痛而閉不通矣熱畱小腸是陽藏陽病也故腹痛而閉不通

視其五色黃赤爲熱白爲寒青黑爲痛視面間分部鼻謂之明堂肺心肝脾之候也其兩旁六府腎藏之候也黃赤色者火動於經故爲熱白色者陽氣衰微血不上榮故爲寒青黑色者血凝氣滯故爲痛

視其主病之脈視面間五色之所主堅而血及陷下者皆可捫而得也堅而血謂邪之聚絡盛而起陷下如沉伏之類捫摸也

百病生於氣也怒則氣上喜則氣緩悲則氣消恐則氣下寒則氣收炅則氣泄驚則氣亂勞則氣耗思則氣結

九氣不同何病之生氣之在人和則爲正氣不和則爲邪氣岐伯曰怒則氣逆甚則嘔血及飧泄故氣上矣怒動於肝則氣逆而上氣逼血升故嘔血肝木乘脾故飧泄○及飧泄甲乙作食而氣逆喜則氣和志達榮衛通利故氣緩矣悲則心系急肺布葉舉而上焦不通榮衛不散熱氣在中故氣消矣悲生於心并於肺故心系急肺葉舉上焦不通榮衛不散致熱傷氣也恐則精却却則上焦閉閉則氣還還則下焦脹故氣不行矣却者退也精却則升降不交故上焦閉上焦閉則氣歸於下病爲脹滿而氣不行故曰恐則氣下○本神篇曰喜樂者神憚散而不藏愁憂者氣閉塞而不行恐懼者神蕩憚而不收寒則腠理閉氣不行故氣收矣寒束於外則表氣不能宣達也炅則腠理開榮衛通汗大泄故氣泄矣陽從汗散故氣亦泄驚則心無所倚神無所歸

痛而呕也。寒气客于小肠，小肠不得成聚，故后泄腹痛矣。小肠为丙火之腑，而寒邪胜之，则阳气不化，水谷不得停留，故腹痛而后泄也。热气留于小肠，肠中痛，瘅热焦渴，则坚干不得出，故痛而闭不通矣。热留小肠，是阳藏阳病也，故腹痛而闭不通。

视其五色，黄赤为热，白为寒，青黑为痛。视面间分部，鼻谓之明堂，肺心肝脾之候也，其两旁，六腑肾脏之候也。黄赤色者，火动于经，故为热。白色者，阳气衰微，血不上荣，故为寒。青黑色者，血凝气滞，故为痛。

视其主病之脉，视面间五色之所主。坚而血及陷下者，皆可扪而得也。坚而血，谓邪之聚。络盛而起陷下，如沉伏之类，扪摸也。

百病生于气也，怒则气上，喜则气缓，悲则气消，恐则气下，寒则气收，炅则气泄，惊则气乱，劳则气耗，思则气结，九气不同，何病之生？气之在人，和则为正气，不和则为邪气。岐伯曰：怒则气逆，甚则呕血及飧泄，故气上矣。怒动于肝，则气逆而上，气逼血升，故呕血。肝木乘脾，故飧泄。及飧泄，《甲乙》作食而气逆。喜则气和志达，荣卫通利，故气缓矣。悲则心系急，肺布叶举，而上焦不通，荣卫不散，热气在中，故气消矣。悲生于心，并于肺，故心系急，肺叶举，上焦不通，荣卫不散，致热伤气也。恐则精却，却则上焦闭，闭则气还，还则下焦胀，故气不行矣。却者，退也。精却，则升降不交，故上焦闭，上焦闭则气归于下，病为胀满而气不行，故曰：恐则气下。《本神篇》曰：喜乐者，神惮散而不藏；愁忧者，气闭塞而不行；恐惧者，神荡惮而不收。寒则腠理闭，气不行，故气收矣。寒束于外，则表气不能宣达也。炅则腠理开，荣卫通，汗大泄，故气泄矣。阳从汗散，故气亦泄。惊则心无所倚，神无所归，虑无所定，故气乱矣。血气分离。劳则喘息汗出，外内皆越，故气耗矣。阳动则散。思则心有所存，神有所归，正气留而不行，故气结矣。思之无已，则系恋不释，神留不散故气结也。

《素问·刺腰痛论》

足太阳脉令人腰痛，引项脊尻背如重状。刺其郄中，太阳正经出血，刺委中及昆仑。春无见血。肾水衰也。

少阳令人腰痛，如以针刺其皮中，循循然，迟滞貌。不可以俯仰，不可以顾。刺少阳成骨之端阳关出血，夏无见血。肝木衰也。

阳明令人腰痛，不可以顾，顾如有见者，见鬼怪也。善悲。神不足也，阳明气衰而阴邪侮之，故症见若此。刺骺前三痏，上下和之出血，三里穴，并上廉、下廉。秋无见血。脾土衰也。足少阴令人腰痛，痛引脊内廉。刺少阴于内踝上二痏，复溜。春无见血，肾水衰也。出血太多，不可复也。

厥阴之脉令人腰痛，腰中如张弓弩弦。刺厥阴之络旧本脉，在腨踵鱼腹之外蠡沟穴，其病令人善言，嘿嘿然不慧自多言语，又不能发声也，刺之三痏。当三刺，其处下同。

解脉令人腰痛，痛引肩，目䀮䀮然，时遗溲。刺解脉，在膝筋肉分间，郄外廉之横络，旧本脉。出血，血变而止。解脉，足太阳经之散行脉也。当刺腘中横纹两筋间弩肉高起之处。若却之外廉有血络横见盛满而紫黑者，刺出黑血，必候其血色变赤，乃止其针。

解脉令人腰痛，如引带，常如折音舌。腰状，善恐。刺解脉，在郄中，委中穴。结络如黍米，刺之血射以黑，见赤血而已。复言解脉者，谓太陽支脈從腰中下挾脊貫臀入膕中者也故其痛若此太陽之脈絡腎故善恐同陰之脈令人腰痛痛如小錘居其中痛而重也怫然腫腫突如怒起也刺同陰之脈在外踝上絕骨之端為三痏陽輔穴足少陽之別絡於厥陰並經下絡足跗故曰同陰之脈　陽維之脈令人腰痛痛上怫然腫刺陽維之脈脈與太陽合腨下間去地一尺所承山穴　衡絡之脈令人腰痛不可以俛仰仰則恐仆得之舉重傷腰衡絡絕惡血歸之刺之在郄陽筋之間上郄數寸衡居委陽殷門二穴並居為二痏出血衡橫也足太陽之別絡自腰中橫出髀外後廉而下合於膕中故曰衡絡　會陰之脈令人腰痛痛上漯漯音沓然汗出邪在陰分汗乾令人欲飲液亡也飲已欲走飲多則陰氣下溢故欲走也刺直陽

之脈上三痏在蹻上郄下五寸橫居視其盛者出血會陰任脈穴也督由此行背故令人腰痛直陽謂足太陽之脈俠脊而直行者其穴在陽蹻之上郄之下相去約五寸而橫居須視其血絡之盛者為的　飛陽之脈令人腰痛痛上怫怫然甚則悲以恐刺飛陽之脈與陰維之會飛陽足太陽絡穴別走少陰者也陰維之會即少陰之前在內踝上五寸築賓穴也　昌陽之脈令人腰痛痛引膺目䀮䀮然甚則反折舌卷不能言刺復溜陰蹻脈合於足太陽故曰昌陽　散脈令人腰痛而熱熱甚生煩腰下如有橫木居其中甚則遺溲刺散脈在膝前骨肉分間絡外廉束脈為三痏王註散脈足太陰之別其脈散股入腹與少陰少陽結於腰髁下輔骨之下後有大筋撷束膝胻之骨令其連屬取此筋骨繫束之脈以去其病是即地機穴三痏三刺也吳註散脈陽明別絡之散行者類

太阳支脉从腰中下挟脊贯臀入腘中者也，故其痛若此。太阳之脉络肾，故善恐。

同阴之脉令人腰痛，痛如小锤居其中，痛而重也。怫然肿。肿突如怒起也。刺同阴之脉在外踝上绝骨之端，为三痏。阳辅穴，足少阳之别络，于厥阴并经下络足跗，故曰同阴之脉。

阳维之脉令人腰痛，痛上怫然肿。刺阳维之脉，脉与太阳合腨下间，去地一尺所。承山穴。

衡络之脉令人腰痛，不可以俯仰，仰则恐仆，得之举重伤腰，衡络绝，恶血归之。刺之在郄阳筋之间，上郄数寸，衡居。委阳、殷门，二穴并居。为二痏出血。衡，横也。足太阳之别络，自腰中横出髀外后廉，而下合于腘中，故曰衡络。

会阴之脉令人腰痛，痛上漯漯音沓。然汗出，邪在阴分。汗干令人欲饮，液亡也。饮已欲走，饮多则阴气下溢故欲走也。刺直阳之脉上三痏，在跷上郄下五寸横居，视其盛者出血。会阴，任脉穴也，督由此行背，故令人腰痛。直阳，谓足太阳之脉侠脊而直行者，其穴在阳跷之上，郄之下，相去约五寸而横居，须视其血络之盛者为的。

飞阳之脉令人腰痛，痛上怫怫然，甚则悲以恐。刺飞阳之脉，与阴维之会。飞阳，足太阳络穴，别走少阴者也。阴维之会，即少阴之前，在内踝上五寸，筑宾穴也。

昌阳之脉令人腰痛，痛引膺，目䀮䀮然，甚则反折，舌卷不能言。刺复溜，阴跷脉合于足太阳，故曰昌阳。

散脉令人腰痛而热，热甚生烦，腰下如有横木居其中，甚则遗溲。刺散脉在膝前骨肉分间，络外廉束脉，为三痏。王注：散脉，足太阴之别。其脉散股入腹，与少阴、少阳结于腰髁下。辅骨之下，后有大筋撷束膝胻之骨，令其连属，取此筋骨系束之脉以去其病，是即地机穴。三痏，三刺也。吴注：散脉，阳明别络之散行者。《类经》注：膝前骨肉分间，络外廉束脉，似指阳明经为散脉。但本篇独缺太阴刺法，而下文有云上热刺足太阴者，若与此相照应。按：地机穴治腰痛，王氏注合。

肉里之脉令人腰痛，不可以咳，咳则筋缩急。肉里，谓分肉之里，足少阳脉所行，主筋膜者也。刺肉里之脉，为二痏，在太阳之外，少阳绝骨之后。阳辅穴。

腰痛侠脊而痛至头，几几然，凭伏貌。目𥇦𥇦欲僵仆，刺足太阳郄中出血。腰痛上寒，刺足太阳、京骨穴。阳明；冲阳穴。腰痛上热，刺足厥阴。大冲穴。上寒上热，皆以上体言也。寒刺阳经去阳分之阴邪，热刺厥阴去阴中之风热也。不可以俯仰，刺足少阳。丘虚穴。中热而喘，刺足少阴，太溪穴。刺郄中出血。委中穴。按：少阴之脉贯肝鬲，入肺中。肾水不足以制火，故中热而喘，宜刺足少阴俞太溪。又刺郄中者，即足太阳委中也。吴注作少阴之郄水泉穴，误。腰痛上寒不可顾，刺足阳明。上热刺足太阴。王注：上寒，阴市主之。不可顾，三里主之。上热，地机主之。阳明、太阴之脉皆不可左右顾。

大便难，刺足少阴。涌泉穴。少腹满，刺足厥阴。太冲穴。如折不可以俯仰，不可举，刺足太阳。王注：如折，束骨主之。不可以俯仰，京骨、昆仑主之，不可举。申脉、仆参主之。引脊内廉，刺足少阴。王注：复溜穴。吴注：有上件如折，不可以俯仰，不可举，而其痛又引及脊之内廉，足太阳络肾之脉痛也。

腰痛引少腹控䏚，不可以仰。刺腰尻交者，两髁胂上，发针立已。王注：此即下窌穴。足太阴、厥阴、少阳三脉，左右交结于中也。两髁胂，谓腰髁骨下坚肉也。盖腰髁下尻骨两旁有四骨空，左右其八穴皆主腰痛。

《素问·刺要论》

病有浮沉，刺有浅深，各至其理，无过其道，过之则内伤，不及則生外壅，壅則邪從之，淺深不得，反爲大賊，內動五藏，後生大病。故曰：病有在毫毛腠理者，有在皮膚者，有在肌肉者，有在脉者，有在筋者，有在骨者，有在髓者。是故刺毫毛腠理無傷皮，皮傷則內動肺，肺動則秋病溫瘧，泝泝然寒慄。刺皮無傷肉，肉傷則內動脾，脾動則七十二日四季之月，病腹脹煩，不嗜食。刺肉無傷脉，脉傷則內動心，心動則夏病心痛。刺脉無傷筋，筋傷則內動肝，肝動則春病熱而筋弛。刺筋無傷骨，骨傷則內動腎，腎動則冬病脹腰痛。刺骨無傷髓，髓傷則消鑠胻痠，體解㑊然不去矣。病解㑊者，懈怠困弱，陰之虛也。陰虛則氣虛，氣虛則不能舉動，是謂不去也。○解，音懈。㑊，音跡，吳註音亦。

素問刺齊論 齊者，刺各有所宜也。

刺骨無傷筋者，鍼至筋而去，不及骨也。如病骨髓痠痛之類，直當刺骨。若鍼至筋分，不及於骨，攻非其過，是傷筋也。刺筋無傷肉者，至肉而去，不及筋也。如病筋攣節痛之類，直當刺筋。若鍼至肉分，不及於筋，是傷肉也。刺肉無傷脉者，至脉而去，不及肉也。如病肌膚盡痛之類，直宜刺肉。若鍼至脉分，不及於肉，是傷脉也。刺脉無傷皮者，至皮而去，不及脉也。如病血脉不通諸症，直當刺脉。若鍼至皮分，不及於脉，是傷皮也。○此四節言當深不深之為害也。所謂刺皮無傷肉者，病在皮中，無傷肉也。無過深中肉。刺肉無傷筋者，過肉中筋也。病在肉，無過肉而傷筋。刺筋無傷骨者，過筋中骨也。病在筋，無過筋而傷骨。○

不及则生外壅，壅则邪从之，浅深不得，反为大贼，内动五脏，后生大病，故曰：病有在毫毛腠理者，有在皮肤者，有在肌肉者，有在脉者，有在筋者，有在骨者，有在髓者。是故刺毫毛腠理无伤皮，皮伤则内动肺，肺动则秋病温疟，淅淅然寒栗。刺皮无伤肉，肉伤则内动脾，脾动则七十二日四季之月，病腹胀烦，不嗜食。刺肉无伤脉，脉伤则内动心，心动则夏病心痛，刺脉无伤筋，筋伤则内动肝，肝动则春病热而筋弛。刺筋无伤骨，骨伤则内动肾，肾动则冬病胀腰痛。刺骨无伤髓，髓伤则消铄胻酸，体解㑊然不去矣。病解㑊者，懈怠困弱，阴之虚也。阴虚则气虚，气虚则不能举动，是谓不去也。解，音懈。㑊，音迹，吴注音亦。

《素问·刺齐论》齐者，刺各有所宜也。

刺骨无伤筋者，针至筋而去，不及骨也。如病骨髓酸痛之类，直当刺骨。若针至筋分，不及于骨，攻非其过，是伤筋也。刺筋无伤肉者，至肉而去，不及筋也。如病筋挛节病之类，直当刺筋。若针至肉分，不及于筋，是伤肉也。刺肉无伤脉者，至脉而去，不及肉也。如病肌肤尽痛之类，直宜刺肉。若针至脉分，不及于肉，是伤脉也。刺脉无伤皮者，至皮而去，不及脉也。如病血脉不通诸症，直当刺脉。若针至皮分，不及于脉，是伤皮也。此四节言当深不深之为害也。所谓刺皮无伤肉者，病在皮中，无伤肉也。无过深中肉。刺肉无伤筋者，过肉中筋也。病在肉，无过肉而伤筋。刺筋无伤骨者，过筋中骨也。病在筋，无过筋而伤骨。

此三節言不當深而深者之害也 此謂之反也、

素問刺禁論

藏有要害不可不察肝生於左肺藏於右心部於表腎治於裏脾爲之使胃爲之市鬲肓之上中有父母鬲膈膜肓膈上無肉空處也陽氣謂之父陰血謂之母肺主氣心主血父母之象也 七節之傍中有小心此言下部之第七節命門相火也相火代心君行事故曰小心 從之有福逆之有咎

刺中心一日死其動爲噫刺中肝五日死其動爲語刺中腎六日死其動爲嚏四時刺逆從論嚏字下有欠字 刺中肺三日死其動爲欬刺中脾十日死其動爲呑脾傷而引涎自救也 刺中膽一日半死其動爲嘔刺跗上中大脈血出不止死刺面

中溜脈不幸爲盲刺頭中腦戸入腦立死刺舌下中脈太過血出不止爲瘖刺足下布絡中脈血不出爲腫刺郄中大脈令人仆脫色刺氣街中脈血不出爲腫鼠僕刺脊間中髓爲傴傴僂曲而不伸也 刺乳上中乳房爲腫根蝕謂生膿根而內蝕也 刺缺盆中內陷氣泄令人喘欬逆中內陷則過深而泄肺氣 刺手魚腹內陷爲腫無刺大醉令人氣亂無刺大怒令人氣逆無刺大勞人無刺新飽人無刺大飢人無刺大渴人無刺大驚人刺陰股中大脈血出不止死刺客主人內陷中脈爲內漏爲聾刺膝臏出液爲跛刺臂太陰脈出血多立死刺足少陰脈重虛出血爲舌難以言

此三节，言不当深而深者之害也。此谓之反也。

《素问·刺禁论》

脏有要害，不可不察。肝生于左，肺藏于右，心部于表，肾治于里，脾为之使，胃为之市，鬲肓之上，中有父母，鬲，膈膜；肓，膈上无肉，空处也。阳气谓之父，阴血谓之母，肺主气，心主血，父母之象也。七节之傍，中有小心。此言下部之第七节命门，相火也。相火代心君行事，故曰小心。从之有福，逆之有咎。

刺中心，一日死，其动为噫。刺中肝，五日死，其动为语。刺中肾，六日死，其动为嚏。《四时刺逆从论》嚏字下有欠字。刺中肺，三日死，其动为咳。刺中脾，十日死，其动为吞。脾伤而引涎自救也。刺中胆，一日半死，其动为呕。刺跗上，中大脉，血出不止，死。刺面，中溜脉，不幸为盲。刺头，中脑户，入脑立死。刺舌下，中脉太过，血出不止为喑。刺足下布络，中脉，血不出为肿。刺郄，中大脉，令人仆脱色。刺气街，中脉，血不出为肿，鼠仆。刺脊间中髓，为伛。伛，偻曲而不伸也。刺乳上，中乳房，为肿根蚀。谓生脓根而内蚀也。刺缺盆，中内陷，气泄，令人喘咳逆。中内陷，则过深而泄肺气。刺手鱼腹内陷，为肿。无刺大醉，令人气乱。无刺大怒，令人气逆。无刺大劳人，无刺新饱人，无刺大饥人，无刺大渴人，无刺大惊人。刺阴股，中大脉，血出不止，死。刺客主人内陷，中脉，为内漏，为聋。刺膝膑出液，为跛。刺臂太阴脉，出血多，立死。刺足少阴脉，重虚出血，为舌难以言。

刺膺中陷，中肺，为喘逆仰息。刺肘中内陷，尺泽。气归之，为不屈伸。刺阴股下三寸内陷，令人遗溺。刺腋下胁间内陷，令人咳。刺少腹，中膀胱，溺出，令人少腹满。刺腨肠内陷，为肿。刺匡上目眶也。陷骨中脉，为漏，为盲。刺关节中液出，不得屈伸。筋失其润养也。

《素问·针解篇》

刺虚则实之者，针下热也，气实乃热也；满而泄之者，针下寒也，气虚乃寒也。菀陈则除之者，出恶血也。菀，积陈久也。言络脉中有积久恶血，则宜除之。邪盛则虚之者，出针勿按也。不按针孔以虚其在经之盛邪。徐而疾则实者，徐出针而疾按之；经气不泄，乃实之也。疾而徐则虚者，疾出针而徐按之。邪气得泄，乃虚之也。言实与虚者，寒虚温实气多少也。气少为虚，气多为实。若无若有者，疾不可知也。言针下气至，疾速难知也。察后与先者，知病先后也。为虚与实者，工勿失其法。勿失虚补实泻之法。若得若失者，离其法也。言不能守其法。虚实之要，九针最妙者，为其各有所宜也。补泻之时者，与气开阖相合也。气至应时谓之开，已过未至谓之阖。又若针下气来谓之开，可以迎而泻之；针下气去谓之阖，可以随而补之。此皆针与气开阖相合之义。以上解《灵枢·九针十二原篇》文。九针之名，各不同形者，针穷其所当补泻也。刺实须其虚者，留针阴气隆至，针下寒，乃去针也。刺虚须其实者，阳气隆至，针下热，乃去针也。经气已至，慎守勿失者，勿变更也。

淺深在志者知病之內外也遠近如一者深淺其候等也四支胸背之孔穴雖有遠近不同其淺深取氣則一也如臨深淵者不敢墮也手如握虎者欲其壯也壯持鍼堅而定也神無營於衆物者靜志觀病人無左右視也以上解寶命全形論文義無邪下者欲端以正也必正其神者欲瞻病人目制其神令氣易行也下下鍼也目者神之竅欲正病者之神必瞻其目制彼精神令無散越則氣爲神使脉道易行也此卽九鍼十二原篇正指直刺無鍼左右神在秋毫屬意病者審視血脉刺之無殆等文之義

夫一天二地三人四時五音六律七星八風九野身形亦應之鍼各有所宜故曰九鍼人皮應天無物不包天之象也人肉應地溫柔博厚地之象也人脉應人內營外衛人在氣交之中之象人筋應時長短大小四時盈虛之象人聲應音清濁長短五音之生也人陰陽合氣應律六陰六陽天地之氣十二律之象也人齒面目應星森羅布列星之象也人出入氣應風呼吸出入風之象也人九竅三百六十五絡應野形骸周徧野之象也故一鍼皮二鍼肉三鍼脉四鍼筋五鍼骨六鍼調陰陽七鍼益精八鍼除風九鍼通九竅除三百六十五節氣此之謂各有所主也總結上文人心意應八風人之心意多變天之八風無常故相應人氣應天氣屬陽而運行不息故應天人髮齒耳目五聲應五音六律髮之多齒之列耳之聰目之明五聲之抑揚清濁皆紛紛不亂各有條理故應五音六律人陰陽脉血氣應地人陰陽脉血氣之行於肉中亦由經水之在土也故應於地自人心意應八風下復明上文不盡之意也

鍼灸逢源 卷二

浅深在志者，知病之内外也。远近如一者，深浅其候等也。四肢胸背之孔穴，虽有远近不同，其浅深取气则一也。如临深渊者，不敢惰也。手如握虎者，欲其壮也。壮，持针坚而定也。神无营于众物者，静志观病人，无左右视也。以上解《宝命全形论》文。义无邪下者，欲端以正也。必正其神者，欲瞻病人目，制其神，令气易行也。下，下针也；目者，神之窍。欲正病者之神，必瞻其目，制彼精神，令无散越，则气为神使，脉道易行也。此即《九针十二原篇》正指直刺，无针左右，神在秋毫，属意病者，审视血脉，刺之无殆等文之义。

夫一天、二地、三人、四时、五音、六律、七星、八风、九野，身形亦应之，针各有所宜，故曰九针。人皮应天，无物不包，天之象也。人肉应地，温柔博厚，地之象也。人脉应人，内营外卫，人在气交之中之象。人筋应时，长短大小，四时盈虚之象。人声应音，清浊长短，五音之生也。人阴阳合气应律，六阴六阳，天地之气，十二律之象也。人齿面目应星，森罗布列，星之象也。人出入气应风，呼吸出入，风之象也。人九窍三百六十五络应野。形骸周遍，野之象也。故一针皮，二针肉，三针脉，四针筋，五针骨，六针调阴阳，七针益精，八针除风，九针通九窍，除三百六十五节气，此之谓各有所主也。总结上文。人心意应八风，人之心意多变，天之八风无常，故相应。人气应天，气属阳，而营运不息，故应天。人发、齿、耳、目、五声，应五音六律，发之多，齿之列，耳之聪，目之明，五声之抑扬清浊，皆纷纷不乱，各有条理，故应五音六律。人阴阳脉血气应地。人阴、阳、脉、血、气之行于肉中，亦由经水之在土也，故应于地。自人心意应八风下，复明上文不尽之意也。

素問長刺節論長刺，長於刺者也。節論，猶要論也。

刺家不診，聽病者言，在頭，頭疾痛，爲鍼之，刺至骨，病已止。如言病在頭而頭疾痛，則爲之鍼頭，頭痛已而後止其刺。無傷骨肉及皮，皮者道也。無得妄爲提按動搖，而傷骨分、肉分、皮分之眞氣。陰刺，入一傍四處，治寒熱。吳注：陰刺者，不搖動也。入一傍四，謂刺百會，一前後，兩旁相去各一也。○陰刺疑誤，當是揚刺。深專者，刺本藏，寒熱之氣深而專於一藏者，求其本藏而刺之。迫藏刺背，背輸也。所爲刺本藏者，謂迫近其藏而刺背。背者，俞之所在是也。刺之迫藏，藏會，刺俞之迫藏者，以其爲藏氣所會集也。腹中寒熱去而止，以寒熱去爲期。與刺之要，發鍼而淺出血。言凡與刺五藏俞者，不宜出血太多，要在發鍼淺而少出其血也。

治腐腫者，刺腐上，視癰小大深淺刺，刺大者多血，小者深之，必端內鍼爲故止。爲故，猶言爲則。止，無他術之意。

病在少腹有積，刺皮骺以下，骺音括，骨端也。此指章門、期門穴。至少腹而止，如足陽明之天樞、歸來，足太陰之府舍、衝門，足少陰之氣穴、四滿，皆主奔豚積聚。刺俠脊兩傍四椎間，肓之原在臍下，故刺膏肓穴。刺兩髂髎，髂音格。髎，居髎穴。季脅肋間，京門穴。導腹中氣熱下已。導，引也。

病在少腹，腹痛不得大小便，病名曰疝，得之寒。小腹間痛，二便不行者，爲疝病，乃寒氣之所致。刺少腹去肝腎經之寒。兩股間，去陽明、太陰之邪。刺腰髁骨間，刺而多之，盡炅病已。凡腰中在後在側之成片大骨，皆曰髁骨。在後者，足太陽之所行。在側者，足少陽之所行。凡此諸病，皆非寒疝，但察邪之所在，多取其穴而刺之，俟其少腹盡熱，則病已矣。

病在筋，筋攣節痛，不可以行，名曰筋痺。刺筋上爲故，刺分肉間，不可中骨也。筋炅病已止。病在肌膚，

《素问·长刺节论》长刺，长于刺者也。节论，犹要论也。

刺家不诊，听病者言。在头，头疾痛，为针之，刺至骨，病已止。如言病在头而头疾痛，则为之针头，头痛已而后止其刺。无伤骨肉及皮，皮者道也。无得妄为提按动摇，而伤骨分、肉分、皮分之真气。阴刺，入一傍四处，治寒热。吴注：阴刺者，不动摇也。入一傍四，谓刺百会，一前后，两旁相去各一也。阴刺疑误当是扬刺。深专者，刺本脏，寒热之气，深而专于一脏者，求其本脏而刺之。迫脏刺背，背输也。所为刺本脏者，谓迫近其脏而刺背。背者，俞之所在是也。刺之迫脏，脏会，刺俞之迫脏者，以其为脏气所会集也。腹中寒热去而止，以寒热去为期。与刺之要，发针而浅出血。言凡与刺五脏俞者，不宜出血太多，要在发针浅而少出其血也。

治腐肿者，刺腐上，视痈小大深浅刺，刺大者多血，小者深之，必端内针为故止。为故，犹言为则。止，无他术之意。

病在少腹有积，刺皮骺以下，骺，音括，骨端也。此指章门、期门穴。至少腹而止，如足阳明之天枢、归来，足太阴之府舍、冲门，足少阴之气穴、四满，皆主奔豚积聚。刺侠脊两傍四椎间，肓之原在脐下，故刺膏肓穴。刺两髂髎，音格。髎，居髎穴。季胁肋间，京门穴。导引也。腹中气热下已。

病在少腹，腹痛不得大小便，病名曰疝，得之寒。小腹间痛，二便不行者，为疝病，乃寒气之所致。刺少腹去肝肾经之寒。两股间，去阳明、太阴之邪。刺腰髁骨间，刺而多之，尽炅病已。凡腰中在后在侧之成片大骨，皆曰髁骨。在后者，足太阳之所行。在侧者，足少阳之所行。凡此诸病，皆非寒疝，但察邪之所在，多取其穴而刺之，俟其少腹尽热，则病已矣。

病在筋，筋挛节痛，不可以行，名曰筋痹。刺筋上为故，刺分肉间，不可中骨也。筋炅，病已止。

病在肌肤，

肌膚盡痛名曰肌痺傷於寒濕刺大分小分大肉之分小肉之分多發鍼而深之以熱爲故無傷筋骨傷筋骨癰發若變氣沉而不散則癰發而變其常諸分盡熱病已止病在骨骨重不可舉骨髓痠痛寒氣至名曰骨痺深者刺無傷脉肉爲故其道大分小分刺入之道骨熱病已止 病在諸陽脉且寒且熱諸分且寒且熱名曰狂刺之虛脉視分盡熱病已止刺諸經之脉之虛視虛脉分間盡熱則陽氣流布不併於一而爲狂矣 病初發歲一發不治月一發不治月四五發名曰癲病刺諸分諸脉其無寒者以鍼調之病已止癲仆之病癎是也刺諸分諸脉者調其大小寒熱遲疾陷下也 病風且寒且熱炅汗出寒去獨熱而汗出也一日數過先刺

諸分理絡脉汗出且寒且熱既汗而復汗出者邪盛也三日一刺百日而已 病大風骨節重鬚眉墮名曰大風刺肌肉爲故汗出百日泄衛中之怫熱刺骨髓汗出百日泄營中之怫熱凡二百日鬚眉生而止鍼怫熱屏退陰氣內復故多汗出鬚眉生也

素問皮部論

欲知皮部以經脉爲紀者陽主外陰主內諸經皆然其色多青則痛多黑則痺黃赤則熱多白則寒五色皆見則寒熱也絡盛則入客於經絡中之邪既盛則入客於經脉 凡十二經絡脉者皮之部也浮絡見於皮是故百病之始生也必先於皮毛邪中之則腠理開開則入客於絡脉留而不

肌肤尽痛，名曰肌痹，伤于寒湿。刺大分、小分。大肉之分、小肉之分。多发针而深之，以热为故，无伤筋骨，伤筋骨，痈发若变。气沉而不散，则痈发而变其常。诸分尽热，病已止。

病在骨，骨重不可举，骨髓酸痛，寒气至，名曰骨痹。深者刺，无伤脉肉为故，其道大分、小分，刺入之道。骨热病已止。

病在诸阳脉，且寒且热，诸分且寒且热，名曰狂。刺之虚脉，视分尽热，病已止。刺诸经之脉之虚，视虚脉分间尽热，则阳气流布，不并于一而为狂矣。

病初发，岁一发，不治。月一发，不治。月四五发，名曰癫病。刺诸分诸脉，其无寒者以针调之，病已止。癫仆之病，痫是也。刺诸分诸脉者，调其大小、寒热、迟疾，陷下也。

病风且寒且热，炅汗出，寒去独热，而汗出也。一日数过，先刺诸分理络脉，汗出且寒且热，既汗而复汗出者，邪盛也。三日一刺，百日而已。

病大风，骨节重，须眉堕，名曰大风。刺肌肉为故，汗出百日，泄卫中之怫热。刺骨髓，汗出百日，泄营中之怫热。凡二百日，须眉生而止针。怫热屏退，阴气内复，故多汗出，须眉生也。

《素问·皮部论》

欲知皮部以经脉为纪者，阳主外，阴主内，诸经皆然。其色多青则痛，多黑则痹，黄赤则热，多白则寒，五色皆见，则寒热也。络盛则入客于经。络中之邪既盛，则入客于经脉。

凡十二经络脉者，皮之部也。浮络见于皮。是故百病之始生也，必先于皮毛，邪中之则腠理开，开则入客于络脉，留而不去傳入於經，留而不去，傳入於府，廩舍也於腸胃。邪之始入於皮也，泝淅同然起毫毛，開腠理；其入於絡也，則絡脈盛色變；其入客於絡也，則感虛經氣虛乃感也乃陷下，脈陷下也其留於筋骨之間，寒多則筋攣骨痛，熱多則筋弛骨消，肉爍䐃破，毛直而敗。

皮者，脈之部也。邪客於皮則腠理開，開則邪入客於絡脈，絡脈滿則注於經脈，經脈滿則入舍於府藏也。故皮者有分部，不與而生大病也。言邪客皮部，則壅滯經氣，不及而生大病。

素問氣穴論 經曰：氣穴三百六十五，以應一歲。人身孔穴皆氣所居，故曰氣穴。

背與心相控而痛，所治天突與十椎中樞。及上紀。中脘。上紀

者，胃脘也；下紀者，關元也。中脘，胃之募也，爲手太陽、少陽、足陽明所生。任脈之會關元，小腸募也，爲足三陰、任脈之會。故曰上紀、下紀。背胸邪繫陰陽左右如此，其病前後痛澁，胸脇痛而不得息，不得臥，上氣短氣偏痛，脈滿起，斜出尻脈，絡胸脇支心貫鬲，上肩加天突，斜下肩交十椎下。此詳言上文背與心相控而痛者，悉由任督二脈之爲病也。任在前，督在後，其在下者斜出尻脈，在上者絡胸脇支心，貫鬲上肩加天突左右斜下肩交十椎下，所以當刺天突、中樞、中脘、關元等穴。吳註刪以上八十七字，新校正疑其爲骨空論文脫誤於此。

肉之大會爲谷，肉之小會爲谿，肉分之間，谿谷之會，以行榮衛，以會大氣。邪溢氣壅，脈熱肉敗，榮衛不行，必將爲膿，內消骨髓，外破大䐃，此爲癰毒也。留於節湊，必將爲敗，

去，传入于经，留而不去，传入于府，廪舍也。于肠胃。邪之始入于皮也，泝淅同。然起毫毛，开腠理；其入于络也，则络脉盛色变；其入客于络也，则感虚经气虚乃感也。乃陷下；脉陷下也。其留于筋骨之间，寒多则筋挛骨痛，热多则筋弛骨消，肉烁䐃破，毛直而败。

皮者，脉之部也。邪客于皮则腠理开，开则邪入客于络脉，络脉满则注于经脉，经脉满则入舍于脏腑也。故皮者有分部，不与而生大病也。言邪客皮部，则壅滞经气，不及而生大病。

《素问·气穴论》经曰：气穴三百六十五，以应一岁。人身孔穴皆气所居，故曰气穴。

背与心相控而痛，所治天突与十椎中枢。及上纪。中脘。上纪者，胃脘也；下纪者，关元也。中脘，胃之募也，为手太阳、少阳、足阳明所生。任脉之会关元，小肠募也，为足三阴、任脉之会。故曰上纪、下纪。背胸邪系阴阳左右如此，其病前后痛涩，胸胁痛而不得息，不得卧，上气、短气、偏痛、脉满起，斜出尻脉，络胸胁支心贯鬲，上肩加天突，斜下肩，交十椎下。此详言上文背与心相控而痛者，悉由任督二脉之为病也。任在前，督在后，其在下者斜出尻脉，在上者络胸胁支心，贯鬲上肩，加天突，左右斜下肩，交十椎下，所以当刺天突、中枢、中脘、关元等穴。吴注删以上八十七字，新校正疑其为《骨空论》文脱误于此。

肉之大会为谷，肉之小会为溪，肉分之间，溪谷之会，以行荣卫，以会大气。邪溢气壅，脉热肉败，荣卫不行，必将为脓，内消骨髓，外破大䐃，此为痈毒也。留于节凑，必将为败，

留於骨節之間津液所湊之處必為敗爛此皆氣壅脈熱所致積寒留舍榮衛不居卷肉縮筋肋肘不得伸內為骨痺外為不仁命曰不足陽氣不足大寒留於谿谷也谿谷三百六十五穴會亦應一歲人身骨節三百六十五而谿谷穴俞應之故曰穴會亦應一歲之數其小痺淫溢循脈往來微鍼所及與法相同小痺邪之微者孫絡之脈別經者其血盛而當寫者亦三百六十五脈並注於絡傳注十二絡脈非獨十四絡脈也孫絡之多皆傳注於十二經之大絡非獨十四絡穴也內解寫於中者十脈解解散也寫寫去其實也中者五藏也絡雖十二而分屬於五藏左右各五故云解寫於中者十脈

素問骨空論骨空髓孔也

風者百病之始生也風從外入令人振寒汗出頭痛身重惡寒治在風府調其陰陽不足則補正氣不足有餘則寫邪氣有餘大風頸項痛刺風府大風汗出灸譩譆在俠脊傍三寸所厭之令病者呼譩譆譩譆應手從風憎風刺眉頭攢竹失枕在肩上橫骨間缺盆折使榆臂齊肘正灸脊中榆當作揄引也謂使病者引臂下齊肘端以度脊中乃其當灸之處蓋即督脈陽關穴也眇絡季脇引少腹而痛脹刺譩譆眇俠脊兩旁空軟處腰痛不可以轉搖急引陰卵刺八髎與痛上八髎在腰尻分間鼠瘻寒熱瘰癧一名鼠瘻蓋以寒熱之毒留於經脈所致還刺寒府寒府在附膝外解營膝臏最寒故名寒府營窟也鼠瘻在頸腋之間病由肝胆取足少陽經陽關穴取膝上外者

留于骨节之间，津液所凑之处，必为败烂，此皆气壅脉热所致。积寒留舍，荣卫不居，卷肉缩筋，肋肘不得伸，内为骨痹，外为不仁，命曰不足，阳气不足。大寒留于溪谷也。溪谷三百六十五穴会，亦应一岁，人身骨节三百六十五，而溪谷穴俞应之，故曰穴会，亦应一岁之数。其小痹淫溢，循脉往来，微针所及，与法相同。小痹，邪之微者。

孙络之脉，别经者，其血盛而当泻者，亦三百六十五脉，并注于络，传注十二络脉，非独十四络脉也。孙络之多，皆传注于十二经之大络，非独十四络穴也。内解泻于中者十脉。解，解散也。泻，泻去其实也。中者，五脏也。络虽十二，而分属于五脏，左右各五，故云解，泻于中者十脉。

《素问·骨空论》骨空，髓孔也。

风者，百病之始生也。风从外入，令人振寒，汗出头痛，身重恶寒，治在风府，调其阴阳，不足则补，正气不足，有余则泻。邪气有余。大风颈项痛，刺风府。大风汗出，灸譩譆，在侠脊旁三寸所，厌之，令病者呼譩譆，譩譆应手。从风憎风，刺眉头。攒竹。

失枕，在肩上横骨间缺盆。折，使榆臂齐肘，正灸脊中。榆，当作揄，引也，谓使病者引臂下齐肘端以度脊中，乃其当灸之处，盖即督脉，阳关穴也。眇络季胁引少腹而痛胀，刺譩譆。眇，侠脊两旁空软处。腰痛不可以转摇，急引阴卵，刺八髎与痛上，八髎在腰尻分间。

鼠瘘，寒热，瘰疬，一名鼠瘘，盖以寒热之毒留于经脉所致。还刺寒府，寒府在附膝外解营。膝膑最寒，故名寒府。营，窟也。鼠瘘在颈腋之间，病由肝胆，取足少阳经阳关穴。取膝上外者使之拜，取足心者使之跪。

任脉为病，男子内结七疝，寒水筋血气狐癞。女子带下瘕聚。带下，白赤带也；瘕聚，气痛不常之名。冲脉为病，逆气里急。气有余则逆，血不足则急。督脉为病，脊强反折。督脉者，起于少腹以下骨中央，女子入系廷孔，其孔，溺孔之端也。阴廷之孔。其络循阴器，合篡间，二阴之间。绕篡后，肛门之后。别绕臀，至少阴与巨阳中络者，合少阴中行之络。上股内后廉，贯脊属肾，与太阳起于目内眦，上额，交巅，上入络脑，还出别下项，循肩髆内，侠脊抵腰中，入循膂，络肾。其男子循茎下至篡，与女子等。此督脉并太阳之经者也。其少腹直上者，贯齐脐同。中央，上贯心，入喉，上颐环唇，上系两目之下中央。此督脉并于任脉者也。此生病，从少腹上冲心而痛，不得前后，为冲疝。其女子不孕，癃痔，遗溺，嗌干。冲、督、任三脉，一原而三歧。冲脉起于胞中，病故不孕。督脉系廷孔，循阴器，合篡间，绕篡后，故为癃为痔。冲脉并于少阴，故遗溺。少阴之脉，循喉咙，故嗌干。督脉生病，治督脉，治在骨上，曲骨穴。甚者在齐下营。阴交穴。其上气有音者，治其喉中央，在缺盆中者。天突穴。其病上冲喉者，治其渐，渐者上侠颐也。阳明之脉，由侠颐之大迎穴，渐上颐面，故名侠颐为渐也。

蹇，膝伸不屈，治其楗。膝痛偃蹇，能伸而不能屈，取辅骨上，横骨下，为楗；楗，股骨也。坐而膝痛，治其机，侠髋为机。立而暑解，热蓄骨解。治其骸关，注见下。膝痛，痛及拇指，足小拇指。治其腘。坐而膝痛如物隐者，邪所着，如物隐伏其中。治其关。膝解为骸关，膝之节解也。

膝之外侧上骨为连核，下骨为辅，辅骨之上为腘，腘上为关也。膝痛不可屈伸，治其背内。太阳经气穴。连骱若折，治阳明中俞髎。阳明经井荥俞原经合穴中，取其所宜。若别，治巨阳、少阴荥，若骱痛支别者，宜治足太阳通谷穴、足少阴然谷穴。淫泺胫酸，不能久立，淫泺，似乎酸痛而无力也。治少阳之维，在外踝上五寸。光明穴。按：经脉之交者为维。少阳之维，是阳交穴，当在外踝上七寸。

灸寒热之法，先灸项大椎，以年为壮数。如患人之年数。次灸橛骨，即尾穷。以年为壮数。视背俞陷者灸之，察其诸俞陷下宜灸者。举臂，肩上陷者灸之，肩髃穴。两季胁之间灸之，京门穴。外踝上绝骨之端灸之，阳辅穴。足小指次指间灸之，侠溪穴。腨下陷脉灸之，承山穴。外踝后灸之。昆仑穴。缺盆骨上切之坚痛如筋者灸之，此乃肉间结核也。膺中陷骨间灸之，天突穴。掌束骨下灸之，阴郄穴。齐下关元三寸灸之，关元穴。毛际动脉灸之，气街穴。膝下三寸分间灸之，三里穴。足阳明跗上动脉灸之，冲阳穴。巅上一灸之。百会穴。犬所啮之处灸之三壮，即以犬伤病法灸之。言犬伤令人寒热，古有灸法，故云然也。凡当灸二十九处，总结上文。伤食灸之，伤食寒热，如上文灸之。不已者，必视其经之过于阳者，数刺其俞而药之。刺以泻其阳，药以和其阴。

《素问·水热穴论》水俞五十七穴，热俞五十九穴，详于此篇。

肾何以能聚水而生病？肾者，胃之关也，关门不利，故聚水而从其类也。胃纳水谷，肾主前阴利水，后阴利谷，是胃之关也。关闭，则水积下焦，以肾属水而从之也。上下溢于皮肤，故为胕肿。胕肿者，聚水而生病也。脾主肌肉，寒水侮之，故反聚水而为肌肤浮肿。肾者，牝脏也。地气上者属于肾，而生水液也，故曰至阴。牝，阴也。勇而劳甚则肾汗出，肾汗出逢于风，内不得入于脏腑，外不得越于皮肤，客于玄府，行于皮里，传为胕肿，本之于肾，名曰风水。此则因水因风也。所谓玄府者，汗空也。孔同。肾腧五十七穴，积阴之所聚也，水所从出入也。尻上五行行五者，此肾腧。督脉所发，长强、腰俞、命门、悬枢、脊中，次两旁白环俞、中膂俞、膀胱俞、小肠俞、大肠俞，又次两旁秩边、胞肓、志室、肓门、胃仓，共二十五穴，皆在下焦而主水，故皆曰肾俞。故水病下为胕肿，大腹，上为喘呼，不得卧者，标本俱病，故肺为喘呼，肾为水肿，肺为逆不得卧，分为相输，俱受病。者，水气之所留也。水病则气虚，气病则水虚。伏兔上各二行，行五者，此肾之街也。少阴脉气所发，横骨、大赫、气穴、四满、中注；阳明脉气所发，气街、归来、水道、大巨、外陵，左右共二十穴。街，往来道也。三阴之所交结于脚也，足太阴经有三阴交穴。踝上各一行，行六穴，此肾脉之下行也，名曰太冲。踝上各一行，独指足少阴经。行六穴，大钟、照海、复溜、交信、筑宾、阴谷，左右十二穴也。肾之大络，并冲脉下行于足而盛大，故曰太冲。凡五十七穴，皆脏之阴络，肾经支络。水之所客也。

春者木始治，肝气始生，肝气急，其风疾，经脉常深，其气少，不能深入，故取络脉分肉间。夏者火始治，心气始生，脉瘦气弱，阳气流溢，热熏分腠，内至于经，故取盛经分腠，绝肤而病去者，邪居浅也。所谓盛经者，阳脉也。秋者金始治，肺将收杀，金将胜火，阳气在合，阴气所胜，湿气及体，阴气未盛，未能深入，故取俞以泻阴邪，取合以虚阳邪，阳气始衰，故取于合。冬者水始治，肾方闭，阳气衰少，阴气坚盛，巨阳伏沉，阳脉乃去，故取井以下阴逆，取荥以实阳气。故曰：冬取井荥，春不鼽衄，此之谓也。治热病五十九俞，头上五行，行五者，以越诸阳之热逆也。中行督脉之上星、囟会、前项、百会、后项也，次两旁足太阳之五处、承光、通天、络却、玉枕也，又次两旁足少阳之临泣、目窗、正营、承临、脑空也。五行共二十五穴，散越热气之逆于上者。大杼、足太阳经。膺俞、手太阴中府穴。缺盆、足阳明经。背俞，足太阳风门穴，一名热府。此八者，以泻胸中之热也。气街、二里、巨虚上下廉，俱足阳明经。此八者，以泻胃中之热也。云门、手太阴经。髃骨、即肩髃穴。委中、足太阳经。髓空，督脉腰俞穴。此八者，以泻四肢之热也。此八者止有七穴。五脏俞傍五。魄户、神堂、魂门、意舍、志室。此十者，以泻五脏之热也。凡此五十九穴者，当为五十八穴。皆热之左右也。人伤于寒而传为热者，夫寒甚则生热也。寒盛于表，在表之阳不得宣越，故令生热也。又热病五十九穴，见《灵枢·热病》篇。

《素问·调经论》经，经隧也。

夫心藏神，肺藏气，肝藏血，脾藏肉，肾藏志，而各成形。志意通调，内连骨髓，而成身形五脏。五脏之道，皆出于经隧，以行血气，血气不和，百病乃变化而生，是故守经隧焉五藏在內經隧在外脈道相通故但守經隧則可以治五藏之病神有餘則笑不休神不足則悲陽勝則神王故多喜而笑陽衰則陰慘乘之故多憂而悲血氣未并正氣未與邪并五藏安定邪客於形灑淅起於毫毛未入於經絡也故命曰神之微此以浮淺微邪在脈之表神之微也神有餘則寫其小絡之血勿之深斥無中其大經神氣乃平小絡孫絡也斥刺也神不足者視其虛絡按而致之刺而利之無出其血無泄其氣以通其經神氣乃平以按摩致氣於其虛絡又刺而利之補不足以行其滯也刺微者按摩勿釋著鍼勿斥移氣於不足神氣乃得復微邪在心經之表當按摩勿釋欲散其外也著鍼勿斥毋傷其內也氣有餘則喘欬上氣不足則息利少氣血氣未并五藏安定皮膚微病

命曰白氣微泄肺主皮膚其色白微邪客之故命曰白氣微泄氣有餘則寫其經隧無傷其經無出其血無泄其氣有餘尚爾不足可知不足則補其經隧無出其氣刺微者按摩勿釋出鍼視之曰我將深之適人必革精氣自伏邪氣散亂無所休息氣泄腠理眞氣乃相得先行按摩之法欲經隧之氣不滯次出鍼視之曰我將深之欲其恐懼而精神內伏也然鍼之至人必變革前說而刺仍淺也如是則精氣潛伏邪氣散亂無所止息而泄於外眞氣得其所矣血有餘則怒不足則恐血氣未并五藏安定孫絡外溢則經有畱血此肝經之表邪也但察其孫絡之脈有外溢者則大經之內有畱止瘀血血有餘則寫其盛經出其血寫不足則視其虛經內鍼其脈中久畱而視脈大疾出其鍼無令血泄補虛之法必畱

焉。五脏在内，经隧在外，脉道相通，故但守经隧，则可以治五脏之病。

神有余则笑不休，神不足则悲。阳胜则神王，故多喜而笑，阳衰则阴惨乘之，故多忧而悲。血气未并，正气未与邪并。五脏安定，邪客于形，洒淅起于毫毛，未入于经络也，故命曰神之微。此以浮浅微邪在脉之表，神之微也。神有余，则泻其小络之血，勿之深斥，无中其大经，神气乃平。小络，孙络也。斥，刺也。神不足者，视其虚络，按而致之，刺而利之，无出其血，无泄其气，以通其经，神气乃平。以按摩致气于其虚络，又刺而利之，补不足以行其滞也。刺微者，按摩勿释，着针勿斥，移气于不足，神气乃得复。微邪在心经之表，当按摩勿释，欲散其外也。着针勿斥，毋伤其内也。

气有余则喘咳上气，不足则息利少气。血气未并，五脏安定，皮肤微病，命曰白气微泄。肺主皮肤，其色白，微邪客之，故命曰白气微泄。气有余，则泻其经隧，无伤其经，无出其血，无泄其气；有余尚尔，不足可知。不足，则补其经隧，无出其气。刺微者，按摩勿释，出针视之，曰：我将深之，适人必革，精气自伏，邪气散乱，无所休息，气泄腠理，真气乃相得。先行按摩之法，欲经隧之气不滞，次出针视之曰：我将深之，欲其恐惧而精神内伏也。然针之至人，必变革前说，而刺仍浅也，如是则精气潜伏。邪气散乱无所止息而泄于外，真气得其所矣。

血有余则怒，不足则恐。血气未并，五脏安定，孙络外溢，则经有留血。此肝经之表邪也，但察其孙络之脉有外溢者，则大经之内有留止瘀血。血有余，则泻其盛经出其血；泻。不足，则视其虚经内针其脉中，久留而视；脉大，疾出其针，无令血泄。补虚之法，必留针候气，视其脉渐大，是气已至，则当连出针矣。刺留血者，视其血络，刺出其血，无令恶血得入于经，以成其疾。

形有余则腹胀，泾溲不利，脾湿胜，则气壅不行。不足则四肢不用。脾主四肢，虚则不用。血气未并，五脏安定，肌肉蠕音软。动，命曰微风。脾土畏风，木风主动，肌肉间如虫行动，故命曰微风。形有余则泻其阳经，刺足阳明经解溪穴，胃为脾之阳也。不足则补其阳络。刺足阳明络丰隆穴。刺微者，取分肉间，无中其经，无伤其络，卫气得复，邪气乃索。散也。

志有余则腹胀飧泄，水化寒，寒气在腹故尔。不足则厥。阴虚则阳胜，故厥逆上冲。血气未并，五脏安定，骨节有动。邪未入脏，而薄于骨，故但于骨节之间有鼓动之状。志有余则泻然谷血者；血，出血也。不足则补其复溜。皆足少阴经穴。刺未并者，即取之，无中其经，邪所乃能立虚。即其邪居之所取之，故无中其经穴，则邪自能去。

气血以并，阴阳不和，自为并一也。阴阳相倾，倾，倾陷也。气乱于卫，血逆于经，血气离居，一实一虚。血气不相营合也。血并于阴，是为重阴。气并于阳，是为重阳。故为惊狂；病癫狂也。血并于阳，表寒。气并于阴，里寒。乃为炅炯同。中。热中也。血并于上，气并于下，心烦悗善怒；血为阴，并于鬲上，则阴邪抑心，故烦悗。气为阳，并于鬲下，则火动于肝，故善怒。血并于下，气并于上，乱而喜忘。血并于下，则阴气不升；气并于上，则阳气不降。阴阳离散，故神乱而喜忘。

血气者，喜温而恶寒，寒则泣不能流，温则消而去之。此言血气并病之由也。故气之所并为血虚，血之所并为气虚。言气并于阳，血并于阴也。

有者为实，无者为虚，故气并则无血，血并则无气，血与气相失，故为虚焉。络正络。之与孙络俱输于经，血与气并，则为实焉。血之与气并走于上，则为大厥，厥则暴死，无阳则死。气复反则生，不反则死。

夫阴与阳，皆有俞会，经穴有俞有会。阳注于阴，阴满之外，阴阳匀平，以充其形，九候若一，命曰平人。夫邪之生也，或生于阴，或生于阳。其生于阳者，得之风雨寒暑；其生于阴者，得之饮食居处，阴阳喜怒。

风雨之伤人也，先客于皮肤，传入于孙脉，孙脉满则传入于络脉，络脉满则输于大经脉。血气与邪并客于分腠之间，其脉坚大，故曰实。实者外坚充满，不可按之，按之则痛。

寒湿之中人也，皮肤不收，肌肤虚浮不收敛也。肌肉坚紧，荣血涩，卫气去，故曰虚。虚者聂辟，气不足，按之则气足以温之，故快然而不痛。言语轻小曰聂，足弱不能行曰辟。

阴之生实者，喜怒不节，则阴气上逆，上逆则下虚，下虚则阳气走之，凑之也。故曰实矣。阴之生虚者，喜则气下，悲则气消，消则脉虚空，因寒饮食，寒气熏满，则血泣气去，故曰虚矣。此内伤之生虚也，若饮食过度留滞不消，虽亦内伤，此为虚中挟实也。

阳虚则外寒，阴虚则内热，阳盛则外热，阴盛则内寒。义如下文。阳受气于上焦，以温皮肤分肉之间。今寒气在外，则上焦不通，上焦不通，则寒气独留于外，故寒栗。此明阳虚则外寒也。

有所劳倦，形阴。气衰少，谷气不盛，上焦不行，下脘不通，胃气热，热气熏胸中，故内热。此明阴虚生内热也。

上焦不通利，则皮肤致密，腠理闭塞，玄府不通，卫气不得泄越，故外热。上焦之气，主阳分也，故外伤寒邪，则上焦不通，肌表闭塞，卫气郁聚，无所流行而为外热。此明阳盛则外热，外感症也。

厥气上逆，寒气积于胸中而不泻，不泻则温气去，寒独留留。则血凝泣，凝泣。则脉不通，其脉盛大以涩，故中寒。厥气，寒厥之气也。寒留，中焦阳气乃去，故经脉凝滞，此明阴盛生内寒，内伤症也。

阴与阳并，血气以并，病形以成，刺之奈何？刺此者，取之经隧，取血于营，取气于卫，用形哉，因四时多少高下。凡刺，必用其形之长短、肥瘦、大小为法，又当因天之四时寒暑温凉消息多少者，如以月生死为痏数也。高下者，如春俞在颈项，夏俞在胸胁，秋俞在肩背，冬俞在腰股也。血气以并，病形以成，阴阳相倾，补泻奈何？泻实者，气盛乃内针，因病人之吸气而入针。针与气俱内，气内则神入，不欲乱其真也。以开其门，如利其户；针与气俱出，候病患之呼气而出针。精气不伤，邪气乃下，外门不闭，以出其疾，摇大其道，如利其路，是为大泻，必切而出，大气乃屈。行上文之法，又必切中其疾，而后出针，则大邪之气屈伏，真气亦无损也。补虚奈何？持针勿置，以定其意，候呼内针，气出针入，针空四塞，精无从去，针下气实则真气聚而不散也。方实而疾出针，气入针出，方其气至而针下实，当即候吸出针也。热不得还，闭塞其门，邪气布散，精气乃得存。热，针下之气热也。动气候时，近气不失，远气乃来，是谓追之。追而济之，是补法。

五脏者，故得六腑与为表里，经络支节，各

生虚实，其病所居，随而调之。藏府相为表里，故为十二经；经络各生支节，故为三百六十五节；气脉贯通，故皆合于五藏，其间各生虚实，则病有所在。调之之义如下文。病在脉，调之血；脉者，血之府。病在血，调之络；血和，则孙脉先满溢，乃注于络脉，故血病者，当调络也。病在气，调之卫；卫主阳气。病在肉，调之分肉；随所在而取于分肉之间。病在筋，调之筋；燔针劫刺其下及与急者；病在骨，调之骨，焠针药熨。燔针者，内针之后以火燔之暖。焠针者，用火先赤其针，而后刺，不但暖也，若寒毒固结，非此不可。今名火针，即此药熨者，以辛热之药，熨而散之。病有浅深，故用分微甚耳。病不知所痛，两跷为上；湿痹为患，当取足太阳之申脉。身形有痛，九候莫病，则缪刺之；病不在经而在络，当刺络脉也。痛在于左而右脉病者，巨刺之。刺大经也。必谨察其九候，诸经之九候。针道备矣。

《素问·缪刺论》缪刺者，左病刺右，右病刺左，身病刺四肢。缪，其病处也，所以行缪刺者，络病而经不病，故也。

夫邪之客于形也，必先舍于皮毛，留而不去，入舍于孙络；留而不去，入舍于络脉；留而不去，入舍于经脉，内连五脏，散于肠胃，阴阳俱感，五脏乃伤，此邪之从皮毛而入，极于五脏之次也，如此则治其经焉。不用缪刺之法。今邪客于皮毛，入舍于孙络，留而不去，闭塞不通，不得入于经，流溢于大络，而生奇病也。夫邪客大络者，左注右，右注左，上下左右与经相干，而布于四末，其气无常处，不入于经俞，命曰缪刺。

其与巨刺何以别之？曰：邪客于经，

左盛則右病右盛則左病亦有移易者左痛未已而右脉先病如此者必巨刺之必中其經非絡脉也右病右反病左病左反病也故絡病者其痛於經脉繆處故命曰繆刺繆處者與經脉常行之處差繆也

邪客於足少陰之絡令人卒心痛暴脹胸脇支滿無積者刺然骨之前然谷穴出血如食頃而已食頃一飯頃也不已左取右右取左此正繆刺也餘準此

又令人嗌痛不可內食無故善怒氣上走賁上刺湧泉嗌痛在中者左右各刺三痏痛在一邊者在左取右在右取左賁鬲也嗌中腫不能內唾時不能出唾者刺然谷出血立已令人嗌痛不可內食句至此舊本在邪客於足少陽第一節之下

邪客於手少陽之絡令人喉痺舌卷口乾心煩臂外

鍼灸逢源　卷二

廉痛手不及頭刺關冲

邪客於足厥陰之絡令人卒疝暴痛刺大敦

邪客於足太陽之絡令人頭項肩痛刺至陰立已不已刺外踝下三痏金門京骨通谷

又令人拘攣背急引脇而痛刺之從項始數脊椎俠脊疾按之應手如痛刺之此不拘穴俞而刺謂之應痛穴。令人拘攣背急句至此舊本在邪客於足太陰一節之下

邪客於手陽明之絡令人氣滿胸中喘息而支胠胸中熱刺商陽

又令人耳聾時不聞音刺商陽立聞手陽明之別者入耳不已刺關衝舊作中指爪甲上以心主之脉出耳後合少陽完骨之下故刺手厥陰之井中冲穴吳氏改小指次指以手少陽之絡從耳後入耳中故刺手少陽井關冲穴其不時聞者不可刺也時或有聞者尚為可治其不時聞者絡氣已絕故不刺耳中生

左盛则右病，右盛则左病。亦有移易者，左痛未已而右脉先病，如此者，必巨刺之，必中其经，非络脉也。右病，右反病；左病，左反病也。故络病者，其痛于经脉缪处，故命曰缪刺。缪处者与经脉常行之处差缪也。

邪客于足少阴之络，令人卒心痛，暴胀，胸胁支满，无积者，刺然骨之前然谷穴。出血，如食顷而已。食顷，一饭顷也。不已，左取右，右取左。此正缪刺也，余准此。

又令人嗌痛，不可内食，无故善怒，气上走贲上，刺涌泉。嗌痛在中者，左右各刺三痏；痛在一边者，在左取右，在右取左，贲鬲也。嗌中肿，不能内唾，时不能出唾者，刺然谷出血，立已。令人嗌痛，不可内食句至此，旧本在邪客于足少阳第一节之下。

邪客于手少阳之络，令人喉痹舌卷，口干心烦，臂外廉痛，手不及头，刺关冲。

邪客于足厥阴之络，令人卒疝暴痛，刺大敦。

邪客于足太阳之络，令人头项肩痛，刺至阴，立已；不已，刺外踝下三痏。金门、京骨、通谷。

又令人拘挛背急，引胁而痛，刺之从项始，数脊椎侠脊，疾按之应手如痛，刺之。此不拘穴俞而刺，谓之应痛穴。令人拘挛背急句至此，旧本在邪客于足太阴一节之下。

邪客于手阳明之络，令人气满胸中，喘息而支胠，胸中热，刺商阳。

又令人耳聋，时不闻音，刺商阳，立闻。手阳明之别者入耳。不已，刺关冲。旧作中指爪甲上，以心主之脉出耳后，合少阳完骨之下，故刺手厥阴之井中冲穴。吴氏改：小指次指以手少阳之络，从耳后入耳中，故刺手少阳井关冲穴。其不时闻者，不可刺也。时或有闻者，尚为可治。其不时闻者，络气已绝，故不刺。耳中生

風者如風聲者雖聾猶有所聞亦刺之如此數令人耳聾句至此舊本在人有所墮墜節之下

邪客於臂掌之間手厥陰經不可得屈刺其踝後本節踝後內關穴也先以指按之痛乃刺之此以應痛爲痏不拘穴法以月生死爲痏數

邪客於足陽蹻之脉令人目痛從內眥始刺申脉

人有所墮墜惡血畱內腹中滿脹不得前後先飲利藥利瘀血也此上傷厥陰之脉下傷少陰之絡刺然骨之前血脉出血即少陰絡刺足跗上動脉王氏吳氏爲冲陽穴以腹滿脹故刺之張氏作足厥陰之俞太冲穴亦妥不已刺大敦見血立已善悲驚不樂刺如右方

凡痺往來行無常處者在分肉閒痛刺之以月生死爲數言用鍼者隨氣盛衰以爲痏數也鍼過其日數則脫氣不及日數則氣不寫左刺右右刺左病已止不已復刺之如法月生一日一痏二日二痏漸多之十五日十五痏十六日十四痏漸少之

邪客於足陽明之絡令人鼽衄上齒寒刺厲兌

邪客於足少陽之絡令人脇痛不得息欬而汗出刺竅陰不得息立已汗出立止欬者溫衣飲食一日已不已復刺如法

又令人畱於樞中痛髀不可舉刺環跳寒則久畱鍼以月死生爲數立已令人畱於樞中痛句至此舊本在邪客於足太陽次節之下

邪客於足太陰之絡令人腰痛引少腹控䏚不可以仰息刺腰尻之解兩胂之上是腰俞以月死生爲痏數發鍼立已王註腰俞左右即足太陽經下

风者，如风声者，虽聋犹有所闻。亦刺之如此数。令人耳聋句至此，旧本在人有所堕坠节之下。

邪客于臂掌之间，手厥阴经。不可得屈，刺其踝后，本节踝后内关穴也。先以指按之痛，乃刺之，此以应痛为痏，不拘穴法。以月生死为痏数。

邪客于足阳跷之脉，令人目痛从内眦始，刺申脉。

人有所堕坠，恶血留内，腹中满胀，不得前后，先饮利药，利瘀血也。此上伤厥阴之脉，下伤少阴之络，刺然骨之前血脉出血，即少阴络。刺足跗上动脉，王氏、吴氏为冲阳穴，以腹满胀，故刺之。张氏作足厥阴之俞太冲穴亦妥。不已，刺大敦，见血立已。善悲惊不乐，刺如上方。

凡痹往来行无常处者，在分肉间痛，刺之以月生死为数。言用针者，随气盛衰以为痏数也。针过其日数则脱气，不及日数则气不泻，左刺右，右刺左，病已，止；不已，复刺之如法。月生一日一痏，二日二痏，渐多之；十五日十五痏，十六日十四痏，渐少之。

邪客于足阳明之络，令人鼽衄，上齿寒，刺厉兑。

邪客于足少阳之络，令人胁痛不得息，咳而汗出，刺窍阴，不得息立已，汗出立止。咳者温衣饮食，一日已；不已，复刺如法。

又令人留于枢中痛，髀不可举，刺环跳，寒则久留针，以月死生为数，立已。令人留于枢中痛句至此，旧本在邪客于足太阳次节之下。

邪客于足太阴之络，令人腰痛，引少腹控䏚，不可以仰息，刺腰尻之解，两胂之上，是腰俞，以月死生为痏数，发针立已。王注：腰俞左右，即足太阳经下髎穴。吴氏去是腰俞三字，注为脾俞穴。按《腰痛论》曰：腰痛引少腹控眇，不可以仰，刺腰尻交者，两髁胂上。又《骨空论》曰：腰痛不可以转摇，急引阴卵，刺八髎与痛上，八髎在腰尻分间。此言是腰俞，即指足太阳经上次中下髎穴也。详见《刺腰痛论》。

治诸经刺之，所过者不病，则缪刺之。经不病则邪在络，故主缪刺。

耳聋，刺手阳明，商阳、合谷、阳溪、偏历。不已，刺其通脉出耳前者。听会。

齿龋，痛也。刺手阳明。穴如上。不已，刺其脉入齿中者，立已。手阳明脉入下齿中，故刺龈交穴。邪客于五脏之间，五脏，络也。其病也，脉引而痛，时来时止。视其病，缪刺之于手足爪甲上。但视病处，各取其井而缪刺之。视其脉，出其血，间日一刺，一刺不已，五刺已。

缪传引上齿，齿唇寒痛，视其手背，脉血者去之。足阳明病，则齿唇热痛，今下齿而引及上齿是手阳明病，故齿唇寒痛，取手阳明之络有血者，先去之。足阳明中指爪甲上，此足阳明支脉所出也，一作厉兑穴。手大指次指爪甲上，商阳。各一痏，立已。

邪客于手足少阴、太阴、足阳明之络，此五络皆会于耳中，上络左角，五络俱竭，令人身脉皆动，而形无知也，其状若尸，或曰尸厥，刺阴白、涌泉、厉兑各一痏，后刺少商、中冲、神门。不已，以竹管吹其两耳，剃其左角之发方一寸，燔治，饮以美酒一杯，不能饮者灌之，立已。

凡刺之数，先视其经脉，切而从之，审其虚实而调之。不调者，经刺之；必中其经，非络脉也。有痛而经不病者，缪刺之。身有痛处，而其经脉所至之分不皆病者，是为络病，非经病也。因视其皮部有血络者，尽取之，泄络中之结邪也。此缪刺之数也。数，节目也。

素問四時刺逆從論

春者天氣始開地氣始泄涷解冰釋水行經通故人氣在脈即經脈也夏者經滿氣溢入孫絡孫絡受血皮膚充實人氣在孫絡長夏者經絡皆盛內溢肌中人氣在肌肉中秋者天氣始收腠理閉塞皮膚引急人氣在皮膚冬者蓋藏血氣在中內著骨髓通於五藏人氣在骨髓中是故邪氣者常隨四時之氣血而入客也至其變化不可爲度然必從其經氣辟除其邪除其邪則亂氣不生 春刺絡脈血氣外溢令人少氣春刺夏分氣未至而誤刺之故少氣春刺肌肉血氣環逆令人上氣木旺則土虛復刺肌肉是爲重虛血氣環周皆逆不相運行故上氣春刺筋骨血氣內著令人腹脹春氣發越而復深取筋骨以傷其陰故血氣內著而腹脹夏刺經脈血氣乃竭令人解㑊氣不在經脈而誤刺之故血氣內竭形跡困倦夏刺肌肉血氣內却令人善恐長夏未至而先奪其氣血氣却弱故令善恐夏刺筋骨血氣上逆令人善怒夏刺冬分則陰虛於內陽勝於外故血氣逆而爲怒秋刺經脈血氣上逆令人善忘心主脈誤刺經脈則心氣虛故善忘秋刺絡脈氣不衛外令人臥不欲動氣已去絡而復刺之則氣虛不能衛外故臥不欲動秋刺筋骨血氣內散令人寒慄氣未至筋骨而誤刺之則血氣內散而中氣虛故寒慄冬刺經脈血氣皆脫令人目不明氣未至而先奪之故血氣脫而目不明也冬刺絡脈內氣外泄留爲大痺當陽氣伏藏之時刺其陽分則陽氣外泄經脈壅滯是生大痺冬刺肌肉陽氣竭絕令人善忘冬時而刺夏分

《素问·四时刺逆从论》

春者，天气始开，地气始泄，冻解冰释，水行经通，故人气在脉。即经脉也。夏者，经满气溢入孙络，孙络受血，皮肤充实。人气在孙络。长夏者，经络皆盛，内溢肌中。人气在肌肉中。秋者，天气始收，腠理闭塞，皮肤引急。人气在皮肤。冬者，盖藏，血气在中，内著骨髓，通于五脏。人气在骨髓中。

是故邪气者，常随四时之气血而入客也，至其变化不可为度，然必从其经气，辟除其邪，除其邪，则乱气不生。春刺络脉，血气外溢，令人少气。春刺夏分，气未至而误刺之，故少气。春刺肌肉，血气环逆，令人上气。木旺则土虚，复刺肌肉，是为重虚，血气环周皆逆，不相运行，故上气。春刺筋骨，血气内着，令人腹胀。春气发越，而复深取筋骨，以伤其阴，故血气内而腹胀。夏刺经脉，血气乃竭，令人解㑊。气不在经脉而误刺之，故血气内竭，形迹困倦。夏刺肌肉，血气内却，令人善恐。长夏未至，而先夺其气，血气却弱，故令善恐。夏刺筋骨，血气上逆，令人善怒。夏刺冬分，则阴虚于内，阳胜于外，故血气逆而为怒。秋刺经脉，血气上逆，令人善忘。心主脉，误刺经脉，则心气虚，故善忘。秋刺络脉，气不卫外，令人卧不欲动。气已去络，而复刺之，则气虚不能卫外，故卧，不欲动。秋刺筋骨，血气内散，令人寒栗。气未至筋骨而误刺之，则血气内散，而中气虚，故寒栗。冬刺经脉，血气皆脱，令人目不明。气未至而先夺之，故血气脱而目不明也。冬刺络脉，内气外泄，留为大痹。当阳气伏藏之时刺其阳分，则阳气外泄经脉壅滞，是生大痹。冬刺肌肉，阳气竭绝，令人善忘。冬时而刺夏分，则阳气竭绝，阳气者，精则养神，阳虚则神衰，故善忘。

凡此四时刺者，大逆之病，不可不从也。反之，则生乱气相淫病焉。刺失四时，是为大逆，此时气之不可不从也。若反常法，必生乱气，互相淫泆为病矣。凡刺不知四时之经，病之所生，以从为逆，正气内乱，与精相薄，从，顺也。薄，邪正相迫也。必审九候，正气不乱，精气不转。九候各有其部，所以审明病之所在，从而刺之，庶正气不乱，精气不致转变矣。

《素问·方盛衰论》

肺气虚，则使人梦见白物，金色白。见人斩血籍籍，虚者必怯，籍籍，惊惕也。得其时，则梦见兵战。时，金旺之时也。肾气虚，则使人梦见舟船溺人，肾合水。得其时则梦伏水中，若有畏恐。时，水旺之时也。肝气虚，则梦见菌香生草，肝合木。得其时则梦伏树下不敢起。虽得木旺之时，而肝气本虚，故梦伏而不敢起。心气虚，则梦救火阳物，心合火。阳物，即属火之类。得其时则梦燔灼。时，火旺之时也。脾气虚，则梦饮食不足，仓廪空虚也。得其时则梦筑垣盖屋。时，土旺之时也。此皆五脏气虚，阳气有余，阴气不足。凡人阳气不足，阴气有余，则当昼而寐。若阳气有余，阴气不足，则当夕而梦。所以为厥为梦者，皆阳不附阴之所致。合之五诊，察五脏见症。调之阴阳，以在经脉。和阴阳，在十二经脉以求之也。梦魂颠到，变化异常，惟邪正衰旺之分耳，阳旺则吉，阴旺则凶。

素問經文補遺

脉要精微論次診要經終論之後

夫脉者血之府也營行脉中故爲血府府聚也長則氣治氣充和也短則氣病氣不足也數則煩心內熱大則病進邪盛上盛則氣高下盛則氣脹代則氣衰動而中止曰代爲眞氣衰乏細則氣少減於常脉爲細濇則心痛脉往來難曰濇濇爲血少爲𦛗鬱故心痛也渾渾濁亂不明革至如皮革之堅如湧泉其來汨汨無序但出不返病進而色弊言必病進色弊緜緜其去如弦絕死脉微而又如弦之斷絕者眞氣絕無故死

夫精明見于目五色者顯于面氣之華也赤欲如白裹朱不欲如赭白欲如鵝羽不欲如鹽青欲如蒼璧之澤不欲如藍黃欲如羅裹雄黃不欲如黃土黑欲如重漆色不欲如地蒼皆欲其潤澤惡其枯槁五色精微象見其壽不久也言精氣化作色相畢見於外更無藏畜是眞氣脫也故壽不久夫精明者所以視萬物別黑白審短長若以視長爲短以白爲黑如是則精衰矣精衰則神散

夫五藏者身之强也藏氣充則形體强健頭者精明之府藏府之精氣皆上升於頭頭傾低垂視深目陷無光也精神將奪矣奪失也背者胸中之府背曲肩隨府將壞矣此亦藏府之失强腰者腎之府轉搖

《素问》经文补遗

《脉要精微论》次《诊要经终论》之后

夫脉者，血之府也。营行脉中，故为血府。府，聚也。长则气治，气充和也。短则气病，气不足也。数则烦心，内热。大则病进，邪盛。上盛则气高，下盛则气胀，代则气衰，动而中止曰代，为真气衰乏。细则气少，减于常脉为细。涩则心痛，脉往来难曰涩，涩为血少，为膹郁，故心痛也。浑浑浊乱不明。革至如皮革之坚。如涌泉，其来汩汩无序，但出不返。病进而色弊；言必病进色弊，绵绵其去如弦绝，死。脉微而又如弦之断绝者，真气绝无，故死。

夫精明见于目。五色者，显于面。气之华也。赤欲如白裹朱，不欲如赭；白欲如鹅羽，不欲如盐；青欲如苍璧之泽，不欲如蓝；黄欲如罗裹雄黄，不欲如黄土；黑欲如重漆色，不欲如地苍。皆欲其润泽，恶其枯槁。五色精微象见，其寿不久也。言精气化作色，相毕见于外，更无藏蓄，是真气脱也，故寿不久。夫精明者，所以视万物，别黑白，审短长。若以视也。长为短，以白为黑，如是则精衰矣。精衰则神散。

夫五脏者，身之强也。脏气充，则形体强健。头者精明之府，脏腑之精气，皆上升于头。头倾低垂。视深，目陷无光也。精神将夺矣。夺，失也。背者胸中之府，背曲肩随，府将坏矣。此亦藏府之失强。腰者肾之府，转摇不能腎將憊矣膝者筋之府（維絡關節者膕之筋爲最）屈伸不能行則僂附筋將憊矣（僂曲身附附物而行憊壞也）骨者髓之府不能久立行則振掉骨將憊矣（髓不充於骨也）得強則生失強則死

平人氣象論（首節）

人一呼脉再動一吸脉亦再動呼吸定息脉五動閏以太息命曰平人平人者不病也（呼出氣也吸入氣也定息將復呼吸之際也閏餘也）人一呼脉一動一吸脉一動曰少氣（十四難以爲離經脉正氣衰也）人一呼脉三動一吸脉三動而躁尺熱（身有熱）曰病溫尺不熱脉滑曰病風（氣有餘也）脉濇曰痺（血不足也）人一呼脉四動以上曰死（一呼四至曰脫精）脉絕不至曰死（元氣已竭）乍踈乍數曰死（陰陽敗亂）

玉機眞藏論

春脉者肝也東方木也萬物之所以始生也故其氣來耎（同軟）弱輕虛而滑端直以長故曰弦（端正也）反此者病其氣來實而強此謂太過病在外其氣來不實而微此謂不及病在中（外病多有餘內病多不足）太過則令人善怒（舊本忘從吳氏改怒）忽忽眩（目轉）冒（昏昧）而癲疾其不及則令人胸痛引背下則兩脇胠滿（吳註作痛）夏脉者心也南方火也萬物之所以盛長也故其氣來盛去衰故曰鉤（鉤義如木之垂枝即洪脉也）反此者病其氣來盛去亦盛此爲太過病在外其氣來不盛

不能，肾将惫矣。膝者筋之府，维络关节者，膝腘之筋为最。屈伸不能，行则偻附，筋将惫矣。偻，曲身。附，附物而行。惫，坏也。骨者髓之府，不能久立，行则振掉，骨将惫矣。髓不充于骨也。得强则生，失强则死。

《平人气象论》首节

人一呼脉再动，一吸脉亦再动，呼吸定息脉五动，闰以太息，命曰平人。平人者，不病也。呼，出气也。吸，入气也。定息，将复呼吸之际也。闰，余也。人一呼脉一动，一吸脉一动，曰少气。《十四难》：以为离经脉，正气衰也。人一呼脉三动，一吸脉三动而躁，尺热，身有热。曰病温，尺不热，脉滑，曰病风，气有余也。脉涩，曰痹。血不足也。人一呼脉四动以上曰死，一呼四至曰脱精。脉绝不至曰死，元气已竭。乍疏乍数曰死。阴阳败乱。

《玉机真藏论》

春脉者，肝也，东方木也，万物之所以始生也，故其气来，耎软同。弱轻虚而滑，端直以长，故曰弦，端正也。反此者病。其气来实而强，此谓太过，病在外；其气来不实而微，此谓不及，病在中。外病多有余，内病多不足。太过则令人善怒，旧本忘，从吴氏改怒。忽忽眩目转。冒昏昧。而癫疾；其不及，则令人胸痛引背，下则两胁胠满。吴注作痛。

夏脉者，心也，南方火也，万物之所以盛长也，故其气来盛去衰，故曰钩，钩，义如木之垂枝，即洪脉也。反此者病。其气来盛去亦盛，此为太过，病在外；其气来不盛，去反盛此謂不及病在中脈自骨肉之分出于皮膚之際謂之來自皮膚之際還于骨肉之分謂之去太過則令人身熱而膚痛熱不得泄越爲浸淫浸漬而淫蒸熱不已也其不及則令人煩心上見欬唾下爲氣泄心虛不能自安故煩虛陽乘肺則欬乘脾則唾下陷則爲後陰氣失也　秋脉者肺也西方金也萬物之所以收成也故其氣來輕虛以浮來急去散故曰浮未至沉下故來急去散即毛也反此者病其氣來毛而中央堅兩傍虛此謂太過病在外其氣來毛而微此謂不及病在中太過則令人逆氣而背痛慍慍然悲傷不樂之貌其不及則令人喘呼吸少氣而欬上氣見血及聞病音喘息則喉下有聲也○舊本下聞病音今從吳氏改及　冬脉者腎也北方水也萬物

鍼灸逢源　卷二

之所以合藏也故其氣來沉以搏故曰營搏言伏鼓也沉伏而鼓是營守乎中之意故曰營○扁鵲曰盛冬水凝如石脉之來沉濡而滑故曰石反此者病其氣來如彈石者堅强之象此謂太過病在外其去如數者類於數疾此謂不及病在中太過則令人解㑊四體解怠脊脉痛而少氣不欲言腎之精氣傷其不及則令人心懸如病饑腎水不能濟心火䏚中凊冷也脊中痛少腹滿小便變　脾脉者土也孤藏以灌四傍者也脾居中央貫通肝心肺腎善者不可得見惡者可見脾無病則灌溉周而四藏安故善者不可見惡者即病脉也其來如水之流者散而無蹤此謂太過病在外如烏之喙者堅鋭而不和○喙音誨味也此謂不及病在中太過則令人四肢不舉濕勝其不及則令人

去反盛，此谓不及，病在中。脉自骨肉之分出于皮肤之际，谓之来。自皮肤之际还于骨肉之分，谓之去。太过则令人身热而肤痛，热不得泄越。为浸淫；浸渍而淫，蒸热不已也。其不及则令人烦心，上见咳唾，下为气泄。心虚不能自安，故烦。虚阳乘肺则咳，乘脾则唾。下陷则为后阴气失也。

秋脉者，肺也，西方金也，万物之所以收成也，故其气来，轻虚以浮，来急去散故曰浮，未至沉下，故来急去散，即毛也。反此者病。其气来毛而中央坚，两傍虚，此谓太过，病在外；其气来毛而微，此谓不及，病在中，太过则令人逆气而背痛，愠愠然；悲伤不乐之貌。其不及，则令人喘，呼吸少气而咳，上气见血，及闻病音。喘息则喉下有声也。旧本下闻病音今从吴氏改及。

冬脉者，肾也，北方水也，万物之所以合藏也，故其气来，沉以搏，故曰营，搏，言伏鼓也。沉伏而鼓，是营守乎中之意，故曰营。扁鹊曰：盛冬水凝，如石脉之来，沉濡而滑，故曰石。反此者病。其气来如弹石者，坚强之象。此谓太过，病在外；其去如数者，类于数疾。此谓不及，病在中。太过则令人解㑊，四体懈怠。脊脉痛而少气不欲言；肾之精气伤。其不及，则令人心悬如病饥，肾水不能济心火。䏚中清，冷也。脊中痛，少腹满，小便变。

脾脉者，土也，孤脏以灌四傍者也。脾居中央，贯通肝心肺肾。善者不可得见，恶者可见。脾无病，则灌溉周而四脏安，故善者不可见，恶者即病脉也。其来如水之流者，散而无踪。此谓太过，病在外；如鸟之喙者坚锐而不和；喙，音诲，味也。此谓不及，病在中。太过则令人四肢不举湿胜，其不及则令人九窍不通，名曰重强。脏气皆不和顺。

脉从四时，谓之可治。从，顺也。脉弱以滑，是有胃气，命曰易治，取之以时。合于时令。形气相失，谓之难治；偏胜则生克贼。色夭不泽，谓之难已；气血皆坏。脉实以坚，谓之益甚；邪盛。脉逆四时，为不可治。所谓逆四时者，春得肺脉，夏得肾脉，秋得心脉，冬得脾脉，其至皆悬绝沉涩者，命曰逆四时。悬，脉来悬异。绝，阴阳偏绝，无复冲和之气，但见真脏脉来也。沉为绝阳，涩为绝阴。未有脏形，于春夏而脉沉涩，秋冬而脉浮大，名曰逆四时也。未有真脏脉形，但于生长之时。脉反沉涩。秋冬收藏之时，脉反浮大，与四时相失，亦名曰逆四时。病热脉静，阳症阴脉。泄而脉大，真气衰，邪益进。病在中，脉实坚；宜不及而反实坚，是真藏形也。病在外，脉不坚者，宜太过而反不实坚，是真阳不足以鼓也。皆难治。

脉盛，心实。皮热，肺。腹胀，脾。前后不通，肾。闷瞀，肝。此谓五实。邪气实也。瞀，音务，又音茂。脉细，心虚。皮寒，肺。气少，肝。泄利前后，肾。饮食不入，脾。此谓五虚。酱粥入胃，泄注止，则虚者活；土气犹存，虚可回也。身汗，表邪解。得后利，里邪去。则实者活。

《三部九候论》吴氏作《决死生论》

形盛脉细，少气不足以息者，危。外有余而中不足。形瘦脉大，胸中多气者，死。阳有余而阴不足，故脉反大，而多气喘满也。参伍不调者，病。言于三部九候，或有一二不调，为愆和有病。三部九候皆相失者，死。以天人言上中下，谓之三才，以人身言上中下，谓之三部。三部而各分其三，谓之三候，三候有天有地有人，合为九候也。上古诊脉，不独寸口，于诸经之动脉皆诊之。如本篇云：上部天，两额之动脉，以候头角之气。上部地，两颊之动脉，以候口齿之气。上部人，耳前之动脉，以候耳目之气。中部天，手太阴也，取寸口以侯肺。中部地，手阳明也，取合谷以候胸中之气。中部人，手少阴也，取神门以候心。下部天，足厥阴也，取太冲以候肝。下部地，足少阴也，取太溪以候肾。下部人，足太阴也，取箕门之动脉，又取跗上之冲阳，以候脾胃之气。此三部九候是也。《十八难》曰：三部者，寸关尺也。九候者，浮中沉也。乃单以寸口而分三部九候之诊，后世言脉者，皆宗之。

察九候，独小者，病；九候之中，一部独小，下同。独大者，病；独疾者，病；独迟者，病；独热者，病；独寒者，病；独陷下者，病。陷下，沉伏也。

形肉已脱，脾气大坏。九候虽调，犹死。七诊虽见，谓独小、独大、独疾、独迟、独寒、独热、独陷下也。九候皆从者，不死。从，顺也。脉顺四时之令，及合诸经之体者是也。

《经脉别论》

食气入胃，散精于肝，淫气于筋。精，精华也。胃家散布于肝，浸淫滋养于筋也。食气入胃，浊气归心，淫精于脉。心主血脉，故食气之厚者归心，精气浸淫于脉也。脉气流经，经气归于肺，肺朝百脉，输精于皮毛。脉流于经，必由于气，气主于肺，故肺为百脉之朝宗，其精气输之于皮毛也。毛脉合精，行气于腑。毛属肺，脉属心，合一气一血之精，行气于腑，言气聚膻中也。腑精神明，留于四脏，气归于权衡，宗气积于肺，神明出于心，气盛则神旺，故气府之精为神明，肺肝脾肾四脏无不赖神明之留以为主宰，然后脏气咸得其平，而归于权衡矣。权衡，平也。权衡以平，气口成寸，以决死生。持权衡之法，气口分其三部，成其尺寸，百脉俱朝于此，故可以决死生。

饮入于胃，游溢精气，上输于脾。水饮入胃，则其气化精微必先输运于脾，是谓中焦如沤也。脾气散精，上归于肺，脾得水谷精气，则散而升之，上如云雾而归肺，是谓上焦如雾也。

通調水道，下輸膀胱。肺氣運行，水隨而注，故能通調水道，下輸膀胱，是謂下焦如瀆也。水精四布，五經並行。水因氣生，而清濁有分，清者爲精，濁者爲水，故精歸五藏，水歸膀胱。

宣明五氣論 次藏氣法時論之後

五氣所病：心爲噫，噯氣也。心脾胃皆有是證，由火之鬱，而氣有不得舒伸也。肺爲欬，肺屬金，故邪擊之有聲也。肝爲語，問答之聲曰語，象木之枝條委曲也。脾爲吞，象土包含，爲物所歸。腎爲欠、呵欠。爲嚏，音帝，噴嚏也。陽未盡而陰引之，故欠。陽欲達而陰發之，故嚏。故凡陽盛者不欠，下虛者無嚏。胃爲氣逆、爲噦、呃逆。爲恐，胃中寒，爲噦。土實傷水，故腎爲恐。大腸、小腸爲泄，泄利。下焦溢爲水，下焦爲分注之所，氣窒不寫，則溢於肌肉而爲水。膀胱不利爲癃，不約爲遺溺，邪實膀胱，氣不通利，則謂之癃，若下焦不能約束膀胱以固津液，則爲遺溺。膽爲怒，怒，肝志也，而膽亦然者，肝取決於膽也。是爲五病。

五精所并聚也：精氣并於心則喜，并於肺則悲，并於肝則憂，并於脾則畏，并於腎則恐，五藏精氣，各有所藏，若合而并於一藏，則邪氣實之，各顯其志如此。是謂五并，虛而相并者也。言藏氣有不足，則勝氣得相并也。

五藏所惡：心惡熱，肺惡寒，肝惡風，脾惡濕，腎惡燥，是謂五惡。

五藏化液：心爲汗，血之餘也。肺爲涕，涕出於鼻。肝爲淚，淚出於目。脾爲涎，涎出於口。腎爲唾，唾出於舌下廉泉二竅，足少陰腎脈循喉嚨，挾舌本也。是謂五液。

五味所禁：辛走氣，氣病無多食辛；辛散則氣益虛耗。鹹走血，血病無多食鹹；血得鹹則凝結不流。苦走骨，骨病無多食苦；苦味沉降，故走骨。○九鍼論曰：苦走血，火化苦也；鹹走骨，水化鹹也。甘走肉，肉病無多食甘；甘能生脹。酸走筋，筋病無多食酸，酸能收縮，在筋則病拘攣，又令人癃也。

通调水道，下输膀胱。肺气运行，水随而注，故能通调水道，下输膀胱，是谓下焦如渎也。水精四布，五经并行。水因气生，而清浊有分，清者为精，浊者为水，故精归五脏，水归膀胱。

《宣明五气论》次《藏气法时论》之后

五气所病：心为噫，嗳气也。心脾胃皆有是证，由火之郁，而气有不得舒伸也。肺为咳，肺属金，故邪击之有声也。肝为语，问答之声曰语，象木之仗条委曲也。脾为吞，象土包含，为物所归。肾为欠、呵欠。为嚏，音帝，喷嚏也。阳未尽而阴引之，故欠。阳欲达而阴发之，故嚏。故凡阳盛者不欠，下虚者无嚏。胃为气逆、为哕、呃逆。为恐，胃中寒，为哕。土实伤水，故肾为恐。大肠、小肠为泄，泄利。下焦溢为水，下焦为分注之所，气窒不泻，则溢于肌肉而为水。膀胱不利为癃，不约为遗溺，邪实膀胱，气不通利，则谓之癃，若下焦不能约束膀胱以固津液，则为遗溺。胆为怒，怒，肝志也，而胆亦然者，肝取决于胆也。是为五病。

五精所并聚也：精气并于心则喜，并于肺则悲，并于肝则忧，并于脾则畏，并于肾则恐，五脏精气，各有所藏，若合而并于一脏，则邪气实之，各显其志如此。是谓五并，虚而相并者也。言脏气有不足，则胜气得相并也。

五脏所恶：心恶热，肺恶寒，肝恶风，脾恶湿，肾恶燥，是谓五恶。

五脏化液：心为汗，血之余也。肺为涕，涕出于鼻。肝为泪，泪出于目。脾为涎，涎出于口。肾为唾，唾出于舌下廉泉二窍，足少阴肾脉循喉咙，挟舌本也。是谓五液。

五味所禁：辛走气，气病无多食辛；辛散则气益虚耗。咸走血，血病无多食咸；血得咸则凝结不流。苦走骨，骨病无多食苦；苦味沉降，故走骨。《九针论》曰：苦走血，火化苦也；咸走骨，水化咸也。甘走肉，肉病无多食甘；甘能生胀。酸走筋，筋病无多食酸，酸能收缩，在筋则病拘挛，又令人癃也。

是谓五禁，无令多食。

《通评虚实论》首节

邪气盛则实，精气夺则虚。气虚者，肺虚也，气逆者，足寒也。气逆不行，则无以及于四肢，阳虚于下，故足寒。非其时则生，当其时则死。余脏皆如此。心肝脾肾各有衰旺之时，例皆同也。吴注：时，当旺之时也。如夏月人皆气虚，冬月人皆足寒，皆非肺旺之时，故生。若当秋而气虚，则金衰于当旺时也，故死。《类经》注曰：以肺虚而遇秋冬，非相贼之时，故生。若当春则金木不和，病必甚，当夏则金虚受克，病必死也。于义似通。

所谓重实者，言大热病，气热脉满，是谓重实。证、脉皆热。经络皆实，是寸脉急而尺缓。吴注作紧。滑则从，阳气胜也。涩则逆也，阴邪胜。

络气不足，经气有余者，脉口热而尺寒也。秋冬为逆，阳虚者，畏阴盛之时。春夏为从，治主病者。义见下文。经虚络满者，尺热满，脉口寒涩也，此春夏死，秋冬生也。阴虚者，畏阳盛之时。络满经虚，灸阴刺阳；经满络虚，刺阴灸阳。此正以络主阳，经主阴，灸所以补，刺所以泻也。脉气上虚尺虚，《甲乙经》作脉虚、气虚、尺虚，吴注同。是谓重虚。所谓气虚者，言无常也。上虚为气虚，故言语轻微。尺虚者，行步恇然。尺虚为阴虚，故行步恇然怯弱也。

乳子而病热，阳证。脉悬小者何如？悬绝而小，阴脉也。曰：手足温则生，寒则死。乳子中风热，喘鸣肩息者，脉何如？曰：喘鸣肩息者，脉当。实大也，缓者生，大而缓为有胃气。急则死。实而急为真脏见。

肠澼滞下。便血何如？身热则死，寒则生。肠澼下白沫何如。白為氣病，在大腸 脉沉則生，陰氣無傷 脉浮則死。腸澼下膿血何如？赤白並下 脉懸絕則死，滑大則生。滑為陰血，大為陽氣 癲疾何如？脉搏大滑，久自已；氣血俱有餘 脉小堅實，死不治。肝之眞藏脉也 癲疾之脉，虛則可治，言邪氣微 實則死。言邪氣盛 消癉虛實何如？消中而熱，善飲善食也 脉實大，血氣尚盛 病久可治；脉懸小堅，病久不可治。

腹中論 次卒痛論之後

有病心腹滿，旦食則不能暮食，朝寬暮急，病在營血 名為鼓脹。虛大而急，亦名蠱脹 治之以雞矢醴，一劑知，二劑已。雞矢之性，消積下氣，一劑可知其效，二劑則已其病。用羯雞矢一升，研細，炒微焦，入無灰酒三碗，煎至一半，用布濾取汁，五更熱飲，則腹鳴，辰巳時行二三次，皆黑水也。次日覺足面漸有縐紋，又飲一次，而病愈矣

有病胸脇支滿者，妨於食，病至則先聞腥臊臭，肺氣腥、肝氣臊 出清液，清冷臭液 先唾血，肝不藏血 四支清，脾虛則陽氣不行於四末 目眩，肝虛 時時前後血，陰失其守 病名血枯。此得之年少時，有所大脫血；若醉入房中，氣竭肝傷，故月事衰少不來也。以四烏鰂骨一藘茹，二物併合之，丸以雀卵，大如小豆，以五丸為後飯，先藥後飯也 飲以鮑魚汁，利腸中。烏鰂魚骨，澁物也。藘茹即藺茹，味苦，氣芳。雀卵益元陽，鮑魚味厚益陰

病有少腹盛，上下左右皆有根，病名曰伏梁。難經：伏梁為心之積，與此不同 裹大膿血，居腸胃之外，不可治，治之每切按之致

沫何如？白气为病，在大肠。脉沉则生，阴气无伤。脉浮则死。

肠澼下脓血何如？赤白并下。脉悬绝则死，滑大则生。滑为阴血，大为阳气。

癫疾何如？脉搏大滑，久自已；气血俱有余。脉小坚实，死不治。肝之真脏脉也。

癫疾之脉，虚则可治，言邪气微。实则死。言邪气气盛。

消瘅虚实何如？消中而热，善饮善食也。脉实大，血气尚盛。病久可治；脉悬小坚，病久不可治。

《腹中论》次《卒痛论》之后

有病心腹满，旦食则不能暮食，朝宽暮急，病在营血。名为鼓胀。虚大而急，亦名蛊胀。治之以鸡矢醴，一剂知，二剂已。鸡矢之性，消积下气，一剂可知其效，二剂则已其病，用羯鸡矢一升，研细，炒微焦，入无灰酒三碗，煎至一半，用布滤取汁，五更热饮，则腹鸣，辰巳时行二三次，皆黑水也。次日觉足面渐有绉纹，又饮一次，而病愈矣。

有病胸胁支满者，妨于食，病至则先闻腥臊臭，肺气腥、肝气臊。出清液，清冷臭液。先唾血，肝不能藏血。四肢清，脾虚则阳气不行于四末。目眩，肝虚。时时前后血，阴失其守。病名血枯。此得之年少时，有所大脱血；若醉入房中，气竭肝伤，故月事衰少不来也。以四乌贼骨一藘茹二物并合之，丸以雀卵，大如小豆，以五丸为后饭，先药后饭也。饮以鲍鱼汁，利肠中。乌贼鱼骨，涩物也。藘茹即蔺茹，味苦，气芳。雀卵益元阳，鲍鱼味厚益阴。

病有少腹盛，上下左右皆有根，病名曰伏梁。《难经》：伏梁为心之积，与此不同。裹大脓血，居肠胃之外，不可治，治之每切按之致

死切按之謂過於妄攻也此下則因陰必下膿血上則迫胃脘生鬲俠胃脘內癰內潰之癰此久病也難治居臍上為逆居臍下為從勿動亟奪言勿得動胃氣行大便而數奪之也

人有身體髀股骭皆腫環臍而痛病名伏梁此風根也風毒根於中也其氣溢於大腸而着於肓肓之原在臍下故環臍而痛也不可動之動之為水溺濇之病言不可下之而動其便何以知懷子之且生也生者無後患之意身有病而無邪脉也如有嘔惡頭痛諸症而脉不病若經閉知其為胎氣也

風論次刺腰痛論之後

風者善行而數變腠理開則洒然寒閉則熱而悶其寒

也則衰食飲寒則胃氣凝滞其熱也則消肌肉熱則津液燥涸故使人怢音突慄而不能食名曰寒熱怢慄猶戰慄也風氣與陽明入胃循脉而上至目內眥其人肥則風氣不得外泄則為熱中而目黃風內鬱故熱中人瘦則外泄而寒則為寒中而泣出腠理疎故寒中風氣與太陽俱入行諸脉俞散於分肉之間與衛氣相干其道不利故使肌肉憤䐜而有瘍憤䐜腫起也瘍癰毒也衛氣有所凝而不行故其肉有不仁也頑痹不知痛癢

癘者有榮氣熱胕同腐其氣不清故使鼻柱壞而色敗皮膚瘍潰風寒客於脉而不去名曰癘風潰破也風中五藏六府之俞亦為藏府之風各入其門戶所中則為偏風

死。切按之，谓过于妄攻也。此下则因阴，必下脓血，上则迫胃脘，生鬲，侠胃脘内痈，内溃之痈。此久病也，难治。居脐上为逆，居脐下为从，勿动亟夺。言勿得动胃气行大便而数夺之也。

人有身体髀股骭皆肿，环脐而痛，病名伏梁，此风根也。风毒根于中也。其气溢于大肠而着于肓，肓之原在脐下，故环脐而痛也，不可动之，动之为水溺涩之病。言不可下之而动其便。何以知怀子之且生也？生者无，后患之意。身有病而无邪脉也。如有呕恶头痛诸症，而脉不病，若经闭，知其为胎气也。

《风论》次《刺腰痛论》之后

风者，善行而数变，腠理开则洒然寒，闭则热而闷。其寒也，则衰食饮；寒则胃气凝滞。其热也，则消肌肉。热则津液燥涸。故使人怢音突。栗而不能食，名曰寒热。怢栗，犹战栗也。风气与阳明入胃，循脉而上至目内眦，其人肥则风气不得外泄，则为热中而目黄；风内郁，故热中。人瘦则外泄而寒，则为寒中而泣出。腠理疏，故寒中。风气与太阳俱入，行诸脉俞，散于分肉之间，与卫气相干，其道不利，故使肌肉愤䐜而有疡，愤䐜，肿起也；疡，痈毒也。卫气有所凝而不行，故其肉有不仁也。顽痹不知痛痒。

疠者，有荣气热胕，腐同。其气不清，故使鼻柱坏而色败，皮肤疡溃，风寒客于脉而不去，名曰疠风。溃破也。风中五脏六腑之俞，亦为脏腑之风，各入其门户，所中则为偏风即偏枯也風氣循風府而上則為腦風風入係頭眼系在腦後則為目風眼寒飲酒中風則為漏風或多汗常不可單衣食則汗出甚則身汗喘息惡風衣常濡口乾善渴不能勞事入房汗出中風則為內風風乘虛犯令人遺精欬血寢汗骨蒸新沐中風則為首風頭面多汗惡風當先風一日則病甚頭痛不可以出內至其風日則病少愈久風入中則為腸風飧泄傳入腸胃熱則下血寒則泄瀉外在腠理則為泄風多汗汗出泄衣上口中乾上漬其風不能勞事身體盡痛則寒故風者百病之長也至其變化乃為他病無常方所也然致有風氣也肺風之狀多汗惡風色皏然白時欬短氣晝日則差瘥同暮則甚診在眉上其色白皏音烹上聲心風之狀多汗惡風焦絶善怒嚇赤色病甚則言不可快診

在口其色赤焦喉舌燥也絶脣口裂也心脉俠咽喉而主舌故見此諸症肝風之狀多汗惡風善悲色微蒼嗌乾善怒時憎女子肝衰則惡色診在目下其色青脾風之狀多汗惡風身體怠墮惰同四支不欲動色薄微黃不嗜食診在鼻上其色黃腎風之狀多汗惡風面痝然浮腫脊痛不能正立骨衰其色炲音臺隱曲不利診在肌上其色黑胃風之狀頸多汗惡風食飲不下鬲塞不通腹善滿失衣則䐜脹食寒則泄診形瘦而腹大

痹論

風寒濕三氣雜至合而為痹也壅閉經絡血氣不行而病為痹其風氣

即偏枯也。风气循风府而上，则为脑风；风入系头，眼系在脑后。则为目风，眼寒；饮酒中风，则为漏风；或多汗，常不可单衣，食则汗出，甚则身汗喘息恶风衣常濡，口干善渴不能劳事。入房汗出中风，则为内风；风乘虚犯，令人遗精咳血，寝汗骨蒸。新沐中风，则为首风；头面多汗恶风，当先风一日则病甚，头痛不可以出纳，至其风日，则病少愈。久风入中，则为肠风飧泄；传入肠胃，热则下血，寒则泄泻。外在腠理，则为泄风。多汗，汗出泄衣上，口中干，上渍其风，不能劳事，身体尽痛则寒。故风者，百病之长也，至其变化，乃为他病，无常方，所也。然致有风气也。

肺风之状，多汗恶风，色皏然白，时咳短气，昼日则差，瘥同。暮则甚，诊在眉上，其色白。皏，音烹，上声。心风之状，多汗恶风，焦绝善怒吓，赤色，病甚则言不可快，诊在口，其色赤。焦，喉舌燥也。绝，唇口裂也。心脉侠咽喉而主舌，故见此诸症。肝风之状，多汗恶风，善悲，色微苍，嗌干善怒，时憎女子，肝衰则恶色。诊在目下，其色青。脾风之状，多汗恶风，身体怠堕，惰同。四肢不欲动，色薄微黄，不嗜食，诊在鼻上，其色黄。肾风之状，多汗恶风，面痝然浮肿，脊痛不能正立，骨衰。其色炲，音台。隐曲不利，诊在肌上，其色黑。胃风之状，颈多汗恶风，食饮不下，鬲塞不通，腹善满，失衣则䐜胀，食寒则泄，诊形瘦而腹大。

《痹论》

风寒湿三气杂至，合而为痹也。壅闭经络，血气不行，而病为痹。其风气勝者爲行痺走注歷節疼痛之類寒氣勝者爲痛痺陰寒之氣乘于肌肉筋骨陽氣不行故痛濕氣勝者爲著痺也著於一處或爲疼痛或爲頑木濕從土化病在肌肉以冬遇此者爲骨痺冬主骨此指風寒濕也以春遇此者爲筋痺春主筋以夏遇此者爲脉痺夏主脉以至陰遇此者爲肌痺長夏主肌肉以秋遇此者爲皮痺秋主皮五藏皆有合病久而不去者内舍於其合也肺痺者煩滿喘而嘔肺脉循胃口心痺者脉不通煩則心下鼓暴上氣而喘嗌乾善噫厥氣上則恐腎水上逆故令恐肝痺者夜卧則驚多飲數小便上爲引如懷上下牽引腹大如有所懷腎痺者善脹尻以代踵足不能伸也脊以代頭頭不能舉也脾痺者四支解懈同惰發欬嘔汁上爲

大塞隔塞腸痺者數飲而出不得中氣喘争時發飧泄下焦氣閉水液混於大腸胞痺者少腹膀胱按之内痛若沃以湯澁於小便上爲清涕胞同脬膀胱也脬音拋六府亦各有俞風寒濕氣中其俞而食飲應之循俞而入各舍其府也痛者寒氣多也有寒故痛也其不痛不仁者病久入深榮衛之行濇經絡時踈故不痛舊本不通皮膚不營故爲不仁無營血充養其寒者陽氣少陰氣多與病相益故寒也寒從中生其熱者陽氣多陰氣少病氣勝陽遇陰甲乙經改陽乘陰故爲痺熱陽盛逢陰則陰不能勝陽其多汗而濡者此其逢濕甚也陽氣少陰氣盛兩氣相感故汗出而濡也痺在於骨則重在

胜者为行痹，走注历节疼痛之类。寒气胜者为痛痹，阴寒之气乘于肌肉筋骨，阳气不行，故痛。湿气胜者为着痹也。着于一处，或为疼痛，或为顽木。湿从土化，病在肌肉。以冬遇此者为骨痹，冬主骨，此指风寒湿也。以春遇此者为筋痹，春主筋。以夏遇此者为脉痹，夏主脉。以至阴遇此者为肌痹，长夏主肌肉。以秋遇此者为皮痹，秋主皮。

五脏皆有合，病久而不去者，内舍于其合也。

肺痹者，烦满，喘而呕；肺脉循胃口。心痹者，脉不通，烦则心下鼓，暴上气而喘，嗌干善噫，厥气上则恐；肾水上逆，故令恐。肝痹者，夜卧则惊，多饮，数小便，上为引如怀；上下牵引，腹大如有所怀。肾痹者，善胀，尻以代踵，足不能伸也。脊以代头；头不能举也。脾痹者，四肢解懈同。惰，发咳呕汁，上为大塞；隔塞。肠痹者，数饮而出不得，中气喘争，时发飧泄；下焦气闭，水液混于大肠。胞痹者，少腹膀胱，按之内痛，若沃以汤，涩于小便，上为清涕。胞，同脬，膀胱也。脬，音抛。

六腑亦各有俞，风寒湿气中其俞，而食饮应之，循俞而入，各舍其腑也。

痛者，寒气多也。有寒故痛也。其不痛不仁者，病久入深，荣卫之行涩，经络时疏，故不痛。旧本不通。皮肤不营，故为不仁。无营血充养。其寒者，阳气少，阴气多，与病相益，故寒也。寒从中生。其热者，阳气多，阴气少，病气胜，阳遇阴，《甲乙经》改阳乘阴。故为痹热。阳盛逢阴，则阴不能胜阳。其多汗而濡者，此其逢湿甚也，阳气少，阴气盛，两气相感，故汗出而濡也。

痹在于骨则重，

於脉則血凝而不流，在於筋則屈不伸，在於肉則不仁，在於皮則寒，故具此五者則不痛也。具備有之也。凡痺之類，逢寒則急，急舊本蟲誤。逢熱則縱。

痿論

肺熱葉焦，則皮毛虛弱急薄，着則生痿躄也。熱乘肺金，在內爲葉焦，在外則皮毛虛弱而爲急薄，若熱氣留着不去而及於筋脉骨肉，則病痿躄。○躄，音璧，足弱不能行也。心氣熱，則下脉足三陰。厥而上，上則下脉虛，虛則生脉痿，樞折挈，脛縱而不任地也。樞紐關節之處。如折而不能提挈，又足脛縱弛而不能任地。肝氣熱，則膽泄口苦，筋膜乾，筋膜乾則筋急而攣，發爲筋痿。血液乾燥。脾氣熱，則胃乾而渴，肌肉不仁，發爲肉痿。肉不

知痛癢。腎氣熱，則腰脊不舉，骨枯而髓減，發爲骨痿。肺者，藏之長也，爲心之蓋也，有所失亡，所求不得，則發肺鳴，鳴則肺熱葉焦。肺志不伸，則氣鬱生火，故發喘鳴而葉焦。故曰：五藏因肺熱葉焦，發爲痿躄。氣無所主。悲哀太甚，則胞絡絕，胞之絡脉屬心。胞絡絕，則陽氣內動，發爲心下崩，數溲血也。心血下崩。故本病曰：古經篇名。大經空虛，發爲肌痺，傳爲脉痿。血失則大經空虛，無以灌滲肌肉，發爲肌肉頑痺，傳變而爲脉痿也。思想無窮，所願不得，意淫於外，傷脾。入房太甚，宗筋弛縱，發爲筋痿，及爲白淫。白淫，濁帶也。生於肝使內也。房勞。○肝，吳註改疾。有漸於濕，漸，近也。以水爲事，有事於卑濕之所。若有所畱，水濕畱着。居處相濕，肌肉濡漬，痺而不仁，發爲肉

在于脉则血凝而不流，在于筋则屈不伸，在于肉则不仁，在于皮则寒，故具此五者则不痛也。具备有之也。凡痹之类，逢寒则急，急，旧本虫误。逢热则纵。

《痿论》

肺热叶焦，则皮毛虚弱急薄，着则生痿躄也。热乘肺金，在内为叶焦，在外则皮毛虚弱而为急薄，若热气留着不去而及于筋脉骨肉，则病痿躄。躄，音璧，足弱不能行也。心气热，则下脉足三阴。厥而上，上则下脉虚，虚则生脉痿，枢折挈，胫纵而不任地也。枢纽，关节之处。如折而不能提挈，又足胫纵弛而不能任地。肝气热，则胆泄口苦，筋膜干，筋膜干则筋急而挛，发为筋痿。血液干燥。脾气热，则胃干而渴，肌肉不仁，发为肉痿。肉不知痛痒。肾气热，则腰脊不举，骨枯而髓减，发为骨痿。肺者，脏之长也，为心之盖也，有所失亡，所求不得，则发肺鸣，鸣则肺热叶焦。肺志不伸，则气郁生火，故发喘鸣而叶焦。故曰：五脏因肺热叶焦，发为痿躄。气无所主。悲哀太甚，则胞络绝，胞之络脉属心。胞络绝，则阳气内动，发为心下崩，数溲血也。心血下崩。故《本病》曰：古经篇名。大经空虚，发为肌痹，传为脉痿。血失则大经空虚，无以灌渗肌肉，发为肌肉顽痹，传变而为脉痿也。思想无穷，所愿不得，意淫于外，伤脾。入房太甚，宗筋弛纵，发为筋痿，及为白淫。白淫，浊带也。生于肝使内也。房劳。肝，吴注改疾。有渐于湿渐，近也。以水为事，有事于卑湿之所。若有所留，水湿留着。居处相湿，肌肉濡渍，痹而不仁，发为肉

痿得之濕地也病生於脾有所遠行勞倦逢大熱而渴渴則陽氣內伐內賊真陰內伐則熱舍於腎腎者水藏也今水不勝火則骨枯而髓虛故足不任身發爲骨痿生於大熱也

治痿者獨取陽明何也陽明者五藏六府之海主閏潤同宗筋陰毛横骨上下之竪筋宗筋主束骨而利機關也衝脉者經脉之海也受十二經之血主滲灌谿谷與陽明合於宗筋陰陽總宗筋之會會於氣街而陽明爲之長皆屬於帶脉而絡於督脉故陽明虛則宗筋縱帶脉不引不能收引故足痿不用也

厥論

陽氣衰於下則爲寒厥陰氣衰於下則爲熱厥陽足三陽脉陰盛陽衰則陰起於下故寒厥必從五指至膝上寒陰足三陰脉陽盛陰虛則陽乘陰位故熱厥必足下熱

寒厥何失而然也前陰者宗筋之所聚太陰陽明之所合也春夏則陽氣多而陰氣少秋冬則陰氣盛而陽氣衰此人者質壯以秋冬奪於所用多慾奪陰下氣上爭不能復陽搏陰激身半以下之氣亦引而上爭不能復歸其經精氣溢下陰精下泄邪氣因從之而上也陽虛則陰勝爲邪氣因於中氣即精氣邪氣皆出內而生也○此句吳注在上文前陰者之上陽氣衰不能滲營其經絡陽氣日損陰氣獨在故手足爲之寒也四支爲諸陽之本

熱厥何如而然也酒入於胃則絡脉滿而經脉虛脾主爲胃行其津液者也陰

痿，得之湿地也，病生于脾。有所远行劳倦，逢大热而渴，渴则阳气内伐，内戕真阴。内伐则热舍于肾。肾者，水脏也。今水不胜火，则骨枯而髓虚，故足不任身，发为骨痿，生于大热也。

治痿者独取阳明，何也？阳明者，五脏六腑之海，主闰润同。宗筋，阴毛横骨上下之竖筋。宗筋主束骨而利机关也。冲脉者，经脉之海也，受十二经之血。主渗灌溪谷，与阳明合于宗筋，阴阳总宗筋之会，会于气街，而阳明为之长，皆属于带脉，而络于督脉。故阳明虚则宗筋纵，带脉不引，不能收引。故足痿不用也。

《厥论》

阳气衰于下，则为寒厥；阴气衰于下，则为热厥。阳，足三阳脉。阴盛阳衰，则阴起于下，故寒厥，必从五指至膝上寒。阴，足三阴脉。阳盛阴虚，则阳乘阴位，故热厥，必足下热。

寒厥何失而然也？前阴者，宗筋之所聚，太阴、阳明之所合也。春夏则阳气多而阴气少，秋冬则阴气盛而阳气衰。此人者质壮，以秋冬夺于所用，多欲夺阴。下气上争不能复，阳搏阴激，身半以下之气，亦引而上争，不能复归其经。精气溢下，阴精下泄。邪气因从之而上也，阳虚则阴胜为邪。气因于中，气，即精气、邪气皆出内而生也。此句吴注在上文前阴者之上。阳气衰，不能渗营其经络，阳气日损，阴气独在，故手足为之寒也。四肢为诸阳之本。

热厥何如而然也？酒入于胃，则络脉满而经脉虚，脾主为胃行其津液者也，阴氣虛則陽氣入（濕熱在脾，則陰虛陽亢）陽氣入則胃不和，胃不和則精氣竭，精氣竭則不營其四肢也（脾胃俱病，不生精氣，營，充養也）此人必數醉若飽以入房（傷其脾腎）氣聚於脾中不得散，酒氣與穀氣相搏，熱盛於中，故熱徧於身，內熱而溺赤也。夫酒氣盛而慓悍，腎氣日衰，陽氣獨勝，故手足爲之熱也。

病能論

人病胃脘癰者，當候胃脈，沉細者氣逆（陽明多氣多血，脈當洪大，若見沉細，氣逆於常也）逆者人迎甚盛，甚盛則熱（胃氣逆而人迎盛，所謂人迎三盛，病在陽明是也）人迎者胃脈也（謂結喉旁動脈，今作左手關前脈）逆而盛則熱聚於胃口而不行，故胃脘爲癰也。

有病怒狂者，名曰陽厥，治之奪其食即已。夫食入於陰，長氣於陽，故奪其食即已。使之服以生鐵洛爲飲，夫生鐵洛者，下氣疾也（寒而鎮重，故下氣速。又怒爲肝志，是木欲實，金當平之也）

有病身熱懈惰（濕熱傷筋）汗出如浴（熱蒸肌膚）惡風少氣（衛虛）病名曰酒風（即風論中所云漏風也）以澤瀉、朮各十分，麋銜五分，合以三指撮（約其數爲煎劑）爲後飯（澤瀉滲利濕熱，白朮燥濕止汗，麋銜即薇銜，一名無心草，一名吳風草，苦平微寒，治風濕）

奇病論

人有重身（懷孕）九月而瘖（失音）胞之絡脈絕也（爲胎阻絕）胞絡者，繫於腎，少陰之脈貫腎繫舌本，故不能言（繫，根系也）無治也

气虚则阳气入，湿热在脾则阴虚阳亢。阳气入则胃不和，胃不和则精气竭，精气竭则不营其四肢也。脾胃俱病，不生精气。营，充养也。此人必数醉若饱以入房，伤其脾肾。气聚于脾中不得散，酒气与谷气相搏，热盛于中，故热遍于身，内热而溺赤也。夫酒气盛而慓悍，肾气日衰，阳气独胜，故手足为之热也。

《病能论》

人病胃脘痈者，当候胃脉。沉细者气逆，阳明多气多血，脉当洪大，若见沉细，气逆于常也。逆者人迎甚盛，甚盛则热。胃气逆而人迎盛，所谓人迎三盛，病在阳明是也。人迎者，胃脉也，谓结喉旁动脉，今作左手关前脉。逆而盛，则热聚于胃口而不行，故胃脘为痈也。

有病怒狂者，名曰阳厥，治之夺其食即已。夫食入于阴，长气于阳，故夺其食即已。使之服以生铁洛为饮，夫生铁洛者，下气疾也。寒而镇重，故下气速。又怒为肝志，是木欲实，金当平之也。

有病身热懈惰，湿热伤筋。汗出如浴，热蒸于肌肤。恶风少气，卫虚。病名曰酒风。即《风论》中所云漏风也。以泽泻、术各十分，麋衔五分，合以三指撮，约其数为煎剂。为后饭。泽泻渗利湿热，白术燥湿止汗，麋衔即薇衔，一名无心草，一名吴风草，苦平微寒，治风湿。

《奇病论》

人有重身，怀孕。九月而喑，失音。胞之络脉绝也。为胎阻绝。胞络者，系于肾，少阴之脉，贯肾系舌本，故不能言，系，根系也。无治也，

當十月復。十月子生，少陰之脉通，則言復矣。

病脇下滿，氣逆，二三歲不已，名曰息積。喘粗息難也。此不妨於食，不可灸刺。喘者忌灸，恐助火邪，病不在經，故不可刺。積累也。爲導引服藥，藥不能獨治也。導引以開其滯，藥餌以利其氣，所以然者，治之不易。

人有病頭痛，以數歲不已，當有所犯大寒，內至骨髓。凡身之骨髓皆是。髓者，以腦爲主，腦逆故令頭痛，齒亦痛，病名曰厥逆。寒氣逆於上。

有病口甘者，此五氣之溢也，五味之氣上溢。名曰脾癉，熱也。夫五味入口，藏於胃，脾爲之行其精氣，津液在脾，故令人口甘也。此肥美之所發也，此人必數食甘美而多肥也。肥

鍼灸逢源　卷二

者令人內熱，甘者令人中滿，故其氣上溢，傳爲消渴，飲水善消，而渴不已。治之以蘭，香草。除陳氣也。

有病口苦者，名爲膽癉。夫肝者，中之將也，取決於膽，咽爲之使。膽脉挾咽。此人者，數謀慮不決，故膽虛氣上溢，而口爲之苦。治之以膽募俞。日月、膽俞，左右各兩穴。○吳註作膽噓氣上溢，凡謀慮不決者，必噓出其氣之意。

有癃者，一日數十溲，此不足也。身熱如炭，頸膺如格，拒也。人迎躁盛，喘息氣逆，此有餘也。太陰脉細如髮者，此不足也，病在太陰，日數十溲，脉細，是脾氣不足。其盛在胃，人迎三盛，病在陽明也。頗在肺，喘息氣逆。病名曰厥，逆也。死不治。此所謂得五有餘，二

当十月复。十月子生，少阴之脉通，则言复矣。

病胁下满，气逆，二三岁不已，名曰息积。喘粗息难也。此不妨于食，不可灸刺。喘者忌灸，恐助火邪，病不在经，故不可刺。积累也。为导引服药，药不能独治也。导引以开其滞，药饵以利其气，所以然者，治之不易。

人有病头痛，以数岁不已，当有所犯大寒，内至骨髓。凡身之骨髓皆是。髓者，以脑为主，脑逆故令头痛，齿亦痛，病名曰厥逆。寒气逆于上。

有病口甘者，此五气之溢也，五味之气上溢。名曰脾瘅，热也。夫五味入口，藏于胃，脾为之行其精气，津液在脾，故令人口甘也。此肥美之所发也，此人必数食甘美而多肥也。肥者令人内热，甘者令人中满，故其气上溢，传为消渴，饮水善消，而渴不已。治之以兰，香草。除陈气也。

有病口苦者，名为胆瘅。夫肝者，中之将也，取决于胆，咽为之使。胆脉挟咽。此人者，数谋虑不决，故胆虚气上溢，而口为之苦。治之以胆募俞。日月、胆俞，左右各两穴。吴注：作胆嘘气上溢，凡谋虑不决者，必嘘出其气之意。

有癃者，一日数十溲，此不足也。身热如炭，颈膺如格，拒也。人迎躁盛，喘息气逆，此有余也。太阴脉细如发者，此不足也，病在太阴，日数十溲，脉细，是脾气不足。其盛在胃，人迎三盛，病在阳明也。颇在肺，喘息气逆。病名曰厥，逆也。死不治。此所谓得五有余，二

不足也。如上文。外得五有余，内得二不足，此其身不表不里，表里相为违逆。亦正死明矣。

人生而有病癫疾者，病名为胎病。此得之在母腹时，其母有所大惊，气上而不下，精气并居，故令子发为癫疾也。旧作巅，吴注改癫。

《刺志论》吴注作《虚实要论》，次《刺禁论》之后。

气实形实，气虚形虚，此其常也，反此者病。谷盛气盛，谷虚气虚，此其常也，反此者病。谷，纳谷也。脉实血实，脉虚血虚，此其常也，反此者病。气盛身寒，此谓反也；气虚身热，此谓反也。谷入多而气少，此谓反也；谷不入而气多，此谓反也。脉盛阳实。血少，阴虚。此谓反也；脉少阳虚。血多，阴虚。此谓反也。气盛身寒，得之伤寒；寒伤形。气虚身热，得之伤暑。暑伤气。谷入多而气少者，得之有所脱血，湿居下也；气不生长。谷入少而气多者，邪在胃及肺也。脉小血多者，饮中热也；或酒或饮，中于热也。脉大血少者，脉中。有风气，水浆不入，此之谓也。此释上文反者为病之词。夫实者，气入也；邪实。虚者，气出也。正气漏泄。气实者，热也；阳盛。气虚者，寒也。阳虚。入实者，右手开针空也；凡刺实，持针摇大其道是也。入虚者，左手闭针空也。凡刺虚，以手推阖其门是也。此用针补泻法。

《五运行大论》次《四时刺逆从论》之后

東方生風，風生木，木生酸，酸生肝，肝生筋，筋生心。此原東方生生之理。其在天爲玄，在人爲道，在地爲化。化生五味，道生智，玄生神，化生氣。氣由化生，物因氣化。神在天爲風，在地爲木，在體爲筋，在氣爲柔，得木化者，其氣柔軟。在藏爲肝。其性爲暄，音萱，溫煖也。其德爲和，其用爲動，其色爲蒼，淺青色。其化爲榮，物色榮美。其蟲毛，毛虫得木氣。其政爲散，其令宣發，其變摧拉，風氣剛強，是木之變；摧拉，折壞也。其眚災也。爲隕，墜落也。其味爲酸，其志爲怒。此東方之生化。怒傷肝，悲勝怒；悲憂爲肺之志。風傷肝，燥勝風；金氣勝木。酸傷筋，辛勝酸。此東方木氣偏勝爲病，平以西方金令也。南方生熱，熱生火，火生苦，苦生心，心生血，血生脾。此原南方生生之理。其在天爲熱，在地

爲火，在體爲脉，在氣爲息，心主血脉。在藏爲心。其性爲暑，其德爲顯，明。其用爲躁，動。其色爲赤，其化爲茂，萬物茂盛。其蟲羽，火性飛越。其政爲明，其令鬱蒸，其變炎爍，炎爍焦枯，是火之變。其眚燔焫，焚燒。其味爲苦，其志爲喜。此南方之生化。喜傷心，恐勝喜；熱傷氣，寒勝熱；苦傷氣，鹹勝苦。此南方火氣偏勝爲病，平以北方水令也。中央生濕，濕生土，土生甘，甘生脾，脾生肉，肉生肺。此原中央生生之理。其在天爲濕，在地爲土，在體爲肉，在氣爲充，土氣充實。在藏爲脾。其性靜堅，土養萬物。其德爲濡，其用爲化，其色爲黃，其化爲盈，萬物充盈。其蟲倮，露體也。其政爲謐，音密，靜也。其令雲雨，其變動注，風動而注，濕勝而兼風木之化，亢承之理也。其眚淫潰，淫雨崩潰。其味

东方生风，风生木，木生酸，酸生肝，肝生筋，筋生心。此原东方生生之理。其在天为玄，在人为道，在地为化。化生五味，道生智，玄生神，化生气。气由化生，物因气化。神在天为风，在地为木，在体为筋，在气为柔，得木化者，其气柔软。在脏为肝。其性为暄，音萱，温暖也。其德为和，其用为动，其色为苍，浅青色。其化为荣，物色荣美。其虫毛，毛虫得木气。其政为散，其令宣发，其变摧拉，风气刚强，是木之变；摧拉，折坏也。其眚灾也。为陨，坠落也。其味为酸，其志为怒。此东方之生化。怒伤肝，悲胜怒；悲忧为肺之志。风伤肝，燥胜风；金气胜木。酸伤筋，辛胜酸。此东方木气偏胜为病，平以西方金令也。

南方生热，热生火，火生苦，苦生心，心生血，血生脾。此原南方生生之理。其在天为热，在地为火，在体为脉在气为息，心主血脉。在脏为心。其性为暑，其德为显，明。其用为躁，动。其色为赤，其化为茂，万物茂盛。其虫羽，火性飞越。其政为明，其令郁蒸，其变炎烁，炎烁焦枯，是火之变。其眚燔焫，焚烧。其味为苦，其志为喜。此南方之生化。喜伤心，恐胜喜；热伤气，寒胜热；苦伤气，咸胜苦。此南方火气偏胜为病，平以北方水令也。

中央生湿，湿生土，土生甘，甘生脾，脾生肉，肉生肺。此原中央生生之理。其在天为湿，在地为土，在体为肉，在气为充，土气充实。在脏为脾。其性静坚，土养万物。其德为濡，其用为化，其色为黄，其化为盈，万物充盈。其虫裸，露体也。其政为谧，音密静也。其令云雨，其变动注，风动而注，湿胜而兼风木之化，亢承之理也。其眚淫溃，淫雨崩溃。其味

为甘，其志为思。此中央之生化。思伤脾，怒胜思；湿伤肉，风胜湿；甘伤脾，酸胜甘。此中央土气偏胜为病，平以东方木令也。

西方生燥，燥生金，金生辛，辛生肺，肺生皮毛，皮毛生肾。此原西方生生之理。其在天为燥，在地为金，在体为皮毛，在气为成，金白坚成。在脏为肺。其性为凉，其德为清，其用为固，其色为白，其化为敛，万物收敛。其虫介，皮甲坚固。其政为劲，金体刚劲。其令雾露，其变肃杀，其眚苍落，色苍败落，肃杀之令太过也。其味为辛，其志为忧。此西方之生化也。忧伤肺，喜胜忧；燥伤皮毛，热胜燥；旧本“热伤皮毛，寒胜热”，吴注改此。辛伤皮毛，苦胜辛。此西方金气偏胜为病，平以南方火令也。

北方生寒，寒生水，水生咸，咸生肾，肾生骨髓，髓生肝。此原北方生生之理。其在天为寒，在地为水，在体为骨，在气为坚，在脏为肾。其性为凛，战栗。其德为寒，其用为藏，旧本缺藏字。其色为黑，其化为肃，其虫鳞，其政为静，其令霰音线。雪，旧本阙二字，吴注补霰雪，一作闭塞。其变凝冽，寒凝严冽。其眚冰雹，音泊。其味为咸，其志为恐。此北方之生化也。恐伤肾，思胜恐；寒伤血，燥胜寒；咸伤血，甘胜咸。此北方水气偏胜为病，平以中央土令也。

五气更立，各有所先，应运之气。非其位则邪，木居火位，金居木位之类。当其位则正。本位。气相得则微，子居母位，母居子位。不相得则甚。胜已者与已所胜者。气有余，则制己所胜而侮所不胜；如木既克土，而反侮金之类。其不及，则己所不胜侮而乘之，己所胜轻而侮之。

如金既克木，而土反麦木之类。侮反受邪，始于侮彼求胜，终则已反受邪。侮而受邪，寡于畏也。畏，谓克制也。五行之气，必有所畏惮，乃能守位，即《六微旨大论》承制之义。

《六微旨大论》

相火之下，水气承之；水位之下，土气承之；土位之下，风气承之；风位之下，金气承之；金位之下，火气承之；君火之下，阴精承之。六气各专一令，专令者常太过，故各有所承，以制其太过，不使亢甚为害也。亢则害，承乃制。六气亢甚而过其常，则必害作，承气乃生于下，制之使不过也。制则生化，言有所制，则无亢害而生。生化，化。旧作制生则化。外列盛衰；即损益彰矣之意。害则败乱，生化大病。若一于亢害，必致于败乱，而生化之原，由此大病矣。

非其位则邪，岁不与本辰逢会。当其位则正，如下文木运临卯。邪则变甚，正则微。

木运临卯，丁卯岁。火运临午，戊午岁。土运临四季，甲辰、甲戌、己丑、己未岁。金运临酉，乙酉岁。水运临子，丙子岁。所谓岁会，气之平也。天干之化运，与地支之主岁相合，为岁会。气平者，物生脉应，无先后也。土运之岁，上见太阴；己丑、己未岁上，谓司天也。火运之岁，上见少阳、戊寅、戊申。少阴；戊子、戊午。金运之岁，上见阳明；乙卯、乙酉。木运之岁，上见厥阴；丁巳、丁亥。水运之岁，上见太阳。丙辰。丙戌。天与之会也，故曰天符。司天与运气符会。以上己丑、己未、戊午、乙酉，乃天符岁会相同，又为太乙、天符，即天元纪，所谓三合为治，一者天会，二者岁会，三者运会是也。

《六元正纪大论》

春气西行，夏气北行，秋气东行，冬气南行。近东者，先受春气，渐次及西。近南者，先受夏气，渐次及北。近西者，先受秋气，渐次及东。近北者，先受冬气，渐次及南。故春气始于下，由下而升。秋气始于上，由上而降。故至高之地，冬气常在；高山之巅，夏月凝雪。至下之地，春气常在。卑下之泽，冬月草生。

发表不远热，攻里不远寒。发表利用热，夏月发表不远热也。攻里利用寒，冬月攻里不远寒也。以发表攻里之品，不留于中而有所宜也。不发不攻，寒热内贼，其病益甚。不以发攻而犯寒犯热，故病益甚。若无病而犯寒犯热，则生寒生热。

木郁达之，郁，怫也。木性发达，治则升之，令其条达。火郁发之，火性发越，治则散之，令其发越。土郁夺之，土性疏通，故宜夺之。金郁泄之，金性清利，故宜泄之。水郁折之，水性就下，故折之，令其无冲逆也。然调其气，过者折之，以其畏也，所谓泻之。上文详其五郁之治，因言既治之必调其气，而复有过而不调者，则折之以其所畏，折之之义，即所谓泻之也。畏者，木畏酸，火畏甘，土畏苦，金畏辛，水畏咸也。

《至真要大论》

六气分治，司天地者，其至何如？曰：厥阴司天，已亥之年。其化以风；木气化风。少阴司天，子午之年。其化以热；少阴君火化热。太阴司天，丑未之年。其化以湿；土气化湿。少阳司天，寅申之年。其化以火；少阳相火也，其化畏火。阳明司天，卯酉之年。其化以燥；金气化燥。太阳司天，辰戌之年。其化以寒，水气化寒。以所临脏位，命其病者也。王注：肝木位东，心火位南，脾土位中央及四维，肺金位西，肾水位北，是五脏定位。然五运御六气所至，气相得则和，不相得则病，故先以六气所临，后言五脏之病也。

地化奈何？地化，在泉之化也。曰：司天同候，言天气既迁，地气用事，因脏位而命其病，皆与司天候法同。间气皆然。间气用事，因藏位而命其病，皆与司天候法同。司左司右者，是谓间气也。岁有六气，以一气司天，一气在泉，余四气，一为司天左间，一为右间，一为在泉左间，一为右间也。《五运行大论》：左右者，诸上见厥阴；左少阴，右太阳，见少阴；左太阴，右厥阴，见太阴；左少阳，右少阴，见少阳；左阳明，右太阴，见阳明；左太阳，右少阳，见太阳；左厥阴，右阳明，所谓面北而命其位。厥阴在上，则少阳在下。左阳明，右太阴。少阴在上，则阳明在下。左太阳，右少阳。太阴在上，则太阳在下。左厥阴，右阳明。少阳在上，则厥阴在下。左少阴，右太阳。阳明在上，则少阴在下。左太阴，右厥阴。太阳在上，则太阴在下。左少阳，右少阴。所谓面南而命其位。上主司天，位在南，故面北而言其左右。左主西言，右主东言，下主在泉，位在北，故面南而言其左右。左主东言，右主西言，上下异而左右殊也。

诸气在泉，风淫于内言自外而淫于内也。治以辛凉，金胜木气。佐以苦甘，辛过甚，恐伤其气，故佐以苦胜辛，甘益气也。以甘缓之，以辛散之。木性急，故宜甘缓辛散。热淫于内，治以咸寒，君火之气，水能胜之。佐以甘苦，甘胜咸，苦泻热。以酸收之，以苦发之。热盛于经，宜酸收；热结于内，宜苦发。湿淫于内，治以苦热，湿为土气，苦热从火化，能燥湿也。佐以酸淡，酸能制土，淡能利窍。以苦燥之，以淡泄之。湿热宜苦燥，湿濡而肿，宜淡泄。泄，渗与汗也。火淫于内，治以咸冷，佐以苦辛，吴注：相火，畏火也，故以咸苦辛泻热而滋阴水。以酸收之，以苦发之。义与上文热淫条同。燥淫于内，治以苦温，燥为金气，苦温从火化，所以胜金气。佐以甘辛，木受金伤，宜甘缓辛散。以苦下之。燥结邪实，宜以苦下之。寒淫于内，治以甘热，寒为水气，甘从土化，热从火化，所以制水胜寒。佐以苦辛，苦而辛，亦热品也。以咸泻之，水之正味，咸泻之也。以辛润之，以苦坚之。肾苦燥，急食辛以润之，肾欲坚急，食苦以坚之，即此之义。

司天之气，风淫所胜，平以辛凉，佐以苦甘，以甘缓之，以酸寫之。木氣升而不降，故以酸寫。熱淫所勝，平以鹹寒，佐以苦甘，以酸收之。收其浮熱。濕淫所勝，平以苦熱，佐以酸辛，酸而辛，則非歛矣。以苦燥之，以淡泄之。濕上甚而熱，治以苦溫，燥濕。佐以甘益土。辛，散滯。以汗爲故而止。得汗則濕外泄。燥淫所勝，平以苦濕，苦而濕，則燥得其潤。佐以酸生液。辛，潤燥。以苦下之。燥甚，非攻下不除。寒淫所勝，平以辛散寒。熱，回陽。佐以苦甘，濟和辛熱。以鹹寫之。傷寒入胃，則爲裏熱者，宜以鹹寫之。○李頻湖曰：司天，主上半年，天氣司之，故六淫謂之所勝，上淫於下也，故曰平之。在泉，主下半年，地氣司之，故六淫謂之於內，外淫於內也，故曰治之。當其時反得勝已之氣者，謂之反勝，六氣之勝，何以徵之？如燥勝則地乾，暑勝則地熱，風勝則地動，濕勝則地泥，寒勝則地裂，火勝則地固是也。

春不沉，夏不弦，冬不濇，秋不數，是爲四塞。春弦、夏數、秋濇、冬沉，脉之

常也。若春至，沉脉盡去；夏至，弦脉盡去；冬至，濇脉盡去；秋至，數脉盡去。已雖專王而絶去其母氣矣，是謂四塞，五藏不相交通也。

參見曰病，復見曰病，未去而去曰病，去而不去曰病，一部之中參見諸脉狀，此乘侮交至也。既見於本部復見於他部，此淫氣太過也。未去而去，爲本氣不足，來氣有餘；去而不去，爲本氣有餘，來氣不足。反者死。反謂春脉濇、夏脉沉、秋脉數、冬脉緩，反見勝已之脉，故死。

諸風掉眩，皆屬於肝。風類不一，故曰諸風。掉搖，眩運也。諸寒收引，皆屬於腎。收，歛。引，急也。腎主寒水之化，凡陽氣不達，則營衛凝聚，形體拘攣。諸氣膹音憤。鬱，皆屬於肺。膹，喘急。鬱，不暢也。諸濕腫滿，皆屬於脾。腫者，腫於外。滿者，滿於中，痞脹是也。諸熱瞀瘛，抽掣。皆屬於火。諸痛痒瘡，皆屬於心。熱甚則瘡痛，熱微則瘡痒。心屬火，化熱，故瘡瘍屬於心也。諸厥固泄，皆屬於下。厥，逆也。固，便閉也。泄，洩

酸泻之。木气升而不降，故以酸泻。热淫所胜，平以咸寒，佐以苦甘，以酸收之。收其浮热。湿淫所胜，平以苦热，佐以酸辛，酸而辛，则非饮矣。以苦燥之，以淡泄之。湿上甚而热，治以苦温，燥湿。佐以甘益土。辛，散滞。以汗为故而止。得汗则湿外泄。燥淫所胜，平以苦湿，苦而湿，则燥得其润。佐以酸生液。辛，润燥。以苦下之。燥甚，非攻下不除。寒淫所胜，平以辛散寒。热，回阳。佐以苦甘，济和辛热。以咸泻之。伤寒入胃，则为里热者，宜以咸泻之。李频湖曰：司天，主上半年，天气司之，故六淫谓之所胜，上淫于下也，故曰平之。在泉，主下半年，地气司之，故六淫谓之于内，外淫于内也，故曰治之。当其时反得胜已之气者，谓之反胜，六气之胜，何以征之？如燥胜则地干，暑胜则地热，风胜则地动，湿胜则地泥，寒胜则地裂，火胜则地固是也。

春不沉，夏不弦，冬不涩，秋不数，是为四塞。春弦、夏数、秋涩、冬沉，脉之常也。若春至，沉脉尽去；夏至，弦脉尽去；冬至，涩脉尽去；秋至，数脉尽去。已虽专王而绝去其母气矣，是谓四塞，五脏不相交通也。

参见曰病，复见曰病，未去而去曰病，去而不去曰病，一部之中参见诸脉状，此乘侮交至也。既见于本部复见于他部，此淫气太过也。未去而去，为本气不足，来气有余；去而不去，为本气有余，来气不足。反者死。反谓春脉涩、夏脉沉、秋脉数、冬脉缓，反见胜已之脉，故死。

诸风掉眩，皆属于肝。风类不一，故曰诸风。掉摇，眩运也。诸寒收引，皆属于肾。收，敛。引，急也。肾主寒水之化，凡阳气不达，则营卫凝聚，形体拘挛。诸气膹音愤。郁，皆属于肺。膹，喘急。郁，不畅也。诸湿肿满，皆属于脾。肿者，肿于外。满者，满于中，痞胀是也。诸热瞀瘛，抽掣。皆属于火。诸痛痒疮，皆属于心。热甚则疮痛，热微则疮痒。心属火，化热，故疮疡属于心也。诸厥固泄，皆属于下。厥，逆也。固，溲便闭也。泄，溲

便不禁也。下，謂腎也。腎居五藏下，兼水火之司，陰精衰，則火獨治而有熱厥；命門衰，則水獨治而有寒厥。腎開竅於二陰，其水虧火盛，則精液乾枯為熱結。陰虛則無氣，致清濁不化為寒閉。腎家水衰，則火迫注遺為熱泄。命門火衰，則陽虛失禁為寒泄。諸痿同萎。喘嘔，皆屬於上。肺主氣，肺熱葉焦，則手足無以受氣，故有筋痿、肉痿、脈痿、骨痿諸症。息氣急曰喘，病在肺；聲逆上曰嘔，病在胃口，故皆上焦之病。諸禁鼓慄，如喪神守，皆屬於火。禁，作噤，咬牙也。鼓，鼓頷也。慄，戰也。神能御形，謂之神守。禁鼓慄而神不能支持，如喪失神守，皆火之病。若心火亢極，反兼水化制之，故為寒慄者，火之實也。若陰勝則為寒，寒則真氣去，去則虛，虛則寒搏於皮膚之間者，火之虛也。瘧氣之發，陽并於陰，則陰實而陽虛，陽明虛，則寒慄鼓喘，又傷寒將解，其人本虛，邪與正爭而為戰汗，故凡戰慄者，皆陰陽之爭也。諸痙項強，皆屬於濕。痙，風強病也。此濕甚而兼風木之化。諸逆衝上，皆屬於火。火性炎上。諸脹腹大，皆屬於熱。熱氣內盛者，在肺則脹於上，在脾胃則脹於中，在肝腎則脹於下，此以火

邪所至，乃為煩滿也。諸躁狂越，皆屬於火。躁，煩躁。狂，狂亂。越，乖越也。火入於肺則煩，火入於腎則躁。然《氣交變大論》曰：歲水太過，寒氣流行，邪害心火，身熱煩心。陰厥譫妄之類，是為陰盛發躁。成無已曰：雖躁欲坐井中，但欲水不得入口是也。諸暴強直，皆屬於風。暴，猝也。強直，筋病強勁也。諸病有聲，腸鳴。鼓之如鼓，鼓脹。皆屬於熱。為陽氣所逆，故屬於熱。諸病胕腫，疼酸驚駭，皆屬於火。浮腫者，陽實於外，火在經也。疼酸者，火甚制金，不能平木，木實作酸也。驚駭者，君火甚也。諸轉反戾，水液渾濁，皆屬於熱。木勝協火，則筋引急，或偏引之，則為轉為反，而乖戾於常。水液，小便也。諸病水液，澄澈清冷，皆屬於寒。水液，上下所出水液也。諸嘔吐酸，火炎上也。暴注下迫，皆屬於熱。腸胃熱，則傳化失常，故猝暴注泄，下迫，後重裏急迫痛也。

寒者熱之，熱者寒之，此正治也。微者逆之，甚者從之。逆者

便不禁也。下，谓肾也。肾居五脏下，兼水火之司，阴精衰，则火独治而有热厥；命门衰，则水独治而有寒厥。肾开窍于二阴，其水亏火盛，则精液干枯为热结。阴虚则无气，致清浊不化为寒闭。肾家水衰，则火迫注遗为热泄。命门火衰，则阳虚失禁为寒泄。诸痿萎同。喘呕，皆属于上。肺主气，肺热叶焦，则手足无以受气，故有筋痿、肉痿、脉痿、骨痿诸症。息气急曰喘，病在肺；声逆上曰呕，病在胃口，故皆上焦之病。诸禁鼓栗，如丧神守，皆属于火。禁，作噤，咬牙也。鼓，鼓颔也。栗，战也。神能御形，谓之神守。禁鼓栗而神不能支持，如丧失神守，皆火之病。若心火亢极，反兼水化制之，故为寒栗者，火之实也。若阴胜则为寒，寒则真气去，去则虚，虚则寒搏于皮肤之间者，火之虚也。疟气之发，阳并于阴，则阴实而阳虚，阳明虚，则寒栗鼓喘，又伤寒将解，其人本虚，邪与正争而为战汗，故凡战栗者，皆阴阳之争也。诸痉项强，皆属于湿。痉，风强病也。此湿甚而兼风木之化。诸逆冲上，皆属于火。火性炎上。诸胀腹大，皆属于热。热气内盛者，在肺则胀于上，在脾胃则胀于中，在肝肾则胀于下，此以火邪所至，乃为烦满也。诸躁狂越，皆属于火。躁，烦躁。狂，狂乱。越，乘越也。火入于肺则烦，火入于肾则躁。然《气交变大论》曰：岁水太过，寒气流行，邪害心火，身热烦心。阴厥谵妄之类，是为阴盛发躁。成无已曰：虽躁欲坐井中，但欲水不得入口是也。诸暴强直，皆属于风。暴，猝也。强直，筋病强劲也。诸病有声，肠鸣。鼓之如鼓，鼓胀。皆属于热。为阳气所逆，故属于热。诸病胕肿，疼酸惊骇，皆属于火。浮肿者，阳实于外，火在经也。疼酸者，火甚制金，不能平木，木实作酸也。惊骇者，君火甚也。诸转反戾，水液混浊，皆属于热。木胜协火，则筋引急，或偏引之，则为转为反，而乖戾于常。水液，小便也。诸病水液，澄澈清冷，皆属于寒。水液，上下所出水液也。诸呕吐酸，火炎上也。暴注下迫，皆属于热。肠胃热，则传化失常，故猝暴注泄，下迫，后重里急迫痛也。

寒者热之，热者寒之，此正治也。微者逆之，甚者从之。逆者

正治，以寒治热，以热治寒，逆其病者，谓之正治。从者反治，以寒治寒，以热治热，从其病者，谓之反治。从少从多，观其事也。从少，谓一同而二异。从多，谓二同而一异。热因寒用，热药冷服。寒因热用，寒药热服。塞因塞用，如下气虚乏，中焦气壅，欲散满则益虚其下，补下则满甚于中，而先攻其满，药入或减，药过依然，乃不知少服，则资壅，多服则宣通，疏启其中，峻补其下，下虚既实，中满自除。通因通用。如大热内蓄，注泄不止，以寒下之，寒积久泄，以热下之。必伏其所主，而先其所因。以上四治必隐，伏其所主，而先求其病之由，是为反治也。

论言：治寒以热，治热以寒，而方士不能废绳墨而更其道也。有病热者，寒之而热；言以苦寒治热，而热如故。有病寒者，热之而寒。言以辛热治寒，而寒如故。二者皆在，新病复起，奈何治？曰：诸寒之而热者，取之阴；补阴以配其阳，则阴气复而热自退。热之而寒者，取之阳；补水中之火，则阳气复而寒自消。所谓求其属也。服寒而反热，服热而反寒，其故何也？曰：治其旺气，是以反也。如治火旺用苦寒降阴，则火愈盛。如治阴旺，用辛温耗气，则寒愈盛。此皆专治旺气，故其病反如此。不治旺而然者，何也？曰：不治五味属也。夫五味入胃，各归所喜攻：酸先入肝，苦先入心，甘先入脾，辛先入肺，咸先入肾，久而增气，物化之常也。气增而久，天之由也。五味各入其所属，如偏用久而增气，此物化之常。气增不已，则脏有偏胜而有偏绝矣。如《生气通天论》曰：味过于酸，肝气以津，脾气乃绝。味过于咸，大骨气劳，短肌，心气抑。味过于甘，心气喘满，色黑，肾气不衡。味过于苦，脾气不濡，胃气乃厚。味过于辛，筋脉沮弛，精神乃央①。

卷二终

①弛，精神乃央：此五字底本版蚀缺字，据《素问·生气通天论》补。

鍼灸逢源目錄

《针灸逢源》目录

鍼灸逢源卷三

羣書彙粹

標本陰陽 素問

吳縣李學川三源輯

子午之歲、上見少陰、丑未之歲、上見太陰、寅申之歲、上見少陽、卯酉之歲、上見陽明、辰戌之歲、上見太陽、巳亥之歲、上見厥陰、此即三陰三陽之應地支也是爲六氣上者言司天如子午之歲上見少陰司天是也十二年皆然少陰所謂標也厥陰所謂終也標首也終盡也六十年陰陽之序始於子午故少陰謂標盡於巳亥故厥陰謂終厥陰之上、風氣主之、少陰之上、熱氣主之、太陰之上、濕氣主之、少陽之上、相火主之、陽明之上、燥氣主之、太陽之上、寒氣主之、所謂本也、是謂六元、三陰三陽者由六氣之化爲之主而風化厥陰熱化少陰濕化太陰火化少陽燥化陽明寒化太陽故六氣謂本三陰三陽謂標也然此六者皆天元一氣之所化一分爲六故曰六元

少陽之上、火氣治之、中見厥陰、此以下言三陰三陽各有表裏其氣相通故各有互根之中氣也少陽之本火故火氣在上與厥陰爲表裏故中見厥陰是以相火而兼風木之化也陽明之上、燥氣治之、中見太陰、陽明之本燥故燥氣在上與太陰爲表裏故中見太陰是以燥金而兼濕土之化也太陽之上、寒氣治之、中見少陰、太陽之本寒故寒氣在上與少陰爲表裏故中見少陰是以寒水而兼君火之化也厥陰之上、風氣治之、中見少陽、厥陰之本風故風氣在上與少陽爲表裏故中見少陽是以風木而兼相火之化也少陰之上、熱氣治之、中見太陽、少陰之本熱故熱氣在上與太陽爲表裏故中見太

《针灸逢源》卷三

吴县李学川三源辑

群书汇粹

标本阴阳《素问》

子午之岁，上见少阴；丑未之岁，上见太阴；寅申之岁，上见少阳；卯酉之岁，上见阳明；辰戌之岁，上见太阳；巳亥之岁，上见厥阴。此即三阴三阳之应地支也，是为六气上者，言司天，如子午之岁，上见少阴，司天是也，十二年皆然。少阴所谓标也，厥阴所谓终也。标，首也；终，尽也。六十年阴阳之序，始于子午，故少阴谓标，尽于巳亥，故厥阴谓终。厥阴之上，风气主之；少阴之上，热气主之；太阴之上，湿气主之；少阳之上，相火主之；阳明之上，燥气主之；太阳之上，寒气主之。所谓本也，是谓六元。三阴三阳者，六气之化为之主，而风化厥阴，热化少阴，湿化太阴，火化少阳，燥化阳明，寒化太阳，故六气谓本，三阴三阳谓标也。然此六者，皆天元一气之所化，一分为六，故日六元。

少阳之上，火气治之，中见厥阴。此以下，言三阴三阳各有表里，其气相通，故各有互根之中气也。少阳之本火，故火气在上，与厥阴为表里，故中见厥阴，是以相火而兼风木之化也。阳明之上，燥气治之，中见太阴。阳明之本燥，故燥气在上，与太阴为表里，故中见太阴，是以燥金而兼湿土之化也。太阳之上，寒气治之，中见少阴。太阳之本寒，故寒气在上，与少阴为表里，故中见少阴，是以寒水而兼君火之化也。厥阴之上，风气治之，中见少阳。厥阴之本风，故风气在上，与少阳为表里，故中见少阳，是以风木而兼相火之化也。少阴之上，热气治之，中见太阳。少阴之本热，故热气在上，与太阳为表里，故中见太

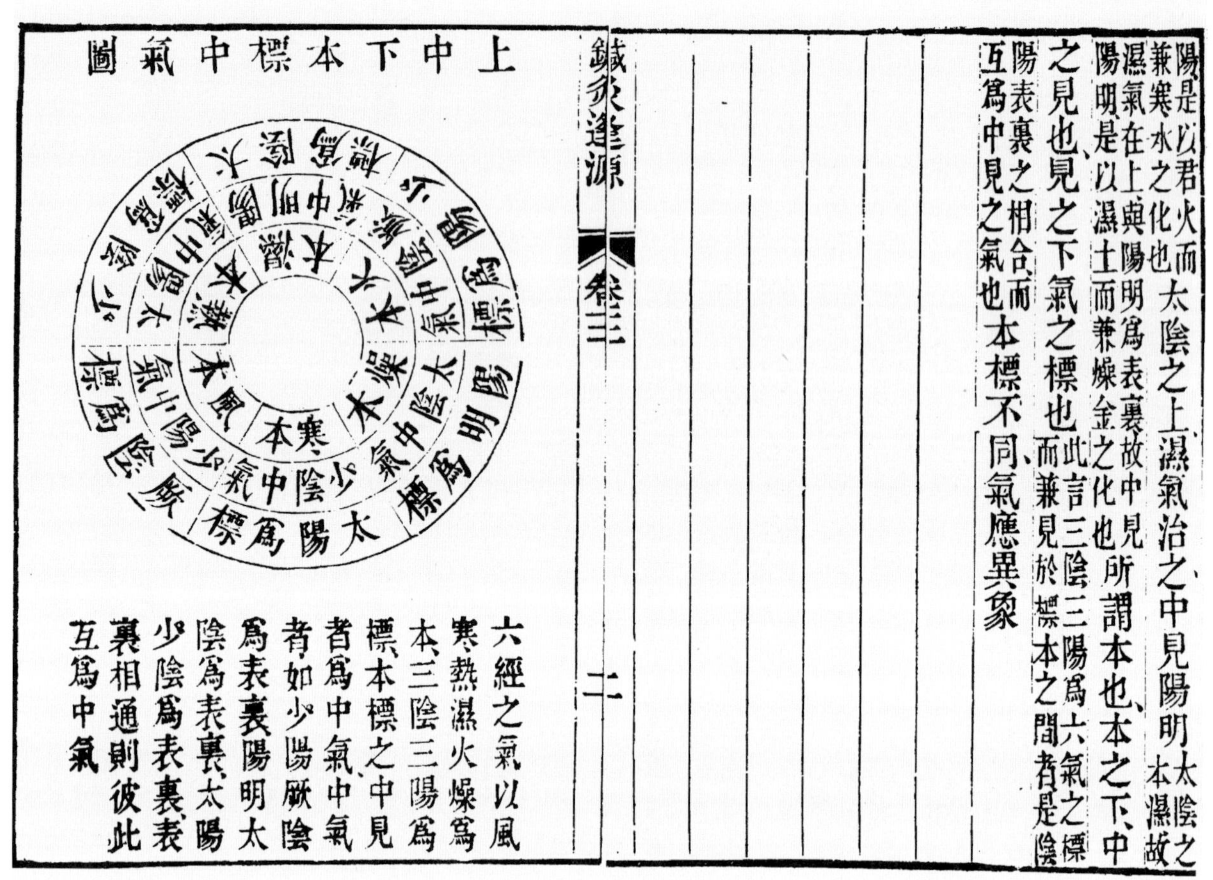
陽是以君火而兼寒水之化也太陰之上濕氣治之中見陽明太陰之本濕故濕氣在上與陽明爲表裏故中見陽明是以濕土而兼燥金之化也所謂本也本之下中之見也見之下氣之標也此言三陰三陽爲六氣之標而兼見於標本之間者是陰陽表裏之相合而互爲中見之氣也本標不同氣應異象

上中下本標中氣圖

六經之氣以風寒熱濕火燥爲本三陰三陽爲標本標之中見者爲中氣中氣者如少陽厥陰爲表裏陽明太陰爲表裏太陽少陰爲表裏表裏相通則彼此互爲中氣

阳，是以君火而兼寒水之化也。太阴之上，湿气治之，中见阳明。太阴之本湿，故湿气在上，与阳明为表里，故中见阳明，是以湿土而兼燥金之化也。所谓本也，本之下，中之见也，见之下，气之标也。此言三阴三阳为六气之标，而兼见于标本之间者，是阴阳表里之相合，而互为中见之气也。本标不同，气应异象。

上中下本标中气图（图见上）

六经之气以风、寒、热、湿、火、燥为本，三阴三阳为标，本标之中见者为中气。中气者，如少阳、厥阴为表里，阳明、太阴为表里，太阳、少阴为表里，表里相通，则彼此互为中气。

藏府應天本標中氣圖

藏府經絡之標本，藏府爲本居裏，十二經爲標居表，表裏相絡者爲中氣居中。所謂相絡者，乃表裏互相維絡，如足太陽膀胱經絡於腎，足少陰腎經亦絡於膀胱也。餘倣此

百病之起多生於本。六氣之用，則有生於標者，有生於中氣者。太陽寒水，本寒標熱。少陰君火，本熱標寒。其治或從本，或從標，審寒熱而異施也。少陽相火，從火化爲本。太陰濕土，從濕化爲本。其治但從火濕之本，不從少陽、太陰之標也。陽明燥金，金從燥化，燥爲本，陽明爲標。厥陰風木，木從風化，風爲本，厥陰爲標。其治不從標本，而從乎中。中者，中見之氣也。蓋陽明與太陰爲表裏，其氣互通於中，是以燥金從濕土之中氣爲治。厥陰與少陽爲表裏，其氣互通於中，是以風木從相火之中氣爲治，亦以二經標本之氣不合，故從中見之氣以定治耳

脏腑应天本标中气图（图见上）

脏腑经络之标本，脏腑为本居里，十二经为标居表，表里相络者为中气居中。所谓相络者，乃表里互相维络，如足太阳膀胱经络于肾，足少阴肾经亦络于膀胱也。余仿此。

百病之起，多生于本。六气之用，则有生于标者，有生于中气者。太阳寒水，本寒标热；少阴君火，本热标寒。其治或从本，或从标，审寒热而异施也。少阳相火，从火化为本；太阴湿土，从湿化为本。其治但从火湿之本，不从少阳、太阴之标也。阳明燥金，金从燥化，燥为本，阳明为标；厥阴风木，木从风化，风为本，厥阴为标。其治不从标本，而从乎中。中者，中见之气也。盖阳明与太阴为表里，其气互通于中，是以燥金从湿土之中气为治。厥阴与少阳为表里，其气互通于中，是以风木从相火之中气为治，亦以二经标本之气不合，故从中见之气以定治耳。

人肖天地 此事難知集

天地之形如卵橫卧於東南西北者自然之勢也血氣運行故始於手太陰終於足厥陰帝曰地之爲下否乎岐伯曰地爲人之下太虛之中也曰馮乎言地在太虛之中而不墜者有所憑依否曰大氣舉之也大氣太虛之元氣也是地如卵黄在其中矣又曰地者所以載生成之形類也易曰坤厚載物德合無疆信乎天之包地形如卵焉故人首之上爲天之天足之下爲地之天人之浮於地之上如地之浮於太虛之中也地之西始於寅終於丑血之東根於辛納於乙相隨往來不息獨缺於乾巽爲天地之門户也啓元子云戊土屬乾己土屬巽遁甲曰六戊爲天門六己爲地户此之謂也經云天地者萬物之上下左右者陰陽之道路氣血者父母也父母者天地也血氣周流於十二經總包六子於其中六氣五行是也無形者包有形而天總包地也天左行而西氣隨之百川並進而東血隨之

鍼灸逢源 卷三 四

人肖天地《此事难知集》

天地之形如卵，横卧于东南西北者，自然之势也。血气运行，故始于手太阴，终于足厥阴。帝曰：地之为下，否乎？岐伯曰：地为人之下，太虚之中也。曰：冯乎？言地在太虚之中而不坠者，有所凭依否？曰：大气举之也，大气，太虚之元气也。是地如卵，黄在其中矣。又曰：地者所以载生成之形类也。《易》曰：坤厚载物，德合无疆。信乎天之包地，形如卵焉。故人首之上为天之天，足之下为地之天，人之浮于地之上，如地之浮于太虚之中也。地之西，始于寅，终于丑；血之东，根于辛，纳于乙，相随往来不息，独缺于乾巽为天地之门户也。启元子云：戊土属乾，已土属巽。遁甲曰：六戊为天门，六己为地户，此之谓也。经云：天地者，万物之上下。左右者，阴阳之道路。气血者，父母也。父母者，天地也。血气周流于十二经，总包六子于其中，六气五行是也。无形者包有形，而天总包地也，天左行而西气随之，百川并进而东，血随之。

井滎陰陽配合五行剛柔 類經

本輸篇曰肺出於少商爲井木心出於中冲爲井木肝出於大敦爲井木脾出於隱白爲井木腎出於湧泉爲井木此五藏之井皆始於木也又曰膀胱出於至陰爲井金膽出於竅陰爲井金胃出於厲兌爲井金三焦出於關冲爲井金小腸出於少澤爲井金大腸出於商陽爲井金此六府之井皆始於金也此靈樞發各經金木之理而未具五行生合之義及難經乃始分析五行剛柔而滑伯仁又詳註陰井木生陰滎火陰滎火生陰腧土陰腧土生陰經金陰經金生陰合水陽井金生陽滎

水陽滎水生陽腧木陽腧木生陽經火陽經火生陽合土也又如陰井乙木陽井庚金是乙與庚合也陰滎丁火陽滎壬水是丁與壬合也陽腧甲木陰腧巳土是甲與巳合也陽經丙火陰經辛金是丙與辛合也陽合戊土陰合癸水是戊與癸合也庚爲陽金故曰陽井庚者乙之剛也乙爲陰木故曰陰井乙者庚之柔也此其生發象四時潮宗合河海上下有相生之義陰陽有相配之理蓋其上法天時中合人事而下應地理者乎

十二原解

九鍼十二原篇云肺之原出於太淵心之原出於太陵

井荥阴阳配合五行刚柔《类经》

《本输篇》曰：肺出于少商，为井木；心出于中冲，为井木；肝出于大敦，为井木；脾出于隐白，为井木；肾出于涌泉，为井木。此五脏之井，皆始于木也。又曰：膀胱出于至阴，为井金；胆出于窍阴，为井金；胃出于厉兑，为井金；三焦出于关冲，为井金；小肠出于少泽，为井金；大肠出于商阳，为井金。此六腑之井，皆始于金也。此《灵枢》发各经金木之理，而未具五行生合之义，及《难经》乃始分析五行刚柔。而滑伯仁又详注：阴井木生阴荥火，阴荥火生阴腧土，阴腧土生阴经金，阴经金生阴合水。阳井金生阳荥水，阳荥水生阳腧木，阳腧木生阳经火，阳经火生阳合土也。又如：阴井乙木、阳井庚金，是乙与庚合也；阴荥丁火、阳荥壬水，是丁与壬合也；阳腧甲木、阴腧己土，是甲与己合也；阳经丙火、阴经辛金，是丙与辛合也；阳合戊土、阴合癸水，是戊与癸合也。庚为阳金，故曰阳井庚者，乙之刚也；乙为阴木，故曰阴井乙者，庚之柔也。此其生发象四时，潮宗合河海，上下有相生之义，阴阳有相配之理，盖其上法天时，中合人事，而下应地理者乎。

十二原解

《九针十二原篇》云：肺之原出于太渊；心之原出于大陵；

肝之原出於太衝、脾之原出於太白、腎之原出於太谿、膏之原出於鳩尾、肓之原出於脖音勃胦惡平聲脖胦臍也凡此十二原者、主治五藏六府之有疾者也。本輸篇乃以太淵太陵太衝太白太谿等五原、爲五藏之腧、六府則膀胱之束骨爲腧、京骨爲原、膽之臨泣爲腧、坵墟爲原、胃之陷谷爲腧、衝陽爲原、三焦之中渚爲腧、陽池爲原、小腸之後谿爲腧、腕骨爲原、大腸之三間爲腧、合谷爲原、又曰心出於中衝、溜於勞宮、注於太陵、行於間使、入於曲澤、手少陰也。中衝以下皆手心主經穴本篇指爲手少陰而少陰經腧別無載者邪客篇帝曰、手少陰之脉獨無腧、何也、岐伯曰、諸邪之在於

心者、皆在於心之包絡、包絡者、心主之脉也、故獨無腧焉。帝曰、少陰獨無腧者、不病乎、岐伯曰、其外經病而藏不病、故獨取其經於掌後銳骨之端。即神門穴手少陰腧其餘脉出入屈折、行之徐疾、皆如手少陰心主之脉行也。故王氏註氣穴論藏腧五十穴、亦惟有心主井腧、而無心經之五腧、維獨繆刺篇曰、少陰銳骨之端、各一痏、王氏註謂神門穴、爲手少陰之腧者、蓋亦本於邪客篇也。

○前三篇之說各有不同、在九鍼十二原篇、止言五藏之原左右各二、而復有膏之原、肓之原、共爲十二原、在本輸篇則以前篇五藏之原爲五腧、復有六府之原、而

肝之原出于太冲；脾之原出于太白；肾之原出于太溪；膏之原出于鸠尾；肓之原出于脖音勃。胦。恶平声；脖胦，脐也。凡此十二原者，主治五脏六腑之有疾者也。《本输篇》乃以太渊、大陵、太冲、太白、太溪等五原为五脏之腧。六腑则膀胱之束骨为腧，京骨为原；胆之临泣为腧，丘墟为原；胃之陷谷为腧，冲阳为原；三焦之中渚为腧，阳池为原；小肠之后溪为腧，腕骨为原；大肠之三间为腧，合谷为原。又曰：心出于中冲，溜于劳宫，注于大陵，行于间使，入于曲泽，手少阴也。中冲以下，皆手心主经穴，本篇指为手少阴，而少阴经输别无载者。《邪客篇》，帝曰：手少阴之脉独无腧，何也？岐伯曰：诸邪之在于心者，皆在于心之包络。包络者，心主之脉也，故独无腧焉。帝曰：少阴独无腧者，不病乎？岐伯曰：其外经病而脏不病，故独取其经于掌后锐骨之端。即神门穴，手少阴腧。其余脉出入屈折，行之徐疾，皆如手少阴心主之脉行也。故王氏注：《气穴论》脏腧五十穴，亦惟有心主井腧，而无心经之五腧。维[1]独《缪刺篇》曰：少阴锐骨之端，各一痏。王氏注谓神门穴，为手少阴之腧者，盖亦本于《邪客篇》也。

前三篇之说，各有不同。在《九针十二原篇》，止言五脏之原左右各二，而复有膏之原、肓之原，共为十二原。在《本输篇》则以前篇五脏之原为五腧，复有六腑之原，而

①维：通“惟”，惟独、惟一。

無膏肓之原且手少陰之脉獨無腧、而以手厥陰之腧代之在邪客篇則明指手少陰之腧在掌後銳骨之端而亦皆無少陰井滎經合并膏肓等原、難經亦然、及查甲乙經乃云少衝者木也少陰脉所出爲井、少府者火也少陰脉所溜爲滎神門者土也少陰脉所注爲腧靈道者金也少陰脉所行爲經、少海者水也少陰脉所入爲合而十二經之井滎始全矣然詳求腧原之義如九鍼十二原篇及本輸篇所云則陰經之原卽腧也陽經雖有腧原之分而腧過於原亦爲同氣故陽經治原卽所以治腧也陰經治腧卽所以治原也六十六難曰十

二經皆以腧爲原者何也、然五藏腧者、三焦之所行、氣之所留止也又曰原者三焦之尊號也故所止輙爲原、五藏六府之有病者皆取其原也及考之順氣一日分爲四時篇則曰原獨不應五時以經合之以應其數然則腧可合原經亦可合原矣蓋腧在原之前經在原之後、穴隣脉近故其氣數皆相應也

无膏、肓之原，且手少阴之脉独无腧，而以手厥阴之腧代之。在《邪客篇》则明指手少阴之腧在掌后锐骨之端，而亦皆无少阴井、荥、经、合并膏、肓等原，《难经》亦然。及查《甲乙经》乃云：少冲者，木也，少阴脉所出为井；少府者，火也，少阴脉所溜为荥；神门者，土也，少阴脉所注为腧；灵道者，金也，少阴脉所行为经；少海者，水也，少阴脉所入为合，而十二经之井、荥始全矣。然求腧原之义，如《九针十二原篇》及《本输篇》所云则阴经之原即腧也，阳经虽有腧、原之分，而腧过于原亦为同气。故阳经治原，即所以治腧也；阴经治腧，即所以治原也。《六十六难》曰：十二经皆以腧为原者何也？然。五脏腧者，三焦之所行，气之所留止也。又曰：原者，三焦之尊号也，故所止辄为原。五脏六腑之有病者，皆取其原也。及考之《顺气一日分为四时篇》，则曰：原，独不应五时，以经合之，以应其数。然则腧可合原，经亦可合原矣。盖腧在原之前，经在原之后，穴邻脉近，故其气数皆相应也。

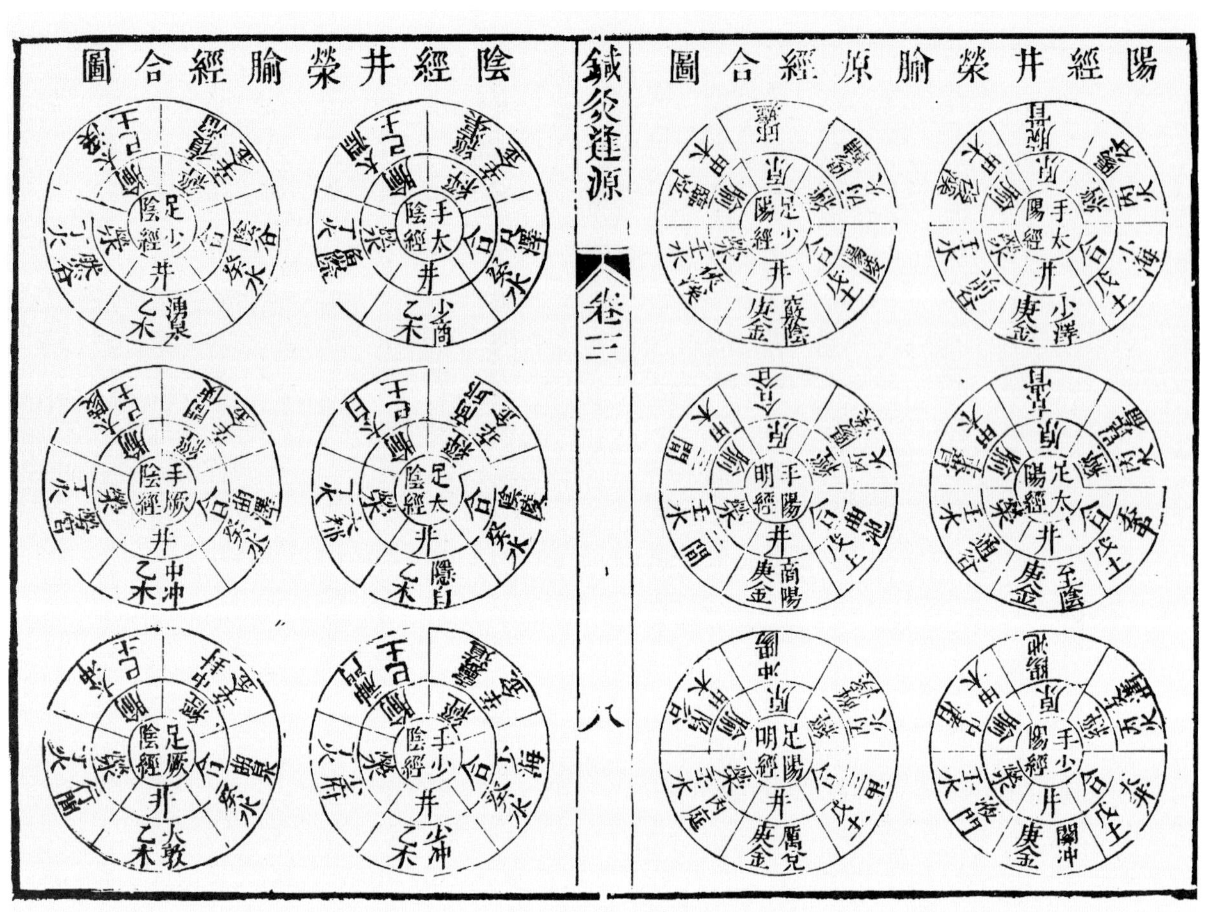

阳经井荥腧原经合图（图见上）

阴经井荥腧原经合图（图见上）

論子午流注法徐氏書今較正

子午流注者謂剛柔相配陰陽相合氣血循環時穴開闔也子時一刻乃一陽之生午時一刻乃一陰之生子午為陰陽之消息也流者往也注者住也天干有十經有十二甲膽乙肝丙小腸丁心戊胃己脾庚大腸辛肺壬膀胱癸腎餘兩經三焦包絡也三焦乃陽氣之父包絡乃陰血之母三焦寄於丙包絡寄於丁以類從也舊本三焦寄於壬包絡寄於癸誤每經之中有井滎腧經合以配金水木火土是故陰井木而陽井金陰滎火而陽滎水陰腧土而陽腧木陰經金而陽經火陰合水而陽合土經中有

返本還元者乃十二經出入之門也陽經有原遇腧穴並過之陰經無原以腧穴代為之是以甲出邱墟乙出太衝又按千金云六陰經亦有原穴乙中都丁通里內關舊本包絡內關寄於癸誤已公孫辛列缺癸水泉是也故陽日氣先行而血後隨也陰日血先行而氣後隨也得時為之開失時為之闔陽干注府甲丙戊庚壬而重見者氣納三焦陰干注藏乙丁已辛癸而重見者血納包絡如甲日甲戌時開在膽井至戊寅時正當胃腧而又并過膽原至甲申時重見甲是以氣納三焦滎穴陽滎屬水甲屬木是以水生木謂甲合還元化木又如乙日乙酉時

论子午流注法徐氏书，今较正

子午流注者，谓刚柔相配，阴阳相合，气血循环，时穴开阖也。子时一刻，乃一阳之生；午时一刻，乃一阴之生；子午为阴阳之消息也。流者，往也；注者，住也。天干有十，经有十二：甲胆、乙肝、丙小肠、丁心、戊胃、己脾、庚大肠、辛肺、壬膀胱、癸肾，余两经，三焦、包络也。三焦乃阳气之父，包络乃阴血之母。三焦寄于丙，包络寄于丁，以类从也。旧本三焦寄于壬，包络寄于癸，误。每经之中，有井荥腧经合，以配金水木火土。是故阴井木而阳井金，阴荥火而阳荥水，阴腧土而阳腧木，阴经金而阳经火，阴合水而阳合土。经中有返本还元者，乃十二经出入之门也。阳经有原，遇腧穴并过之；阴经无原，以腧穴代为之，是以甲出丘墟，乙出太冲。又按《千金》云：六阴经亦有原穴，乙中都，丁通里、内关。旧本包络内关寄于癸，误。已公孙，辛列缺，癸水泉是也。故阳日气先行而血后随也；阴日血先行而气后随也。得时为之开，失时为之阖。阳干注腑，甲丙戊庚壬，而重见者气纳三焦；阴干注脏，乙丁己辛癸，而重见者血纳包络。如甲日甲戌时，开在胆井，至戊寅时正当胃腧而又并过胆原，至甲申时重见甲，是以气纳三焦荥穴，阳荥属水，甲属木，是以水生木，谓甲合还元化木。又如乙日乙酉时，

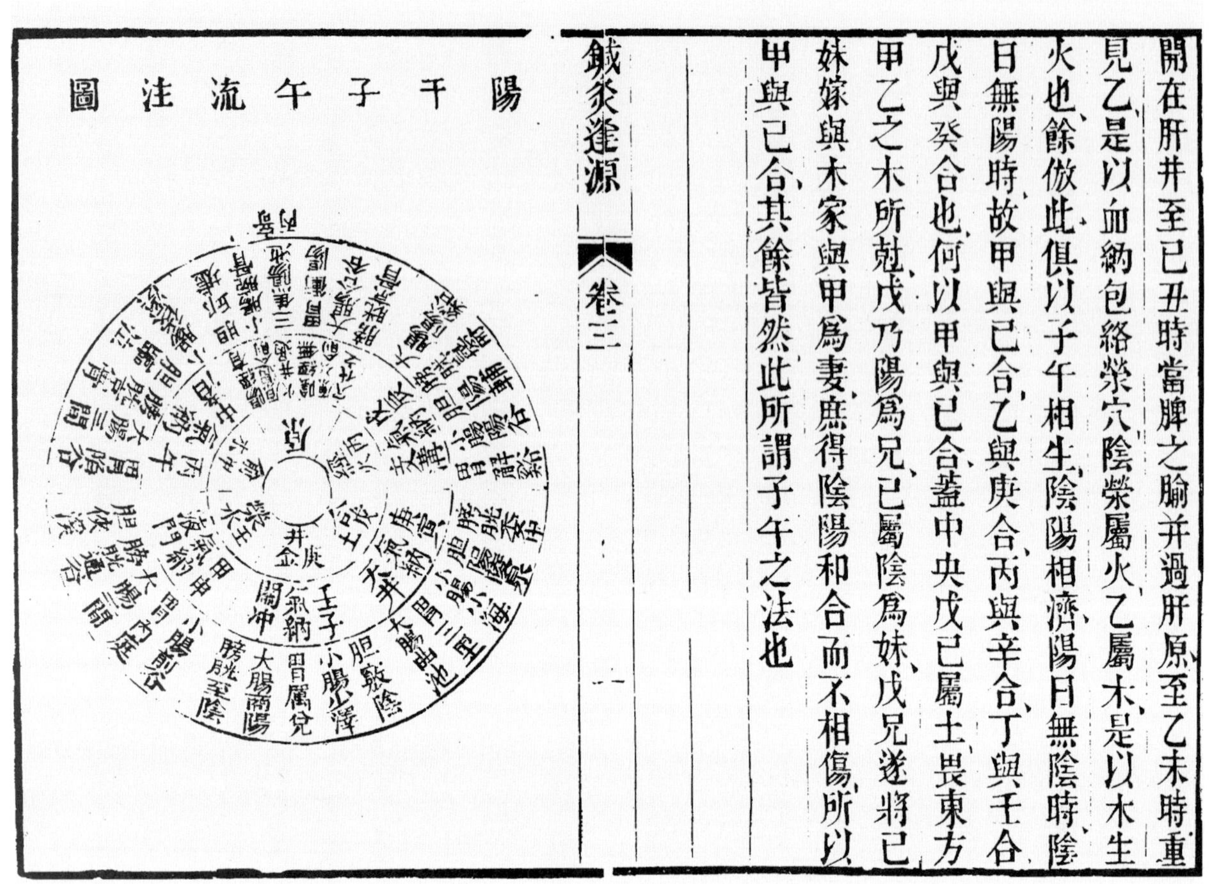

开在肝井，至己丑时当脾之腧并过肝原，至乙未时重见乙，是以血纳包络荥穴，阴荥属火，乙属木，是以木生火也。余仿此。俱以子午相生，阴阳相济。阳日无阴时，阴日无阳时，故甲与己合，乙与庚合，丙与辛合，丁与壬合，戊与癸合也。何以甲与己合？盖中央戊己属土，畏东方甲乙之木所克，戊乃阳为兄，己属阴为妹，戊兄遂将己妹嫁与木家，与甲为妻，庶得阴阳和合，而不相伤,所以甲与己合。其余皆然，此所谓子午之法也。

阳干子午流注图（图见上）

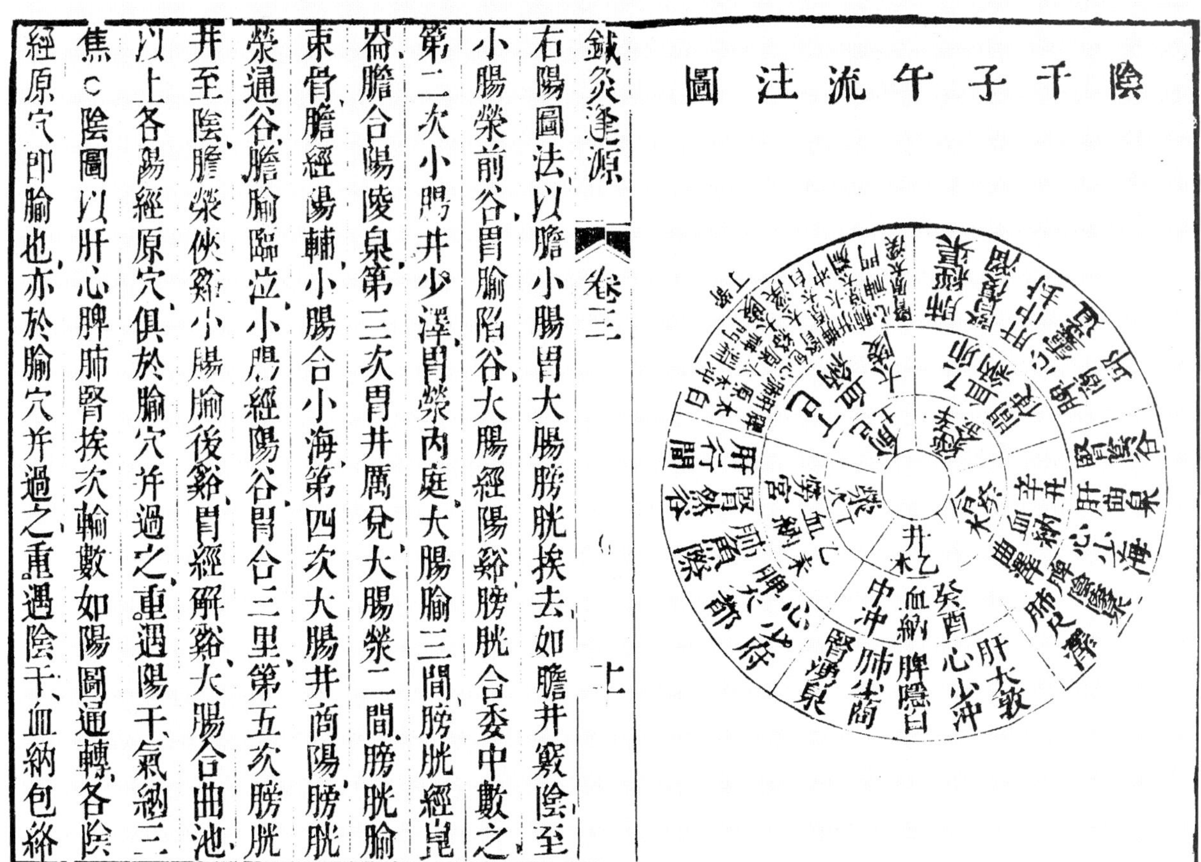

阴干子午流注图（图见上）

上阳图法，以胆、小肠、胃、大肠、膀胱挨去，如胆井窍阴，至小肠荥前谷，胃腧陷谷，大肠经阳溪，膀胱合委中数之。第二次小肠井少泽，胃荥内庭，大肠腧三间，膀胱经昆仑，胆合阳陵泉。第三次胃井厉兑，大肠荥二间，膀胱腧束骨，胆经阳辅，小肠合小海。第四次大肠井商阳，膀胱荥通谷，胆腧临泣，小肠经阳谷，胃合三里。第五次膀胱井至阴，胆荥侠溪，小肠腧后溪，胃经解溪，大肠合曲池。以上各阳经原穴，俱于腧穴并过之，重遇阳干，气纳三焦。阴图以肝心脾肺肾挨次输数，如阳图通转，各阴经原穴即腧也，亦于腧穴并过之，重遇阴干，血纳包络。

逐日按時流注穴

甲日乙丑時肝滎行間。從湧泉至此。腎水生肝木，井木生滎火也

丁卯心俞神門，并過腎原太谿　己巳脾經商邱　辛未肺合尺澤

癸酉與前癸亥時重遇陰干，血納包絡井中冲。陰井屬木，癸水生木　甲戌膽井竅陰，引氣行

乙日丙子小腸滎前谷　戊寅胃俞陷谷，并過膽原邱墟　庚辰大腸經陽谿

壬午膀胱合委中　甲申與前甲戌時重遇陽干，氣納三焦滎液門。陽滎屬水，生甲木

乙酉肝井大敦，引血行　丁亥心滎少府

丙日己丑脾俞太白，并過肝原太冲　辛卯肺經經渠

癸巳腎合陰谷　乙未與前乙酉時重遇陰干，血納包絡滎勞宮。陰滎屬火，乙木生火

丙申小腸井少澤，引氣行　戊戌胃滎內庭

鍼灸逢源　卷三

丁日庚子大腸俞三間，并過小腸原宛骨，又過三焦原陽池，返本還原

壬寅膀胱經崑崙　甲辰膽合陽陵泉

丙午與前丙申時重遇陽干，氣納三焦俞中渚。陽俞木生丙火　丁未心井少冲，引血行

己酉脾滎大都　辛亥肺俞太淵，并過心原神門，又過包絡原太陵，返本還原

戊日癸丑腎經復溜　乙卯肝合曲泉

丁巳與前丁未時重遇陰干，血納包絡俞太陵。陰俞屬土，丁火生土

戊午胃井厲兌，引氣行　庚申大腸滎二間　壬戌膀胱俞束骨，并過胃原冲陽

己日甲子膽經陽輔　丙寅小腸合小海

戊辰與前戊午時重遇陽干，氣納三焦經支溝，陽經火生戊土　己巳脾井隱白，引血行

辛未肺滎魚際　癸酉腎俞太溪，并過脾原太白　乙亥肝經中封

逐日按时流注穴

甲日乙丑时肝荥行间。从涌泉至此。肾水生肝木，井木生荥火也。

丁卯心俞神门，并过肾原太溪。　己巳脾经商丘。　辛未肺合尺泽。

癸酉与前癸亥时重遇阴干，血纳包络井中冲，阴井属木，癸水生木。　甲戌胆井窍阴，引气行。

乙日丙子小肠荥前谷。　戊寅胃俞陷谷，并过胆原丘墟。　庚辰大肠经阳溪。

壬午膀胱合委中。　甲申与前甲戌时重遇阳干，气纳三焦荥液门，阳荥属水，生甲木。

乙酉肝井大敦，引血行。　丁亥心荥少府。

丙日己丑脾俞太白，并过肝原太冲。　辛卯肺经经渠。

癸巳肾合阴谷。　乙未与前乙酉时重遇阴干，血纳包络荥劳宫，阴荥属火，乙木生火。

丙申小肠井少泽，引气行。　戊戌胃荥内庭。

丁日庚子大肠俞三间，并过小肠原宛骨，又过三焦原阳池，返本还原。

壬寅膀胱经昆仑。　甲辰胆合阳陵泉。

丙午与前丙申时重过阳干，气纳三焦俞，中渚阳俞，木生丙火。　丁未心井少冲，引血行。

己酉脾荥大都。　辛亥肺俞太渊，并过心原神门，又过包络原大陵，返本还原。

戊日癸丑肾经复溜。　乙卯肝合曲泉。

丁巳与前丁未时重遇阴干，血纳包络俞大陵，阴俞属土，丁火生土。

戊午胃井厉兑，引气行。　庚申大肠荥二间。　壬戌膀胱俞束骨，并过胃原冲阳。

己日甲子胆经阳辅。　丙寅小肠合小海。

戊辰与前戊午时重遇阳干，气纳三焦经支沟，阳经火生戊土。　己巳脾井隐白，引血行。

辛未肺荥鱼际。　癸酉肾俞太溪，并过脾原太白。　乙亥肝经中封。

庚日丁丑心合少海　己卯與前己巳時重遇陰干血納包絡經間使陰經屬金己土生金
庚辰大腸井商陽引氣行　壬午膀胱滎通谷　甲申膽俞臨泣并過大腸原合谷
丙戌小腸經陽谷
辛日戊子胃合三里　庚寅與前庚辰時重遇陽干氣納三焦合天井陽合屬土生庚金
辛卯肺井少商引血行　癸巳腎滎然谷　乙未肝俞太冲并過肺原太淵
丁酉心經靈道　己亥脾合陰陵泉
壬日辛丑與前辛卯時重遇陰干血納包絡合曲澤陰合屬水辛金生水
壬寅膀胱井至陰引氣行　甲辰膽滎俠谿　丙午小腸俞後谿并過膀胱原京骨
戊申胃經解谿　庚戌大腸合曲池
癸日壬子與前壬寅時重遇陽干氣納三焦井關冲陽井金生壬水　癸亥腎井湧泉引血行

流注開闔醫學入門

人每日一身週流六十六穴每時週流五穴除六原穴乃過經之所相生相合者爲開則刺之相尅者爲闔則不刺

陽生陰死陰生陽死如甲木死於午生於亥乙木死於亥生於午丙火生於寅死於酉丁火生於酉死於寅戊土生於寅死於酉己土生於酉死於寅庚金生於巳死於子辛金生於子死於巳壬水生於申死於卯癸水生於卯死於申凡值生我我生及相合者乃氣血生旺之時故可辨虛實刺之尅我我尅及闔閉時穴氣血衰絕非氣行未至即氣行已過不得妄引邪氣壞亂真氣也

庚日丁丑心合少海。　己卯与前己巳时重遇阴干，血纳包络经间使，阴经属金，己土生金。

庚辰大肠井商阳，引气行。　壬午膀胱荥通谷。　甲申胆俞临泣，并过大肠原合谷。

丙戌小肠经阳谷。

辛日戊子胃合三里。　庚寅与前庚辰时重遇阳干，气纳三焦合天井，阳合属土，生庚金。

辛卯肺井少商，引血行。　癸巳肾荥然谷。　乙未肝俞太冲，并过肺原太渊。

丁酉心经灵道。　己亥脾合阴陵泉。

壬日辛丑与前辛卯时重遇阴干，血纳包络合曲泽，阴合属水，辛金生水。

壬寅膀胱井至阴，引气行。　甲辰胆荥侠溪。　丙午小肠俞后溪，并过膀胱原京骨。

戊申胃经解溪。　庚戌大肠合曲池。

癸日壬子与前壬寅时重遇阳干，气纳三焦井关冲，阳井金，生壬水。　癸亥肾井涌泉，引血行。

流注开阖《医学入门》

人每日一身周流六十六穴，每时周流五穴。除六原穴，乃过经之所。相生相合者为开，则刺之；相克者为阖，则不刺。

阳生阴死，阴生阳死。如：甲木死于午，生于亥；乙木死于亥，生于午；丙火生于寅，死于酉；丁火生于酉，死于寅；戊土生于寅，死于酉；己土生于酉，死于寅；庚金生于巳，死于子；辛金生于子，死于巳；壬水生于申，死于卯；癸水生于卯，死于申。凡值生我我生，及相合者，乃气血生旺之时，故可辨虚实刺之。克我我克，及阖闭时穴，气血衰绝，非气行未至，即气行已过，不得妄引邪气，坏乱真气也。

流注時日
陽日陽時陽穴、陰日陰時陰穴、陽以陰爲闔、陰以陽爲
闔、闔者閉也、閉則以本時天干與某穴相合者鍼之
陽日遇陰時、陰日遇陽時、則前穴已閉、取其合穴鍼
之、合者、甲與己合化土、乙與庚合化金、丙與辛合化
水、丁與壬合化木、戊與癸合化火、五門十變、此之謂
也
其所以然者、陽日注腑則氣先至而血後行、陰日注藏
則血先至而氣後行、順陰陽者、所以順氣血也
或曰、陽日陽時已過、陰日陰時已過、遇有急疾奈何、曰、

夫妻子母互用、必適其病爲貴耳
妻閉則鍼其夫、夫閉則鍼其妻、子閉則鍼其母、母閉
則鍼其子、必穴與病相宜、乃可鍼也
用穴則先主而後客、用時則棄主而從賓
假如甲日膽經爲主、他穴爲客、鍼必先主後客、其甲
戌等時主穴不開、則鍼客穴
按日起時、循經尋穴、時上有穴、穴上有時、分明實落、不
必數上衍數、此所以寧守子午而舍爾靈龜也
按徐氏靈龜飛騰針法、乃無稽之說、故
此不録所可宗者惟八脉交會八穴也

流注时日

阳日阳时阳穴，阴日阴时阴穴，阳以阴为阖，阴以阳为阖。阖者，闭也。闭则以本时天干与某穴相合者针之。

阳日遇阴时，阴日遇阳时，则前穴已闭，取其合穴针之。合者，甲与己合化土，乙与庚合化金，丙与辛合化水，丁与壬合化木，戊与癸合化火。五门十变，此之谓也。

其所以然者，阳日注腑则气先至而血后行，阴日注脏则血先至而气后行，顺阴阳者，所以顺气血也。

或曰：阳日阳时已过，阴日阴时已过，遇有急疾奈何？曰：夫妻子母互用，必适其病为贵耳。妻闭则针其夫，夫闭则针其妻；子闭则针其母，母闭则针其子。必穴与病相宜，乃可针也。

用穴则先主而后客，用时则弃主而从宾。

假如甲日胆经为主，他穴为客，针必先主后客，其甲戌等时主穴不开，则针客穴。

按日起时，循经寻穴，时上有穴，穴上有时，分明实落，不必数上衍数，此所以宁守子午，而舍尔灵龟也。

按：徐氏灵龟飞腾针法，乃无稽之说，故此不录，所可宗者惟八脉交会八穴也。

八脈交會八穴

公孫二穴父通衝脈　內關二穴母通陰維脈　合於心胸胃

後谿二穴夫通督脈　申脉二穴妻通陽蹻脈　合於目內眥頸項耳肩髆小腸膀胱

臨泣二穴男通帶脈　外關二穴女通陽維脈　合於目銳眥耳後頰頸肩

列缺二穴主通任脈　照海二穴客通陰蹻脈　合於肺系咽喉胸膈

按此八穴乃通奇經八脈叅交互注猶十二經之有井滎俞經合也其治病主客相應之法詳見卷五

十二經納天干歌諸府配陽諸藏配陰

甲膽乙肝丙小腸丁心戊胃己脾鄉庚屬大腸辛屬肺壬屬膀胱癸腎藏三焦陽府須歸丙包絡從陰丁火旁

景岳曰舊云三焦亦向壬中寄包絡同歸入癸方雖三焦爲決瀆之官猶可言壬而包絡附心主安得云癸且二藏表裏皆相火也今改正之

子午流注逐日按時定穴歌

甲日戌時膽竅陰丙子時中前谷滎戊寅陷谷陽明腧返本邱墟木在寅庚辰經注陽谿穴壬午膀胱委中尋甲申時納三焦水滎合天干取液門

八脉交会八穴

公孙二穴，父，通冲脉；内关二穴，母，通阴维脉。合于心、胸、胃。

后溪二穴，夫，通督脉；申脉二穴，妻，通阳跷脉。合于目内眦、颈项、耳、肩膊、小肠、膀胱。

临泣二穴，男，通带脉；外关二穴，女，通阳维脉。合于目锐眦、耳后、颊、颈、肩。

列缺二穴，主，通任脉；照海二穴，客，通阴跷脉。合于肺系、咽喉、胸膈。

按此八穴乃通奇经八脉，参交互注，犹十二经之有井荥俞经合也。其治病主客相应之法，详见卷五。

十二经纳天干歌诸腑配阳，诸脏配阴

甲胆乙肝丙小肠，丁心戊胃己脾乡，庚属大肠辛属肺，壬属膀胱癸肾藏，三焦阳府须归丙，包络从阴丁火旁。

景岳曰：旧云：三焦亦向壬中寄，包络同归入癸方。虽三焦为决渎之官，犹可言壬，而包络附心主，安得云癸？且二脏表里皆相火也，今改正之。

子午流注逐日按时定穴歌

甲日戌时胆窍阴，丙子时中前谷荥，戊寅陷谷阳明腧，返本丘墟木在寅，庚辰经注阳溪穴，壬午膀胱委中寻，甲申时纳三焦水，荥合天干取液门。

乙日酉時肝大敦。丁亥時滎少府心。己丑太白太衝穴。辛卯經渠是肺經。癸巳腎宮陰谷合。乙未勞宮火穴滎。

丙日申時少澤當。戊戌內庭醫脹康。庚子時在三間腧。本原腕骨可祛黃。三焦寄有陽池穴。返本還原慎莫忘。三焦陽池舊本在壬日下悞 壬寅經火崑崙上。甲辰陽陵泉合長。丙午時受三焦腧。中渚之中仔細詳。

丁日未時心少衝。己酉大都脾土逢。辛亥太淵神門穴。包絡太陵寄丁宮。此是寄宮真的法。包絡太陵舊本在癸日下悞 癸丑復溜腎水通。乙卯肝經曲泉合。丁巳包絡太陵中。

戊日午時厲兌先。庚申滎穴二間遷。壬戌膀胱尋束骨。

衝陽土穴必還原。甲子膽經陽輔是。丙寅小海穴安然。戊辰氣納三焦脉。經穴支溝刺必痊。

己日巳時隱白始。辛未時中魚際取。癸酉太谿太白原。乙亥中封內踝比。丁丑時合少海心。己卯間使包絡止。

庚日辰時商陽居。壬午膀胱通谷之。甲申臨泣為腧木。合谷金原返本歸。丙戌小腸陽谷火。戊子時居三里宜。庚寅氣納三焦合。天井之中不用疑。

辛日卯時少商木。癸巳然谷何須忖。乙未太衝原太淵。丁酉心經靈道引。己亥脾合陰陵泉。辛丑曲澤包絡準。

壬日寅時起至陰。甲辰膽脉俠谿尋。丙午小腸後谿腧。

乙日酉时肝大敦，丁亥时荥少府心，己丑太白太冲穴，辛卯经渠是肺经，癸巳肾宫阴谷合，乙未劳宫火穴荥。

丙日申时少泽当，戊戌内庭医胀康，庚子时在三间腧，本原腕骨可祛黄，三焦寄有阳池穴，返本还原慎莫忘，三焦阳池，旧本在壬日下，误。壬寅经火昆仑上，甲辰阳陵泉合长，丙午时受三焦腧，中渚之中仔细详。

丁日未时心少冲，己酉大都脾土逢，辛亥太渊神门穴，包络大陵寄丁宫，此是寄宫真的法，包络太陵，旧本在癸日下，误。癸丑复溜肾水通，乙卯肝经曲泉合，丁巳包络大陵中。

戊日午时厉兑先，庚申荥穴二间迁，壬戌膀胱寻束骨，冲阳土穴必还原，甲子胆经阳辅是，丙寅小海穴安然，戊辰气纳三焦脉，经穴支沟刺必痊。

己日巳时隐白始，辛未时中鱼际取，癸酉太溪太白原，乙亥中封内踝比，丁丑时合少海心，己卯间使包络止。

庚日辰时商阳居，壬午膀胱通谷之，甲申临泣为腧木，合谷金原返本归，丙戌小肠阳谷火，戊子时居三里宜，庚寅气纳三焦合，天井之中不用疑。

辛日卯时少商木，癸巳然谷何须忖，乙未太冲原太渊，丁酉心经灵道引，己亥脾合阴陵泉，辛丑曲泽包络准。

壬日寅时起至阴，甲辰胆脉侠溪寻，丙午小肠后溪腧，

本原京骨亦同斟。戊申時至解谿胃庚戌大腸曲池臨

壬子氣納三焦位。井穴關衝一片金

癸日亥時井湧泉。乙丑行間穴定然。丁卯腧穴神門是

本尋腎水太谿原。己巳商邱內踝穴。辛未肺經尺澤連

癸酉中衝包絡納。流傳後學莫忘言

十二經病井滎腧經合補瀉 鍼灸聚英 今較正

手太陰肺屬辛金 辛日乙未時血行本原太淵

補虛 又丁日辛亥時 太淵爲腧土 土生金爲母經曰虛則補其母

瀉實 用甲日辛未時 尺澤爲合水 金生水爲子經曰實則瀉其子

手陽明大腸屬庚金 庚日甲申時氣行木原合谷

補 用壬日庚戌時 曲池爲合土 瀉 用戊日庚申時 二間爲滎水

足陽明胃屬戊土 戊日壬戌時氣行木原冲陽

補 用壬日戊申時 解谿爲經火 瀉 用戊日戊午時 厲兌爲井金

足太陰脾屬己土 己日癸酉時血行本原太白

補 用丁日己酉時 大都爲滎火 瀉 用甲日己巳時 商邱爲經金

本原京骨亦同斟，戊申时至解溪胃，庚戌大肠曲池临。壬子气纳三焦位，井穴关冲一片金。

癸日亥时井涌泉，乙丑行间穴定然，丁卯腧穴神门是，本寻肾水太溪原，己巳商丘内踝穴，辛未肺经尺泽连，癸酉中冲包络纳，流传后学莫忘言。

十二经病井荥腧经合补泻《针灸聚英》今较正

手太阴肺属辛金。辛日乙未时，血行本原太渊。

补虚：又丁日辛亥时。太渊为腧土。土生金，为母经。曰虚则补其母。

泻实：用甲日辛未时。尺泽为合水。金生水，为子经。曰实则泻其子。

手阳明大肠属庚金。庚日甲申时，气行木原合谷。

补：用壬日庚戌时。曲池为合土。泻：用戊日庚申时。二间为荥水。

足阳明胃属戊土。戊日壬戌时，气行本原冲阳。

补：用壬日戊申时。解溪为经火。泻：用戊日戊午时。厉兑为井金。

足太阴脾属己土。己日癸酉时，血行本原太白。

补：用丁日己酉时。大都为荥火。泻：用甲日己巳时。商丘为经金。

手少陰心屬丁火丁日辛亥時血行本原神門

補用丁日丁未時少衝為井木　瀉又甲日丁卯時神門為腧土

手太陽小腸屬丙火丁日庚子時氣行本原宛骨

補用壬日丙午時後谿為腧木　瀉用己日丙寅時小海為合土

足太陽膀胱屬壬水壬日丙午時氣行本原京骨

補用壬日壬寅時至陰為井金　瀉用戊日壬戌時束骨為腧土

足少陰腎屬癸水甲日丁卯時血行本原太谿

補用戊日癸丑時復溜為經金　瀉用癸日癸亥時湧泉為井木

手厥陰心包絡寄丁屬相火丁日辛亥時血行本原太陵

補用甲日癸酉時中衝為井木　瀉又戊日丁巳時太陵為腧土

手少陽三焦寄丙屬相火丁日庚子時氣行本原陽池

補用丁日丙午時中渚為腧木　瀉用辛日庚寅時天井為合土

足少陽膽屬甲木乙日戊寅時氣行本原邱墟

補用壬日甲辰時俠谿為滎水　瀉用己日甲子時陽輔為經火

足厥陰肝屬乙木丙日乙丑時血行本原太冲

補用戊日乙卯時曲泉為合水　瀉用甲日乙丑時行間為滎火

按藏府各有五行生合之義井滎俞經合各有氣血流注日時今合為一法則學者易曉也又如心病虛者補其肝木實者瀉其脾土是亦補母瀉子之謂又如心虛者取少海之水所以伐其勝也心實者取少府之火所以泄其實也餘藏皆同論治者當於此會而通之

手少阴心属丁火。丁日辛亥时，血行本原神门。

补：用丁日丁未时。少冲为井木。泻：又甲日丁卯时。神门为腧土。

手太阳小肠属丙火。丁日庚子时，气行本原宛骨。

补：用壬日丙午时。后溪为腧木。泻：用己日丙寅时。小海为合土。

足太阳膀胱属壬水。壬日丙午时，气行本原京骨。

补：用壬日壬寅时。至阴为井金。泻：用戊日壬戌时。束骨为腧土。

足少阴肾属癸水。甲日丁卯时，血行本原太溪。

补：用戊日癸丑时。复溜为经金。泻：用癸日癸亥时。涌泉为井木。

手厥阴心包络寄丁。属相火。丁日辛亥时，血行本原大陵。

补：用甲日癸酉时。中冲为井木。泻：又戊日丁巳时。大陵为腧土。

手少阳三焦寄丙。属相火。丁日庚子时，气行本原阳池。

补：用丁日丙午时。中渚为腧木。泻：用辛日庚寅时。天井为合土。

足少阳胆属甲木。乙日戊寅时，气行本原丘墟。

补：用壬日甲辰时。侠溪为荥水。泻：用己日甲子时。阳辅为经火。

足厥阴肝属乙木。丙日乙丑时，血行木原太冲。

补：用戊日乙卯时。曲泉为合水。泻：用甲日乙丑时。行间为荥火。

按：脏腑各有五行生合之义，井荥俞经合，各有气血流注日时，今合为一法，则学者易晓也。又如心病虚者，补其肝木；实者，泻其脾土，是亦补母泻子之谓。又如心虚者，取少海之水，所以伐其胜也；心实者，取少府之火，所以泄其实也。余脏皆同论治者，当于此会而通之。

子母補瀉迎隨

六十九難曰：虛者補其母，實者瀉其子，當先補之，然後瀉之。此以別經爲子母也。母，生我之經，如肝虛則補腎經也，母氣實則生之益力。子，我生之經，如肝實則瀉心經也，子氣衰則食其母益甚。不虛不實，以經取之者，是正經自生病，不中他邪也，當自取其經，故言以經取之。即於本經取所當刺之穴，不必補母瀉子也。

七十五難曰：東方實，西方虛，瀉南方，補北方，何謂也？然：金木水火土，當更相平。言金剋木，木剋土，循環相制，不令一藏獨盛而生病也。東方木也，西方金也。木欲實，金當平之；火欲實，水當平之；土欲實，木當平之；金欲實，火當平之；水欲實，土當平之。東方者，肝也，則知肝實；西方者，肺也，則知肺虛。瀉南方火，補北方水。火者木之子也，水者木之母也，水勝火。瀉火者，一則以奪木之氣，一則以去金之剋。補水者，一則以益金之氣，一則以制火之光，故曰水勝火。子能令母實，母能令子虛，故瀉火補水，欲令金得平木也。母能令子實，子能令母虛，乃五行之生化，即虛者補母，實者瀉子之義。今言子能令母實，母能令子虛者，用鍼之子奪也。經曰：不能治其虛，何問其餘，此之謂也。虛，指肺虛而言也。

七十二難曰：所謂迎隨者，知營衛之流行，經脉之往來也，隨其逆順而取之，故曰迎隨。迎者，鍼鋒逆其來處爲瀉；隨者，鍼鋒順其往處爲補。

子母补泻迎随

《六十九难》曰：虚者补其母，实者泻其子，当先补之，然后泻之。此以别经为子母也。母，生我之经，如肝虚则补肾经也，母气实则生之益力。子，我生之经，如肝实则泻心经也，子气衰则食其母益甚。不虚不实，以经取之者，是正经自生病，不中他邪也，当自取其经，故言以经取之。即于本经取所当刺之穴，不必补母泻子也。

《七十五难》曰：东方实，西方虚，泻南方，补北方，何谓也？然：金木水火土，当更相平。言金克木，木克土，循环相制，不令一脏独盛而生病也。东方木也，西方金也。木欲实，金当平之；火欲实，水当平之；土欲实，木当平之；金欲实，火当平之；水欲实，土当平之。东方者，肝也，则知肝实；西方者，肺也，则知肺虚。泻南方火，补北方水。火者木之子也，水者木之母也，水胜火。泻火者，一则以夺木之气，一则以去金之克。补水者，一则以益金之气，一则以制火之光，故曰水胜火。子能令母实，母能令子虚，故泻火补水，欲令金得平木也。母能令子实，子能令母虚，乃五行之生化，即虚者补母，实者泻子之义。今言子能令母实，母能令子虚者，用针之子夺也。经曰：不能治其虚，何问其余，此之谓也。虚，指肺虚而言也。

《七十二难》曰：所谓迎随者，知营卫之流行，经脉之往来也，随其逆顺而取之，故曰迎随。迎者，针锋逆其来处为泻；随者，针锋顺其往处为补。

瀉南方補北方論 溯洄集

王安道曰夫子能令母實母能令子虛以常情觀之則曰心火實致肝木亦實此子能令母實也脾土虛致肺金亦虛此母能令子虛也心火實固由自旺脾土虛乃由肝木制之法當瀉心補脾則肝肺皆平矣越人則不然其子能令母實子謂火母謂木固與常情無異其母能令子虛母謂水子謂木則與常情不同矣故曰水者木之母也子能令母實一句言病因也母能令子虛一句言治法也蓋火爲木之子子助其母使之過分而爲病矣水爲木之母若補水之虛使力可勝火火勢退而木勢亦退此則

母能虛子之義所謂不治之治也此虛謂抑其過而欲虛之也水勝火三字此越人寓意處雖瀉火補水並言而其要又在於補水耳然水不虛而火獨暴旺者固不必補水也若先因水虛而致火旺者不補水可乎且夫肝之實也其因有二心助肝肝實之一因也肺不能制肝肝實之二因也肺之虛也其因亦有二心尅肺肺虛之一因也脾受肝尅而不能生肺肺虛之二因也今補水而瀉火火退則木氣削又金不受尅而制木東方不實矣金氣得平又土不受尅而生金西方不虛矣若以虛則補母言之肺虛則當補脾豈知肝勢正盛尅土之深雖每日補

泻南方补北方论《溯洄集》

王安道曰：夫子能令母实，母能令子虚。以常情观之，则曰心火实，致肝木亦实，此子能令母实也。脾土虚致肺金亦虚，此母能令子虚也。心火实，固由自旺；脾土虚，乃由肝木制之，法当泻心补脾，则肝肺皆平矣。越人则不然，其子能令母实子谓火，母谓木，固与常情无异。其母能令子虚，母谓水，子谓木，则与常情不同矣。故曰：水者，木之母也。子能令母实一句言病因也，母能令子虚一句言治法也。盖火为木之子，子助其母，使之过分而为，病矣，水为木之母，若补水之虚。使力可胜火，火势退，而木势亦退，此则母能虚子之义，所谓不治之治也。此虚谓抑其过而欲虚之也。水胜火三字，此越人寓意处，虽泻火补水并言，然其要又在于补水耳。然水不虚，而火独暴旺者，固不必补水也。若先因水虚，而致火旺者，不补水可乎？且夫肝之实也，其因有二：心助肝，肝实之一因也；肺不能制肝，肝实之二因也。肺之虚也，其因亦有二：心克肺，肺虚之一因也；脾受肝克，而不能生肺，肺虚之二因也。今补水而泻火，火退则木气削，又金不受克而制木，东方不实矣；金气得平，又土不受克而生金，西方不虚矣。若以虚则补母言之，肺虚则当补脾，岂知肝势正盛，克土之深，虽每日补脾安能敵其正盛之勢哉縱使土能生金金受火尅亦所得不償所失矣此所以不補土而補水也或疑木旺補水恐水生木而木愈旺殊不知木已旺矣何待生乎況水之虛雖峻補尚不能復其本氣安有餘力生木哉若能生木則能勝火矣瀉火補水使金得平木正所謂能治其虛不補土不補金乃瀉火補水使金自平此法之巧而妙者苟不能曉此法而不能治此虛則不須問其他必是無能之人矣

脾，安能敌其正盛之势哉？纵使土能生金，金受火克，亦所得不偿所失矣，此所以不补土而补水也。或疑木旺补水，恐水生木，而木愈旺，殊不知木已旺矣，何待生乎？况水之虚，虽峻补尚不能复其本气，安有余力生木哉？若能生木，则能胜火矣。泻火补水，使金得平木，正所谓能治其虚。不补土，不补金，乃泻火补水，使金自平，此法之巧而妙者。苟不能晓此法，而不能治此虚，则不须问其他，必是无能之人矣。

奇經八脉總論本草綱目

人身有經脉絡脉直行曰經旁行曰絡經凡十二手之三陰三陽足之三陰三陽是也絡凡十五乃十二經各有一别絡而脾又有一大絡并任督二絡爲十五絡也其二十七氣相隨上下如泉之流如日月之行不得休息陰脉營於五藏陽脉營於六府陰陽相貫如環無端其流溢之氣入於奇經轉相灌溉內温藏府外濡腠理奇經凡八脉不拘制於十二正經無表裏配合故謂之奇蓋正經猶溝渠奇經猶河澤正經之脉隆盛則溢於奇經故秦越人比之天雨降下溝渠溢滿滂沛妄行流

於河澤此靈素未發之旨也

八脉 陽維起於諸陽之會由外踝而上行於衛分陰維起於諸陰之交由內踝而上行於營分所以爲一身之綱維也陽蹻起於跟中循外踝上行於身之左右陰蹻起於跟中循內踝上行於身之左右所以使機關之蹻捷也督脉起於會陰循背而行於身之後爲陽脉之總督故曰陽脉之海任脉起於會陰循腹而行於身之前爲陰脉之承任故曰陰脉之海衝脉起於會陰夾臍而行直衝於上爲諸脉之衝要故曰十二經脉之海帶脉則横圍於腰狀如束帶所以總約諸脉者也是故陽維

奇经八脉总论《本草纲目》

人身有经脉、络脉，直行曰经，旁行曰络。经凡十二：手之三阴三阳、足之三阴三阳是也。络凡十五：乃十二经各有一别络，而脾又有一大络，并任督二络为十五络也。其二十七气，相随上下，如泉之流。如日月之行，不得休息。阴脉营于五脏，阳脉营于六腑，阴阳相贯，如环无端。其流溢之气入于奇经，转相灌溉，内温脏腑，外濡腠理，奇经凡八脉，不拘制于十二正经，无表里配合，故谓之奇。盖正经犹沟渠，奇经犹河泽，正经之脉隆盛，则溢于奇经。故秦越人比之：天雨降下，沟渠溢满，滂沛妄行，流于河泽，此《灵》《素》未发之旨也。

八脉：阳维起于诸阳之会，由外踝而上行于卫分；阴维起于诸阴之交，由内踝而上行于营分，所以为一身之纲维也。阳跷起于跟中，循外踝上行于身之左右；阴跷起于跟中，循内踝上行于身之左右，所以使机关之跷捷也。督脉起于会阴，循背而行于身之后，为阳脉之总督，故曰阳脉之海。任脉起于会阴，循腹而行于身之前，为阴脉之承任，故曰阴脉之海。冲脉起于会阴，夹脐而行直冲于上，为诸脉之冲要，故曰十二经脉之海。带脉则横围于腰，状如束带，所以总约诸脉者也。是故阳维

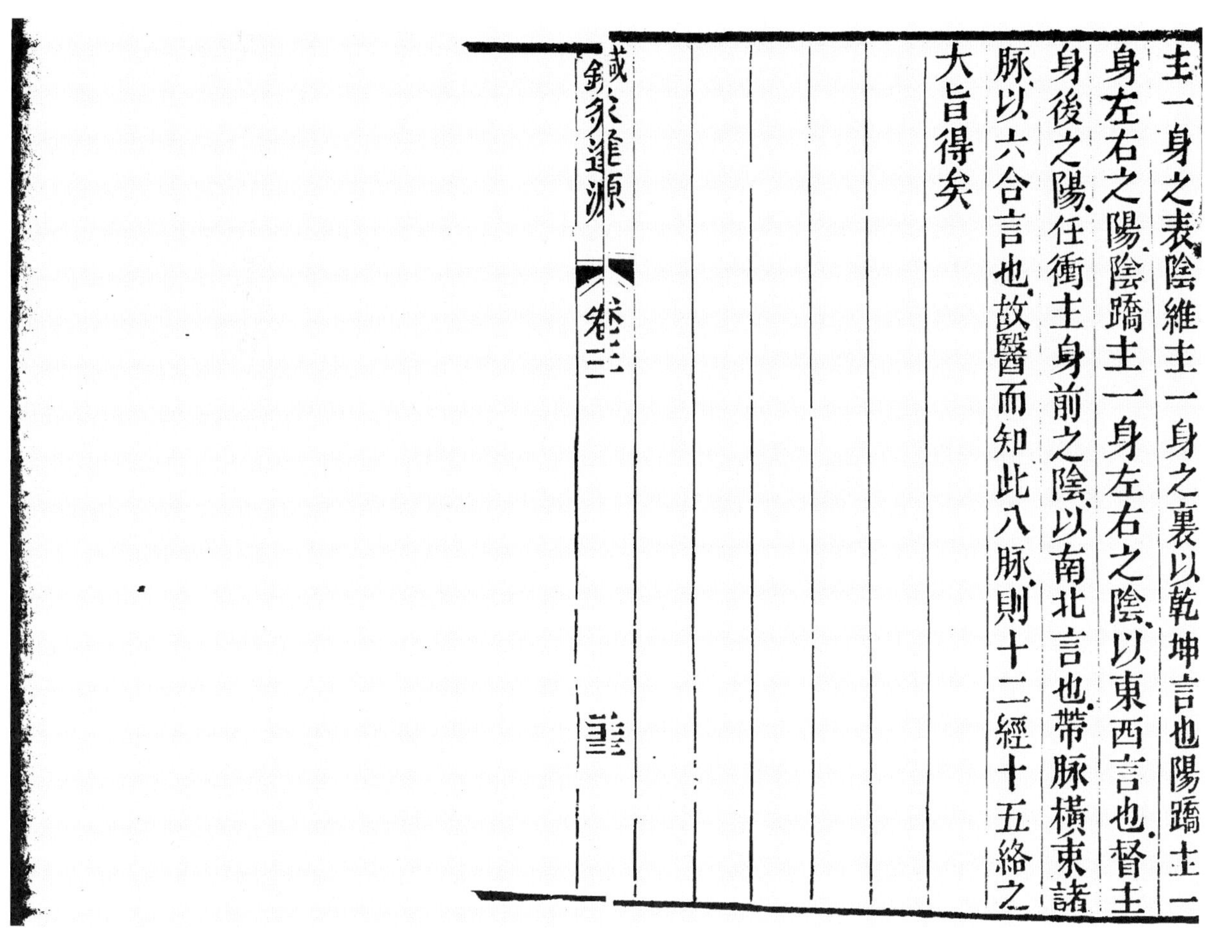

主一身之表，阴维主一身之里，以乾坤言也。阳跷主一身左右之阳，阴跷主一身左右之阴，以东西言也。督主身后之阳，任、冲主身前之阴，以南北言也。带脉横束诸脉，以六合言也。故医而知此八脉，则十二经、十五络之大旨得矣。

絡脈論醫門法律

經有十二，絡亦有十二。絡者兜絡之義，即十二經之外城也。復有胃之大絡、脾之大絡及奇經之大絡，則又外城之通界，皇華出入之總途也，故又曰：絡有十五焉。十二經生十二絡，十二絡生一百八十系絡，系絡生一百八十纏絡，纏絡生三萬四千孫絡。自內而生出者，愈多則愈小，稍大者在俞穴肌肉間，營氣所主外廓，繇是出諸皮毛，方爲小絡，方爲衛氣所主。故外邪從衛而入，不遽入於營，亦以絡脈纏絆之也。至絡中邪盛，則入於營矣。故曰：絡盛則入於經，以營行經脈之中故也。然風寒

六淫外邪，無形易入，絡脈不能禁止，而盛則入於經矣。若營氣自內所生諸病，爲血爲氣，爲痰飲，爲積聚，種種有形，勢不能出於絡外，故經盛入絡，絡盛返經，留連不已，是以有取於砭射，以決出其絡中之邪。

難經以陽蹻、陰蹻、脾之大絡，共爲十五絡，遂爲後世定名。昌謂陽蹻、陰蹻二絡之名原誤，當是共指奇經爲一大絡也。蓋十二經各有一絡，共十二絡矣。此外有胃之一大絡，由胃下直貫膈肓，統絡諸絡脈於上；復有脾之一大絡，繇脾外橫貫脇腹，統絡諸絡脈於中；復有奇經之一大絡，繇奇經環貫諸經之絡於周身上下。蓋十二

络脉论《医门法律》

经有十二，络亦有十二。络者兜络之义，即十二经之外城也。复有胃之大络、脾之大络及奇经之大络，则又外城之通界，皇华出入之总途也，故又曰：络有十五焉。十二经生十二络，十二络生一百八十系络，系络生一百八十缠络，缠络生三万四千孙络。自内而生出者，愈多则愈小，稍大者在俞穴肌肉间，营气所主外廓，由是出诸皮毛，方为小络，方为卫气所主。故外邪从卫而入，不遽入于营，亦以络脉缠绊之也。至络中邪盛，则入于营矣。故曰：络盛则入于经，以营行经脉之中故也。然风寒六淫外邪，无形易入，络脉不能禁止，而盛则入于经矣。若营气自内所生诸病，为血为气，为痰饮，为积聚，种种有形，势不能出于络外，故经盛入络，络盛返经，留连不已，是以有取于砭射，以决出其络中之邪。

《难经》以阳跷、阴跷、脾之大络，共为十五络，遂为后世定名。昌谓阳跷、阴跷二络之名原误，当是共指奇经为一大络也。盖十二经各有一络，共十二络矣。此外有胃之一大络，由胃下直贯膈肓，统络诸络脉于上；复有脾之一大络，由脾外横贯胁腹，统络诸络脉于中；复有奇经之一大络，由奇经环贯诸经之络于周身上下。盖十二

絡以絡其經三大絡以絡其絡也嘗推奇經之義督脈督諸陽而行於背任脈任諸陰而行於前不相絡也衝脈直衝於胸中帶脈横束於腰際不相絡也陽蹻陰蹻同起於足跟一循外踝一循內踝並行而鬬其捷全無相絡之意陽維陰維一起於諸陽之會一起於諸陰之交名雖曰維乃是陽自維其陽陰自維其陰非交相維絡也設陽蹻陰蹻可言二絡則陽維陰維更可言二絡矣督任衝帶俱可共言八絡矣難經云奇經之脈如溝渠滿溢流於深湖故聖人不能圖是則奇經明等之絡夫豈有江河大經之水擬諸溝渠者哉又云人脈隆盛入於八脈而不環周故十二經亦不能拘之溢蓄不能環流灌溉諸經者也全是經盛入絡故溢蓄止在於絡不能環溉諸經也然則奇經共爲一大絡夫復何疑

络以络其经，三大络以络其络也。尝推奇经之义，督脉督诸阳而行于背，任脉任诸阴而行于前，不相络也。冲脉直冲于胸中，带脉横束于腰际，不相络也。阳跷、阴跷同起于足跟，一循外踝，一循内踝，并行而斗其捷，全无相络之意。阳维、阴维，一起于诸阳之会，一起于诸阴之交，名虽曰“维”，乃是阳自维其阳、阴自维其阴，非交相维络也。设阳跷阴跷可言二络，则阳维、阴维更可言二络矣。督、任、冲、带，俱可共言八络矣。《难经》云：奇经之脉，如沟渠满溢，流于深湖。故圣人不能图，是则奇经明等之络，夫岂有江河大经之水，拟诸沟渠者哉？又云：人脉隆盛，入于八脉而不环周，故十二经亦不能拘之溢蓄，不能环流灌溉诸经者也。全是经盛入络，故溢蓄止在于络，不能环溉诸经也。然则奇经共为一大络，夫复何疑？

周身經絡部位歌 類經

脉絡周身十四經六經表裏督和任陰陽手足經皆六督總諸陽任總陰諸陽行外陰行裏四肢腹背皆如此督由脊骨過齦交臍腹中行任脉是足太陽經小指藏從跟入膕會尻旁上行夾脊行分四前繫睛明脉最長少陽四指端前起外踝陽關環跳裏從脇貫肩行曲鬢耳前耳後連眥尾大指次指足陽明三里天樞貫乳行腹第三行通上齒環脣俠鼻目顴迎足有三陰行內廉厥中少後太交前腎出足心從內踝俠任胸腹上廉泉太厥兩陰皆足拇內側外側非相聯太陰內側衝門去腹四行兮挨次編厥陰毛際循陰器斜絡期門乳肋間

手外三陽誰在上陽明食指肩髃向頰中鑽入下牙床相逢鼻外迎香傍三焦名指陽明後貼耳周回眉竹凑太陽小指行下低肩後盤旋耳顴遘還有三陰行臂內太陰大指肩前配厥從中指腋連胸極泉小內心經位手足三陽俱上頭三陰穴止乳胸遊唯有厥陰由顙後上巔會督下任流經脉從來皆直行絡從本部絡他經經凡十四絡十六請君切記須分明

經脉篇止十五絡平人氣象論曰胃之大絡名曰虛里貫膈絡肺出於左乳下其動應衣是共十六絡也

周身经络部位歌《类经》

脉络周身十四经，六经表里督和任。阴阳手足经皆六，督总诸阳任总阴。

诸阳行外阴行里，四肢腹背皆如此。督由脊骨过龈交，脐腹中行任脉是。

足太阳经小指藏，从跟入腘会尻旁。上行夹脊行分四，前系睛明脉最长。

少阳四指端前起，外踝阳关环跳里。从胁贯肩行曲鬓，耳前耳后连眦尾。

大指次指足阳明，三里天枢贯乳行。腹第三行通上齿，环唇侠鼻目颧迎。

足有三阴行内廉，厥中少后太交前。肾出足心从内踝，侠任胸腹上廉泉。

太厥两阴皆足拇，内侧外侧非相联。太阴内侧冲门去，腹四行兮挨次编。

厥阴毛际循阴器，斜络期门乳肋间。手外三阳谁在上，阳明食指肩髃向。

颊中钻入下牙床，相逢鼻外迎香傍。三焦名指阳明后，贴耳周回眉竹凑。

太阳小指行下低，肩后盘旋耳颧遘。还有三阴行臂内，太阴大指肩前配。

厥从中指腋连胸，极泉小内心经位。手足三阳俱上头，三阴穴止乳胸游。

唯有厥阴由颡后，上巅会督下任流。经脉从来皆直行，络从本部络他经。

经凡十四络十六，请君切记须分明。

《经脉篇》止十五络。《平人气象论》曰：胃之大络，名曰虚里，贯膈络肺，出于左乳下，其动应衣。是共十六络也。

手太陰肺經穴分寸歌從胸至手左右二十二穴

肺起中府三肋間上行寸六抵雲門腋下三寸動脉求天府俠白肘端五寸論尺澤肘中約紋是孔最腕上七寸取列缺去腕一寸半經渠寸口陷中主太淵掌後橫紋頭魚際節後散脉裏少商大指內側端相離爪甲如韭耳

手陽明大腸經穴分寸歌從手至頭左右四十穴

商陽食指內側邊二間來尋本節前三間節後陷中取合谷虎口岐骨聯陽谿腕中上側是偏歷腕後三寸安溫溜腕後去五寸下廉曲池前五寸看上廉曲池下三

鍼灸逢源 卷三

寸池下二寸三里逢曲池曲肘紋頭盡肘髎大骨外廉中肘上三寸尋五里臂臑髃下一寸空肩髃肩端兩骨罅巨骨肩尖义骨中天鼎頸中缺盆上扶突頰下一寸詳禾窌水溝旁五分鼻孔半寸號迎香

足陽明胃經穴分寸歌從頭至足左右九十穴

胃之經兮足陽明承泣目下七分尋承下三分名四白巨髎鼻孔旁八分地倉挾吻四分近大迎頷下寸三程頰車耳下八分穴下關耳前動脉行頭維神庭旁四寸五分人迎結喉旁寸半真水突筋前直迎下氣舍喉下一寸乘缺盆舍下橫骨陷氣戶璇璣四寸旁庫房屋翳

手太阴肺经穴分寸歌从胸至手，左右二十二穴

肺起中府三肋间，上行寸六抵云门，腋下三寸动脉求天府，侠白肘端五寸论。

尺泽肘中约纹是，孔最腕上七寸取，列缺去腕一寸半，经渠寸口陷中主。

太渊掌后横纹头，鱼际节后散脉里，少商大指内侧端，相离爪甲如韭耳。

手阳明大肠经穴分寸歌从手至头，左右四十穴

商阳食指内侧边，二间来寻本节前，三间节后陷中取，合谷虎口岐骨联。

阳溪腕中上侧是，偏历腕后三寸安，温溜腕后去五寸，下廉曲池前五寸看。

上廉曲池下三寸，池下二寸三里逢，曲池曲肘纹头尽，肘髎大骨外廉中。

肘上三寸寻五里，臂臑髃下一寸空，肩髃肩端两骨罅，巨骨肩尖义骨中。

天鼎颈中缺盆上，扶突颊下一寸详，禾髎水沟旁五分，鼻孔半寸号迎香。

足阳明胃经穴分寸歌从头至足，左右九十穴

胃之经兮足阳明，承泣目下七分寻，承下三分名四白，巨髎鼻孔旁八分。

地仓挟吻四分近，大迎颔下寸三程，颊车耳下八分穴，下关耳前动脉行。

头维神庭旁四寸五分，人迎结喉旁寸半真，水突筋前直迎下，气舍喉下一寸乘。

缺盆舍下横骨陷，气户璇玑四寸旁，库房屋翳

及膺窻乳中乳根穴寸六量自庫房至乳根左右十穴各去一寸六分不容巨闕旁二寸再下寸五承滿屯承滿下一寸梁門起關門太乙滑肉門天樞須認臍旁是樞下一寸取外陵下至大巨水道穴歸來氣街一寸憑自梁門以下至氣街左右二十穴各去一寸髀關膝上尺有二伏兎膝上六寸登陰市膝上方三寸梁邱離膝二寸稱犢鼻膝臏尋陷中膝下三寸三里興里下三寸上廉穴再下二寸條口應下廉條下一寸是踝上八寸覔豐隆解谿足腕陷中的谿下寸半衝陽通陷谷庭後還二寸內庭次指外陷中厲兌大次指端上去爪如韭井穴空

足太陰脾經穴分寸歌從足至腹左右四十二穴

大指內側脾隱白節後陷中求大都太白內側核骨下節後一寸公孫呼商邱內踝微前陷踝上三寸三陰交再上三寸漏谷是膝下五寸地機朝膝下內側陰陵泉血海膝臏上內廉箕門穴在魚腹上動脉應手越筋間衝門橫骨兩端動府舍再上七分看腹結府舍上三寸腹結穴在衝門上三寸七分大橫下一寸三分大橫臍旁三寸半腹哀巨闕旁六寸食竇乳邊寸半算天谿胸鄉周榮貫相去一寸六分同自食竇至周榮左右八穴各去一寸六分開中六寸大包腋下有六寸季脇中間大絡通

及膺窗，乳中乳根穴寸六量。自库房至乳根左右十穴，各去一寸六分。

不容巨阙旁二寸，再下寸五承满屯，承满下一寸梁门起，关门太乙滑肉门。

天枢须认脐旁是，枢下一寸取外陵，下至大巨水道穴，归来气街一寸凭。自梁门以下至气街，左右二十穴，各去一寸。

髀关膝上尺有二，伏兔膝上六寸登，阴市膝上方三寸，梁丘离膝二寸称。

犊鼻膝膑寻陷中，膝下三寸三里兴，里下三寸上廉穴，再下二寸条口应。

下廉条下一寸是，踝上八寸觅丰隆，解溪足腕陷中的，溪下寸半冲阳通。

陷谷庭后还二寸，内庭次指外陷中，厉兑大次指端上，去爪如韭井穴空。

足太阴脾经穴分寸歌从足至腹，左右四十二穴

大指内侧脾隐白，节后陷中求大都，太白内侧核骨下，节后一寸公孙呼。

商丘内踝微前陷，踝上三寸三阴交，再上三寸漏谷是，膝下五寸地机朝。

膝下内侧阴陵泉，血海膝膑上内廉，箕门穴在鱼腹上，动脉应手越筋间。

冲门横骨两端动，府舍再上七分看，腹结府舍上三寸，腹结穴在冲门上三寸七分，大横下一寸三分。大横脐旁三寸半。

腹哀巨阙旁六寸，食窦乳边寸半算，天溪胸乡周荣贯，相去一寸六分同。自食窦至周荣左右八穴，各去一寸六分，开中六寸。

大包腋下有六寸，季胁中间大络通。

手少陰心經穴分寸歌從胸至手左右十八穴

少陰心起極泉穴腋下筋間動引胸青靈肘上三寸取少海屈肘五分供靈道掌後一寸半通里腕後一寸蹤陰郄腕後方半寸神門掌後銳骨隆少府小指本節末小指內側取少衝

手太陽小腸經穴分寸歌從手至頭左右三十八穴

小指端外爲少澤前谷節前看外側節後横紋取後谿腕骨腕前骨陷側陽谷銳骨下陷處腕上一寸名養老支正腕後量五寸小海肘端五分好肩貞肩端後陷中臑腧大骨下陷考天宗肩大骨下陷秉風肩上舉有空

曲垣肩中曲胛裏外腧胛上一寸從肩中腧大椎旁二寸天窻頰下動脉詳天容耳下曲頰後顴髎面頄銳骨量聽宮耳內如珠子俱屬小腸手太陽

足太陽膀胱經穴分寸歌從頭至足靈樞經脉篇馬氏註止有一百二十六穴今較正得左右一百三十四穴

足太陽兮膀胱經目眥內角始睛明眉頭陷中取攢竹額下眉冲動脉輕曲差神庭旁寸半五處挨排列上星上星旁一寸半承光通天絡却玉枕穴後循一寸五分行天柱項後髮際內大筋外廉之陷中自此脊中開二寸第一大杼二風門三椎肺腧厥陰四心五督六膈七論肝九

手少阴心经穴分寸歌从胸至手，左右十八穴

少阴心起极泉穴，腋下筋间动引胸，青灵肘上三寸取，少海屈肘五分供。

灵道掌后一寸半，通里腕后一寸踪，阴郄腕后方半寸，神门掌后锐骨隆。

少府小指本节末，小指内侧取少冲。

手太阳小肠经穴分寸歌从手至头，左右三十八穴

小指端外为少泽，前谷节前看外侧，节后横纹取后溪，腕骨腕前骨陷侧。

阳谷锐骨下陷处，腕上一寸名养老，支正腕后量五寸，小海肘端五分好。

肩贞肩端后陷中，臑腧大骨下陷考，天宗肩大骨下陷，秉风肩上举有空。

曲垣肩中曲胛里，外腧胛上一寸从，肩中腧大椎旁二寸，天窗颊下动脉详。

天容耳下曲颊后，颧髎面頄锐骨量，听宫耳内如珠子，俱属小肠手太阳。

足太阳膀胱经穴分寸歌从头至足，《灵枢·经脉篇》马氏注止有一百二十六穴，今较正得左右一百三十四穴

足太阳兮膀胱经，目眦内角始睛明，眉头陷中取攒竹，额下眉冲动脉轻。

曲差神庭旁寸半，五处挨排列上星上星旁一寸半，承光通天络却玉枕穴，后循一寸五分行。

天柱项后发际内，大筋外廉之陷中，自此脊中开二寸，第一大杼二风门。

三椎肺腧厥阴四，心五督六膈七论，肝九

膽十脾十一胃腧十二椎下捫十三三焦十四腎氣海腧在十五究大腸腧當十六椎關元腧穴十七記十八椎下小腸腧十九椎邊號膀胱中膂內腧二十椎白環二十一椎當上次髎與中下髎腰髁骨下八空照十六椎至十八椎處俠脊高起之骨名腰髁骨會陽陰尾尻骨旁背部二行諸穴了又開脊中三寸半第二椎下爲附分三椎魄戶四膏肓五椎之下神堂欣譩譆六椎膈關七魂門第九陽綱十十一意舍脾相應十二胃倉穴推循十三肓門正坐取十四志室不須論十九胞肓廿秩邊背部三行諸穴勻承扶臀下陰紋處下行六寸是殷門浮郄斜上殷一寸

委陽還下並殷門委中膝膕約紋裏膕下三寸尋合陽承筋腳跟上七寸穴在腨腸之中央承山腿肚分肉間外踝七寸上飛揚跗陽外踝上三寸崑崙外跟陷中詳跟下僕參拱足取陽蹻即申脉踝下五分張金門申脉下一寸京骨外側大骨當束骨本節後陷中通谷節前陷中量至陰井出小指端外側爪甲角之旁

足少陰腎經穴分寸歌從足至腹左右五十四穴

足掌心中是湧泉然谷內踝一寸前太谿踝後跟骨上大鍾跟後踵中邊水泉太谿下一寸照海踝下四分真復溜踝上計二寸交信隔筋二寸勻築賓內踝上腨分

胆十脾十一，胃腧十二椎下扪。

十三三焦十四肾，气海腧在十五究，大肠腧当十六椎，关元腧穴十七记。

十八椎下小肠腧，十九椎边号膀胱，中膂内腧二十椎，白环二十一椎当。

上次髎与中下髎，腰髁骨下八空照，十六椎至十八椎处侠脊高起之骨名腰髁骨。会阳阴尾尻骨旁，背部二行诸穴了。

又开脊中三寸半，第二椎下为附分，三椎魄户四膏肓，五椎之下神堂欣。

譩譆六椎膈关七，魂门第九阳纲十，十一意舍脾相应，十二胃仓穴推循。

十三肓门正坐取，十四志室不须论，十九胞肓廿秩边，背部三行诸穴匀。

承扶臀下阴纹处，下行六寸是殷门，浮郄斜上殷一寸，委阳还下并殷门。

委中膝腘约纹里，腘下三寸寻合阳，承筋脚跟上七寸，穴在腨肠之中央。

承山腿肚分肉间，外踝七寸上飞扬，跗阳外踝上三寸，昆仑外跟陷中详。

跟下仆参拱足取，阳跷即申脉踝下五分张，金门申脉下一寸，京骨外侧大骨当。

束骨本节后陷中，通谷节前陷中量，至阴井出小指端，外侧爪甲角之旁。

足少阴肾经穴分寸歌从足至腹，左右五十四穴

足掌心中是涌泉，然谷内踝一寸前，太溪踝后跟骨上，大钟跟后踵中边。

水泉太溪下一寸，照海踝下四分真，复溜踝上计二寸，交信隔筋二寸匀。

筑宾内踝上腨分，

陰谷膝下曲膝間橫骨大赫并氣穴四滿中注五穴連
上行相去皆一寸肓腧臍旁半寸眠商曲肓腧上二寸
舊云一寸悞相傳石關陰都通谷會三穴上行一寸羣
幽門再上一寸半以上開中止五分步廊神封靈墟起
神藏彧中到腧府每穴相離一寸六分開中二寸挨排
取

手厥陰心包絡經穴分寸歌從胸至手左右十八穴

心包絡起天池間乳上一寸腋下三寸腋下二寸天泉
穴曲澤肘內橫紋彎郄門去腕後五寸間使腕後三寸
量內關去腕正二寸太陵掌後橫紋詳勞宮屈拳名指

取中指之末中衝良

手少陽三焦經穴分寸歌從手至頭左右四十六穴

名指外側起關衝液門小次指陷中中渚液門上一寸
陽池手表腕上空外關腕後二寸陷腕後三寸開支溝
會宗腕後內三寸三陽絡支溝上一寸求四瀆肘前五
寸取天井肘上一寸端井上一寸清冷淵消濼對腋臂
外看臑會肩前三寸下肩髎臑上陷中安天髎缺盆起
肉上天牖耳後一寸觀翳風耳後尖骨陷瘈脉耳本青
絡充顱息亦尋青絡脉角孫髮際耳廓通耳門耳缺陷
中取和髎耳前動脉融絲竹空居眉後陷三焦經穴此

阴谷膝下曲膝间，横骨大赫并气穴，四满中注五穴连。

上行相去皆一寸，肓腧脐旁半寸眠，商曲肓腧上二寸，旧云一寸误相传。

石关阴都通谷会，三穴上行一寸群，幽门再上一寸半，以上开中止五分。

步廊神封灵墟起，神藏彧中到腧府，每穴相离一寸六分，开中二寸挨排取。

手厥阴心包络经穴分寸歌从胸至手，左右十八穴

心包络起天池间，乳上一寸腋下三寸，腋下二寸天泉穴，曲泽肘内横纹弯。

郄门去腕后五寸，间使腕后三寸量，内关去腕正二寸，太陵掌后横纹详。

劳宫屈拳名指取，中指之末中冲良。

手少阳三焦经穴分寸歌从手至头，左右四十六穴

名指外侧起关冲，液门小次指陷中，中渚液门上一寸，阳池手表腕上空。

外关腕后二寸陷，腕后三寸开支沟，会宗腕后内三寸，三阳络支沟上一寸求。

四渎肘前五寸取，天井肘上一寸端，井上一寸清冷渊，消泺对腋臂外看。

臑会肩前三寸下，肩髎臑上陷中安，天髎缺盆起肉上，天牖耳后一寸观。

翳风耳后尖骨陷，瘈脉耳本青络充，颅息亦寻青络脉，角孙发际耳廓通。

耳门耳缺陷中取，和髎耳前动脉融，丝竹空居眉后陷，三焦经穴此

爲終。

足少陽膽經穴分寸歌從頭至足左右八十八穴

足少陽起瞳子髎。目外眥旁五分循。耳前陷中聽會穴。上行一寸客主人。頷厭曲角上廉係。懸顱正在太陽端。懸釐曲角下廉會。曲鬢耳上髮際安。率谷耳上髮寸半。天衝耳後髮際量。浮白髮際一寸摸。竅陰空在枕骨傍。完骨耳後髮四分。本神神庭旁三寸現。陽白眉上方一寸。髮上五分臨泣獻。臨後寸半目窗穴。正營承靈又三寸。各去寸半腦空耳後枕骨下。風池瘂門任脉穴名旁陷中。肩井肩上陷中按。淵液腋下三寸通。輒筋向前平兩乳。日月

期門肝經穴下五分。京門監骨腰間便。帶脉肋下寸八分。五樞帶脉下三寸。維道章下五三逢。章門下五寸三分居髎章門下八寸三分環跳髀樞宛中容。風市垂手中指末。膝上五寸中瀆供。膝上二寸陽關穴。陽陵膝下一寸從。陽交外踝上七寸。踝上六寸外邱留。踝上五寸光明別。陽輔踝上四寸收。踝上三寸懸鍾會。邱墟踝前陷中酸。臨泣邱墟下三寸。地五會去臨五分。俠谿正在岐骨陷。竅陰小次指外端。

足厥陰肝經穴分寸歌從足至腹左右二十八穴

大指外側名大敦。行間兩指縫中存。太衝本節後二寸

为终。

足少阳胆经穴分寸歌从头至足，左右八十八穴

足少阳起瞳子髎，目外眦旁五分循，耳前陷中听会穴，上行一寸客主人。

颔厌曲角上廉系，悬颅正在太阳端，悬厘曲角下廉会，曲鬓耳上发际安。

率谷耳上发寸半，天冲耳后发际量，浮白发际一寸摸，窍阴空在枕骨傍。

完骨耳后发四分，本神神庭旁三寸现，阳白眉上方一寸，发上五分临泣献。

临后寸半目窗穴，正营承灵又三寸各去寸半，脑空耳后枕骨下，风池哑门任脉穴名旁陷中。

肩井肩上陷中按，渊液腋下三寸通，辄筋向前平两乳，日月期门肝经穴下五分。

京门监骨腰间便，带脉肋下寸八分，五枢带脉下三寸，维道章下五三逢章门下五寸三分。

居髎章门下八寸三分，环跳髀枢宛中容，风市垂手中指末，膝上五寸中渎供。

膝上二寸阳关穴，阳陵膝下一寸从，阳交外踝上七寸，踝上六寸外丘留。

踝上五寸光明别，阳辅踝上四寸收，踝上三寸悬钟会，丘墟踝前陷中酸。

临泣丘墟下三寸，地五会去临五分，侠溪正在岐骨陷，窍阴小次指外端。

足厥阴肝经穴分寸歌从足至腹，左右二十八穴

大指外侧名大敦，行间两指缝中存，太冲本节后二寸，

踝前一寸號中封。蠡溝踝上五寸是中都踝上七寸中。膝關犢鼻胃經穴下二寸。曲泉曲膝盡橫紋。陰包股內有槽處膝上四寸五里衝下三寸看。五里在胃經氣衝穴下三寸陰廉氣衝下二寸。急脈毛際系睾丸。章門下脘旁六寸。期門乳下二肋端

任脈穴分寸歌腹部中行凡二十四穴

任脈會陰兩陰間。曲骨毛際陷中捫。中極臍下四寸取。三寸關元二石門。氣海臍下一寸半。陰交臍下一寸論。臍之中央號神闕。臍上一寸水分源。下脘建里中脘上脘。各離一寸次第班。巨闕臍上六寸半。鳩尾蔽骨下五分。中庭膻中下寸六取。膻中正在兩乳間。膻上一寸六分起。玉堂紫宮華蓋關。自膻中至華蓋四穴各去一寸六分共得四寸八分璇璣膻上六寸四分。舊云五寸八誤璣上寸六天突是。廉泉頷下骨尖會。唇下宛中承漿已

督脈穴分寸歌凡二十八穴起於長強循背至頭此歌自上及下者順也

督脈齦交唇內鄉。兌端正在唇中央。水溝鼻下溝中索。素髎宜向鼻端詳。前後髮際尺二寸。髮上五分神庭當。髮上一寸上星位。二寸陷中顖會方。前頂髮上三寸半。百會頂中號三陽。後頂強間至腦戶。相去各是寸半量。自百會至腦戶共四寸五分後髮一寸風府穴。瘂門髮上五分藏。項

踝前一寸号中封。

蠡沟踝上五寸是，中都踝上七寸中，膝关犊鼻胃经穴下二寸，曲泉曲膝尽横纹。

阴包股内有槽处膝上四寸，五里冲下三寸看五里在胃经气冲穴下三寸，阴廉气冲下二寸，急脉毛际系睾丸。

章门下脘旁六寸，期门乳下二肋端。

任脉穴分寸歌腹部中行，凡二十四穴

任脉会阴两阴间，曲骨毛际陷中扪，中极脐下四寸取，三寸关元二石门。

气海脐下一寸半，阴交脐下一寸论，脐之中央号神阙，脐上一寸水分源。

下脘建里中脘上脘，各离一寸次第班，巨阙脐上六寸半，鸠尾蔽骨下五分。

中庭膻中下寸六取，膻中正在两乳间，膻上一寸六分起，玉堂紫宫华盖关。自膻中至华盖四穴，各去一寸六分，共得四寸八分。

璇玑膻上六寸四分，旧云五寸八，误，玑上寸六天突是，廉泉颔下骨尖会，唇下宛中承浆已。

督脉穴分寸歌凡二十八穴，起于长强，循背至头，此歌自上及下者，顺也

督脉龈交唇内乡，兑端正在唇中央，水沟鼻下沟中索，素髎宜向鼻端详。

前后发际尺二寸，发上五分神庭当，发上一寸上星位，二寸陷中囟会方。

前顶发上三寸半，百会顶中号三阳，后顶强间至脑户，相去各是寸半量。自百会至脑户，共四寸五分。

后发一寸风府穴，哑门发上五分藏，项

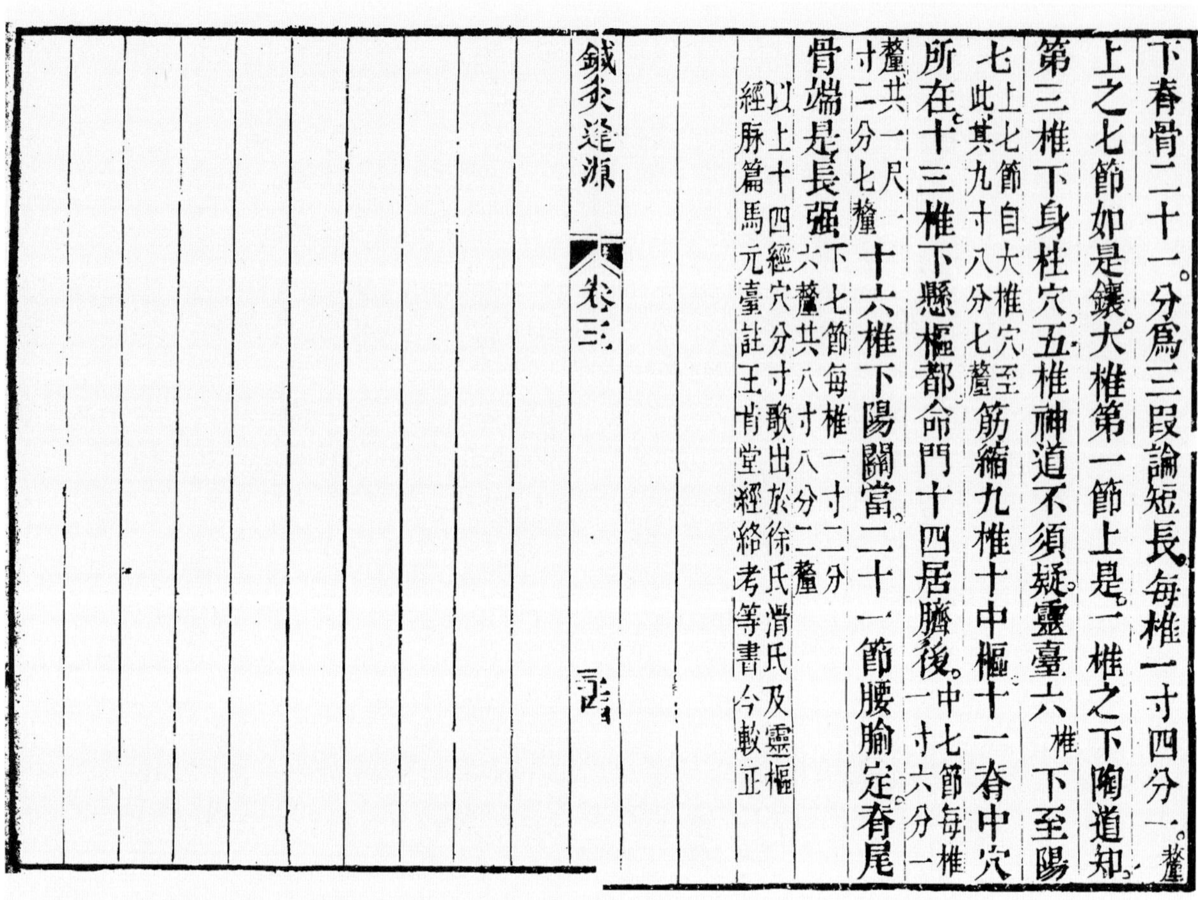

下脊骨二十一。分爲三叚論短長。每椎一寸四分一釐。上之七節如是鑲。大椎第一節上是。一椎之下陶道知。第三椎下身柱穴。五椎神道不須疑。靈臺六椎下至陽七。上七節自大椎穴至此其九寸八分七釐 筋縮九椎十中樞十一脊中穴所在。十三椎下懸樞都。命門十四居臍後。中七節每椎一寸六分一釐共一尺一寸二分七釐 十六椎下陽關當。二十一節腰腧定脊尾骨端是長强。下七節每椎一寸二分六釐共八寸八分二釐

以上十四經穴分寸歌出於徐氏滑氏及靈樞經脉篇馬元臺註王肯堂經絡考等書今較正

鍼灸逢源　卷三

下脊骨二十一，分为三假论短长。

每椎一寸四分一厘，上之七节如是镶，大椎第一节上是，一椎之下陶道知。

第三椎下身柱穴，五椎神道不须疑，灵台六椎下至阳七，上七节自大椎穴至此，共九寸八分七厘。筋缩九椎十中枢。

十一脊中穴所在，十三椎下悬枢都，命门十四居脐后，中七节每椎一寸六分一厘，共一尺一寸二分七厘。十六椎下阳关当。

二十一节腰腧定，脊尾骨端是长强。下七节每椎一寸二分六厘，共八寸八分二厘。

以上十四《经穴分寸歌》，出于徐氏、滑氏及《灵枢·经脉篇》马元台注、王肯堂《经络考》等书，今较正。

内景赋《类经》

尝计夫人生根本兮，由乎元气；表里阴阳兮，升降沉浮；出入营运兮，周而复始；神机气立兮，生化无休。经络兮行乎肌表，脏腑兮通于咽喉。喉在前，其形坚健；咽在后，其质和柔。喉通呼吸之气，气行五脏；咽为饮食之道，六腑源头。气食兮何能不乱？主宰者会厌分流。从此兮下咽入膈，脏腑兮阴阳不侔。五脏者，肺为华盖，而上连喉管，肺之下，心包所护，而君主可求。此即膻中，宗气所从，膈膜周蔽，清虚上宫。脾居膈下，中州胃同，膜联胃左，运化乃功。肝叶障于脾后，胆腑附于叶东。两肾又居脊下，腰间有脉相通，主闭蛰封藏之本，为二阴天一之宗。此属喉之前窍，精神须赖气充。又如六腑，阳明胃先，熟腐水谷。胃脘通咽，上口称为贲门，谷气从而散宣，输脾经而达肺，诚脏腑之大源。历幽门之下口，联小肠而盘旋，再小肠之下际，有阑门者在焉。此泌别之关隘，分清浊于后前。大肠接其右，导渣秽于大便。膀胱无上窍，由渗泄而通泉。羡二阴之和畅，皆气化之自然。再详夫脏腑略备，三焦未言，号孤独之府，擅总司之权，体三才而定位，法六合而象天。上焦如雾兮，霭氤氲之天气；中焦如沤兮，化营血之新鲜；下焦如渎兮，主宣通乎壅滞。此所以上焦主内而不出。下焦主出而如川。又總諸藏之所居。隔高低之非類。求脉氣之往來。果何如而相濟。以心主之爲君。朝諸經之維系。是故怒動於心。肝從而熾。慾念方萌。腎經精沸。搆難釋之苦思。枯脾中之生意。肺脉濇而氣沉。爲悲憂於心內。惟脉絡有以相通。故氣得從心而至。雖諸藏之歸心。實上系之聯肺。肺氣何生。根從脾胃。賴水穀於敖倉。化精微而爲氣。氣旺則精盈。精盈則氣盛。此是化源根。坎裏藏眞命。雖內景之緣由。尚根苗之當究。既云兩腎之前。又曰膀胱之後。出大腸之上左。居小腸之下右。其中果何所藏。蓄坎離之交姤。爲生氣之海。爲元陽之竇。闢精血於子宮。司人生之夭壽。稱命門者是也。號天根者非謬。使能知地下有雷聲。方悟得春光彌宇宙。

以上焦主内而不出，下焦主出而如川。又总诸脏之所居，隔高低之非类。求脉气之往来，果何如而相济？以心主之为君，朝诸经之维系，是故怒动于心，肝从而炽。欲念方萌，肾经精沸。构难释之苦思，枯脾中之生意。肺脉涩而气沉，为悲忧于心内。惟脉络有以相通，故气得从心而至。虽诸脏之归心，实上系之联肺。肺气何生？根从脾胃，赖水谷于敖仓，化精微而为气。气旺则精盈，精盈则气盛。此是化源根，坎里藏真命。虽内景之缘由，尚根苗之当究。既云两肾之前，又曰膀胱之后，出大肠之上左，居小肠之下右。其中果何所藏？蓄坎离之交姤，为生气之海，为元阳之窦。辟精血于子宫，司人生之夭寿，称命门者是也，号天根者非谬。使能知地下有雷声，方悟得春光弥宇宙。

標幽賦 鍼經指南

拯救之法。妙用者鍼。察歲時於天道。定形氣於予心。春夏瘦而刺淺。秋冬肥而刺深。春氣在毛夏氣在皮秋氣在分肉冬氣在骨髓故春夏及瘦人皆刺淺秋冬及肥人皆刺深若有針入而氣逆者失其淺深之宜也不窮經絡陰陽。多逢刺禁。既論藏府虛實。須向經尋。原夫起自中焦。水初下漏。太陰爲始。至厥陰而方終。穴出雲門。抵期門而最後。人之氣脉周流每日寅時從中焦肺經起交至肝經期門穴而終正經十二。別絡走三百餘支。各經有横絡孫絡散走三百餘支脉正側仰伏。氣血有六百餘候。手足三陽。手走頭而頭走足。手足三陰。足走腹而胸走手。要識迎隨。須明逆順。況夫陰陽氣血多少爲最

鍼灸逢源 卷三 三七

厥陰太陽少氣多血。太陰少陰少血多氣。而又氣多血少者少陽之分。氣盛血多者陽明之位。先詳多少之宜。次察應至之氣。輕滑慢而未來。沉澁緊而已至。言入針之後值輕浮滑虛慢遲乃真氣未來沉重澁滯緊實是正氣已來既至也。量寒熱而留疾。留住也疾速也未至也。據虛實而候氣。氣之至也。如魚吞鉤餌之沉浮。氣未至也。如閑處幽堂之深邃。氣速至而速效。氣遲至而不治。觀夫九鍼之法。毫鍼最微。七星上應。衆穴支持。本形金也。有蠲邪扶正之道。其體象金短長水也。有決凝開滯之機。其流通象水定刺象木。或斜或正。其勁直象木口藏比火。進陽補羸。其氣溫象火循機捫塞以象土。其填補象土實應

标幽赋《针经指南》

拯救之法，妙用者针。察岁时于天道，定形气于予心。春夏瘦而刺浅，秋冬肥而刺深。春气在毛，夏气在皮，秋气在分肉，冬气在骨髓，故春夏及瘦人皆刺浅，秋冬及肥人皆刺深。若有针入而气逆者，失其浅深之宜也。不穷经络阴阳，多逢刺禁；既论脏腑虚实，须向经寻。原夫起自中焦，水初下漏，太阴为始，至厥阴而方终，穴出云门，抵期门而最后。人之气脉周流，每日寅时从中焦肺经起，交至肝经期门穴而终。正经十二，别络走三百余支；各经有横络，孙络散走三百余支脉。正侧仰伏，气血有六百余候。手足三阳，手走头而头走足；手足三阴，足走腹而胸走手。

要识迎随，须明逆顺。况夫阴阳，气血多少为最。厥阴、太阳，少气多血；太阴、少阴，少血多气。而又气多血少者，少阳之分；气盛血多者，阳明之位。先详多少之宜，次察应至之气。轻滑慢而未来，沉涩紧而已至。言入针之后，值轻浮滑虚慢迟，乃真气未来；沉重涩滞紧实，是正气以来。既至也，量寒热而留疾；留，住也；疾，速也。未至也，据虚实而候气。气之至也，如鱼吞钩饵之沉浮；气未至也，如闲处幽堂之深邃。气速至而速效，气迟至而不治。

观夫九针之法，毫针最微。七星上应，众穴支持。本形金也，有蠲邪扶正之道，其体象金。短长水也，有决凝开滞之机，其流通象水。定刺象木，或斜或正，其劲直象木。口藏比火，进阳补羸，其气温象火。循机扪塞以象土，其填补象土。实应

五行而可知。然是三寸六分，包含妙理：虽细拟于毫发，同贯多岐，可平五脏之寒温，能调六腑之虚实。拘挛闭塞，追八邪而去矣；手足拘挛，气血不通之症，先追散八风之邪。寒热痹痛，开四关而已之。寒痹、热痹、痛风之类，针两肘、两膝之穴。凡刺者，使本神朝而后入；既刺也，使本神定而气随。神不朝而勿刺，神已定而可施。定脚处，取气血为主意；下手处，认水木是根基。言用针必先认五行子母相生。天、地、人三才也，涌泉同璇玑、百会；百会应天，璇玑应人，涌泉应地。上、中、下三部也，大包与天枢、地机。上部大包，中部天枢，下部地机。阳跷、阳维并督、带，此四脉属阳。主肩、背、腰、腿在表之病；阴跷、阴维、任、冲脉，此四脉属阴。去心腹胁肋在里之疑。疑，疾也。二陵、阴、阳陵泉。二跷、照海、申脉。二交，足太阴经三阴交、足少阳经阳交。似续而交五大；续，接续；五大，五体也。两间、二间、三间。两商、少商、商阳。两井，天井、肩井。相依而别两支。大抵取穴之法，必有分寸，先审自意，次观肉分，或伸屈而得之，或平直而安定。在阳部筋骨之侧，陷下为真；在阴分郄腘之间，动脉相应。取五穴用一穴而必端，取三经用一经而可正。头部与肩部详分，督脉与任脉易定。明标与本，论刺深刺浅之经；住痛移疼，取相交相贯之径。如手太阴列缺交于阳明之络，足阳明丰隆别走太阴之类。岂不闻脏腑病，而求章门、气海、腧、募之微；经络滞，而求原、别、交、会之道。各经之原，及阳别阴交、八会诸穴。更穷四根三结，根据标本而刺无不痓。四根，诸经根于四肢，即井穴也；三结，即太阴结于大包，少阴结于廉泉，厥阴结于玉堂也。但用八法五门，分主客而针无不效，详见前。八脉始终连八会，本是纪纲；十二经络十二原，是为枢要。详见后。一日取六十六穴之法，方见幽微；阳干注腑，三十六穴；阴干注脏，三十穴。一时取十二经脉之原，始知要妙。《十二经之原歌》云：甲出丘墟乙太冲，丙居宛骨阳池同，丁出神门大陵过，戊当胃脉冲阳通，己出太白庚合谷，辛原本注太渊空，壬归京骨是原穴，癸出太溪跟骨中。

原夫补泻之法，非呼吸而在手指；义见《宝命全形》《离合真邪》等论。速效之功，要交正而识本经。如心病取小肠经穴之类。交经缪刺，左有病而右畔取；泻络远针，头有病而脚上针。巨刺与缪刺各异，微针与妙针难传。观部分而知经络之虚实，视沉浮而辨脏腑之寒温。且夫先令针耀而虑针损，次藏口内而欲针温。目无外视，手如握虎；心无内慕，如待贵人。左手重而多按，欲令气散；右手轻而徐入，不痛之因。空心恐怯，直力侧而多晕；背目沉掐，坐卧平而弗昏。推于十干、十变，知孔穴之开阖；详见前。论其五行、五脏，察日时之旺衰。得五行生者，旺；受五行克者，衰。如心之病得甲乙之日时者，生旺；遇壬癸之日时者，克衰。余仿此。伏如横弩，应若发机。言血气未应针则伏如横弩，血气既应针则退如发机。

阴交、阳别而定血晕，任脉阴交、脾经三阴交、膀胱经飞扬皆主血病。阴跷、阳维而下胎衣。肾经照海、三焦经外关。痹厥偏枯，迎随俾经络接续；漏崩带下，温补使气血依归。静以久留，停针待之。必准者，取照海治喉中之闭塞；端的处，用大钟治心内之呆痴。大抵疼痛实泻，痒麻虚补。体重节痛而俞居，心下痞满而井主。心胀咽痛，刺太冲而必除；脾冷胃疼，泻公孙而立愈。胸满刺内关，胁痛针飞虎。三焦经支沟穴。筋挛骨痛补魂门，体热劳嗽泻魄户。头风头痛，刺申脉与金门；足太阳经。眼痒眼疼，泻光明到地五。足少阳经。泻阴郄止盗汗，治小儿骨蒸；刺偏历利小便，医大人水蛊。中风环跳宜刺，虚损天枢可取。由是午前卯后，辰巳二时。太阴生而疾温；离左酉南，未申二时。月朔死而速冷。月死生数，望前谓之生，望后谓之死。以一月而比一日，午前谓之生，无泻，午后谓之死，无补。循扪弹努，留吸母而坚长；循扪者，皆摩也。弹努者，着力之意。留吸坚长，须待热至也。母者，虚则补其母也。爪下伸提，疾呼子而嘘短。爪下者，掐穴令气血散，然后下针也。伸，即提也，施针轻浮之谓。疾呼嘘短，去之速也。子者，实则泻其子也。动退空歇，迎夺右而泻凉；用针摇动而退伸提空，歇以候气行，此谓泻法。推内进搓，随济左而补暖。推，推转，进针犹搓线之状，慢慢转针，此谓补法。

慎之！大患危疾，色脉不顺而莫针；寒热风冷，饥饱醉劳而切忌。望不补而晦不泻，弦不夺而朔不济。如非急症，不可犯此日忌。精其心而穷其法，无灸艾而坏其皮；正其理而求其源，免投针而失其位。避灸处和四肢，四十有七；禁刺处除六腧，二十有二。《禁针歌》有二十五穴。昔高皇抱疾未瘥，李氏刺巨阙而后苏；太子暴死为厥，越人针维会而复醒。秦越人过虢，虢太子死未半日，越人诊其脉曰：太子之病爲尸厥脉亂故形如死也乃使弟子子陽礪針砥石以取外三陽五會即任脉中極穴一名玉泉也蓋手之三陽脉維於玉泉又足三陰任脉之會故曰維會肩井曲池甄權刺臂痛而即射懸鍾環跳華佗刺躄足而立行秋夫鍼腰目而鬼免沉疴王纂鍼交俞而妖精立出續齊諧記徐秋夫療腰痛鬼縛芧作人爲針腰目二處交俞未詳取肝俞與命門使瞽者見秋毫之末刺少陽之交別俾聾夫聽夏蚋之聲交謂手足少陽二脉之交會翳風角孫禾髎穴也別謂手少陽之別外關也

嗟夫去聖逾遠此道漸墜或不得意而散其學或幸其能而犯禁忌愚庸智淺難契於元微至道淵深得之者有幾

竇漢卿標幽賦舊有楊繼洲註其未詳處竊以已見附之

鍼灸逢源　卷三

之病为尸厥，脉乱，故形如死也。乃使弟子子阳砺针砥石，以取外三阳五会，即任脉中极穴，一名玉泉也，盖手之三阳脉维于玉泉，又足三阴、任脉之会，故曰维会。肩井、曲池，甄权刺臂痛而即射；悬钟、环跳，华佗刺躄足而立行。秋夫针腰俞而鬼免沉疴，王纂针交俞而妖精立出。《续齐谐记》：徐秋夫疗腰痛鬼，缚茅作人，为针腰目二处。交俞未详。取肝俞与命门，使瞽者见秋毫之末；刺少阳之交别，俾聋夫听夏蚋之声。交，谓手足少阳二脉之交会，翳风、角孙、禾髎穴也。别，谓手少阳之别外关也。

嗟夫！去圣逾远，此道渐坠。或不得意而散其学，或幸其能而犯禁忌。愚庸智浅，难契于元微，至道渊深，得之者有几？

窦汉卿《标幽赋》旧有杨继洲注，其未详处，窃以己见附之。

百症賦 鍼灸聚英

百症腧穴再三用心顖會連於玉枕頭風療以金鍼懸顱頷厭之中偏頭痛止强間豐隆之際頭痛難禁原夫面腫虛浮須仗水溝前頂耳聾氣閉全憑聽會翳風面上蟲行有驗迎香可取耳中蟬噪有聲聽會堪攻目眩兮支正飛揚目黃兮陽綱膽腧攀睛攻少澤肝腧之所淚出刺臨泣頭維之處眼中漠漠即尋攢竹三間目視睆睆急取養老天柱雀目肥氣睛明行間而細推項强傷寒溫溜期門而主之廉泉中衝舌下腫痛堪取天府合谷鼻中衄血宜追耳門絲竹空治牙疼於頃刻頰車

地倉穴正口喎於片時喉痛兮液門魚際可療轉筋兮金門邱墟所醫陽谷俠谿頷腫口噤並治少商曲澤血虛口渴同施通天去鼻內無聞之苦復溜祛舌乾口燥之悲瘂門關衝舌緩不語爲要緊天鼎間使失音囁嚅之休遲太衝瀉脣喎以速愈承漿住牙疼而即移項强多惡風束骨相連於天柱熱病汗不出大都更接於經渠且如兩臂頑麻少海就旁於三里半身不遂陽陵遠達於曲池建里內關掃盡胸中之苦悶聽宮脾腧祛殘心下之悲悽久知脇肋疼痛氣戶華蓋有靈腹內腸鳴下脘陷谷能平胸脇支滿何療章門不用細尋膈疼蓄

百症赋《针灸聚英》

百症腧穴，再三用心。囟会连于玉枕，头风疗以金针。悬颅、颔厌之中，偏头痛止；强间、丰隆之际，头痛难禁。原夫面肿虚浮，须仗水沟、前顶；耳聋气闭，全凭听会、翳风。面上虫行有验，迎香可取；耳中蝉噪有声，听会堪攻。目眩兮，支正、飞扬；目黄兮，阳纲、胆腧。攀睛，攻少泽、肝腧之所；泪出，刺临泣、头维之处。眼中漠漠，即寻攒竹、三间；目视睆睆，急取养老、天柱。雀目肥气，睛明、行间而细推；项强伤寒，温溜、期门而主之。廉泉、中冲，舌下肿痛堪取；天府、合谷，鼻中衄血宜追。耳门、丝竹空，治牙疼于顷刻；颊车、地仓穴，正口㖞于片时。喉痛兮，液门、鱼际可疗；转筋兮，金门、丘墟所医。阳谷、侠溪，颔肿口噤并治；少商、曲泽，血虚口渴同施。通天去鼻内无闻之苦，复溜祛舌干口燥之悲。哑门、关冲，舌缓不语为要紧；天鼎、间使，失音嗫嚅之休迟。太冲泻唇㖞以速愈，承浆住牙疼而即移。项强多恶风，束骨相连于天柱；热病汗不出，大都更接于经渠。且如两臂顽麻，少海就旁于三里；半身不遂，阳陵远达于曲池。建里、内关，扫尽胸中之苦闷；听宫、脾腧，祛残心下之悲凄。久知胁肋疼痛，气户、华盖有灵；腹内肠鸣，下脘、陷谷能平。胸胁支满何疗？章门不用细寻；膈疼蓄

飲難禁膻中巨闕宜取痞滿更加噎塞中府意舍所行
胸膈停留瘀血腎腧巨髎有徵胸滿項強神藏璇璣已
試背連腰痛白環委中曾經脊強兮水道筋縮目眩兮
顴髎大迎痓病非顱息不愈臍風須然谷方醒委陽天
池腋腫鍼而立散後谿環跳腿疼刺之即輕夢魘不寧
厲兌相諧於隱白發狂奔走上脘同起於神門驚悸怔
忡取陽交（一作陽谿）解谿勿悞反張悲哭仗天衝大橫須精
癲疾必身柱本神之令發熱仗少衝曲池之津歲熱時
行陶道復求肺腧理（一作中膂俞）風癇常發神道還須心腧
寧濕寒濕熱下髎定厥寒厥熱湧泉清寒慄惡寒二間

疎通陰郄善煩心嘔吐幽門開徹玉堂明行間湧泉主
消渴之腎竭陰陵水分去水腫之臍盈癆瘵傳尸趨魄
戶膏肓之路中邪霍亂尋陰谷三里之程治疸消黃諧
後谿勞宮而看倦言嗜卧往通里大鍾而行欬嗽連聲
肺腧須迎天突穴小便赤澁兌端獨瀉太陽經（心與小腸火盛者刺手少陰俞神門在掌後兌骨端又刺手太陽腕骨陽谷）刺長強與承山善主腸
風新下血鍼三陰交與氣海專司白濁久遺精且如肓
腧橫骨（皆腎經穴）瀉五淋之久積陰郄後谿治盜汗之多出
脾虛穀以不消脾腧膀胱腧覔胃冷食而難化魂門胃
腧堪責鼻痔必取䶊交癭氣須求浮白大敦照海患寒

饮难禁，膻中、巨阙宜取。痞满更加噎塞，中府、意舍所行；胸膈停留瘀血，肾腧、巨髎有征。胸满项强，神藏、璇玑已试；背连腰痛，白环、委中曾经。脊强兮，水道、筋缩；目眩兮，颧髎、大迎。痓病非颅息不愈，脐风须然谷方醒。委阳、天池，腋肿针而立散；后溪、环跳，腿疼刺之即轻。梦魇不宁，厉兑相谐于隐白；发狂奔走，上脘同起于神门。惊悸怔忡，取阳交、一作阳溪。解溪勿误；反张悲哭，仗天冲、大横须精。癫疾必身柱、本神之令；发热仗少冲、曲池之津。岁热时行，陶道复求肺腧理；一作中膂俞。风痫常发，神道还须心腧宁。湿寒湿热下髎定，厥寒厥热涌泉清。寒栗恶寒，二间疏通阴郄善；烦心、呕吐，幽门开彻玉堂明。行间、涌泉，主消渴之肾竭；阴陵、水分，去水肿之脐盈。痨瘵传尸，趋魄户、膏肓之路；中邪霍乱，寻阴谷、三里之程。治疸消黄，谐后溪、劳宫而看；倦言嗜卧，往通里、大钟而行。咳嗽连声，肺腧须迎天突穴；小便赤涩，兑端独泻太阳经。心与小肠火盛者，刺手少阴俞神门，在掌后兑骨端；又刺手太阳腕骨、阳谷。刺长强与承山，善主肠风新下血；针三阴交与气海，专司白浊久遗精。且如肓腧、横骨，皆肾经穴。泻五淋之久积；阴郄、后溪，治盗汗之多出。脾虚谷以不消，脾腧、膀胱腧觅；胃冷食而难化，魂门、胃腧堪责。鼻痔必取龈交，瘿气须求浮白。大敦、照海，患寒疝而善蠲。五里臂臑、生癧瘡而能治。至陰屋翳、療癢疾之疼多。肩髃陽谿、消癮風之熱極。婦人經事改常、自有地機血海。女子少氣漏血、不無交信合陽。帶下產崩、衝門氣衝宜審。月潮違限、天樞水泉細詳。肩井乳癰而極效。商邱痔漏而最良。脫肛趨百會尾骶之所。大成作尾翳悞無子搜陰交石關之鄉。石關足少陰經中脘主乎積痢。外邱收乎大腸。寒瘧兮商陽太谿驗、痃癖兮衝門血海強。夫醫乃人之司命、非智士而莫爲。鍼又理之元微、須至人之指教。先究其病源、後攻其穴道、隨手見功、應鍼取效

疝而善蠲；五里、臂臑，生疬疮而能治。至阴、屋翳，疗痒疾之疼多；肩髃、阳溪，消瘾风之热极。妇人经事改常，自有地机、血海；女子少气漏血，不无交信、合阳。带下产崩，冲门、气冲宜审；月潮违限，天枢、水泉细详。肩井乳痈而极效，商丘痔漏而最良。脱肛趋百会、尾骶之所，《大成》作尾翳，误。无子搜阴交、石关之乡。石关，足少阴经。中脘主乎积痢，外丘收乎大肠。寒疟兮商阳、太溪验，痃癖兮冲门、血海强。夫医乃人之司命，非智士而莫为；针又理之元微，须至人之指教。先究其病源，后攻其穴道，随手见功，应针取效。

玉龍賦 鍼灸聚英

夫參博以爲約要輯簡而舍繁總玉龍以成賦信金鍼而討論原夫卒暴中風頂門百會失音難語瘂門豐隆頭風鼻淵上星合谷耳聾顋腫聽會翳風攢竹頭維治目疼頭痛乳根俞府療氣嗽痰哮風市陰市驅腿脚之乏力陰陵陽陵除膝腫之難熬二白醫痔妙間使治瘧高大敦去疝氣膏肓補虛勞天井醫瘰癧瘾疹神門治癲癇呆痴欬嗽風痰太淵列缺宜刺尪羸喘促璇璣氣海當知期門大敦能治堅痃疝氣勞宮太陵可療心悶瘡痍心悸虛煩刺三里時疫痎瘧尋後谿絕骨三里三

陰交脚氣宜此睛明太陽魚尾目症憑茲老者便多命門兼腎腧着艾婦人乳腫少澤於太陽可推身柱蠲嗽能除脊痛至陽却疸善治神疲長強承山灸痔最妙豐隆肺腧痰嗽稱奇風門主感冒寒邪之嗽天樞理內傷脾泄之危風池絕骨而療乎傴僂人中曲池可治其仆痿期門刺傷寒未解經不再傳鳩尾鍼癲癇已發慎其妄施陰交水道三里蠱脹宜刺一灸水分商邱解谿邱墟脚痛堪追尺澤理筋急不用腕骨療手腕難移肩脊痛兮五樞兼於背縫在肩端骨直腋縫尖針二寸肘攣疼兮尺澤合於曲池風濕搏於兩肩肩髃可療壅熱盛乎三焦關衝最宜

玉龙赋《针灸聚英》

夫参博以为约，要辑简而舍繁，总《玉龙》以成赋，信金针而讨论。原夫卒暴中风，顶门、百会；失音难语，哑门、丰隆。头风鼻渊，上星、合谷；耳聋腮肿，听会、翳风。攒竹、头维，治目疼头痛；乳根、俞府，疗气嗽痰哮。风市、阴市，驱腿脚之乏力；阴陵、阳陵，除膝肿之难熬。二白医痔妙，间使治疟高，大敦去疝气，膏肓补虚劳。天井医瘰疬瘾疹，神门治癫痫呆痴。咳嗽风痰，太渊、列缺宜刺；尪羸喘促，璇玑、气海当知。期门、大敦能治坚痃疝气；劳宫、大陵，可疗心闷疮痍。心悸虚烦刺三里，时疫痎疟寻后溪。绝骨、三里、三阴交，脚气宜此；睛明、太阳、鱼尾，目症凭兹。老者便多，命门兼肾腧着艾；妇人乳肿，少泽于太阳可推。身柱蠲嗽，能除脊痛；至阳却疸，善治神疲。长强、承山，灸痔最妙；丰隆、肺腧，痰嗽称奇。风门主感冒寒邪之嗽，天枢理内伤脾泄之危。风池、绝骨，而疗乎伛偻；人中、曲池可治其仆痿。期门刺伤寒未解，经不再传；鸠尾针癫痫已发，慎其妄施。阴交、水分、三里，蛊胀宜刺；一灸水分。商丘、解溪、丘墟，脚痛堪追。尺泽理筋急不用，腕骨疗手腕难移。肩脊痛兮，五枢兼于背缝；在肩端骨，直腋缝尖针二寸。肘挛疼兮，尺泽合于曲池。风湿搏于两肩，肩髃可疗；壅热盛乎三焦，关冲最宜。

手臂紅腫中渚液門要辨脾虛黃疸腕骨中脘何疑傷寒無汗攻復溜宜瀉傷寒有汗取合谷當隨欲調飽滿之氣逆三里可勝要起六脉之沉匿復溜稱竒照海支溝通大便之秘內庭臨泣理小腹之䐜天突膻中醫喘嗽地倉頰車療口喎迎香攻鼻窒爲最肩井除臂痛難擎二間治牙疼中魁理翻胃而即愈百勞止虛汗通里療心驚而即差大小骨空治眼爛能止冷淚左右太陽醫目疼善除血翳心腧腎腧治腰腎虛乏之夢遺人中委中除背脊痛閃之難制太谿崑崙申脉最療足腫之迍湧泉關元豐隆爲治屍勞之例印堂可治驚搐神庭

專理頭風大陵人中頻瀉口氣全除帶脉關元多灸腎敗堪攻腿脚重疼鍼髖骨膝關膝眼行步艱楚灸三里中封太衝取內關與照海醫腹疼之塊搐迎香於鼻內消眼熱之紅肚痛秘結大陵合外關於支溝腿風濕痛居髎兼環跳於委中上脘中脘治九種之心痛赤帶白帶求中極之異同又若心虛熱壅少衝明於濟奪目昏血溢肝腧辨其實虛慕心傳之妙法究用鍼之疾徐或值挫閃疼痛此爲難擬腧穴輯管見以便讀幸高明無哂諸

手臂红肿，中渚、液门要辨；脾虚黄疸，腕骨、中脘何疑。伤寒无汗，攻复溜宜泻；伤寒有汗，取合谷当随。欲调饱满之气逆，三里可胜；要起六脉之沉匿，复溜称奇。照海、支沟，通大便之秘；内庭、临泣，理小腹之䐜。天突、膻中医喘嗽；地仓、颊车疗口㖞。迎香攻鼻窒为最；肩井除臂痛难擎。二间治牙疼，中魁理翻胃而即愈；百劳止虚汗，通里疗心惊而即差。大小骨空，治眼烂能止冷泪；左右太阳，医目疼善除血翳。心腧、肾腧，治腰肾虚乏之梦遗；人中、委中，除背脊痛闪之难制。太溪、昆仑、申脉，最疗足肿之迍；涌泉、关元、丰隆，为治尸劳之例。印堂可治惊搐，神庭专理头风。大陵、人中频泻，口气全除；带脉、关元多灸，肾败堪攻。腿脚重疼，针髋骨、膝关、膝眼；行步艰楚，灸三里、中封、太冲。取内关与照海，医腹疼之块；搐迎香于鼻内，消眼热之红。肚痛秘结，大陵合外关于支沟；腿风湿痛，居髎兼环跳于委中。上脘、中脘，治九种之心痛；赤带白带，求中极之异同。又若心虚热壅，少冲明于济夺；目昏血溢，肝腧辨其实虚。慕心传之妙法，究用针之疾徐。或值挫闪疼痛，此为难拟腧穴。辑管见以便读，幸高明无哂诸。

通元指要賦 衛生寶鑑

必欲治病，莫如用鍼。巧運神機之妙，功開聖理之深。外取砭鍼，能蠲邪而扶正；中含水火，善回陽而倒陰。原夫絡别支殊，經交錯綜，或溝池谿谷以歧異，或山海邱陵而隙共。斯流派以難揆，在條綱而有統。理繁而昧，縱補瀉以何功；法捷而明，自迎隨而得用。且如行步難移，太衝最奇。人中除脊膂之强痛，神門去心性之呆痴。風傷項急，始求於風府；頭暈目眩，要覓於風池。耳閉須聽會而治也，眼痛則合谷以推之。胸結身黄，取湧泉而即可；腦昏目赤，瀉攢竹以偏宜。兩肘拘攣，仗曲池而平掃；四

肢懈惰，憑照海以消除。牙齒痛，呂細堪治；呂細經外穴名，又太溪别名。頭項强，承漿可保。太白宣導於氣衝，脾家真土，能生肺金。陰陵開通於水道。陰陵泉真水，能滋濟萬物。腹膨而脹，奪內庭兮休遲；筋轉而疼，瀉承山而在早。大抵脚腕痛，崑崙可愈；股膝疼，陰市能醫。癇發癲狂兮，憑後谿而療理；瘧生寒熱兮，仗間使以扶持。期門刺胸滿血膨而可已，勞宮退胃翻心痛亦何疑。稽夫大敦治七疝之偏墜，王公謂此；三里却五勞之羸瘦，華陀言之。腕骨祛黄，然谷瀉腎。行間治膝腫目疾，尺澤去肘疼筋緊。目昏不見，二間宜求；鼻窒無聞，迎香可引。肩井除兩臂不任，絲竹療頭疼難忍。欬嗽

通元指要赋《卫生宝鉴》

必欲治病，莫如用针。巧运神机之妙，功开圣理之深。外取砭针，能蠲邪而扶正；中含水火，善回阳而倒阴。原夫络别支殊，经交错综，或沟池溪谷以歧异，或山海丘陵而隙共。斯流派以难揆，在条纲而有统。理繁而昧，纵补泻以何功；法捷而明，自迎随而得用。且如行步难移，太冲最奇。人中除脊膂之强痛，神门去心性之呆痴。风伤项急，始求于风府，头晕目眩，要觅于风池。耳闭须听会而治也，眼痛则合谷以推之。胸结身黄，取涌泉而即可；脑昏目赤，泻攒竹以偏宜。两肘拘挛，仗曲池而平扫；四肢懈惰，凭照海以消除。牙齿痛，吕细堪治；吕细，经外穴名，又太溪别名。头项强，承浆可保。太白宣导于气冲，脾家真土，能生肺金。阴陵开通于水道。阴陵泉真水，能滋济万物。腹膨而胀，夺内庭兮休迟；筋转而疼，泻承山而在早。大抵脚腕痛，昆仑可愈；股膝疼，阴市能医。痫发癫狂兮，凭后溪而疗理；疟生寒热兮，仗间使以扶持。期门刺胸满血膨而可已，劳宫退胃翻心痛亦何疑！稽夫大敦治七疝之偏坠，王公谓此；三里却五劳之羸瘦，华佗言之。腕骨祛黄，然谷泻肾。行间治膝肿目疾，尺泽去肘疼筋紧。目昏不见，二间宜求；鼻窒无闻，迎香可引。肩井除两臂不任，丝竹疗头疼难忍。咳嗽

寒痰列缺堪治眵䁾冷淚臨泣尤準髖骨將腿痛以祛殘髖骨經外奇穴梁邱穴兩旁楊氏註髖骨二穴在委中上三寸脾樞中誤腎腧把腰疼而瀉盡越人治屍厥於維會隨手而甦見標幽賦文伯瀉死胎於陰交應鍼而隕宋時徐文伯視婦人臨產危症乃子死腹中刺足三陰交又刺太冲效聖人察麻與痛分實與虛實則自外而入也虛則自內而出諸故濟母而裨其不足奪子而平其有餘觀二十七之經絡一一明辨據四百四十病症件件皆除故得使夭枉都無躋斯民於壽域幾微已判彰往古之元書又聞心胸病求掌後之太陵肩背痛責肘前之三里冷痺腎敗取足陽明之土三里連臍腹痛瀉足少陰之水陰谷

脊間心後者鍼中渚而立痊脇下肋邊者刺陽陵而即止頭項痛擬後谿以安然腰脚疼在委中而已矣

寒痰，列缺堪治；眵䁾冷泪，临泣尤准。髋骨将腿痛以祛残；髋骨，经外奇穴，梁丘穴两旁。杨氏注髋骨二穴，在委中上三寸脾枢中，误。肾腧把腰疼而泻尽。越人治尸厥于维会，随手而苏。见《标幽赋》。文伯泻死胎于阴交，应针而陨。宋时徐文伯视妇人临产危症，乃子死腹中，刺足三阴交，又刺太冲效。圣人察麻与痛，分实与虚。实则自外而入也，虚则自内而出诸。故济母而裨其不足，夺子而平其有余。观二十七之经络，一一明辨；据四百四十病症，件件皆除。故得使夭枉都无，跻斯民于寿域；几微已判，彰往古之元书。又闻心胸病，求掌后之大陵；肩背痛，责肘前之三里。冷痹肾败，取足阳明之土；三里。连脐腹痛，泻足少阴之水。阴谷。脊间心后者，针中渚而立痊；胁下肋边者，刺阳陵而即止。头项痛，拟后溪以安然；腰脚疼，在委中而已矣。

席弘賦 針灸大全

凡欲行鍼須審穴要明補瀉迎隨訣胷背左右不相同呼吸陰陽男女別氣刺兩乳求太淵未應之時瀉列缺列缺頭疼及偏正重瀉太淵無不應耳聾氣否聽會鍼迎香穴瀉功如神誰知天突治喉風虛喘須尋三里中手連肩脊痛難忍合谷鍼時及太衝曲池兩手不如意合谷下鍼宜仔細心疼手顫少海間若要除根覓陰市但患傷寒兩耳聾耳門聽會疾如風五般肘痛尋尺澤冷淵鍼後却收功手足上下鍼三里食癖氣塊憑此取鳩尾能治五般癇若下湧泉人不死胃中有積刺璇璣

三里功多人不知陰陵泉治心胷滿鍼到承山飲食思大抒若連長强尋小腸氣痛卽行鍼委中專治腰間痛脚膝腫時尋至陰氣滯腰疼不能立横骨大都堪救急氣海專能治五淋更鍼三里隨呼吸睛明治眼未效時合谷光明安可缺人中治癲功最高水腫水分氣海消冷嗽先宜補合谷却須鍼瀉三陰交牙疼腰痛并咽痺二間陽谿疾怎逃更有三間腎俞妙善除肩背浮風勞若鍼肩井須三里不刺之時氣未調最是陽陵泉一穴膝間疼痛用鍼燒脚疼膝腫鍼三里懸鍾二陵三陰交更向太衝須引氣指頭麻木自輕飄轉筋承山崑崙刺

席弘赋《针灸大全》

凡欲行针须审穴，要明补泻迎随诀。胸背左右不相同，呼吸阴阳男女别。气刺两乳求太渊，未应之时泻列缺。列缺头疼及偏正，重泻太渊无不应。耳聋气否听会针，迎香穴泻功如神。谁知天突治喉风，虚喘须寻三里中。手连肩脊痛难忍，合谷针时及太冲。曲池两手不如意，合谷下针宜仔细。心疼手颤少海间，若要除根觅阴市。但患伤寒两耳聋，耳门听会疾如风。五般肘痛寻尺泽，冷渊针后却收功。手足上下针三里，食癖气块凭此取。鸠尾能治五般痫，若下涌泉人不死。胃中有积刺璇玑，三里功多人不知。阴陵泉治心胸满，针到承山饮食思。大抒若连长强寻，小肠气痛即行针。委中专治腰间痛，脚膝肿时寻至阴。气滞腰疼不能立，横骨大都堪救急。气海专能治五淋，更针三里随呼吸。睛明治眼未效时，合谷光明安可缺。人中治癫功最高，水肿水分气海消。冷嗽先宜补合谷，却须针泻三阴交。牙疼腰痛并咽痹，二间阳溪疾怎逃。更有三间肾俞妙，善除肩背浮风劳。若针肩井须三里，不刺之时气未调。最是阳陵泉一穴，膝间疼痛用针烧。脚疼膝肿针三里，悬钟二陵三阴交。更向太冲须引气，指头麻木自轻飘。转筋承山昆仑刺，魚際目眩立便消。肚疼須是公孫妙。內關相應必然瘳。冷風冷痺疾難愈。環跳腰腧足太陽經八髎鍼與燒。傷寒二日尋風府。嘔吐還須上脘療。婦人心痛豐隆穴大成作心俞癥瘕痃癖三里高。小便不禁關元好。大便秘濇大敦燒。髖骨腿疼三里瀉。復溜氣滯便離腰。若逢七疝小腹痛。照海陰交曲泉鍼。仍不應時求氣海。關元同瀉效如神。小腸氣結痛連臍。速瀉陰交莫再遲。良久湧泉鍼取氣。此中玄妙少人知。小兒脫肛患多時。先灸百會次尾骶大成作鳩尾久患傷寒肩背痛。但鍼中渚得其宜。肩上痛連臍不休。手中三里便須求。下鍼麻重即須瀉。得氣之時不

用留。咽喉最急先百會。太衝照海及陰交。噎不住時氣海灸。定瀉三里一時消。逼鍼瀉氣須令吸。若補隨呼氣自調

鱼际目眩立便消。肚疼须是公孙妙，内关相应必然瘳。冷风冷痹疾难愈，环跳腰腧足太阳经八髎。针与烧。伤寒二日寻风府，呕吐还须上脘疗。妇人心痛丰隆穴，《大成》作心俞。癥瘕痃癖三里高。小便不禁关元好，大便秘涩大敦烧。髋骨腿疼三里泻，复溜气滞便离腰。若逢七疝小腹痛，照海阴交曲泉针。仍不应时求气海，关元同泻效如神。小肠气结痛连脐，速泻阴交莫再迟。良久涌泉针取气，此中玄妙少人知。小儿脱肛患多时，先灸百会次尾骶。《大成》作鸠尾，误。久患伤寒肩背痛，但针中渚得其宜。肩上痛连脐不休，手中三里便须求。下针麻重即须泻，得气之时不用留。咽喉最急先百会，太冲照海及阴交。噎不住时气海灸，定泻三里一时消。逼针泻气须令吸，若补随呼气自调。

雜病穴法歌醫學入門

雜病隨宜選雜穴，仍兼原合與八法。經絡交會别論詳，藏府俞募當謹始。根結標本理元微，四關三部識其處。傷寒一日刺風府，陰陽分經次第取。傷寒一日太陽經取風府在表刺三陽經穴在裏刺三陰經穴過經未汗刺期門三里惟陰症宜灸關元穴汗吐下法非有他，合谷內關陰交杵。汗法刺合谷行九九數搓數十次得汗行瀉法汗止身溫出針如汗不止針陰市復溜合谷○吐法刺內關補之提氣上行又推戰一次病人多呼幾次即吐如吐不止補足三里○下法刺三陰交行六陰數畢口鼻閉氣吞鼓腹中將瀉插一下即瀉如泄不止刺合谷行九陽數一切風寒暑濕邪，頭疼發熱外關起。頭面耳目口鼻病，曲池合谷為之主。偏正頭疼左右鍼，列缺太淵不用補。頭風目眩項捩音列強，申脉金門手三里。赤眼迎香鼻內出血奇，頭臨泣太衝合谷侶。俱瀉耳聾俠谿與金門，合谷鍼之能聽語。鼻塞鼻淵并鼻痔，合谷太衝隨手取。口噤喎斜流涎多，地倉頰車仍可舉。口舌生瘡舌下竅，三稜刺血非粗鹵。刺舌下兩邊紫筋舌裂出血刺內關，太衝三陰交走上部。舌上生苔合谷當，手三里治舌風舞。牙風面腫頰車神，合谷臨泣瀉不數。二陵手太陵足陽陵二蹻陰陽交，三陰交陽交頭項手足互相與。兩井兩商二三間，手上諸風得其所。手指連肩相引疼，合谷太衝能救苦。手三里治肩連臍，脊間心後稱中渚。冷嗽只宜補合谷，三陰交瀉即時住。霍亂

杂病穴法歌《医学入门》

杂病随宜选杂穴，仍兼原合与八法。经络交会别论详，脏腑俞募当谨始。根结标本理元微，四关三部识其处。伤寒一日刺风府，阴阳分经次第取。伤寒一日，太阳经取风府，在表刺三阳经穴，在里刺三阴经穴，过经未汗刺期门、三里，惟阴症宜灸关元穴。汗吐下法非有他，合谷内关阴交杵。汗法刺合谷，行九九数，搓数十次，得汗。行泻法，汗止身温出针。如汗不止，针阴市、复溜、合谷。吐法刺内关，补之提气上行，又推战一次，病人多呼几次即吐。如吐不止，补足三里。下法刺三阴交，行六阴数毕，口鼻闭气，吞鼓腹中，将泻，插一下即泻。如泄不止，刺合谷，行九阳数。一切风寒暑湿邪，头疼发热外关起。头面耳目口鼻病，曲池合谷为之主。偏正头疼左右针，列缺太渊不用补。头风目眩项捩音列。强，申脉金门手三里。赤眼迎香鼻内。出血奇，头临泣太冲合谷侣。俱泻。耳聋侠溪与金门，合谷针之能听语。鼻塞鼻渊并鼻痔，合谷太冲随手取。口噤㖞斜流涎多，地仓颊车仍可举。口舌生疮舌下窍，三棱刺血非粗卤。刺舌下两边紫筋。舌裂出血刺内关，太冲三阴交走上部。舌上生苔合谷当，手三里治舌风舞。牙风面肿颊车神，合谷临泣泻不数。二陵手大陵、足阳陵。二跷阴阳交，三阴交、阳交。头项手足互相与。两井两商二三间，手上诸风得其所。手指连肩相引疼，合谷太冲能救苦。手三里治肩连脐，脊间心后称中渚。冷嗽只宜补合谷，三阴交泻实时住。霍乱

中脘可刺深。三里內庭瀉幾許。心痛翻胃鍼勞宮。少澤上中二脘侶。心疼手顫少海求。兩足拘攣陰市覩。太淵列缺穴相連。能祛氣痛刺兩乳。脇痛只須陽陵泉。公孫內關腹痛止。六經瘧疾素問詳。又刺指端舌下紫。危氏刺手十指及舌下紫腫筋出血 痢疾合谷三里宜。邪干氣分為白痢針此 甚者必須兼中膂。邪干血分為赤痢針小腸俞 心胸痞滿陰陵泉。鍼到承山飲食美。泄瀉肚腹諸般疾。三里內庭功無比。水腫水分與復溜。一云瀉水分先用小針次用大針以雞翎管透之水出濁者死清者生急服緊皮丸斂之若脚腫欲放水者於復溜穴取之。水分針不及灸 脹滿中脘三里揣。腰痛環跳委中神。若連背痛崑崙武。腰腿俱疼髖骨升。舊本腕骨悞 三里降

下隨拜跪。腰連脚痛怎主醫。環跳行間與風市。脚膝諸痛取行間。三里申脉金門侈。脚若轉筋眼發花。然谷承山法自古。兩足難移先懸鐘。條口後鍼能步履。膝下痠麻補太谿。僕參內庭盤跟楚。脚盤痛刺內庭脚跟痛刺僕參 脚連脇腋痛難當。環跳陽陵泉內杵。冷風濕痺鍼環跳。陽陵三里燒鍼尾。用燔針知痛即止 七疝大敦與太衝。男婦五淋血海通。大便虛秘補支溝。瀉足三里效可擬。熱秘氣秘先長強。大敦陽陵堪調護。小便不通陰陵泉。三里瀉下溺如注。內傷食積鍼三里。璇璣相應塊亦消。脾病氣血先合谷。後取三陰交鍼用燒。一切內傷內關穴。痰火積塊退煩

中脘可刺深，三里内庭泻几许。心痛翻胃针劳宫，少泽上中二脘侣。心疼手颤少海求，两足拘挛阴市睹。太渊列缺穴相连，能祛气痛刺两乳。胁痛只须阳陵泉，公孙内关腹痛止。六经疟疾《素问》详，又刺指端舌下紫。危氏刺手十指，及舌下紫肿筋出血。痢疾合谷三里宜。邪干气分为白痢，针此。甚者必须兼中膂。邪干血分为赤痢，针小肠俞。心胸痞满阴陵泉，针到承山饮食美。泄泻肚胀诸般疾，三里内庭功无比。水肿水分与复溜。一云泻水分，先用小针，次用太针，以鸡翎管透之，水出浊者死，清者生，急服紧皮丸敛之。若脚肿欲放水者，于复溜穴取之。水分针不及灸。胀满中脘三里揣。腰痛环跳委中神，若连背痛昆仑武。腰腿俱疼髋骨升，旧本腕骨，误。三里降下随拜跪。腰连脚痛怎主医，环跳行间与风市。脚膝诸痛取行间，三里申脉金门侈。脚若转筋眼发花，然谷承山法自古。两足难移先悬钟，条口后针能步履。膝下酸麻补太溪，仆参内庭盘跟楚。脚盘痛，刺内庭；脚跟痛，刺仆参。脚连胁腋痛难当，环跳阳陵泉内杵。冷风湿痹针环跳，阳陵三里烧针尾。用燔针，知痛即止。七疝大敦与太冲，男妇五淋血海通。大便虚秘补支沟，泻足三里效可拟。热秘气秘先长强，大敦阳陵堪调护。小便不通阴陵泉，三里泻下溺如注。内伤食积针三里，璇玑相应块亦消。脾病气血先合谷，后取三阴交针用烧。一切内伤内关穴，痰火积块退烦

潮。吐血尺澤功無比衄血上星與禾髎。喘息列缺足三里嘔噫陰交不可饒。勞宮能治五般癇更刺湧泉疾若挑神門專治心痴獃人中間使祛癲妖尸厥鬼迷百會穴更鍼隱白與神門繆刺論又以竹管吹兩耳婦人經閉瀉合谷三里至陰催孕妊虛者更補合谷死胎胞衣不得下陰交照海內關尋瀉小兒驚風少商穴。人中湧泉刺莫深癰疽初起審其穴只刺陽經不刺陰詳見卷五傷寒流注分手足太衝內庭可浮沉

鍼灸逢源 卷三

潮。吐血尺泽功无比，衄血上星与禾髎。喘息列缺足三里，呕噫阴交不可饶。劳宫能治五般痫，更刺涌泉疾若挑。神门专治心痴呆，人中间使祛癫妖。尸厥鬼迷百会穴，更针隐白与神门。《缪刺论》又以竹管吹两耳。妇人经闭泻合谷，三里至阴催孕妊。虚者更补合谷。死胎胞衣不得下，阴交照海内关寻。泻。小儿惊风少商穴，人中涌泉刺莫深。痈疽初起审其穴，只刺阳经不刺阴。详见卷五。伤寒流注分手足，太冲内庭可浮沉。

孫真人鍼十三鬼穴歌

百邪癲狂所謂病，鍼有十三穴須認。凡鍼之體先鬼宮，次鍼鬼信無不應。一一從頭逐一求，男從左起女從右。一鍼人中鬼宮停，左邊下鍼右出鍼。入三分第二手大指甲下，少商穴名鬼信三分深。三鍼足大指甲下，隱白名曰鬼壘刺二分，四鍼掌上太陵穴，鍼入五分爲鬼心，五鍼申脉爲鬼路。火鍼三分七鋥鋥，第六却尋大椎上，入髮一寸名鬼枕；風府穴，入二分。七刺耳垂下八分，頰車穴，入五分。名曰鬼牀鍼要温，八鍼承漿名鬼市。從左出右君須記；入三分。九鍼勞宮爲鬼窟；入二分。一作間使，義同。十鍼上星名鬼堂；入二分。十一陰下縫三壯，男會陰穴。女玉門頭爲鬼藏；可入三分。十二曲池名鬼腿，火鍼仍要七鋥鋥；入五分。十三舌下中央縫，金鍼出血名鬼封。橫安針一枚於口，令舌不動，刺出血甚效。手足兩邊相對刺，若逢孤穴只單通。此是先師真妙訣，狂猖惡鬼走無踪。

男先鍼左，女先鍼右。單日爲陽，雙日爲陰。陽日陽時鍼右轉，陰日陰時鍼左轉。

孙真人针十三鬼穴歌

百邪癫狂所谓病，针有十三穴须认。凡针之体先鬼宫，次针鬼信无不应。一一从头逐一求，男从左起女从右。一针人中鬼宫停，左边下针右出针。入三分。第二手大指甲下，少商穴名鬼信三分深；三针足大指甲下，隐白名曰鬼垒刺二分；四针掌上大陵穴，针入五分为鬼心；五针申脉为鬼路，火针三分七锃锃；第六却寻大椎上，入发一寸名鬼枕；风府穴，入二分。七刺耳垂下八分，颊车穴，入五分。名曰鬼床针要温；八针承浆名鬼市，从左出右君须记；入三分。九针劳宫为鬼窟；入二分，一作间使，义同。十针上星名鬼堂；入二分。十一阴下缝三壮，男会阴穴。女玉门头为鬼藏；可入三分。十二曲池名鬼腿，火针仍要七锃锃；入五分。十三舌下中央缝，金针出血名鬼封。横安针一枚于口，令舌不动，刺出血，甚效。手足两边相对刺，若逢孤穴只单通。此是先师真妙诀，狂猖恶鬼走无踪。

男先针左，女先针右。单日为阳，双日为阴。阳日阳时针右转，阴日阴时针左转。

症治要穴歌集古增新共二十八首

傷寒過經猶未解須向期門穴上鍼忽然氣喘攻胸膈
三里瀉多須用心
無汗傷寒瀉復溜汗多合谷亦宜求瀉若還六脉皆微
細鍼下補多脉易浮
時行邪瘧最難禁有汗譩譆與俠谿腰痛太谿血郄妙
衝陽厲兌太冲齊
瘧疾間使大椎良後谿合谷與膏肓更加三里懸鍾穴
瘧發脾寒卽便康
中暑人中百會搜陽明合谷內庭求熱傷肺氣膈胸滿

列缺氣海中極收
中風合谷大腸原八脉之中申脉援三里肩井并環跳
委中風市陽陵泉
口噤先須申脉詳陽蹻脉與後谿相應頰車合谷與承漿喎斜添
入地倉穴宜針透頰車不效翳風聽會良
癱瘓陽谿并曲池肩髃合谷外中渚行間申脉崑崙穴
三里陽陵風市推
五癇百會內關通陰維脉與公孫應稽鬼腿曲池穴神門與後谿鳩
尾心腧刺灸得上星通里愈痴迷
哮喘先教中脘尋肺腧天突中府臨氣海三里俱稱妙

症治要穴歌集古增新共二十八首

伤寒过经犹未解，须向期门穴上针。忽然气喘攻胸膈，三里泻多须用心。

无汗伤寒泻复溜，汗多合谷亦宜求泻，若还六脉皆微细，针下补多脉易浮。

时行邪疟最难禁，有汗噫嘻与侠溪，腰痛太溪血郄妙，冲阳厉兑太冲齐。

疟疾间使大椎良，后溪合谷与膏肓，更加三里悬钟穴，疟发脾寒即便康。

中暑人中百会搜，阳明合谷内庭求，热伤肺气膈胸满，列缺气海中极收。

中风合谷大肠原，八脉之中申脉援，三里肩井并环跳，委中风市阳陵泉。

口噤先须申脉详，阳跷脉与后溪相应。颊车合谷与承浆，㖞斜添入地仓穴，宜针透颊车。不效翳风听会良。

瘫痪阳溪并曲池，肩髃合谷外中渚，行间申脉昆仑穴，三里阳陵风市推。

五痫百会内关通阴维脉与公孙应。稽，鬼腿曲池穴。神门与后溪，鸠尾心腧刺灸得，上星通里愈痴迷。

哮喘先教中脘寻，肺腧天突中府临，气海三里俱称妙，

列鈌鍼之病不侵

癆瘵傳尸灸四花。膏肓肺腧實堪誇。大椎穴并三椎骨身柱穴鬼眼功多用勿差。

蠱脹應知照海靈照海通陰蹻脉與列鈌應行間氣海與三陰。交水溝三里內庭穩。分水多鍼病轉深

九種心痛及脾疼。曲澤太陵三里尋。上中脘與冲陽穴。內關公孫主客鍼

腹中疞痛刺冲陽。三里胃腧太白良。支溝章門去閉結。內關氣海商邱當

太陵穴治發痧凶。列鈌委中天府鬆。百會百勞十宣妙。

何愁痧病結心胸

後谿穴刺治頭風。百會風池絲竹空。合谷上星足三里。化痰利氣中脘通

外障先鍼小骨空。睛明合谷太陽中。後谿主穴休忘却。攢竹風池儘可通

鼻窒迎香列鈌尋列鈌通任脉與照海應上星風府太淵鍼。若言舌腫廉泉妙。玉液金津傍舌心左金津右玉液在舌下兩旁紫紋上針出血

牙疼頰車外關稱。合谷太谿然谷應。聽耳翳風并耳門。暴聾聽會竅陰增耳生瘡出濃水曰聤耳

臂痛少澤與外關。肩髃合谷曲池間。握物拘攣曲澤當。

列缺针之病不侵。

痨瘵传尸灸四花，膏肓肺腧实堪夸，大椎穴并三椎骨身柱穴，鬼眼功多用勿差。

蛊胀应知照海灵，照海通阴跷脉与列缺应。行间气海与三阴交，水沟三里内庭稳，分水多针病转深。

九种心痛及脾疼，曲泽大陵三里寻，上中脘与冲阳穴，内关公孙主客针。

腹中疞痛刺冲阳，三里胃腧太白良，支沟章门去闭结，内关气海商丘当。

大陵穴治发痧凶，列缺委中天府松，百会百劳十宣妙，何愁痧病结心胸。

后溪穴刺治头风，百会风池丝竹空，合谷上星足三里，化痰利气中脘通。

外障先针小骨空，睛明合谷太阳中。后溪主穴休忘却，攒竹风池尽可通。

鼻窒迎香列缺寻，列缺通任脉与照海应。上星风府太渊针，若言舌肿廉泉妙，玉液金津傍舌心。左金津，右玉液，在舌下两旁紫纹上针出血。

牙疼颊车外关称，合谷太溪然谷应，聤耳翳风并耳门，暴聋听会窍阴增。耳生疮，出浓水，曰聤耳。

臂痛少泽与外关，肩髃合谷曲池间，握物拘挛曲泽当，

中渚腕骨少海兼。四肢浮腫陰陵泉。合谷中都中渚先。行間內庭曲池穴。三陰交與液門連。腿疼環跳及委中。臨泣陽陵泉可通。最好大鍾并京骨。支溝陽輔病堪攻。穿跟風痛刺商邱。邱墟解谿三里求。申脉行間崑崙穴。照海臨泣病堪休。膝風太白與豐隆。膝眼梁邱鍼可通。并有膝關足三里。陰陽陵泉及委中。腰痛委中髎穴宜。崑崙束骨白環隨。太谿原穴飛揚絡。

申脉如鍼病即除。七疝奔豚首大敦。章門照海要討論。歸來然谷太衝穴。氣海關元與闌門。婦人帶下經不調。氣海白環赤白帶下可刺之。中極燒。腎腧關元并照海。間使穴共三陰交。婦人臨產若艱難。一瀉三陰交即安。合谷獨陰在足第二指下橫紋中。挨次取勝教方術服仙丹

中渚腕骨少海兼。

四肢浮肿阴陵泉，合谷中都中渚先，行间内庭曲池穴，三阴交与液门连。

腿疼环跳及委中，临泣阳陵泉可通，最好大钟并京骨，支沟阳辅病堪攻。

穿跟风痛刺商丘，丘墟解溪三里求，申脉行间昆仑穴，照海临泣病堪休。

膝风太白与丰隆，膝眼梁丘针可通，并有膝关足三里，阴阳陵泉及委中。

腰痛委中髎穴宜，昆仑束骨白环随，太溪原穴飞扬络，申脉如针病即除。

七疝奔豚首大敦，章门照海要讨论，归来然谷太冲穴，气海关元与阑门。

妇人带下经不调，气海白环赤白带下可刺之。中极烧，肾腧关元并照海，间使穴共三阴交。

妇人临产若艰难，一泻三阴交即安，合谷独阴在足第二指下横纹中。挨次取，胜教方术服仙丹。

補瀉雪心歌 聚英

行鍼補瀉分寒熱。瀉寒瀉熱須分別。撚指向外瀉之方。撚指向內補之訣。補左須當大指前。◎補右大指往後拽。◎舊本瀉左瀉右悞。瀉左次指向前搓。◎瀉右大指往上拽。◎舊本補左補右悞。如何補瀉有兩般。盖是經從兩邊發。補瀉又要識迎隨。經絡之逆順。隨則為補迎為瀉。古人補瀉左右分。今人乃為男女別。男女經脉一般生。晝夜循環無暫歇。兩手陽經從上頭。陰經胷走手指輒。兩足陽經頭走足。陰經上走腹中結。隨則鍼頭隨經行。迎則鍼頭迎經奪。更有補瀉定呼吸。吸瀉呼補真奇絕。補則呼出却入鍼。循

鍼灸逢源 卷三 七七

摩鍼用三飛法。循摩舊本囫聲按道家演法必從泥丸宮運祖氣囫的一聲囫聲是也針家不用此法故易之。三飛法見下 氣至出鍼吸氣入。疾而一退急捫穴。瀉則吸氣方入鍼。伸提氣令通身達。伸提氣令舊本囫聲祖氣 氣至出鍼呼氣入。徐而三退穴開捺。此訣出自梓桑被。我今授汝心已雪。正是補瀉元中元。莫向人前輕易說

补泻雪心歌《聚英》

行针补泻分寒热，泻寒泻热须分别，捻指向外泻之方，捻指向内补之诀。补左须当大指前，补右大指往后拽。旧本泻左泻右，误。泻左次指向前搓，泻右大指往上拽。旧本补左补右，误。如何补泻有两般，盖是经从两边发，补泻又要识迎随，经络之逆顺。随则为补迎为泻。古人补泻左右分，今人乃为男女别，男女经脉一般生，昼夜循环无暂歇。两手阳经从上头，阴经胸走手指辄，两足阳经头走足，阴经上走腹中结。随则针头随经行，迎则针头迎经夺，更有补泻定呼吸，吸泻呼补真奇绝。补则呼出却入针，循摩针用三飞法。循摩，旧本囫声。按：道家演法，必从泥丸宫运祖气囫的一声。囫，声是也。针家不用此法，故易之。三飞法见下。气至出针吸气入，疾而一退急扪穴。泻则吸气方入针，伸提气令通身达，伸提气令，旧本囫声祖气。气至出针呼气入，徐而三退穴开捺。此诀出自梓桑被，我今授汝心已雪，正是补泻元中元，莫向人前轻易说。

瀉訣補訣 神應經

陳宏剛曰取穴既正左手大指掐其穴右手置鍼於穴上令患人欬嗽一聲隨欬內鍼至分寸候數穴鍼畢停少時用右手大指及食指持鍼細細動搖進退搓捻其鍼如手顫之狀謂之催氣約行五六次覺鍼下氣緊却用瀉法如鍼左邊用右手大指食指持鍼大指向前食指向後以鍼頭輕提往左轉如有數鍼俱依此法俱轉畢仍用右手大指食指持鍼以食指連搓三下謂之飛仍輕提往左轉畧退鍼半分許謂之三飛一退依此法行至五六次覺鍼下沉緊是氣至極矣再輕提往左轉

一二次如鍼右邊以左手大指食指持鍼大指向前食指向後依前法連搓三下輕提鍼頭向右轉是鍼右邊瀉法欲出鍼時令病人欬嗽一聲隨欬出鍼此為瀉法凡人有疾皆邪氣所凑雖病人瘦弱不可專行補法經曰邪之所凑其氣必虚如患赤目等疾明見其為邪熱所致可專行瀉法其餘諸疾只宜平補平瀉須先瀉後補謂之先瀉邪氣後補真氣此乃先師不傳之秘訣也如人有疾依前用手法催氣取氣瀉之既畢却行補法令病人吸氣一口隨吸轉鍼如鍼左邊捻鍼頭向右邊用右手大指食指持鍼食指向前大指向後仍捻鍼深

泻诀补诀《神应经》

陈宏刚曰：取穴既正，左手大指掐其穴，右手置针于穴上，令患人咳嗽一声，随咳内针至分寸。候数穴针毕，停少时，用右手大指及食指持针，细细动摇，进退搓捻其针，如手颤之状，谓之催气。约行五六次，觉针下气紧，却用泻法。如针左边，用右手大指、食指持针，大指向前，食指向后，以针头轻提往左转。如有数针，俱依此法。俱转毕，仍用右手大指、食指持针，以食指连搓三下谓之飞。仍轻提往左转，略退针半分许，谓之三飞一退。依此法行至五六次，觉针下沉紧，是气至极矣。再轻提往左转一二次，如针右边，以左手大指、食指持针，大指向前，食指向后，依前法连搓三下，轻提针头向右转，是针右边泻法。欲出针时，令病人咳嗽一声，随咳出针，此为泻法。凡人有疾，皆邪气所凑，虽病患瘦弱，不可专行补法。经曰：邪之所凑，其气必虚。如患赤目等疾，明见其为邪热所致，可专行泻法；其余诸疾，只宜平补平泻。须先泻后补，谓之先泻邪气，后补真气，此乃先师不传之秘诀也。如人有疾，根据前用手法催气取气，泻之既毕，却行补法；令病患吸气一口，随吸转针，如针左边，捻针头向右边，用右手大指、食指持针，食指向前，大指向后，仍捻针深入一二分使真氣深入肌肉之分如鍼右邊捻鍼頭轉向左邊用左手大指食指持鍼食指向前大指向後仍捻鍼深入一二分如有數穴依此法行之既畢停少時於鍼頭上輕彈三下如此三次仍用左手大指食指持鍼以大指連搓三下謂之飛將鍼深進一二分以鍼頭向左邊謂之一進三飛依此法行至五六次覺鍼下沉緊或鍼下氣熱是氣至足矣令病人吸氣一口隨吸出鍼急以手按其穴此為補法

按補瀉散見於寶命八正離合真邪鍼解等篇又有井合流注迎隨諸法而大成書中有燒山火透天凉青龍白虎等名皆失經義○內經鍼即刺也俗以鍼在穴中良久者謂鍼鍼至穴卽去者謂刺非也

用鍼咒

天靈節榮願保長生太玄之一守其真形五藏神君各保安寧神鍼一下萬毒潛形急急如律令攝

凡鍼默念咒一遍吹氣在鍼上想鍼如火龍從病人心腹中出其病速愈

入一二分，使真气深入肌肉之分；如针右边，捻针头转向左边，用左手大指、食指持针，食指向前，大指向后，仍捻针深入一二分。如有数穴，依此法行之。既毕，停少时，于针头上轻弹三下。如此三次，仍用左手大指、食指持针，以大指连搓三下谓之飞。将针深进一二分，以针头向左边，谓之一进三飞。依此法行至五六次，觉针下沉紧，或针下气热，是气至足矣。令病患吸气一口，随吸出针，急以手按其穴，此为补法。

按：补泻散见于《宝命》《八正》《离合真邪》《针解》等篇，又有井合、流注迎随诸法，而《大成》书中有烧山火、透天凉、青龙白虎等名，皆失经义。《内经》：针，即刺也。俗以针在穴中良久者谓针，针至穴即去者谓刺，非也。

用针咒

天灵节荣，愿保长生，太玄之一，守其真形，五藏神君，各保安宁，神针一下，万毒潜形，急急如律，令摄九针①。

凡针默念咒一遍，吹气在针上，想针如火龙，从病人心腹中出其病，速愈。

①九针：此二字原无，据《神应经》补。

九针图（图见上）《灵枢》

一曰镵针：头大末锐，取法于巾针，至末寸半，渐锐之，长一寸六分，主热在头身用之。《金鉴》曰：镵者，锐也，欲浅刺不令深入。

二曰员针：筩其身，卵其锋，取法于絮针，长一寸六分，主治分肉间气满。

三曰鍉针：其身大，其末员，取法于黍粟之锐，长三寸半，主按脉取气，令邪气出。

四曰锋针：筩其身，锋其末，取法于絮针，长一寸六分，主痈热出血用之。《金鉴》曰：刃三隅，其上去八分，下留八分。

五曰铍针：其末如敛锋，广二分半，长四寸，主取大痈脓，又名剑针也。铍，音批，鈚同。

六曰员利针：尖如牦，且员且锐，微大其末，反小其身，取法于牦针，长一寸六分，主取痈痹。

七曰毫针：尖如蚊虻喙，取法于毫毛，长一寸六分，主寒热痛痹在络。

八曰长针：长其身，锋其末，取法于綦针，长七寸，主取深邪远痹。《大成》曰：今之名跳针是也。

九曰大针：其锋微员，取法于锋针，长四寸，主取大气不出关节，解肌排毒用之。《金鉴》曰：形如鋋，粗而且巨。

按《类经》注曰：巾针、絮针、綦针等制，必古针名也。《大成》：第一镵针注曰箭头针也。第四锋针注曰三棱针也。其针式皆与《灵枢》不同，意亦相通，第九大针作火[1]针，注曰一名燔针。《调经论》注：燔针者，内针之后以火燔之，暖耳粹针者，用火先赤其针而后刺。

[1] 作火：底本版蚀缺字，据《针灸大成》卷四补。

製針法

本草云馬啣鐵無毒日華子云古舊鋌者好或作醫工鍼○柔鐵即熟鐵有毒故用馬啣則無毒以馬屬午屬火火尅金解鐵毒故用以作鍼古曰金鍼者貴之也又金爲總名銅鐵金銀之屬皆是也若用金鍼更佳

煮鍼方

先將鐵絲於火中煆紅次截之或二寸或三寸或五寸長短不拘次以蟾酥塗鍼上仍入火中微煆不可令紅取起照前塗酥煆三次至第三次乘熱揷入臘肉皮之裏肉之外將後藥先以水二碗煎沸次入鍼肉在內煮

至水乾傾出待冷將鍼取出於黃土中揷百餘下以去火毒色明方佳次以銅絲纏上其鍼尖要磨圓不可用尖刄

麝香五分 胆礬 石斛各一錢 川山甲 當歸尾

硃砂 沒藥 川芎 廣鬱金 細辛各三錢

沉香 甘草各五錢 磁石一兩能引諸藥入鐵內

右藥同鍼入水用磁罐煮半日洗擇之

又方

巴豆去殼 烏頭各一兩 麻黃五錢 木鱉子切片 烏梅各十箇

石藥同鍼入水如前煮法原方有硫黃五錢硫黃損鐵故去之

制针法

《本草》云：马衔铁无毒。《日华子》云:古旧铤者好，或作医工针。柔铁即熟铁，有毒，故用马衔则无毒，以马属午属火，火克金，解铁毒，故用以作针。古曰：金针者，贵之也。又金为总名，铜铁金银之属皆是也。若用金针更佳。

煮针方

先将铁丝于火中煅红，次截之，或二寸，或三寸，或五寸，长短不拘。次以蟾酥涂针上，仍入火中微粉煅，不可令红，取起，照前涂酥，煅三次。至第三次乘热插入腊肉皮之里、肉之外。将后药先以水二碗煎沸，次入针肉在内，煮至水干，倾出待冷，将针取出。于黄土中插百余下，以去火毒，色明方佳。次以铜丝缠上，其针尖要磨圆，不可用尖刃。

麝香五分　胆矾　石斛各一钱　川山甲　当归尾　朱砂　没药　川芎　广郁金　细辛各三钱　沉香　甘草各五钱　磁石一两，能引诸药入铁内

上药同针入水，用瓷罐煮半日，洗择之。

又方：

巴豆去壳　乌头各一两　麻黄五钱　木鳖子切片　乌梅各十个

上药同针入水如前煮法。原方有硫黄五钱，硫黄损铁，故去之。

第二次止痛方

乳香　没藥　當歸　花乳石各五錢可加甘草三錢

右藥同鍼煮半日取出用皂角水洗再於犬肉內煮一日仍用瓦屑打磨淨端直今以細砂皮先在木上打光然後磨針亦得再用松子油塗之長近人氣

煖鍼法

素問遺篇註云用圓利鍼長鍼未刺之時先口內溫鍼煖而用之又曰毫鍼於人近體煖鍼至溫方刺舊云口體溫鍼欲鍼入經絡氣得溫而易行也今或投鍼於熱湯中亦此意耳口溫與體溫微有不同口

溫者鍼頭雖熱而柄尚寒不若着身溫之則鍼通身皆熱矣

王節齋曰近有溫鍼者乃楚人之法其法鍼穴上以香白芷作圓餅套鍼上以艾灸之多以取效此即調經論燔針也可以治筋寒病然古者鍼則不灸灸則不鍼夫鍼而加灸灸而且鍼乃後人俗法此行於山野貧賤之人經絡受風寒者或有效只是溫鍼通氣而已於血宜行於疾無與也古鍼法最妙但恐不得其精而誤用之則危拙見於頃刻惟灸得穴有益無害

火鍼法

第二次止痛方

乳香　没药　当归　花乳石　各五钱，可加甘草三钱。

上药同针煮半日，取出，用皂角水洗，再于犬肉内煮一日，仍用瓦屑打磨净，端直，今以细砂皮先在木上打光，然后磨针亦得。再用松子油涂之，长近人气。

暖针法

《素问遗篇》注云：用圆利针、长针，未刺之时，先口内温针，暖而用之。又曰：毫针于人近体，暖针至温方刺。旧云：口体温针，欲针入经络，气得温而易行也。今或投针于热汤中，亦此意耳。口温与体温微有不同，口温者针头虽热，而柄尚寒，不若着身温之，则针通身皆热矣。

王节斋曰：近有温针者，乃楚人之法。其法针穴上，以香白芷作圆饼，套针上，以艾灸之，多以取效。此即《调经论》燔针也，可以治筋寒病。然古者针则不灸，灸则不针。夫针而加灸，灸而且针，乃后人俗法。此行于山野贫贱之人，经络受风寒者，或有效，只是温针通气而已，于血宜行，于疾无与也。古针法最妙，但恐不得其精而误用之，则危拙见于顷刻，惟灸得穴，有益无害。

火针法

火鍼即焠鍼頻以麻油蘸其鍼燈上燒令通紅用方有效若不紅不能去病反損於人燒時令鍼頭低下恐油熱傷手先令他人燒鍼醫者臨時用之以免手熱先以墨點穴使鍼時無差火鍼甚難須有臨陣之將心方可行鍼先以左手按穴右手用鍼切忌太深恐傷經絡太淺不能去病惟消息取中耳凡行火鍼必先安慰病人勿令驚懼與灸畧同而疼無幾時一鍼之後速便出鍼不可久留即以左手速按鍼孔則能止痛人身諸處皆可行火鍼惟面上忌之火鍼不宜鍼脚氣反加腫痛宜破癰疽發背潰膿在內外面皮無頭者但按毒上軟處

以潰膿其濶大者按頭尾及中以墨點記宜下三鍼決破出膿凡鍼腫上不可按之即以手指從兩旁捺之令膿隨手而出或腫大膿多鍼時須側身回避恐膿射出汙身也

孫真人雷火鍼法

治閃挫諸骨間痛及寒濕氣而畏刺者用沉香木香乳香茵蔯羌活乾薑川山甲各三錢麝香少許艾葉二兩以綿紙半尺先鋪艾茵於上次將藥末摻之捲極緊收用按定痛穴以筆點記外用紙六七層隔穴將捲艾藥取太陽真火用圓珠火鏡皆可燃紅按穴上良久取起

火针即淬针，频以麻油蘸其针，灯上烧令通红，用方有效。若不红，不能去病，反损于人。烧时令针头低下，恐油热伤手，先令他人烧针，医者临时用之，以免手热。先以墨点穴，使针时无差。火针甚难，须有临阵之将心，方可行针。先以左手按穴，右手用针，切忌太深，恐伤经络，太浅不能去病，惟消息取中耳。凡行火针，必先安慰病人，勿令惊惧，与灸略同而疼无几时。一针之后，速便出针，不可久留，即以左手速按针孔，则能止痛。人身诸处皆可行火针，惟面上忌之。火针不宜针脚气，反加肿痛，宜破痈疽发背。溃脓在内，外面皮无头者，但按毒上软处以溃脓；其阔大者，按头尾及中以墨点记，宜下三针，决破出脓。凡针肿上，不可按之，即以手指从两旁捺之，令脓随手而出。或肿大脓多，针时须侧身回避，恐脓射出污身也。

孙真人雷火针法

治闪挫诸骨间痛，及寒湿气而畏刺者，用沉香、木香、乳香、茵陈、羌活、干姜、川山甲各三钱、麝香少许、艾叶二两，以绵纸半尺，先铺艾、茵于上，次将药末掺之，卷极紧，收用。按定痛穴，以笔点记，外用纸六七层隔穴，将卷艾药，取太阳真火，用圆珠火镜皆可，燃红按穴上，良久取起，剪去灰再燒再按九次卽愈其法灸一火念咒一遍先撚火在手念咒曰雷霆官將火德星君藥奏奇功方得三界六府之神鍼藏烈焰煉成於仙都九轉之門蠲除痛患掃蕩妖氛吾奉南斗六星太上老君急急如律令咒畢卽以雷火鍼按穴灸之務要誠敬勿令婦女鷄犬見

太乙鍼法

艾絨二兩　桃樹皮　乳香　沒藥　硫黃　雄黃　川山甲　川烏　草烏各一錢　麝香三分

右藥爲末用綿紙一層藥一層捲緊或用線紮灸時用紅布襯於痛處將此鍼在火上燒着灸之如雷火

鍼法

艾葉

本草云艾味苦氣微温陰中之陽無毒主灸百病三月三日五月五日採曝乾陳久者良辟惡殺鬼又採艾之法五月五日灼艾有效製艾先要如法令乾燥入石臼擣細篩去塵屑取潔白爲上須令焙大燥則灸有力火易燃如潤無功圖經云舊不著所出但云生田野閒今隨處有之惟蘄州所產葉厚而幹高氣味最勝用之尤妙　丹溪曰艾性至熱入火灸則上行入藥服則下行

剪去灰，再烧再按，九次即愈，其法灸一火，念咒一遍。先捻火在手，念咒曰：雷霆官将，火德星君，药奏奇功，方得三界六府之神，针藏烈焰，炼成于仙都九转之门，蠲除痛患，扫荡妖氛。吾奉南斗六星，太上老君，急急如律令。咒毕，即以雷火针按穴灸之。务要诚敬，勿令妇女鸡犬见。

太乙针法

艾绒二两　桃树皮　乳香　没药　硫黄　雄黄　川山甲　川乌　草乌各一钱　麝香三分

上药为末，用绵纸一层、药一层，卷紧或用线扎，灸时用红布衬于痛处，将此针在火上烧着灸之，如雷火针法。

艾叶

《本草》云：艾，味苦，气微温，阴中之阳，无毒，主灸百病。三月三日，五月五日，采曝干，陈久者良，辟恶杀鬼。又采艾之法，五月五日，艾有效。制艾先要如法：令干燥，入石臼捣细，筛去尘屑。取洁白为上，须令焙大燥，则灸有力，火易燃，如润无功。《图经》云：旧不著所出，但云生田野间，今随处有之。惟蕲州所产，叶厚而干高，气味最胜，用之尤妙。丹溪曰：艾性至热，入火灸则上行，入药服则下行。

艾炷大小先後

明堂曰灸炷下廣三分若不三分則火氣不達病不愈則是灸炷欲大惟頭與四肢欲小耳又曰艾炷依小筯頭作其病脉粗細狀如細線但令當脉灸之雀糞大炷亦能愈疾如腹脹疝瘕痃癖伏梁氣等須大艾炷小品曰腹背爛燒四肢但去風邪而巳不宜大炷如巨闕鳩尾當脉上灸之不過四五壯艾炷宜小若艾炷大而復灸多其人永無心力頭上灸多令人失精神背脚灸多令人血脉枯竭四肢細而無力　外臺云人年三十已上灸頭不灸三里令人氣上衝目　明堂云先灸上後

灸下先灸少後灸多皆宜審之　資生云凡灸當先陽後陰言從頭向左而漸下次從頭向右而漸下

壯數多少灸法

千金云凡言壯數者若丁壯病根深篤可倍於方數老少羸弱可減半扁鵲灸法有至三五百壯千壯此亦太過曹氏灸法有百壯五十壯小品諸方亦然惟明堂云鍼入六分灸三壯更無餘治故後人無准惟以病之輕重而增損之凡灸頭項止於七壯積至七七壯止

灸法坐點穴則坐灸臥點穴則臥灸立點穴則立灸須得身體平直毋令傾側若傾側穴不正徒破好肉耳

艾炷大小先后

《明堂》曰：灸炷下广三分，若不三分，则火气不达。病不愈，则是灸炷欲大，惟头与四肢欲小耳。又曰：艾炷依小箸头作，其病脉粗细，状如细线，但令当脉灸之。雀粪大炷，亦能愈疾，如腹胀、疝瘕、痃癖，伏梁气等，须大艾炷。《小品》曰：腹背烂烧，四肢但去风邪而已，不宜大炷。如巨阙、鸠尾，当脉上灸之，不过四五壮，艾炷宜小。若艾炷大而复灸多，其人永无心力；头上灸多，令人失精神；背脚灸多，令人血脉枯竭，四肢细而无力。《外台》云：人年三十以上，灸头不灸三里，令人气上冲目。《明堂》云：先灸上后灸下，先灸少，后灸多，皆宜审之。《资生》云：凡灸当先阳后阴。言从头向左而渐下，次从头向右而渐下。

壮数多少灸法

《千金》云：凡言壮数者，若丁壮，病根深笃，可倍于方数，老少羸弱可减半。扁鹊灸法，有至三五百壮、千壮，此亦太过。曹氏灸法，有百壮、五十壮，《小品》诸方亦然。惟《明堂》云：针入六分，灸三壮，更无余治。故后人无准，惟以病之轻重而增损之。凡灸头项，止于七壮，积至七七壮止。

灸法，坐点穴则坐灸，卧点穴则卧灸，立点穴则立灸，须得身体平直，毋令倾侧。若倾侧穴不正，徒破好肉耳。

艾灸補瀉

圖翼云灸法有二報三報以至連年不絕者前後相催其效尤速或自三壯五壯以至百壯千壯者由漸而增也凡以火補者勿吹其火必待其從容徹底自滅灸畢即可用膏貼之以養火氣若欲報者直待報畢貼之可也以火瀉者可吹其火傳其艾宜於迅速須待灸瘡潰發然後貼膏此補瀉之法也然用火之法惟陽虛多寒經絡凝滯者爲宜若診其脉數口乾咽痛面赤內熱等症俱不宜灸也

灸瘡要法

資生云凡着艾得瘡發所患即瘥若不發其病不愈甲乙經云灸瘡不發者故履底灸令熱熨之三日即發今人用赤皮葱三五莖去青於溏灰中煨熱拍破熱熨瘡上十餘遍其瘡三日遂發又以生麻油漬之而發亦有用皂角煎湯候冷頻點之而亦有恐血氣衰不發服四物湯滋養血氣不可一概論也有復灸一二壯遂發有食熱炙之物如燒魚煎豆腐羊肉之類而發在人以意取助不可順其自然

灸後調攝法

寶鑑云灸後不可就飲茶恐解火氣及食恐滯經氣宜

艾灸补泻

《图翼》云：灸法有二报、三报，以至连年不绝者，前后相催，其效尤速，或自三壮、五壮，以至百壮、千壮者，由渐而增也。凡以火补者，勿吹其火，必待其从容彻底自灭，灸毕即可用膏贴之，以养火气。若欲报者，直待报毕贴之可也。以火泻者，可吹其火，传其艾宜于迅速，须待灸疮溃发，然后贴膏，此补泻之法也。然用火之法，惟阳虚多寒，经络凝滞者为宜。若诊其脉数，口干咽痛，面赤内热等症，俱不宜灸也。

灸疮要法

《资生》云：凡着艾得疮发，所患即瘥。若不发，其病不愈。《甲乙经》云：灸疮不发者，故履底灸令热，熨之，三日即发。今人用赤皮葱三五茎去青，于溏灰中煨热拍破，热熨疮上十余遍，其疮三日遂发。又以生麻油渍之而发，亦有用皂角煎汤，候冷频点之。而亦有恐血气衰不发，服四物汤滋养血气，不可一概论也。有复灸一二壮遂发，有食热炙之物，如烧鱼、煎豆腐、羊肉之类而发，在人以意取助，不可顺其自然。

灸后调摄法

《宝鉴》云：灸后不可就饮茶，恐解火气；及食，恐滞经气。宜停一二時須得靜室臥平心定氣戒色慾勞怒饑飽寒熱食忌生冷瓜菓惟食清淡養胃之物使氣血流通艾火逐出病氣若食厚味醇酒致生痰涎阻滯病氣矣鮮魚鷄羊雖能發火可施於初灸旬日之內不可加於半月之後今人不知恬養雖灸何益故因灸而反致害者有之

洗灸瘡

古人灸艾炷大便用洗法以赤皮葱薄荷煎湯溫洗瘡周圍約一時久驅逐風邪於瘡口出更令經脉往來不澁自然疾愈若灸火退痂後用東南桃枝青嫩皮煎湯溫洗能護瘡中諸風若瘡黑爛加胡荽煎洗若疼不可忍加黃連煎神效如不應灸而悞灸之灸瘡痛不可忍以致飛肉成片名曰飛蝶宜用大黃芒硝煎濃汁頻洗灸處痛仍不止可將此藥吃一二杯即除矣

貼灸瘡

古人貼灸瘡不用膏藥要得膿出多而疾除資生云春用柳絮夏用竹膜秋用新綿冬用兎腹下白細毛或猫腹毛今人多以膏藥貼之亦取其便不可速易若膏藥不壞久貼之可也若速易瘡亦速愈恐病根不盡除也

灸瘡膏方

停一二时，须得静室卧。平心定气，戒色欲劳怒，饥饱寒热。食忌生冷瓜果，惟食清淡养胃之物，使气血流通，艾火逐出病气。若食厚味醇酒，致生痰涎，阻滞病气矣。鲜鱼鸡羊，虽能发火，可施于初灸旬日之内，不可加于半月之后。今人不知恬养，虽灸何益？故因灸而反致害者有之。

洗灸疮

古人灸艾炷大，便用洗法，以赤皮葱薄荷煎汤，温洗疮周围，约一时久，驱逐风邪于疮口出，更令经脉往来不涩，自然疾愈。若灸火退痂后，用东南桃枝青嫩皮煎汤温洗，能护疮中诸风；若疮黑烂，加胡荽煎洗，若疼不可忍，加黄连煎，神效。如不应灸而误灸之，灸疮痛不可忍，以致飞肉成片，名曰飞蝶，宜用大黄芒硝煎浓汁，频洗灸处。痛仍不止，可将此药吃一二杯，即除矣。

贴灸疮

古人贴灸疮，不用膏药，要得脓出多而疾除。《资生》云：春用柳絮，夏用竹膜，秋用新绵，冬用兔腹下白细毛，或猫腹毛。今人多以膏药贴之，亦取其便，不可速易，若膏药不坏，久贴之可也。若速易，疮亦速愈，恐病根不尽除也。

灸疮膏方

白芷　川芎　黃連　薄荷　金星草
乳香　當歸　黄芩　葱白　淡竹葉
右藥各等分用香麻油煎膏臨好用鉛粉炒熱收
又方
生地　元參　黄耆　當歸　川芎
防風　乳香　葱白　各等分如前法煎
治誤鍼傷絡血不止方
花蘂石　赤石脂　乳香　没藥　兒茶　血竭
自然銅　血餘灰　白蠟　藤黄
右藥各等分為細末摻上即愈

治折鍼法
一用靈磁石引其肉中鍼即出
一用青蛙眼珠搗爛塗之鍼即出
一將原鍼穴邊復下一鍼補之鍼即出
一用硫黄研細水調塗上以紙花貼之覺癢時鍼即出
一用象牙屑碾細水和塗上鍼即出
一用雙杏仁搗爛用鮮猪脂調勻貼鍼瘡上鍼即出
一用螻蛄腦子搗爛塗上鍼即出
倘因折鍼經絡有傷膿血不止用黄芪當歸木香沉香
乳香肉桂別研菉豆粉糊丸每服五十丸熱湯送下

白芷　川芎　黄连　薄荷　金星草　乳香　当归　黄芩　葱白　淡竹叶

上药各等分，用香麻油煎膏，临好用铅粉炒热收。

又方：

生地　玄参　黄芪　当归　川芎　防风　乳香　葱白

各等分如前法煎。

治误针伤络血不止方

花蕊石　赤石脂　乳香　没药　儿茶　血竭　自然铜　血余灰　白蜡　藤黄

上药各等分，为细末，掺上即愈。

治折针法

用灵磁石引其肉中，针即出。

用青蛙眼珠捣烂涂之，针即出。

将原针穴边复下一针补之，针即出。

用硫黄研细，水调涂上，以纸花贴之，觉痒时，针即出。

用象牙屑碾细，水和涂上，针即出。

用双杏仁捣烂，用鲜猪脂调匀，贴针疮上，针即出。

用蝼蛄脑子捣烂，涂上，针即出。

倘因折针，经络有伤，脓血不止，用黄芪、当归、木香、沉香、乳香、肉桂，别研绿豆粉糊丸，每服五十丸，热汤送下。

禁鍼穴歌

禁鍼穴道要先明腦戶顖會及神庭絡却玉枕角孫穴顱息承泣隨承靈神道靈臺膻中忌水分神闕并會陰橫骨氣衝手五里箕門承筋及青靈會宗乳中犢鼻裡厥陰急脉須丁寧共二十五穴刺中五藏胆皆死衝陽血出投幽冥孕婦不宜鍼合谷三陰交內亦同論石門鍼灸應須忌女子終身無妊娠外有雲門并鳩尾缺盆肩井客主人鍼若深時多暈倒急補三里可平神要知天突低頭取背部諸腧切莫深

禁灸穴歌

禁灸之穴四十七承光瘂門風府逆睛明攢竹下迎香天柱素髎上臨泣腦戶耳門瘈脉通禾窌顴窌絲竹空頭維下關人迎等肩貞天牖心腧同乳中脊中白環腧鳩尾淵液和周榮腹哀少商并魚際經渠天府及中衝陽池陽關地五會漏谷陰陵條口逢殷門申脉承扶上伏兎髀關連委中陰市下行尋犢鼻諸穴休將艾火攻

禁针穴歌

禁针穴道要先明，脑户囟会及神庭，络却玉枕角孙穴，颅息承泣随承灵，神道灵台膻中忌，水分神阙并会阴，横骨气冲手五里，箕门承筋及青灵，会宗乳中犊鼻里，厥阴急脉须丁宁。共二十五穴。刺中五脏胆皆死，冲阳血出投幽冥，孕妇不宜针合谷，三阴交内亦同论，石门针灸应须忌，女子终身无妊娠，外有云门并鸠尾，缺盆肩井客主人，针若深时多晕倒，急补三里可平神，要知天突低头取，背部诸腧切莫深。

禁灸穴歌

禁灸之穴四十七，承光哑门风府逆，睛明攒竹下迎香，天柱素髎上临泣，脑户耳门瘈脉通，禾髎颧髎丝竹空，头维下关人迎等，肩贞天牖心腧同，乳中脊中白环腧，鸠尾渊液和周荣，腹哀少商并鱼际，经渠天府及中冲，阳池阳关地五会，漏谷阴陵条口逢，殷门申脉承扶上，伏兔髀关连委中，阴市下行寻犊鼻，诸穴休将艾火攻。

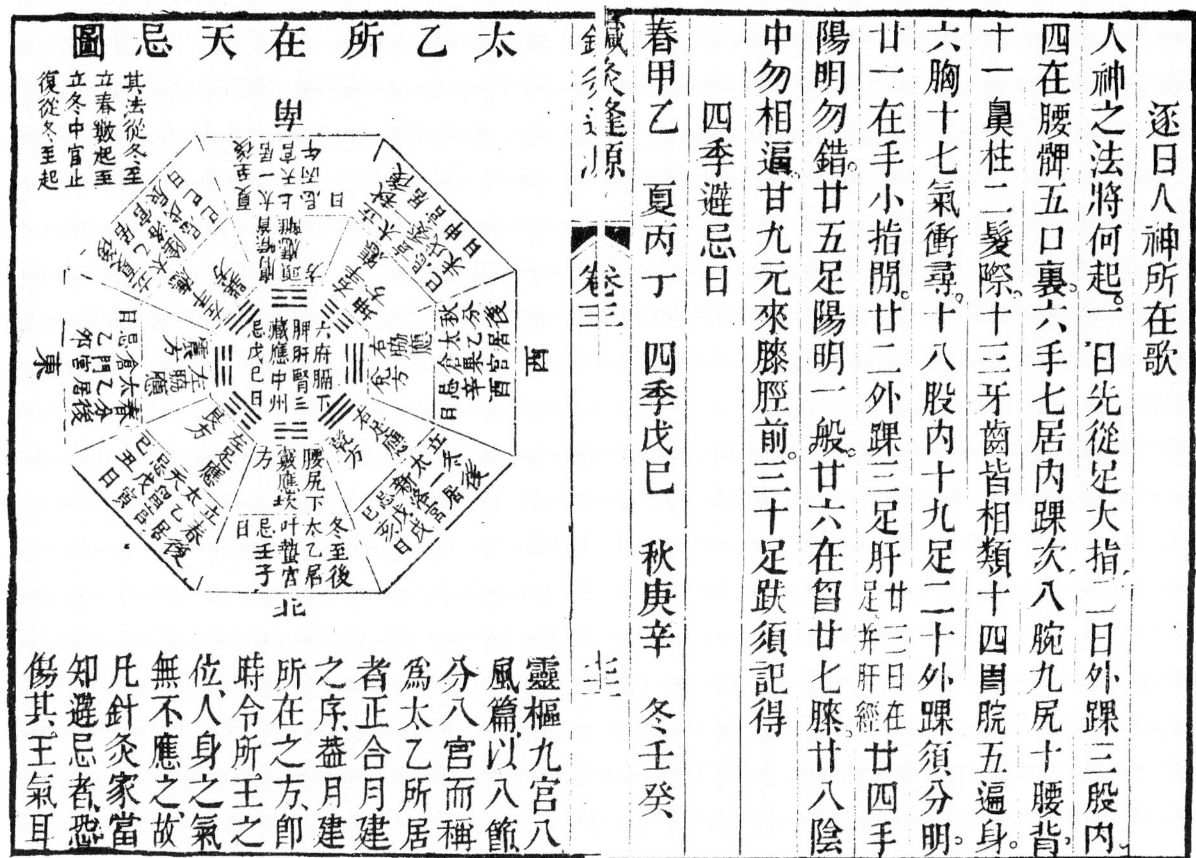

逐日人神所在歌

人神之法将何起？一日先从足大指，二日外踝三股内，四在腰髀五口里，六手七居内踝次，八腕九尻十腰背，十一鼻柱二发际，十三牙齿皆相类，十四胃脘五遍身，六胸十七气冲寻，十八股内十九足，二十外踝须分明，廿一在手小指间，廿二外踝三足肝，廿三日在足，并肝经。廿四手阳明勿错，廿五足阳明一般，廿六在胸廿七膝，廿八阴中勿相逼，廿九元来膝胫前，三十足跗须记得。

四季避忌日

春甲乙　夏丙丁　四季戊己　秋庚辛　冬壬癸

太乙所在天忌图（图见上）

其法从冬至立春数起，至立冬中宫止，复从冬至起。

《灵枢·九宫八风篇》：以八节分八宫，而称为太乙。所居者，正合月建之序。盖月建所在之方，即时令所王之位。人身之气无不应之，故凡针灸家当知避忌者。恐伤其王气耳。

太乙即八極也故太乙立於中宮而斗建其外然後可以朝八風占吉凶所謂北辰北極天之樞紐者以此

太乙所在天忌歌

立春艮上起天留巳丑戊寅左足求春分震位倉門定左脇東方乙卯投立夏戊辰與巳巳巽宮陰洛左手愁夏至上天丙午日離宮膺至喉首頭立秋玄委當右手巳未戊申坤上遊秋分倉果西方兌辛酉還從右脇謀立冬右足加新洛戊戌巳亥乾位收冬至坎方臨叶蟄壬子腰尻下竅流五藏六府并臍腹招搖戊巳應中州

鍼灸不拘三伏 裴子言醫

鍼灸諸病從未有以時令拘也而世俗專泥於伏暑之月不思病之感也有淺有深其治療也有緩有急豈可概至伏暑之月而後鍼且灸耶考諸素問靈樞以及月令禁忌等書不見有伏暑始宜鍼灸之說不知世俗何所據而云然但一歲之中最不可犯者獨在冬至前後旬餘日盖此時正在剝極復生陰盛陽微之候君子於此自宜深潛玩密保護微陽而不便有所泄易謂先王以至日閉關商旅不行后不省方素問謂蟄蟲周密君子居室去寒就温無泄皮膚皆此義也當此之際則又

太乙，即八极也，故太乙立于中宫，而斗建其外，然后可以朝八风，占吉凶，所谓北辰北极，天之枢纽者以此。

太乙所在天忌歌

立春艮上起天留，己丑戊寅左足求。春分震位仓门定，左胁东方乙卯投。立夏戊辰与己巳，巽宫阴洛左手愁。夏至上天丙午日，离宫膺至喉首头。立秋哀委当右手，己未戊申坤上游。秋分仓果西方兑，辛酉还从右胁谋。立冬右足加新洛，戊戌己亥乾位收。冬至坎方临叶蛰，壬子腰尻下窍流。五脏六腑并脐腹，招摇戊巳应中州。

针灸不拘三伏《裴子言医》

针灸诸病，从未有以时令拘也，而世俗专泥于伏暑之月，不思病之感也，有浅有深，其治疗也，有缓有急，岂可概至伏暑之月而后针且灸耶？考诸《素问》《灵枢》以及《月令禁忌》等书，不见有伏暑始宜针灸之说，不知世俗何所据而云然？但一岁之中最不可犯者，独在冬至前后旬余日。盖此时正在剥极复生，阴盛阳微之候，君子于此，自宜深潜玩密，保护微阳，而不便有所泄。《易》谓：先王以至日闭关，商旅不行后不省方。《素问》谓：蛰虫周密，君子居室，去寒就温，无泄皮肤，皆此义也。当此之际，则又

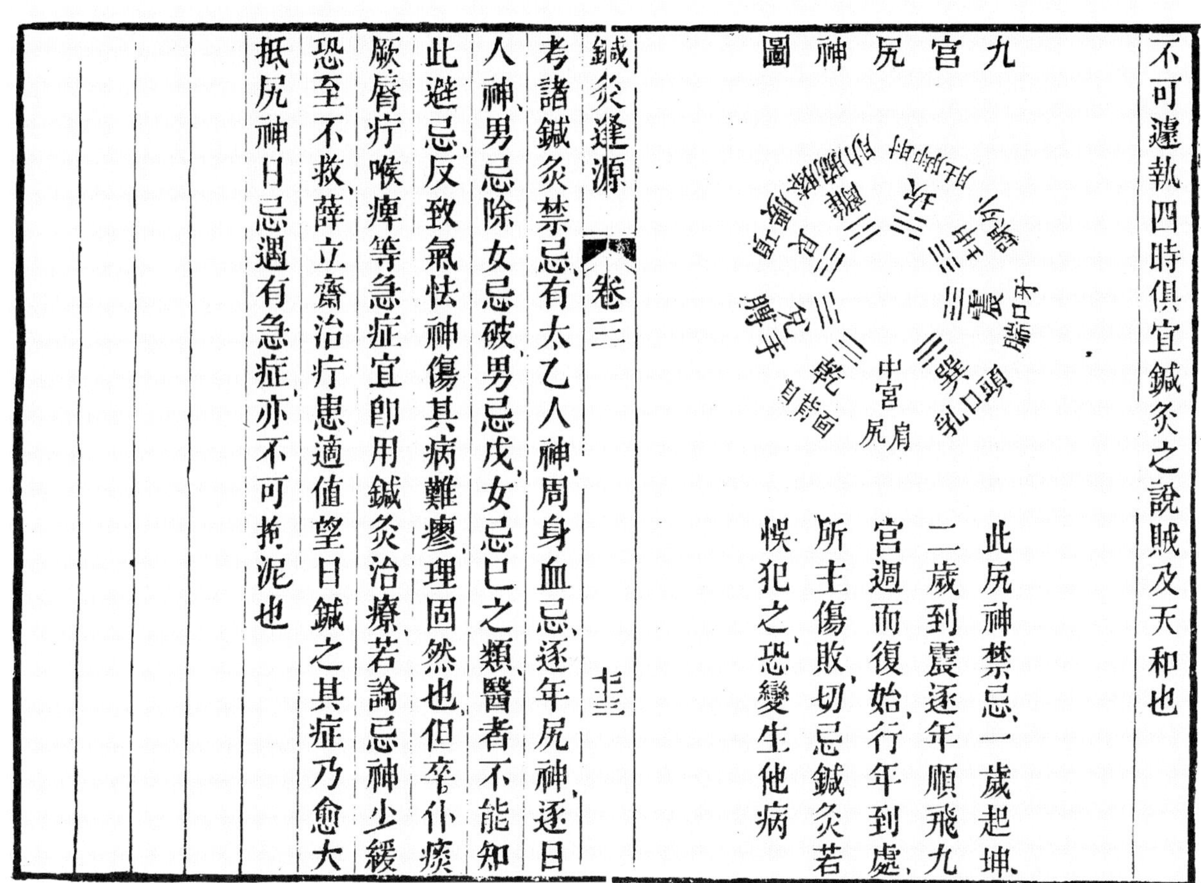

不可遽执四时俱宜针灸之说，贼及天和也。

九宫尻神图（图见上）

此尻神禁忌，一岁起坤，二岁到震，逐年顺飞九宫，周而复始。行年到处，所主伤败，切忌针灸，若误犯之，恐变生他病。

考诸针灸禁忌，有太乙人神，周身血忌，逐年尻神，逐日人神，男忌除，女忌破，男忌戌，女忌巳之类，医者不能知此避忌，反致气怯神伤，其病难瘳，理固然也。但卒仆痰厥，唇疔喉痹等急症，宜即用针灸治疗。若论忌神少缓，恐至不救。薛立斋治疔患，适值望日针之，其症乃愈，大抵尻神日忌，遇有急症，亦不可拘泥也。

问疑《鍼灸大成》

問用鍼渾是瀉而無補古人用之所以導氣治之以有餘之病也今人鮮用之或知其無補而不用歟抑元氣禀賦之薄而不用歟或斲喪之多而用鍼無益歟抑不善用而不用歟經曰陽不足者温之以氣精不足者補之以味鍼乃砭石所製既無氣又無味破皮損肉發竅於身氣皆從竅出矣何得為補經曰氣血陰陽俱不足勿取以鍼和以甘藥是也又曰形氣不足病氣不足此陰陽皆不足也不可刺之刺之重竭其氣老者絶滅壯者不復矣若此謂者皆是有瀉而無補也

問病有在氣分者有在血分者不知鍼家亦分氣與血否曰氣分血分之病鍼家亦所當知病在氣分遊行不定病在血分沉着不移以積塊言之腹中或上或下或有或無者是氣分也或在兩脇或在心下或在臍上下左右一定不移以漸而長者是血分也以病風言之或左手移於右手右足移於左足移動不常者氣分也或常在左足或偏在右手着而不走者血分也凡病莫不皆然須知在氣分者上有病下取之下有病上取之在左取右在右取左在血分者隨其血之所在應病取之苟或血病瀉氣氣病瀉血是謂誅伐無過咎將誰歸

问疑《针灸大成》

问：用针浑是泻而无补，古人用之所以导气，治之以有余之病也。今人鲜用之，或知其无补而不用欤？抑元气禀赋之薄而不用欤？或斫丧之多而用针无益欤？抑不善用而不用欤？

经曰：阳不足者温之以气，精不足者补之以味。针乃砭石所制，既无气，又无味，破皮损肉，发窍于身，气皆从窍出矣，何得为补？经曰：气血阴阳俱不足，勿取以针，和以甘药，是也。又曰：形气不足，病气不足，此阴阳皆不足也，不可刺之，刺之重竭其气，老者绝灭，壮者不复矣。若此谓者，皆是有泻而无补也。

问：病有在气分者，有在血分者，不知针家，亦分气与血否？

曰：气分、血分之病，针家亦所当知。病在气分，游行不定；病在血分，沉着不移。以积块言之，腹中或上或下，或有或无者，是气分也；或在两胁，或在心下，或在脐上下左右，一定不移，以渐而长者，是血分也。以病风言之，或左手移于右手，右足移于左足，移动不常者，气分也；或常在左足，或偏在右手，着而不走者，血分也，凡病莫不皆然。须知在气分者，上有病，下取之；下有病，上取之；在左取右，在右取左。在血分者，随其血之所在，应病取之。苟或血病泻气，气病泻血，是谓诛伐无过，咎将谁归！

問皮肉筋骨脉病答曰百病所起皆始於榮衛然後淫於皮肉筋脉故經言是動脉者氣也所生病者血也先爲是動而後所生病也由此推之則知皮肉經脉亦是後所生之病耳刺法但舉榮衛逆順則皮骨肉筋之治在其中矣

問呼吸之理答曰此乃調和陰陽法也故經言呼者因陽出吸者隨陰入雖此呼吸分陰陽實由一氣而爲體葢呼則出其氣吸則入其氣欲補之時氣出鍼入氣入鍼出欲瀉之時氣入入鍼氣出出鍼呼而不過三口是外隨三焦之陽吸而不過五口是內迎五藏之陰先呼

而後吸者爲陽中之陰先吸而後呼者爲陰中之陽乃各隨其病氣陰陽寒熱而用之

問鍼入幾分留幾呼答曰不如是之相拘葢肌肉有淺深病去有遲速若肌肉厚實處則可深淺薄處則宜淺病去則速出鍼病滯則久留鍼

問補瀉有不在井榮腧經合者多如何答曰如睛明瞳子髎治目疼聽宮絲竹空聽會治耳聾迎香治鼻病地倉治口喎風池頭維治頭項古人亦有不係井榮俞經合者如此葢以其病在上取之上也

問經穴流注病在各經絡按時補瀉能去病否答曰病挨

问：皮肉筋骨脉病？

答曰：百病所起，皆始于荣卫，然后淫于皮肉筋脉，故经言：是动脉者，气也；所生病者，血也；先为是动，而后所生病也。由此推之，则知皮肉经脉，亦是后所生之病耳。刺法但举荣卫逆顺，则皮骨肉筋之治在其中矣。

问：呼吸之理？

答曰：此乃调和阴阳法也，故经言呼者因阳出，吸者随阴入。虽此呼吸分阴阳，实由一气而为体。盖呼则出其气，吸则入其气。欲补之时，气出针入，气入针出；欲泻之时，气入入针，气出出针。呼而不过三口，是外随三焦之阳，吸而不过五口，是内迎五脏之阴。先呼而后吸者，为阳中之阴；先吸而后呼者，为阴中之阳。乃各随其病气，阴阳寒热而用之。

问：针入几分留几呼？

答曰：不如是之相拘。盖肌肉有浅深，病去有迟速。若肌肉厚实处，则可深；浅薄处，则宜浅。病去则速出针，病滞则久留针。

问：补泻有不在井、荥、输、经、合者多，如何？

答曰：如睛明、瞳子髎治目疼，听宫、丝竹空、听会治耳聋，迎香治鼻病，地仓治口㖞，风池、头维治头项，古人亦有不系井、荥、俞、经、合者如此。盖以其病在上，取之上也。

问：经穴流注，病在各经络，按时补泻，能去病否？

答曰：病挨

着於經其經自有虛實補虛瀉實亦自中病也有一鍼而愈有數鍼始愈蓋病有新痼淺深新淺者一鍼可愈深痼者必屢鍼乃除丹溪東垣有一劑愈者有至數十劑而愈者今人用一鍼不愈則不再鍼矣且病非獨出於一經一絡者其發必有六氣之兼感標本之差殊或一鍼以愈其標而本未盡除或獨取其本而標尚復作必數鍼方絶其病之鄰也

問內經治病湯液少而鍼灸多何也答曰古者勞不至倦逸不至流食不肥鮮以戕其內衣不蘊熱以傷其外起居有節寒暑知避恬澹虛無精神內守病安從生雖

有賊風虛邪不能深入不過湊於皮膚經滯氣鬱而已以鍼行氣以灸散鬱則病隨已何待湯液耶今者道德日衰以酒爲漿以妄爲常縱慾以竭其精多慮以散其真不知持滿不解御神務快其心過於逸樂起居無節寒暑不避故病多從內生外邪亦易中也經曰鍼刺治其外湯液治其內病既屬內非湯液則不能濟也和緩以後方藥甚行而鍼灸兼用固由世不古若今非昔比亦業鍼法之不精傳授之未得耳非古用鍼灸之多今用鍼灸之少亦非湯液之宜於今而不宜於古也

卷三終

着于经。其经自有虚实，补虚泻实，亦自中病也。有一针而愈，有数针始愈。盖病有新痼浅深，新浅者，一针可愈；深痼者，必屡针乃除。丹溪、东垣有一剂愈者，有至数十剂而愈者，今人用一针不愈，则不再针矣。且病非独出于一经一络者，其发必有六气之兼感、标本之差殊，或一针以愈其标，而本未尽除，或独取其本，而标尚复作，必数针方绝其病之邻也。

问：《内经》治病，汤液少而针灸多，何也？

答曰：古者劳不至倦，逸不至流，食不肥鲜以戕其内，衣不蕴热以伤其外，起居有节，寒暑知避，恬澹虚无，精神内守，病安从生？虽有贼风虚邪，不能深入，不过凑于皮肤，经滞气郁而已。以针行气，以灸散郁，则病随已，何待汤液耶？今者道德日衰，以酒为浆，以妄为常，纵欲以竭其精，多虑以散其真，不知持满，不解御神，务快其心，过于逸乐，起居无节，寒暑不避，故病多从内生，外邪亦易中也。经曰：针刺治其外，汤液治其内，病既属内，非汤液则不能济也。和缓以后，方药甚行，而针灸兼用，固由世不古，若今非昔比，亦业针法之不精，传授之未得耳。非古用针灸之多，今用针灸之少，亦非汤液之宜于今，而不宜于古也。

卷三终

不可遽執四時俱宜鍼灸之說賊及天和也

審經辨證論 經絡考

張嗣泉曰藏府陰陽各有其經四肢筋骨各有所主明其部以定經循其流以尋源舍此而欲知病之所在猶適燕而南行豈不逾勞而逾遠哉方書云不讀十二經絡開口動手便錯誠確論也世人以經絡為鍼灸家書皆懵然罔究妄舉妄譚即如頭痛一症左右分經前後異位同一腹痛也而有中脘當臍少腹之分同一害眼也而有大眥小眥黑珠白珠上下胞之異在肺而用心藥則肺病不去而復損心經在血而用氣藥則氣反傷

而血病益滋東垣曰傷寒邪在太陽經誤用葛根湯則引邪入陽明是葛根乃陽明經藥非太陽經藥也即此而推其夭於藥者不知其幾矣仁人君子慎勿輕議當留心於此焉

病同人異論 醫學源流

天下有同此一病而治此則效治彼則不效且不惟無效而反有害者則以病同而人異也夫七情六淫之感而受感者或氣體有强弱質性有陰陽生長有南北性情有剛柔筋骨有堅脆肢體有勞逸年力有老少奉養有膏粱藜藿之殊心境有憂勞和樂之別更加天時有

不可遽执四时俱宜针灸之说贼及天和也

审经辨证论《经络考》

张嗣泉曰：脏腑阴阳各有其经，四肢筋骨各有所主，明其部以定经，循其流以寻源，舍此而欲知病之所在，犹适燕而南行，岂不逾劳而逾远哉？方书云：不读十二经络开口动手便错，诚确论也。世人以经络为针灸家书，皆懵然罔究，妄举妄谭，即如头痛一症，左右分经，前后异位；同一腹痛也，而有中脘当脐少腹之分；同一害眼也，而有大眦、小眦，黑珠、白珠、上下胞之异。在肺而用心药，则肺病不去，而复损心经。在血而用气药，则气反伤，而血病益滋。东垣曰：伤寒邪在太阳经，误用葛根汤，则引邪入阳明，是葛根乃阳明经药，非太阳经药也。即此而推，其夭于药者不知其几矣。仁人君子，慎勿轻议，当留心于此焉！

病同人异论《医学源流》

天下有同此一病，而治此则效，治彼则不效，且不惟无效而反有害者，则以病同而人异也。夫七情六淫之感，而受感者，或气体有强弱，质性有阴阳，生长有南北，性情有刚柔，筋骨有坚脆，肢体有劳逸，年力有老少，奉养有膏粱、藜藿之殊，心境有忧、劳、和、乐之别，更加天时有寒暖受病有深淺之各異一概施治則病情雖中而氣體相反利害亦相反矣故醫必細審其人之種種不同而後輕重緩急大小先後之法因之而定內經言之極詳卽鍼灸外科治法盡然故凡治病者皆當細審也

治法 愼疾芻言

凡病祇服煎藥而愈者惟外感之症爲然其餘諸症則必用丸散膏丹鍼灸砭鐮浸洗熨溻蒸提按摩等法因病施治乃今之醫者既乏資本又惜功夫古方不考手法無傳寫一通治煎方其技巳畢而病家不辭遠涉不惜重聘亦祇求得一煎方巳大滿其願古昔聖人窮思

極想製造治病諸法全不一問如此而欲愈大症痼疾無是理也所以今人患輕淺之病猶有服煎藥而愈者若久病大症不過遷延歲月必無愈理也故爲醫者必廣求治法以應病者之求至嘗用之藥一時不能卽合者亦當豫爲修製以待急用所謂工欲善其事必先利其器奈何事救人之術而全無救人之具也

寒、暖，受病有深、浅之各异，一概施治则病情虽中，而气体相反，利害亦相反矣。故医必细审其人之种种不同，而后轻重缓急，大小先后之法，因之而定。《内经》言之极详，即针灸外科治法尽然。故凡治病者，皆当细审也。

治法《慎疾刍言》

凡病只服煎药而愈者，惟外感之症为然。其余诸症，则必用丸、散、膏、丹、针、灸、砭、镰、浸、洗、熨、蒸、提、按、摩等法，因病施治。乃今之医者既乏资本，又惜功夫，古方不考，手法无传，写一通治煎方，其技已毕，而病家不辞远涉，不惜重聘，亦只求得一煎方，已大满其愿。古昔圣人穷思极想，制造治病诸法，全不一问，如此而欲愈大症、痼疾，无是理也。所以今人患轻浅之病，犹有服煎药而愈者，若久病大症，不过迁延岁月，必无愈理也。故为医者，必广求治法，以应病者之求，至尝用之药，一时不能即合者，亦当豫为修制，以待急用。所谓工欲善其事，必先利其器，奈何事救人之术，而全无救人之具也。

鍼灸逢源目錄

卷四

《针灸逢源》目录

卷四

鍼灸逢源卷四

經穴考正

吳縣李學川三源輯

骨度古數如左，然骨有大者則太過，小者則不及，此亦言其則耳。

頭之大骨圍二尺六寸。頭骨謂之髑髏，男子自項及耳并腦後共八片，惟蔡州人多一，共九片，腦後橫一縫，當正直下至髮際別有一直縫。女人頭骨六片，亦腦後一橫縫，當正直下則無縫也。髮所覆者，顱至項一尺二寸。覆者，言前髮際至後項髮際也。髮以下至頤長一尺。兩顴相去七寸。目下高骨曰顴。耳前當耳門者廣一尺三寸。耳後當完骨者廣九寸。完骨，耳後髮際高骨也，左右相去廣九寸。以上頭部前後之尺寸。

結喉以下至缺盆中長四寸。缺盆，天突穴處也。缺盆以下至髃骬長九寸。髃骬，鳩尾也。髃骬以下至天樞長八寸。天樞以下至橫骨長六寸半。當作五寸。橫骨，陰毛中曲骨也。橫骨橫長六寸半。一曰七寸半。胸圍四尺五寸。乳之間爲胸，胸前橫骨三條，左右肋骨各十二條，八長四短，女人多櫱夫骨二條，左右各十四條。腰圍四尺二寸。平臍周圍曰腰。人之肥瘦不同，腰之大小亦異，四尺二寸以中人之大略言也。兩乳之間廣九寸半。兩髀之間廣六寸半。此當兩股之中，橫骨兩頭之處，俗名髀縫。以上胸腹部。角以下至柱骨長一尺。頭側大骨曰角，頸項根曰柱骨。行腋中不見者長四寸。自柱骨通腋中，不見之處也。腋以下至季脇長一尺二寸。自腋至脇下盡處也。季脇以下至髀樞長六寸。足股曰髀，髀上外側骨縫

《针灸逢源》卷四

吴县李学川三源辑

经穴考正

骨度古数如左，然骨有大者则太过，小者则不及，此亦言其则耳。

头之大骨围二尺六寸。头骨谓之髑髅，男子自项及耳并脑后共八片，惟蔡州人多一，共九片，脑后横一缝，当正直下至发际别有一直缝。女人头骨六片，亦脑后一横缝，当正直下则无缝也。发所覆者，颅至项一尺二寸。覆者，言前发际至后项发际也。发以下至颐长一尺。两颧相去七寸。目下高骨曰颧。耳前当耳门者，广一尺三寸。耳后当完骨者，广九寸。完骨，耳后发际高骨也，左右相去广九寸。以上头部前后之尺寸。结喉以下至缺盆中长四寸。缺盆，天突穴处也。缺盆以下至髃骬长九寸。髃骬，鸠尾也。骬以下至天枢长八寸。天枢以下至横骨长六寸半。当作五寸。横骨，阴毛中曲骨也。横骨横长六寸半。一曰七寸半。胸围四尺五寸。乳之间为胸，胸前横骨三条，左右肋骨各十二条，八长四短，女人多橥夫骨二条，左右各十四条。腰围四尺二寸。平脐周遭曰腰。人之肥瘦不同，腰之大小亦异，四尺二寸，以中人之大略言也。两乳之间广九寸半。两髀之间广六寸半。此当两股之中，横骨两头之处，俗名髀缝。以上胸腹部。角以下至柱骨长一尺。头侧大骨曰角，颈项根曰柱骨。行腋中不见者长四寸。自柱骨通腋中，不见之处也。腋以下至季胁，长一尺二寸。自腋至胁下尽处也。季胁以下至髀枢，长六寸。足股曰髀，髀上外侧骨缝

曰樞，此運動之機也。○以上頭身側部。

項髮以下至背骨長三寸半、自後髮際以至大椎項骨三節處，靈樞作二寸半，圖翼作三寸半，今依折法爲三寸。膂骨以下至尾骶二十一節長三尺、膂骨，脊骨也。脊骨外小而內巨，共二十四節。今云二十一節者，除項骨三節不在內也。男子尾骶骨尖，女子尾骶骨平。○以上頭背部

肩至肘長一尺七寸。肘至腕長一尺二寸半。臂掌之節曰腕。腕至中指本節長四寸。本節至其末長四寸半。指之後節曰本節。其末，指端也。○手之大指三節，兩節在外，本節在掌；食指、中指、無名指、小指俱四節，三節在外，本節在掌。其節節交接處皆有碎骨筋膜聯絡，足趾同。橫骨上廉下至內輔之上廉長一尺八寸。骨際曰廉，膝旁之骨內曰內輔，外曰外輔。內輔之上廉以

下至下廉長三寸半。內輔下廉下至內踝長一尺三寸。踝，髁骨也。內踝以下至地長三寸、自橫骨至此皆內側，以下皆外側。髀樞下至膝中長一尺九寸、膝中，言膝外側骨縫之次。膝以下至外踝長一尺六寸。外踝以下至京骨長三寸、京骨，足小指本節後大骨下，赤白肉際也。京骨以下至地長一寸。膝膕以下至跗屬長一尺二寸、膝在前，膕在後。跗屬者，凡兩踝前後，脛掌所交之處，皆爲跗之屬也。跗屬以下至地長三寸。足長一尺二寸，廣四寸半。足，足掌也。廣，闊也。○以下四肢部

曰枢，此运动之机也。以上头身侧部。

项发以下至背骨长三寸半。自后发际以至大椎项骨三节处，《灵枢》作二寸半，《图翼》作三寸半，今根折法为三寸。膂骨以下至尾骶二十一节长三尺。膂骨，脊骨也。脊骨外小而内巨，共二十四节。今云二十一节者，除项骨三节不在内也。男子尾骶骨尖，女子尾骶骨平。以上头背部。

肩至肘长一尺七寸。肘至腕长一尺二寸半。臂掌之节曰腕。腕至中指本节长四寸。本节至其末长四寸半。指之后节曰本节。其末，指端也。手之大指三节，两节在外，本节在掌；食指、中指、无名指、小指俱四节，三节在外，本节在掌。其节节交接处皆有碎骨筋膜联络，足趾同。横骨上廉下至内辅之上廉，长一尺八寸。骨际曰廉，膝旁之骨内曰内辅，外曰外辅。内辅之上廉以下至下廉，长三寸半。内辅下廉下至内踝，长一尺三寸。踝，髁骨也。内踝以下至地，长三寸。自横骨至此皆内侧，以下皆外侧。髀枢下至膝中，长一尺九寸。膝中，言膝外侧骨缝之次。膝以下至外踝，长一尺六寸。外踝以下至京骨，长三寸。京骨，足小指本节后大骨下，赤白肉际也。京骨以下至地，长一寸。膝腘以下至跗属，长一尺二寸。膝在前，腘在后。跗属者，凡两踝前后，胫掌所交之处，皆为跗之属也。跗属以下至地，长三寸。足长一尺二寸，广四寸半。足，足掌也。广，阔也。以上四肢部。

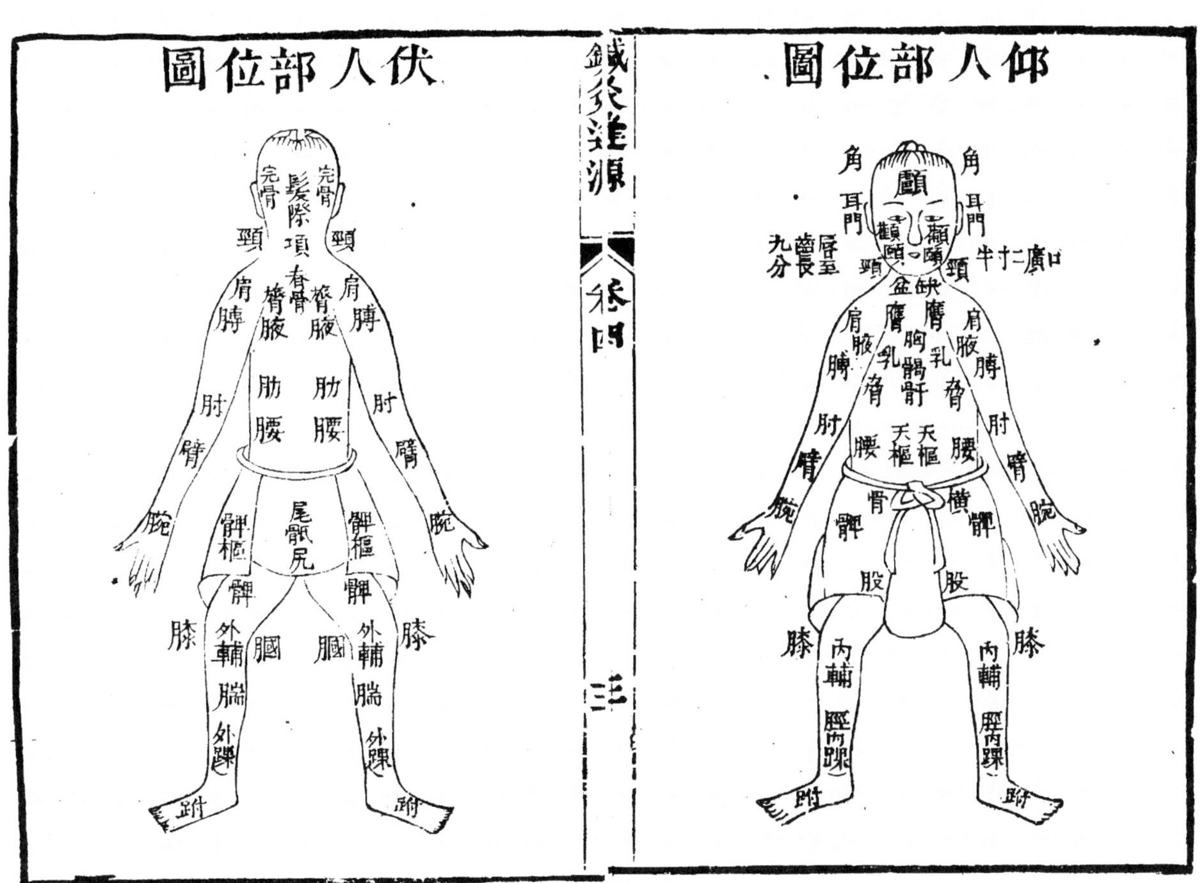

仰人部位图（图见上）

伏人部位图（图见上）

頭部折法

前髮際至後髮際、折爲一尺二寸、如人前髮際不明者、取眉心直上行三寸、後髮際不明者、取大椎上行三寸、詳見骨度 前後俱不明者、眉心起至大椎、共折作一尺八寸、頭部直寸法依此、 橫寸法、以眼內眥角至外眥角、此爲一寸

按足太陽經曲差開督脉神庭一寸半、足少陽經本神開曲差一寸半、足陽明經頭維開本神一寸半、自神庭至頭維共得四寸半、皆以頭之大骨圍二尺六寸折法、取之、眼內眥角至外眥角爲一寸、不能皆合

背部折法

大椎穴至尾骶骨、共計二十一節、通折三尺、項骨三節不在數 上七椎各一寸四分一釐、共九寸八分七釐、 中七椎各一寸六分一釐、共一尺一寸二分七釐、 下七椎各一寸二分六釐、共八寸八分二釐、總共二尺九寸九分六釐、不足四釐者、有零未盡也、背部直寸法依此、 橫寸依中指同身寸法、 脊骨內濶一寸、第二行夾脊一寸半、三行夾脊三寸、脊骨左右各半寸未算也、凡夾脊一寸半者、當作去中二寸、大杼等穴並依此法 凡夾脊三寸者當作去中三寸半、附分等穴並依此法

胸腹部折法

头部折法

前发际至后发际，折为一尺二寸。如人前发际不明者，取眉心直上行三寸；后发际不明者，取大椎上行三寸；详见《骨度》。前后俱不明者，眉心起至大椎，共折作一尺八寸，头部直寸法依此。横寸法，以眼内眦角至外眦角，此为一寸。

按：足太阳经曲差开督脉神庭一寸半，足少阳经本神开曲差一寸半，足阳明经头维开本神一寸半，自神庭至头维共得四寸半，皆以头之大骨围二尺六寸折法取之，眼内眦角至外眦角为一寸，不能皆合。

背部折法

大椎穴至尾骶骨，共计二十一节，通折三尺。项骨三节不在数。上七椎各一寸四分一厘，共九寸八分七厘。中七椎，各一寸六分一厘，共一尺一寸二分七厘。下七椎，各一寸二分六厘，共八寸八分二厘。总共二尺九寸九分六厘，不足四厘者，有零未尽也。背部直寸法依此，横寸依中指同身寸法。脊骨内阔一寸，第二行夹脊一寸半，三行夹脊三寸，脊骨左右各半寸未算也。凡夹脊一寸半者，当作“去中二寸”。大杼等穴，并依此法。凡夹脊三寸者，当作“去中三寸半”。附分等穴，并依此法。

胸腹部折法

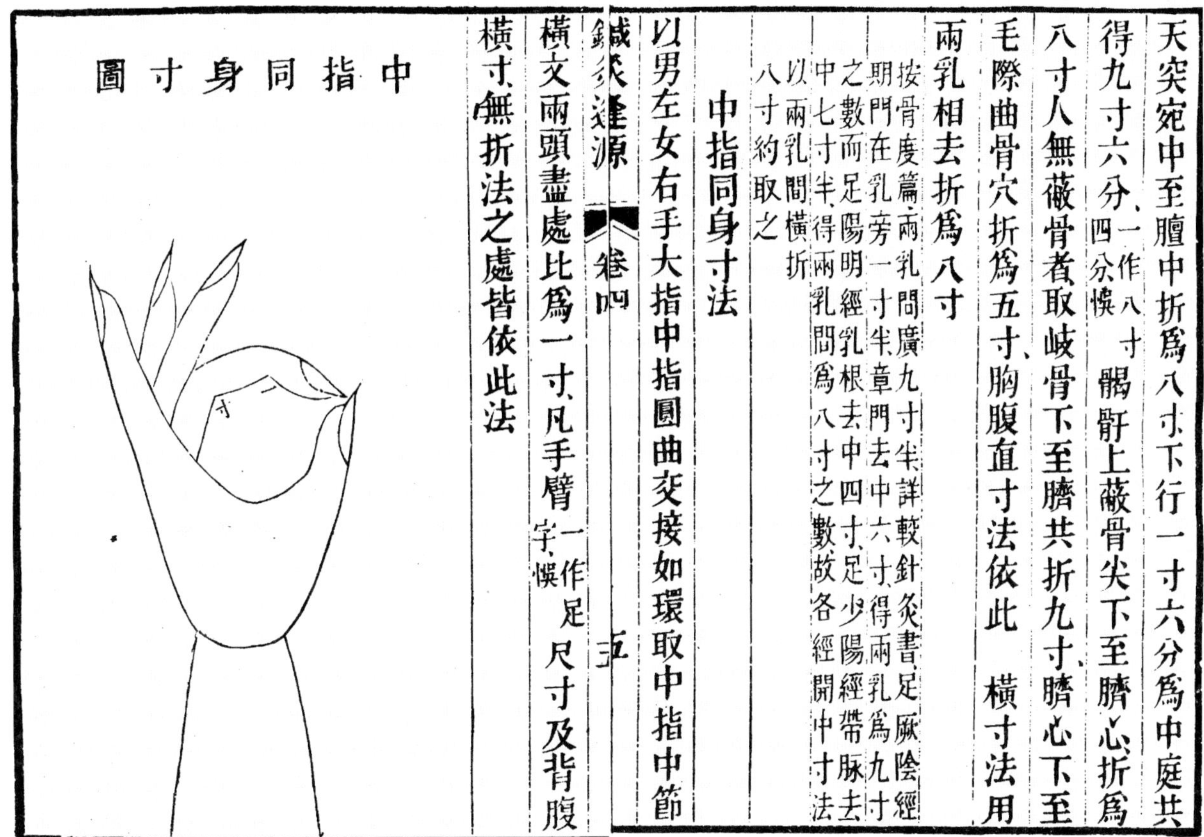
天突宛中至膻中折爲八寸下行一寸六分爲中庭共得九寸六分一作八寸四分悞 髃骬上蔽骨尖下至臍心折爲八寸人無蔽骨者取岐骨下至臍共折九寸臍心下至毛際曲骨穴折爲五寸胸腹直寸法依此 橫寸法用兩乳相去折爲八寸

按骨度篇兩乳間廣九寸半詳較針灸書足厥陰經期門在乳旁一寸半章門去中六寸得兩乳爲九寸之數而足陽明經乳根去中四寸足少陽經帶脉去中七寸半得兩乳間爲八寸之數故各經開中寸法以兩乳間橫折八寸約取之

中指同身寸法

以男左女右手大指中指圓曲交接如環取中指中節橫文兩頭盡處比爲一寸凡手臂一作足字悞尺寸及背腹橫寸無折法之處皆依此法

中指同身寸圖

天突宛中至膻中，折为八寸，下行一寸六分为中庭，共得九寸六分。一作八寸四分，误。髃骬上蔽骨尖下至脐心，折为八寸。人无蔽骨者，取岐骨下至脐，共折九寸。脐心下至毛际曲骨穴，折为五寸。胸腹直寸法依此。横寸法用两乳相去，折为八寸。

按：《骨度篇》两乳间广九寸半，详较针灸书。足厥阴经期门在乳旁一寸半，章门去中六寸，得两乳为九寸之数，而足阳明经乳根去中四寸，足少阳经带脉去中七寸半，得两乳间为八寸之数，故各经开中寸法以两乳间，横折八寸约取之。

中指同身寸法

以男左女右手大指、中指圆曲交接如环，取中指中节横文两头尽处，比为一寸。凡手臂一作足字，误。尺寸，及背腹横寸，无折法之处皆依此法。

中指同身寸图（图见上）

同身寸說類經圖翼

同身寸者謂同於人身之尺寸也人之長短肥瘦各自不同而穴之橫直尺寸亦不能一如今以中指同身寸法一槩混用則人瘦而指長人肥而指短豈不謬誤故必因其形而取之方得其當如標幽賦曰取五穴用一穴而必端取三經用一經而可正蓋謂并鄰經而正一經聯鄰穴而正一穴譬之切字之法上用一音下用一韻而夾其聲於中則其經穴之情自無所遁矣故頭必因於頭腹必因於腹背必因於背手足必因於手足總其長短大小而折中之庶得謂之同身寸法

周身骨部名目

巔頂巔也　腦頭中髓也

顖音信腦蓋骨也嬰兒腦骨未合軟而跳動之處謂之顖門

額顱顖前為髮際髮際前為額顱　顏額上曰顏說文曰眉目之間也

頞音遏鼻梁亦名下極即山根也　䪼音拙目下為䪼

顳顬顳柔涉切顬音如耳前動處蓋即俗所云兩太陽也一曰鬢骨

顑音坎　鳩音求顴頰間骨　頰耳下曲處為頰　頤音移頷中為頤

頷音含顋下也　目系目內深處脈也

目內眥目內角也　目銳眥目外角也

同身寸说《类经图翼》

同身寸者，谓同于人身之尺寸也。人之长短肥瘦各自不同，而穴之横直尺寸亦不能一，如今以中指同身寸法一概混用，则人瘦而指长，人肥而指短，岂不谬误？故必因其形而取之，方得其当。如《标幽赋》曰：取五穴用一穴而必端，取三经用一经而可正。盖谓并邻经而正一经，联邻穴而正一穴。譬之切字之法，上用一音，下用一韵，而夹其声于中。则其经穴之情，自无所遁矣。故头必因于头，腹必因于腹，背必因于背，手足必因于手足，总其长短大小而折中之，庶得谓之同身寸法。

周身骨部名目

巅顶巅也。　脑头中髓也。

囟音信，脑盖骨也。婴儿脑骨未合，软而跳动之处，谓之囟门。

额颅囟前为发际，发际前为额颅。　颜额上曰颜。《说文》曰：眉目之间也。

頞音遏，鼻梁，亦名下极，即山根也。　䪼音拙，目下为䪼。

颞颥颞，柔涉切。颥，音如。耳前动处，盖即俗所云两太阳也。一曰鬓骨。

颇音坎。　鸠音求，颧颊间骨。　颊耳下曲处为颊。　颐音移，颔中为颐。

颔音含，腮下也。　目系目内深处脉也。

目内眦目内角也。　目锐眦目外角也。

人中脣之上鼻之下也　齒牙前小者曰齒後大者曰牙
舌本舌根也　咽所以通飲食居喉之後
喉所以通呼吸居咽之前　嗌音益喉也
會厭在喉間爲音聲啓閉之戶　肺系喉嚨也
頏顙頏音杭咽顙也　頸項頭莖之側曰頸頭莖之後曰項又腦後曰項
天柱骨肩骨上際頸骨之根也　肩解膂上兩角爲肩解
肩胛胛音甲肩解下成片骨也亦名肩髆　巨骨膺上橫骨
膺音英胸前爲膺一曰胸兩旁高處爲膺　胸中兩乳之間也
膈膈膜也膈上宗氣之所聚是爲膻中　腋脇之上際
季脇脇下盡處短小之肋　胠音區腋之下脇之上也

鳩尾蔽心骨也　髑骬音吉于即鳩尾別名
眇中眇音杪季脇下兩旁空軟處也　脊骨脊音即椎骨也
胂音申膂內曰胂夾脊肉也　膂呂同脊骨曰呂象形也又曰夾脊兩旁肉也
髃骨髃音魚端也肩端之骨　腰骨尻上橫骨也
腰髁髁苦瓦反即腰髀骨自十六椎而下俠脊附着之處也
腹臍之上下皆曰腹臍下爲少腹　毛際曲骨兩旁爲毛際其動脈即足陽明之氣衝也
臚臚間盧二音皮也又腹前曰臚　睾音高陰丸也
篡初貫切屏翳兩筋間爲篡篡內深處爲下極　下極兩陰之間屏翳處也即會陰穴
臀音屯機後爲臀尻旁大肉也　機俠腰髖骨兩旁爲機
髖音寬尻臀也一曰兩股間　尻開高切尾骶骨也亦名窮骨

人中唇之上，鼻之下也。　齿牙前小者曰齿，后大者曰牙。　舌本舌根也。　咽所以通饮食，居喉之后。

喉所以通呼吸，居咽之前。　嗌音益，喉也。　会厌在喉间，为音声启闭之户。　肺系喉咙也。

颃颡颃，音杭。咽，颡也。　颈项头茎之侧曰颈，头茎之后曰项，又脑后曰项。

天柱骨肩骨上际，颈骨之根也。　肩解膂上两角为肩解。

肩胛胛音甲，肩解下成片骨也，亦名肩髆。　巨骨膺上横骨。

膺音英，胸前为膺。一曰胸两旁高处为膺。　胸中两乳之间也。

膈膈膜也，膈上宗气之所聚是为膻中。　腋胁之上际。

季胁胁下尽处，短小之肋。　胠音区，腋之下，胁之上也。

鸠尾蔽心骨也。　髑骬音吉于，即鸠尾别名。

眇中眇，音杪，季胁下两旁空软处也。　脊骨脊，音即，椎骨也。

胂音申，膂内曰胂。夹脊肉也。　膂吕同，脊骨曰吕，象形也。又曰夹脊，两旁肉也。

髃骨髃音鱼，端也。肩端之骨。　腰骨尻上横骨也。

腰髁髁，苦瓦反即腰髀骨，自十六椎而下，侠脊附着之处也。

腹脐之上下皆曰腹，脐下为少腹。　毛际曲骨两旁为毛际，其动脉即足阳明之气冲也。

胪间、卢二音，皮也，又腹前曰胪。　睾音高，阴丸也。

篡初贯切，屏翳两筋间为篡，篡内深处为下极。　下极两阴之间，屏翳处也，即会阴穴。

臀音屯，机后为臀，尻旁大肉也。　机侠腰髋骨两旁为机。

髋音宽，尻臀也，一曰两股间。　尻开高切，尾骶骨也，亦名穷骨。

肛音工俗音䋄大腸門也　臑音猱肩髆下內側對腋處高起耎白肉也
肘手臂中節也一曰自曲池以上爲肘　臂肘之上下皆名爲臂一曰自曲池以下爲臂
腕臂掌之交也　兊骨手外髁也
寸口關前後兩手動脉皆曰寸口　關手掌後動脉高起處曰關
魚際手腕之前其肥肉隆起處形如魚者統謂之魚寸之前魚之後曰魚際穴
大指次指謂大指之次指卽食指也足同　小指次指謂小指之次指卽無名指也足同
髀音彼股也一曰股骨　髀關伏兎上交紋處
髀厭揵骨之下爲髀厭卽髀樞中也　髀樞揵骨之下髀之上曰髀樞當環跳穴
股大腿也　伏兎髀前膝下起肉處
臏音頻膝蓋骨也　膕音國膝後曲處

輔骨膝下內外側大骨也　成骨膝外廉之骨獨起者
腨音篆一名腓腸下腿肚也　腓腸腓音肥足肚也
䯒骨䯒音杭足脛骨也　骭音干足脛骨也
脛形去聲足莖骨也　絕骨外髁上尖骨也
䐃音窘筋肉結聚之處也直音云腸中脂王氏曰肘膝後肉如塊者
髁骨髁音科足跗後兩旁圓骨內曰內踝外曰外髁一作踝骨俗名孤拐骨手宛兩旁圓骨亦名髁骨
跗附甫二音足面也　內筋內踝上大筋在太陰後上踝二寸所
足岐骨大指本節後曰岐骨　跟骨跟音根足根也
覈骨一作核骨足大指本節後內側圓骨也　踵足根也
踹音煆足根也又與腨通用　三毛足大指爪甲後爲三毛毛後橫紋爲聚毛

肛音工，俗音䋄，大肠门也。　臑音猱，肩髆下内侧对腋处，高起耎白肉也。

肘手臂中节也，一曰自曲池以上为肘。　臂肘之上下皆名为臂，一曰自曲池以下为臂。

腕臂掌之交也。　兑骨手外髁也。　寸口开前后两手动脉，皆曰寸口。　关手掌后动脉高起处曰关。

鱼际手腕之前，其肥肉隆起处形如鱼者，统谓之鱼。寸之前，鱼之后，曰鱼际穴。

大指次指谓大指之次指，即食指也。足同。　小指次指谓小指之次指即无名指也。足同。

髀音彼，股也。一曰股骨。　髀关伏兔上交纹处。

髀厌揵骨之下为髀厌，即髀枢中也。　髀枢揵骨之下，髀之上，曰髀枢，当环跳穴。

股大腿也。　伏兔髀前膝下起肉处。　膑音频，膝盖骨也。　腘音国，膝后曲处。

辅骨膝下内外侧大骨也。　成骨膝外廉之骨独起者。

腨音篆，一名腓肠，下腿肚也。　腓肠腓，音肥，足肚也。

䯒骨䯒，音杭，足胫骨也。　骭音干，足胫骨也。　胫形去声，足茎骨也。　绝骨外髁上尖骨也。

䐃音窘，筋肉结聚之处也。《直音》云：肠中脂。王氏曰：肘膝后肉如块者。

髁骨髁，音科，足跗后两旁圆骨，内曰内踝，外曰外髁，一作踝骨，俗名孤拐骨。手宛两旁圆骨亦名髁骨。

跗附、甫二音足面也。　内筋内踝上大筋在太阴后，上踝二寸所。

足岐骨大指本节后曰岐骨。　跟骨跟，音根，足根也。

覈骨一作核骨，足大指本节后，内侧圆骨也。　踵足根也。

踹音煅，足根也，又与腨通用。　三毛足大指爪甲后为三毛，毛后横纹为聚毛。

十二經絡次序十四經發揮

十二經絡始於手太陰，其支者從腕後出次指端而交於手陽明，手陽明之支者從缺盆上挾口鼻而交於足陽明，足陽明之支者從跗上出大指端而交於足太陰，足太陰之支者從胃別上膈，注心中而交於手少陰，手少陰無支者直自本經少衝穴而交於手太陽，手太陽之支者別頰上至目內眥而交於足太陽，足太陽之支者從髆內左右別下合膕中下至小指外側端而交於足少陰，足少陰之支者從肺出注胸中而交於手厥陰，手厥陰之支者從掌中循小指次指出其端而交於手

少陽，手少陽之支者從耳後出目銳眥而交於足少陽，足少陽之支者從跗上入大指爪甲出三毛而交於足厥陰，足厥陰之支者從肝別貫膈上注肺入喉嚨之後，上額循巔行督脈絡陰器過毛中行任脈入缺盆下注肺中而復交於手太陰也

按人一呼脉行三寸呼吸定息脉行六寸一日一夜凡一萬三千五百息脉行八百一十丈每刻一百三十五息每時八刻計一千八十息脉行六十四丈八尺營衛四周於身十二時九十六刻計一萬二千九百六十息脉行七百七十七丈六尺為四十八周身

十二经络次序《十四经发挥》

十二经络，始于手太阴，其支者，从腕后出次指端，而交于手阳明。手阳明之支者，从缺盆上挟口鼻，而交于足阳明。足阳明之支者，从跗上出大指端，而交于足太阴。足太阴之支者，从胃别上膈，注心中，而交于手少阴。手少阴无支者，直自本经少冲穴而交于手太阳，手太阳之支者，别颊上至目内眦，而交于足太阳。足太阳之支者，从髆内左右别下合腘中，下至小指外侧端，而交于足少阴。足少阴之支者，从肺出，注胸中而交于手厥阴。手厥阴之支者，从掌中循小指次指出其端，而交于手少阳。手少阳之支者，从耳后出目锐眦，而交于足少阳。足少阳之支者，从跗上入大指爪甲，出三毛，而交于足厥阴。足厥阴之支者，从肝别贯膈，上注肺，入喉咙之后，上额循巅，行督脉，络阴器，过毛中，行任脉，入缺盆，下注肺中，而复交于手太阴也。

按：人一呼脉行三寸，呼吸定息，脉行六寸。一日一夜，凡一万三千五百息。脉行八百一十丈，每刻一百三十五息，每时八刻，计一千八十息，脉行六十四丈八尺。营卫四周于身，十二时，九十六刻，计一万二千九百六十息，脉行七百七十七丈六尺，为四十八周身。

刻之餘分得五百四十息脉行三十二丈四尺爲二周於身總之爲五十度周身八百一十丈脉合一萬三千五百息也故五十營篇曰二百七十息氣行十六丈二尺一周於身此經脉之常度也而子午流注鍼灸等書因人身經脉之行始於水下一刻遂以寅時定爲肺經以十二時挨配十二經而爲之歌曰肺寅大卯胃辰宫脾巳心午小未中膀申腎酉心包戌亥三子膽丑肝通繼後張世賢熊宗立復爲分時註釋殊不知紀漏者以寅初一刻爲始而經脉運行之度起於肺經亦以寅初一刻爲紀故首言水下一刻

而一刻之中氣脉凡半周於身矣焉得有大腸屬卯時胃屬辰時等次也且如手三陰脉長三尺五寸足三陽脉長八尺手少陰厥陰左右俱止十八穴足太陽左右一百三十四穴此其長短多寡大相懸絶安得按時分配其失經旨遠矣

刻之余分得五百四十息，脉行三十二丈四尺为二周于身，总之为五十度周身，八百一十丈，脉合一万三千五百息也，故《五十营篇》曰：二百七十息，气行十六丈二尺，一周于身。此经脉之常度也，而《子午流注针灸》等书因人身经脉之行始于水下一刻，遂以寅时定为肺经，以十二时挨配十二经，而为之歌曰：肺寅大卯胃辰宫，脾巳心午小未中，膀申肾酉心包戌，亥三子胆丑肝通。继后张世贤、熊宗立复为分时注释，殊不知纪漏者以寅初一刻为始，而经脉运行之度起于肺经，亦以寅初一刻为纪，故首言水下一刻，而一刻之中，气脉凡半周于身矣，焉得有大肠属卯时，胃属辰时等次也？且如手三阴脉长三尺五寸，足三阳脉长八尺，手少阴、厥阴左右俱止十八穴，足太阳左右一百三十四穴，此其长短多寡，大相悬绝，安得按时分配？其失经旨远矣。

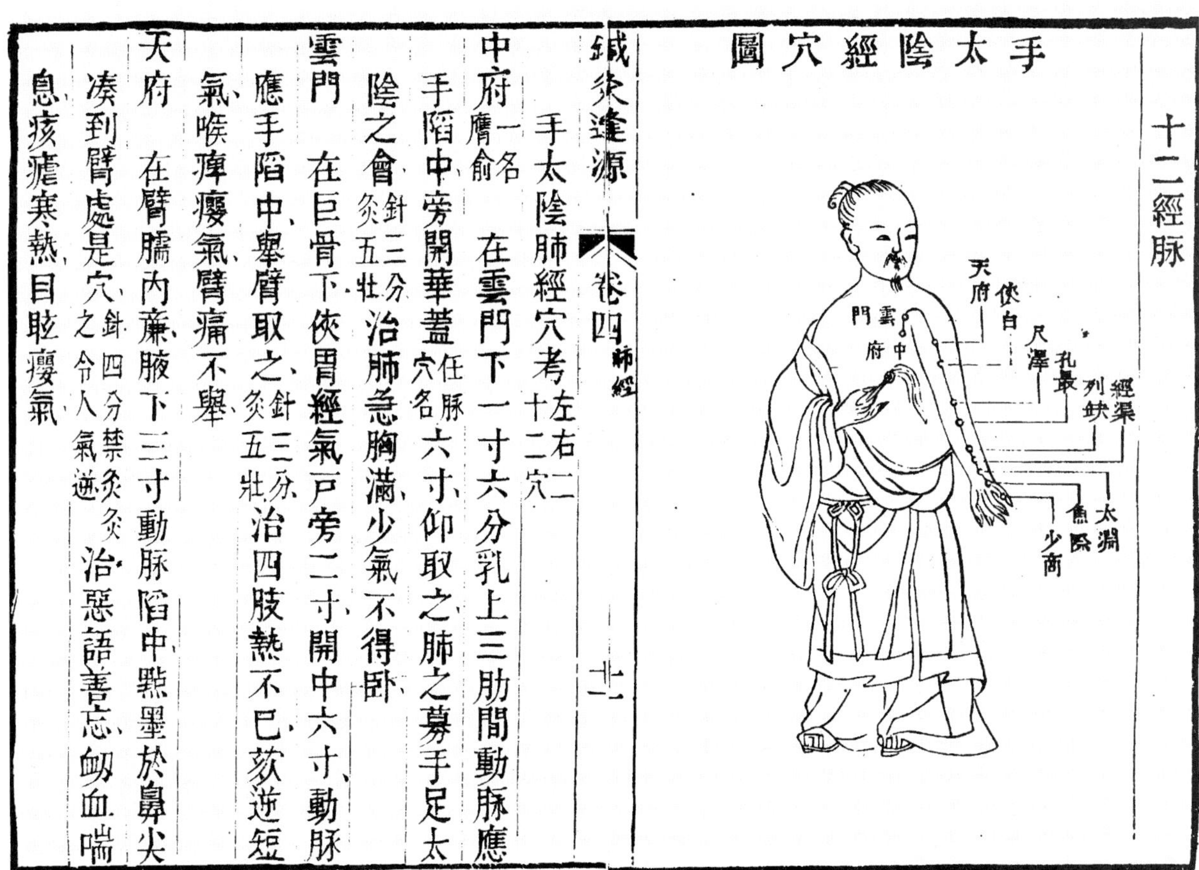

手太陰肺經穴考 左右二十二穴

中府 一名膺俞 在雲門下一寸六分乳上三肋間動脉應手陷中旁開華蓋 任脉穴名 六寸仰取之肺之募手足太陰之會 針三分灸五壯 治肺急胸滿少氣不得卧

雲門 在巨骨下俠胃經氣户旁二寸開中六寸動脉應手陷中舉臂取之 針三分灸五壯 治四肢熱不已欬逆短氣喉痺癭氣臂痛不舉

天府 在臂臑內廉腋下三寸動脉陷中點墨於鼻尖湊到臂處是穴 針四分禁灸灸之令人氣逆 治惡語善忘衄血喘息痎瘧寒熱目眩癭氣

十二经脉

手太阴经穴图（图见上）

手太阴肺经穴考左右二十二穴

中府一名膺俞：在云门下一寸六分，乳上三肋间，动脉应手陷中，旁开华盖任脉穴名。六寸，仰取之。肺之募，手足太阴之会。针三分，灸五壮。治肺急胸满，少气不得卧。

云门：在巨骨下，侠胃经气户旁二寸，开中六寸，动脉应手陷中，举臂取之。针三分，灸五壮。治四肢热不已，咳逆短气，喉痹瘿气，臂痛不举。

天府：在臂臑内廉，腋下三寸动脉陷中，点墨于鼻尖，凑到臂处是穴。针四分，禁灸，灸之令人气逆。治恶语善忘，衄血喘息，痎疟寒热，目眩瘿气。

俠白　在天府下肘中約紋上去五寸動脉中手太陰之別、針三分灸五壯治心痛氣短、

尺澤　在肘中約紋上屈肘横紋兩筋間動脉陷中、肺脉所入爲合實則瀉之針三分灸五壯治心煩氣短喉痺口乾欬血小便數肩痛四肢腫善嚏悲哭小兒慢驚風

孔最　在腕上七寸上骨下骨間陷中、側取之、手太陰郄同隙針三分灸五壯治肘臂痛屈伸難欬逆吐血失音咽痛

列缺　在腕後側上一寸五分兩手交叉當食指末處筋骨罅中手太陰之絡、別走陽明人有寸關尺三部脉不見而見於列缺陽谿謂之反關脉此經脉虛而

絡脉滿也、千金翼謂陽脉逆、反大於寸口三倍者即此針二分灸七壯治寒熱瘧偏風頭痛驚癇口噤咳嗽下牙疼

經渠　在寸口陷中動脉應手、肺脉所行爲經、針二分禁灸治胸背拘急喉痺咳逆、心痛嘔吐、熱病汗不出

太淵　在掌後內側横紋頭動脉中、肺脉所注爲俞陰經俞即原下倣此虛則補之脉會太淵、每日平旦寅時氣血從此始、故曰寸口者脉之大會針二分灸三壯治胸痺氣逆噦嘔欬嗽心痛咽乾目生白翳

魚際　在大指本節後內側白肉際陷中、肺脉所溜爲

侠白：在天府下，肘中约纹上去五寸动脉中。手太阴之别。针三分，灸五壮。治心痛气短。

尺泽：在肘中约纹上，屈肘横纹两筋间动脉陷中。肺脉所入为合，实则泻之。针三分灸五壮。治心烦气短，喉痹口干，咳血，小便数，肩痛，四肢肿，善嚏悲哭，小儿慢惊风。

孔最：在腕上七寸，上骨下骨间陷中，侧取之。手太阴郄。同隙，针三分，灸五壮。治肘臂痛，屈伸难，咳逆吐血，失音咽痛。

列缺：在腕后侧上一寸五分，两手交叉当食指末处筋骨罅中。手太阴之络，别走阳明。人有寸关尺三部脉不见，而见于列缺、阳溪，谓之反关脉，此经脉虚而络脉满也。《千金翼》谓阳脉逆，反大于寸口三倍者即此。针二分，灸七壮。治寒热疟，偏风头痛，惊痫口噤，咳嗽，下牙疼。

经渠：在寸口陷中，动脉应手，肺脉所行为经。针二分，禁灸。治胸背拘急，喉痹咳逆，心痛呕吐，热病汗不出。

太渊：在掌后内侧横纹头动脉中。肺脉所注为俞，阴经俞即原，下仿此。虚则补之，脉会太渊，每日平旦寅时，气血从此始，故曰寸口者，脉之大会。针二分，灸三壮。治胸痹气逆，哕呕咳嗽，心痛咽干，目生白翳。

鱼际：在大指本节后，内侧白肉际陷中。肺脉所溜为

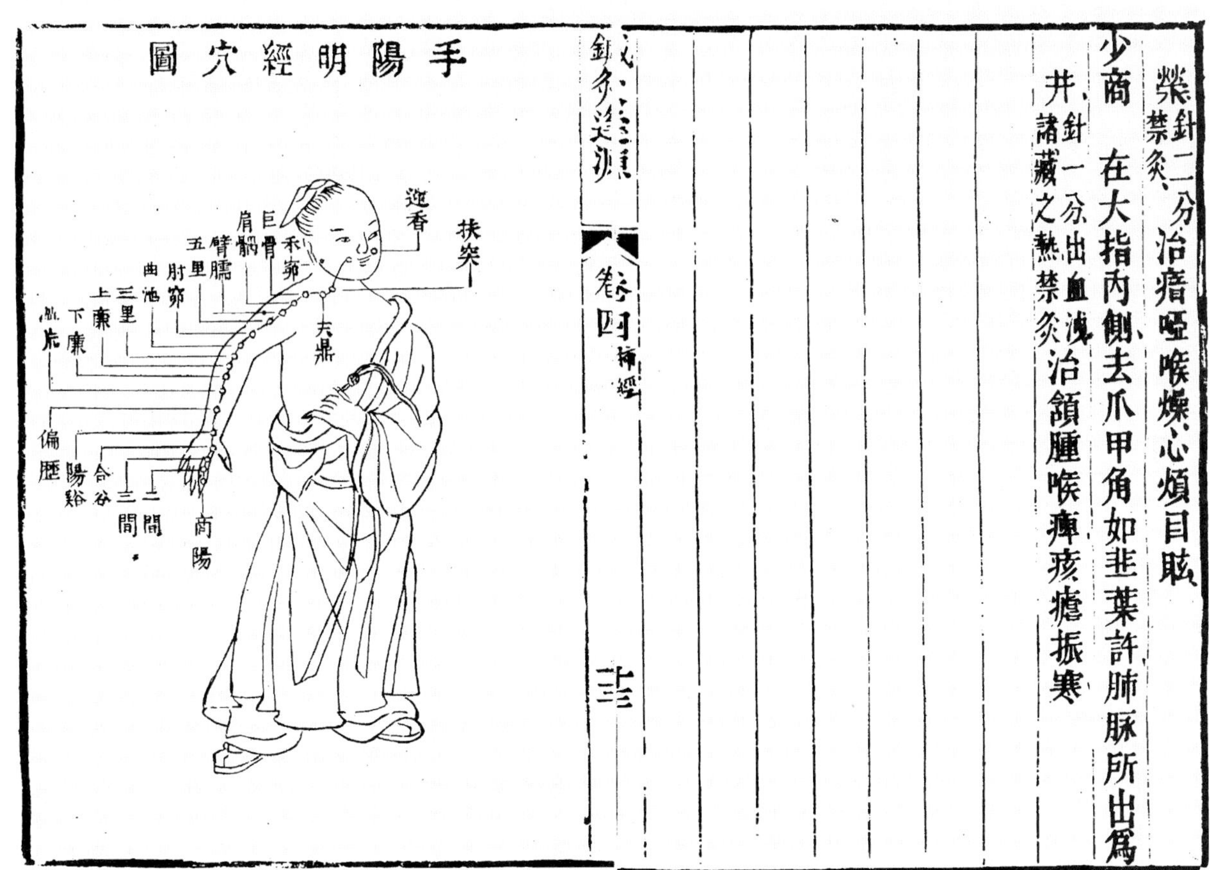

荥。针二分，禁灸。治喑哑喉燥，心烦目眩。

少商：在大指内侧，去爪甲角如韭叶许。肺脉所出为井。针一分，出血，泄诸脏之热，禁灸。治颔肿喉痹，痎疟振寒。

手阳明经穴图（图见上）

手陽明大腸經穴考左右共四十穴

商陽一名絶陽 在食指內側，去爪甲角如韭葉許，大腸脉所出爲井，針一分，灸三壯，治耳鳴聾，寒熱痎瘧。

二間一名間谷 在食指本節前內側陷中，大腸脉所溜爲滎，實則瀉之，針三分，灸三壯，治喉痹鼽衂，目疾齒痛。

三間一名少谷 在食指本節後內側陷中，大腸脉所注爲俞，針三分，灸三壯，治下齒齲痛，腸鳴洞泄。

合谷一名虎口 在食指大指歧骨間陷中，握拳取之，大腸脉所過爲原，虛實皆拔之，針三分，灸三壯，孕婦禁針。昔有徐文伯瀉足太陰經三陰交而補合谷，胎遂落，蓋因血衰氣旺也。治中風筋急，傷寒頭痛，目翳風疹，脣吻不收。

鍼灸逢源 卷四 大腸經

陽谿一名中魁 在手腕中上側兩筋間陷中，張大指次指取之，大腸脉所行爲經，針三分，灸三壯，治熱病煩心，目翳赤爛，耳鳴驚掣，肘臂不舉。

偏歷 在手腕後三寸，手陽明絡，別走太陰，針三分，灸三壯，治寒熱癲疾多言，耳鳴鼻衂，喉痹齒痛，肩臂痠疼。

温溜一名逆注，一名池頭 在腕後五寸六寸間，手陽明郄，針三分，灸三壯，治腸鳴腹痛，傷寒噦逆，鬲中氣閉，口舌腫痛。

下廉 在輔骨下，温溜上二寸五分，去上廉一寸，輔鋭肉分，針五分，灸三壯，治痺痛乳癰，痃癖小腸氣。

手阳明大肠经穴考左右共四十穴

商阳一名绝阳：在食指内侧，去爪甲角如韭叶许。大肠脉所出为井。针一分，灸三壮。治耳鸣聋。寒热痎疟。

二间一名间谷：在食指本节前内侧陷中。大肠脉所溜为荥，实则泻之。针三分，灸三壮。治喉痹鼽衄，目疾齿痛。

三间一名少谷：在食指本节后内侧陷中。大肠脉所注为输。针三分，灸三壮。治下齿龋痛，肠鸣洞泄。

合谷一名虎口：在食指大指岐骨间陷中，握拳取之。大肠脉所过为原，虚实皆拔之。针三分，灸三壮。孕妇禁针。昔有徐文伯泻足太阴经三阴交而补合谷，胎遂落，盖因血衰气旺也。治中风筋急，伤寒头痛，目翳风疹，唇吻不收。

阳溪一名中魁：在手腕中上侧两筋间陷中，张大指次指取之。大肠脉所行为经。针三分，灸三壮。治热病烦心，目翳赤烂，耳鸣惊掣，肘臂不举。

偏历：在手腕后三寸。手阳明络，别走太阴。针三分，灸三壮。治寒热癫疾多言，耳鸣鼻衄，喉痹齿痛，肩臂酸疼。

温溜一名逆注，一名池头：在宛后五寸六寸间。手阳明郄。针三分，灸三壮。治肠鸣腹痛，伤寒哕逆，鬲中气闭，口舌肿痛。

下廉：在辅骨下，温溜上二寸五分，去上廉一寸，辅锐肉分。针五分，灸三壮。治痹痛乳痈，痃癖小肠气。

上廉　在三里下一寸其分獨抵陽明之會外斜針五分灸五壯治手臂不仁胸痛喘息腸鳴小便難

三里一名手三里　在曲池下二寸銳肉之端按之肉起針三分灸三壯治偏風下牙疼頷腫瘰癧

曲池　在肘外輔骨屈肘橫紋頭曲骨之中以手拱胸取之大腸脉所入爲合虛則補之針七分灸七壯治瘈瘲癲疾皮膚痂疥傷寒餘熱不盡婦人經脉不通

肘髎　在肘大骨外廉陷中與手少陽經天井穴並相去一寸四分灸三壯針三分治肘節風痺臂痛不舉

五里　在肘上三寸行向裏大脉中央一云在天府穴

下五寸灸七壯禁針治氣逆瘰癧

臂臑　在肩髃下一寸兩筋兩骨罅陷中舉臂取之一曰平手取之手足太陽陽維之會灸七壯針三分不宜深治瘰癧臂痛

按肩至肘長一尺七寸肩髃下一寸句上舊有肘上七寸䐃肉端七字悞故刪之

肩髃一名中肩井一名偏肩　在膊音博骨頭肩端上兩骨罅陷中舉臂取之有空手太陽陽明陽蹻之會針八分灸五壯治中風癱瘓肩臂痛不能向頭泄精憔悴癭氣瘰癧

巨骨　在肩尖上行兩乂骨罅中手陽明陽蹻之會針四分灸五壯治胸中有瘀血肩臂不得屈仰

天鼎　在頸中缺盆上直扶突後一寸針三分灸三壯治暴瘖

上廉：在三里下一寸，其分独抵阳明之会外斜。针五分，灸五壮。治手臂不仁，胸痛喘息，肠鸣小便难。

三里一名手三里：在曲池下二寸，锐肉之端按之肉起。针三分，灸三壮。治偏风下牙疼，颔肿瘰疬。

曲池：在肘外辅骨，屈肘横纹头曲骨之中，以手拱胸取之。大肠脉所入为合，虚则补之。针七分，灸七壮。治瘈疭癫疾，皮肤痂疥，伤寒余热不尽，妇人经脉不通。

肘髎：在肘大骨外廉陷中，与手少阳经天井穴并，相去一寸四分。灸三壮，针三分。治肘节风痹，臂痛不举。

五里：在肘上三寸，行向里大脉中央，一云在天府穴下五寸。灸七壮，禁针。治气逆瘰疬。

臂臑：在肩髃下一寸，两筋两骨罅陷中，举臂取之。一曰平手取之。手足太阳、阳维之会。灸七壮，针三分，不宜深。治瘰疬臂痛。

按：肩至肘长一尺七寸，肩髃下一寸句上，旧有“肘上七寸䐃肉端”七字，误，故删之。

肩髃一名中肩井，一名偏肩：在膊音博。骨头肩端上两骨罅陷中，举臂取之有空。手太阳、阳明、阳跷之会。针八分，灸五壮。治中风瘫痪，肩臂痛不能向头，泄精憔悴，瘿气瘰疬。

巨骨：在肩尖上行两叉骨罅中。手阳明、阳跷之会。针四分，灸五壮。治胸中有瘀血，肩臂不得屈仰。

天鼎：在颈中缺盆上，直扶突后一寸。针三分。灸三壮。治暴喑

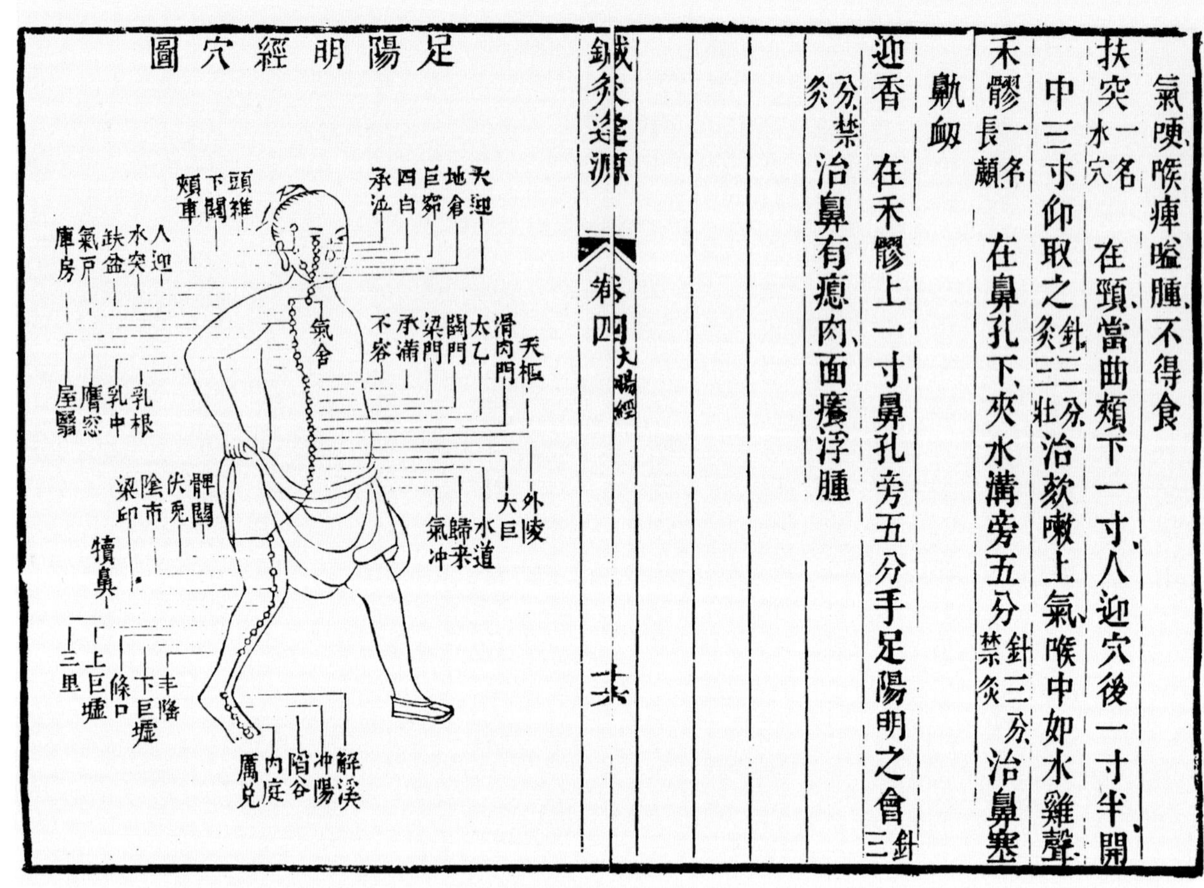

气哽，喉痹嗌肿，不得食。

扶突：一名水穴。在颈，当曲颊下一寸，人迎穴后一寸半，开中三寸，仰取之。针三分，灸三壮。治咳嗽上气，喉中如水鸡声。

禾髎：一名长颤。在鼻孔下，夹水沟旁五分。针三分，禁灸。治鼻塞鼽衄。

迎香：在禾髎上一寸，鼻孔旁五分。手足阳明之会。针三分，禁灸。治鼻有息肉，面痒浮肿。

足阳明经穴图（图见上）

足陽明胃經穴考左右共九十穴

按此一經自承泣穴出大迎循頰車上至頷顱一本頭維穴起悞

承泣一名面髎一名鼠穴在目下七分上直瞳子陷中足陽明陽蹻任脉之會禁針灸一曰針三分治冷泪出昏夜無見

四白在目下一寸顴空骨内直瞳子正視取之針三分不宜深禁灸治目赤生翳

巨髎俠鼻孔旁八分直瞳子足陽明陽蹻之會由此入上齒中復出循地倉針三分灸七壯

地倉一名會維俠口吻旁四分外許近下有脉微動是穴若久患風其脉亦有不動者手足陽明陽蹻任脉之

會針三分半灸七壯治口喎不語飲水漏落

大迎一名髓孔在曲頷前一寸二分骨陷中動脉針三分灸三壯治風痓口噤唇吻瞤動牙疼頰腫寒熱瘰癧

頰車一名機關一名曲牙在耳下八分曲頰端開口有空針四分灸七壯治牙關不開口眼喎斜

下關在足少陽經客主人下從頰車上行耳前動脉下廉合口有空開口則閉閉口取之足陽明少陽之會針三分銅人註禁灸治聤耳出膿偏風口喎牙車脫臼

頭維在額角入髮際督脉神庭旁四寸半足陽明少陽之會針三分沒皮針向下禁灸治頭目痛泪出

足阳明胃经穴考左右共九十穴

按：此一经自承泣穴出大迎，循颊车上至额颅，一本头维穴起，误。

承泣一名面髎，一名鼠穴：在目下七分，上直瞳子陷中。足阳明、阳跷、任脉之会。禁针灸，一曰针三分。治冷泪出，昏夜无见。

四白：在目下一寸颧空骨内，直瞳子，正视取之。针三分，不宜深，禁灸。治目赤生翳。

巨髎：侠鼻孔旁八分，直瞳子。足阳明、阳跷之会，由此入上齿中，复出循地仓。针三分，灸七壮。

地仓一名会维：侠口吻旁四分外许，近下有脉微动是穴。若久患风，其脉亦有不动者。手足阳明、阳跷、任脉之会。针三分半，灸七壮。治口㖞不语，饮水漏落。

大迎一名髓孔：在曲颔前一寸二分骨陷中动脉。针三分，灸三壮。治风痓口噤，唇吻动，牙疼颊肿，寒热瘰疬。

颊车一名机关，一名曲牙：在耳下八分曲颊端，开口有空。针四分，灸七壮。治牙关不开，口眼㖞斜。

下关：在足少阳经客主人下，从颊车上行耳前动脉下廉，合口有空，开口则闭，闭口取之。足阳明、少阳之会。针三分，《铜人》注，禁灸。治聤耳出脓，偏风口㖞，牙车脱臼。

头维：在额角入发际督脉神庭旁四寸半。足阳明、少阳之会。针三分，没皮针向下，禁灸。治头目痛，泪出。

人迎一名天五會　在頸下俠結喉旁一寸五分大動脈應手伸頭取之足陽明少陽之會針四分過深殺人禁灸　治吐逆霍亂喘呼不得息

水突一名水門　在頸大筋前直人迎下氣舍上內貼氣喉針三分灸三壯　治欬逆上氣咽喉癰腫喘息不得臥

氣舍　在頸大筋前結喉下一寸許夾任脈天突邊陷中貼骨尖上有缺處針三分灸三壯　治喉痺哽咽癭瘤

缺盆一名天蓋　在肩上橫骨陷中爲五臟六腑之道針三分深則令人逆息孕婦禁針灸三壯　治息賁胸滿水腫瘰癧喉痺傷寒胸熱

氣戶　在巨骨下夾足少陰腧府旁二寸任脈璇璣旁各開四寸陷中仰取之針三分灸五壯　治欬逆上氣胸背痛不得息

庫房　在氣戶下一寸六分華蓋旁四寸陷中仰取之針三分灸五壯　治胸脇滿欬逆上氣唾膿血濁沫

屋翳　在庫房下一寸六分紫宮旁四寸陷中仰取之針三分灸五壯　治唾膿血濁沫身腫皮膚痛

膺牕　在屋翳下一寸六分玉堂旁四寸陷中仰取之針四分灸五壯　治胸滿不得臥腸鳴注泄乳癰寒熱

乳中　當乳之中　氣府論註曰刺灸之生蝕瘡瘡中

人迎一名天五会：在颈下，侠结喉旁一寸五分，大动脉应手，伸头取之。足阳明、少阳之会。针四分，过深杀人，禁灸。治吐逆霍乱，喘呼不得息。

水突一名水门：在颈大筋前直人迎下，气舍上，内贴气喉。针三分，灸三壮。治咳逆上气，咽喉痈肿，喘息不得卧。

气舍：在颈大筋前，结喉下一寸许，夹任脉天突边陷中，贴骨尖上有缺处。针三分，灸三壮。治喉痹哽咽，瘿瘤。

缺盆一名天盖：在肩上横骨陷中。为五脏六腑之道。针三分，深则令人逆息，孕妇禁针，灸三壮。治息贲胸满，水肿，瘰疬喉痹，伤寒胸热。

气户：在巨骨下，夹足少阴俞府旁二寸，任脉璇玑旁各开四寸陷中，仰取之。针三分，灸五壮。治咳逆上气，胸背痛不得息。

库房：在气户下一寸六分，华盖旁四寸陷中，仰取之。针三分，灸五壮。治胸胁满，咳逆上气，唾脓血浊沫。

屋翳：在库房下一寸六分，紫宫旁四寸陷中，仰取之。针三分，灸五壮。治唾脓血浊沫，身肿皮肤痛。

膺窗：在屋翳下一寸六分，玉堂旁四寸陷中，仰取之。针四分，灸五壮。治胸满不得卧，肠鸣注泄，乳痈寒热。

乳中：当乳之中。《气府论》注曰：刺灸之生蚀疮，疮中

有清汁膿血者可治瘡中有瘜肉若蝕瘡者死

乳根 在乳中下一寸六分去中各四寸陷中仰取之 又婦人屈乳頭齊處是穴。針三分灸三壯 治胸下滿膈氣噎病乳痛霍亂 居家必用方凡病久得欬逆於乳下一指許男左女右灸三壯即瘥不瘥則不可治

不容 在第四肋端足少陰幽門旁一寸五分去中各二寸與巨闕平 針五分灸三壯 治腹滿痃癖胸背引痛

按不容夾幽門旁一寸五分諸書皆同詳考幽門去中五分自不容至氣沖左右二十四穴合去中各二寸大成以不容至滑肉門左右十二穴另爲去中三寸悞

承滿 在不容下一寸半 舊本一寸悞 上脘旁二寸 針三分灸五壯

治腸鳴腹脹食飲不下

梁門 在承滿下一寸中脘旁二寸 針三分灸五壯 治胸脇積氣大腸滑泄

關門 在梁門下一寸建里旁二寸 針八分灸五壯 治積氣腸鳴泄利不欲食俠臍急痛痎瘧振寒遺溺

太乙 在關門下一寸下脘旁二寸 針八分灸五壯 治癲狂吐舌

滑肉門 在太乙下一寸水分旁二寸 針八分灸五壯 治癲狂嘔逆舌强

天樞 一名長谿一名穀門 在滑肉門下一寸臍旁二寸去足少

有清汁脓血者可治，疮中有息肉若蚀疮者死。

乳根：在乳中下一寸六分，去中各四寸陷中，仰取之。又妇人屈乳头齐处是穴。针三分，灸三壮。治胸下满，膈气噎病，乳痛霍乱。《居家必用方》：凡病久得咳逆，于乳下一指许，男左女右，灸三壮即瘥，不瘥则不可治。

不容：在第四肋端，足少阴幽门旁一寸五分，去中各二寸，与巨阙平。针五分，灸三壮。治腹满痃癖，胸背引痛。

按：不容夹幽门旁一寸五分，诸书皆同。详考幽门去中五分，自不容至气冲左右二十四穴，合去中各二寸，《大成》以不容至滑肉门左右十二穴，另为去中三寸误。

承满：在不容下一寸半，旧本一寸，误。上脘旁二寸。针三分，灸五壮。治肠鸣腹胀食饮不下。

梁门：在承满下一寸，中脘旁二寸。针三分，灸五壮。治胸胁积气大肠滑泄。

关门：在梁门下一寸，建里旁二寸。针八分，灸五壮。治积气肠鸣，泄利不欲食，侠脐急痛，痎疟振寒，遗溺。

太乙：在关门下一寸，下脘旁二寸。针八分，灸五壮。治癫狂吐舌。

滑肉门：在太乙下一寸，水分旁二寸。针八分，灸五壮。治癫狂呕逆，舌强。

天枢一名长溪，一名谷门：在滑肉门下一寸，脐旁二寸，去足少

陰肓腧一寸五分陷中大腸之募針五分灸五壯治奔豚水腫、泄瀉赤白痢、腹脹腸鳴、久積冷氣繞臍切痛時上冲心、嘔吐霍亂、女人癥瘕漏下、

外陵　在天樞下一寸陰交旁二寸、針五分灸五壯治腹脹痛、心下如懸下引臍痛

大巨一名腋門　在外陵下一寸石門旁二寸、針五分灸五壯治小腹脹滿小便難㿉疝

水道　在大巨下一寸、舊本三寸去中各二寸、針六分灸五壯治小腹脹痛引陰胞中瘕子門寒、

歸來一名谿穴　在水道下一寸、舊本二寸旁開中行二寸、針八分灸五壯

按水道穴與足少陽五樞穴平當臍下三寸之旁又歸來穴在氣冲上一寸當臍下四寸之旁其上下各去一寸也諸書云水道在大巨下三寸歸來在水道下二寸皆悞

氣衝一名氣街　在歸來下一寸旁開中行二寸腿肚中有肉核名曰鼠谿直上一寸動脉應手宛宛中、與臍下五寸曲骨平衝脉所起、灸三壯禁針　治腹滿不得正卧㿉疝賁豚婦人月水不利娠妊子上衝心

髀關　在膝上一尺二寸許伏兎後交紋中、針六分禁灸　治腰痛膝寒痿痺股內筋急

伏兎　在膝上六寸起肉間、正跪坐而取之中行左右

阴肓腧一寸五分陷中。大肠之募。针五分，灸五壮。治奔豚水肿，泄泻赤白痢，腹胀肠鸣，久积冷气，绕脐切痛，时上冲心，呕吐霍乱，女人癥瘕漏下。

外陵：在天枢下一寸，阴交旁二寸。针五分，灸五壮。治腹胀痛，心下如悬，下引脐痛。

大巨一名腋门：在外陵下一寸，石门旁二寸。针五分，灸五壮。治小腹胀满，小便难，㿉疝。

水道：在大巨下一寸，旧本三寸。去中各二寸，针六分，灸五壮。治小腹胀痛引阴，胞中瘕，子门寒。

归来一名溪穴：在水道下一寸，旧本二寸。旁开中行二寸。针八分，灸五壮。

按：水道穴与足少阳五枢穴平，当脐下三寸之旁，又归来穴在气冲上一寸，当脐下四寸之旁，其上下各去一寸也。诸书云：水道在大巨下三寸，归来在水道下二寸，皆误。

气冲一名气街：在归来下一寸，旁开中行二寸。腿肚中有肉核，名曰鼠溪，直上一寸，动脉应手宛宛中，与脐下五寸，曲骨平。冲脉所起，灸三壮，禁针。治腹满不得正卧，㿉疝贲豚，妇人月水不利，娠妊子上冲心。

髀关：在膝上一尺二寸许，伏兔后交纹中。针六分，禁灸。治腰痛膝寒，痿痹股内筋急。

伏兔：在膝上六寸起肉间，正跪坐而取之。中行左右

各三指按捺上有肉起如兎之狀故名伏兎針五分禁灸
治膝冷不得溫風痺脚氣
陰市一名陰鼎在膝上三寸伏兎下陷中拜而取之針三分禁
灸治腰膝寒痿痺不屈伸寒疝小腹滿痛
梁邱在膝上二寸兩筋間足陽明郄針三分灸三壯治膝痛
冷痺
犢鼻在膝蓋骨下胻骨上陷中形如牛鼻故名刺犢鼻出
液為跛又禁灸治風邪濕腫若膝臏腫潰者不可治不潰者
可療犢鼻堅硬勿便攻先用洗熨而後微刺之
三里即下陵一名足三里在膝眼下三寸胻骨外側大筋內宛

宛中極重按之則跗上動脈止矣胃脈所入為合針八
分灸止百壯治胃中寒臟氣虛腹脹腰痛蠱毒痃癖中風
寒濕脚氣噎隔哮喘等症
上巨墟一名上廉在三里下三寸兩筋骨罅中舉足取之
針三分灸七壯治偏風脚氣俠臍腹痛
條口在上巨墟下二寸舉足取之針五分灸三壯治足麻痠
寒
下巨墟一名下廉在條口下一寸兩筋骨罅中舉足取之
針三分灸七壯治偏風腿痿足不履地毛焦肉脫女子乳癰
豐隆在外踝上八寸胻骨外廉陷中足陽明絡別走

各三指按捺，上有肉起如兔之状，故名伏兔。针五分，禁灸。治膝冷不得温，风痹脚气。

阴市一名阴鼎：在膝上三寸，伏兔下陷中，拜而取之。针三分，禁灸。治腰膝寒，痿痹不屈伸，寒疝，小腹满痛。

梁丘：在膝上二寸两筋间。足阳明郄。针三分，灸三壮。治膝痛冷痹。

渎鼻：在膝盖骨下，骱骨上陷中，形如牛鼻，故名。刺犊鼻出液为跛，又禁灸。治风邪湿肿，若膝膑肿溃者不可治，不溃者可疗。犊鼻坚硬勿便攻，先用洗慰，而后微刺之。

三里即下陵，一名足三里：在膝眼下三寸，骱骨外侧大筋内宛宛中。极重按之，则跗上动脉止矣。胃脉所入为合。针八分，灸止百壮。治胃中寒，脏气虚，腹胀腰痛，蛊毒痃癖，中风，寒湿脚气，噎隔哮喘等症。

上巨虚一名上廉：在三里下三寸，两筋骨罅中，举足取之。针三分，灸七壮。治偏风脚气，侠脐腹痛。

条口：在上巨虚下二寸，举足取之。针五分，灸三壮。治足麻酸寒。

下巨虚一名下廉：在条口下一寸，两筋骨罅中，举足取之。针三分，灸七壮。治偏风腿痿，足不履地，毛焦肉脱，女子乳痈。

丰隆：在外踝上八寸，骱骨外廉陷中。足阳明络，别走大陰針三分，灸三壯。治喉痺不能言，風逆癲狂，胸痛如刺，大小便難。

解谿　在足腕上陷中，胃脉所行爲經，虛則補之。針三分，灸三壯。治厥氣上衝，目眩頭痛，癲疾悲驚，腑腫腹脹，大便下重，轉筋霍亂。

衝陽一名會原，即所謂趺陽也　在解谿下一寸半，足跗上，高胃間動脈，去陷谷二寸，胃脈所過爲原，虛實皆拔之。針三分，灸三壯。刺禁論曰：刺跗上中大脈，血出不止死。即此跗，脚面也。治口眼喎，齒齲跗腫，腹堅大，發寒熱。

陷谷　在足大指之次指外間本節後陷中，去內庭二

寸，胃脈所注爲俞。針五分，灸三壯。治面目浮腫，水病善噫，腸鳴腹痛，振寒痎瘧。

內庭　在足大指之次指本節前外間陷中，胃脈所溜爲滎。針三分，灸三壯。治四肢厥逆，惡聞人聲，振寒咽痛，口喎鼻衄，上齒齲，赤白痢，瘧不嗜食，腹脹痞滿。患左灸右，患右灸左，覺腹中响，是其效也。婦人食蠱，行經頭暈，小腹痛疾俱妙。

厲兌　在足大指之次指端，去爪甲如韭葉許，胃脈所出爲井，實則瀉之。針一分，灸一壯。治尸厥氣絶，狀如中惡，水腫心腹滿，熱病汗不出，寒瘧齒齲，面腫喉痺，膝臏腫痛。

太阴。针三分，灸三壮。治喉痹不能言，风逆癫狂，胸痛如刺，大小便难。

解溪：在足腕上陷中。胃脉所行为经，虚则补之。针三分，灸三壮。治厥气上冲，目眩头痛，癫疾悲惊，腑肿腹胀，大便下重，转筋霍乱。

冲阳一名会原，即所谓趺阳也：在解溪下一寸半，足跗上，高胃间动脉，去陷谷二寸。胃脉所过为原，虚实皆拔之。针三分，灸三壮。《刺禁论》曰：刺跗上中大脉，血出不止死。即此跗，脚面也。治口眼㖞，齿龋跗肿，腹坚大，发寒热。

陷谷：在足大指之次指外间本节后陷中，去内庭二寸。胃脉所注为输。针五分，灸三壮。治面目浮肿，水病善噫，肠鸣腹痛，振寒痎疟。

内庭：在足大指之次指本节前外间陷中。胃脉所溜为荥。针三分，灸三壮。治四肢厥逆，恶闻人声，振寒咽痛，口㖞鼻衄，上齿龋，赤白痢，疟不嗜食，腹胀痞满。患左灸右，患右灸左，觉腹中响，是其效也。妇人食蛊，行经头晕，小腹痛疾俱妙。

历兑：在足大指之次指端，去爪甲如韭叶许。胃脉所出为井，实则泻之。针一分，灸一壮。治尸厥气绝，状如中恶，水肿心腹满，热病汗不出，寒疟齿龋，面肿喉痹，膝膑肿痛。

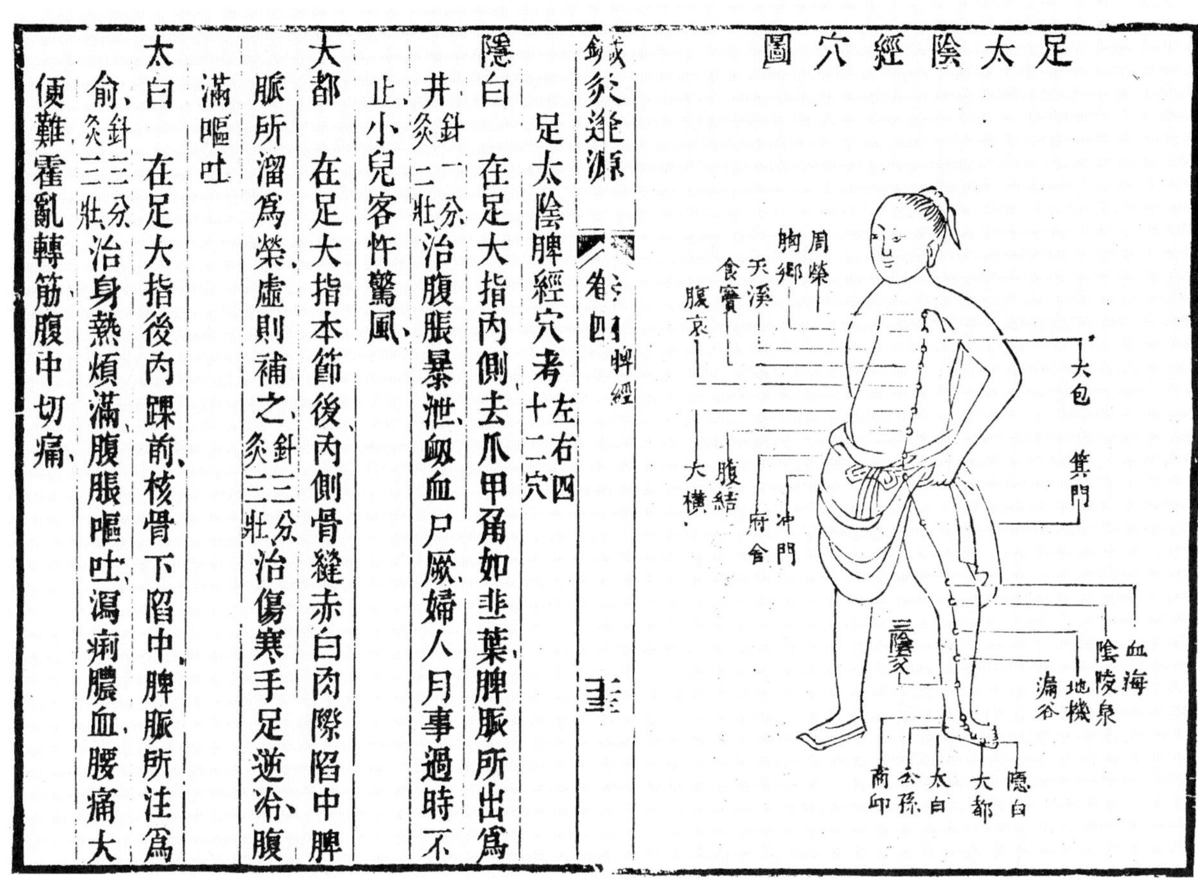

鍼灸逢源 卷四 脾經

足太陰脾經穴考左右四十二穴

隱白 在足大指內側去爪甲角如韭葉脾脈所出爲井針一分灸二壯治腹脹暴泄衄血尸厥婦人月事過時不止小兒客忤驚風

大都 在足大指本節後內側骨縫赤白肉際陷中脾脈所溜爲滎虛則補之針三分灸三壯治傷寒手足逆冷腹滿嘔吐

太白 在足大指後內踝前核骨下陷中脾脈所注爲俞針三分灸三壯治身熱煩滿腹脹嘔吐瀉痢膿血腰痛大便難霍亂轉筋腹中切痛

足太阴经穴图（图见上）

足太阴脾经穴考左右四十二穴

隐白：在足大指内侧，去爪甲角如韭叶。脾脉所出为井，针一分，灸二壮。治腹胀暴泄，衄血尸厥，妇人月事过时不止，小儿客忤惊风。

大都：在足大指本节后内侧，骨缝赤白肉际陷中。脾脉所溜为荥，虚则补之。针三分，灸三壮。治伤寒手足逆冷，腹满呕吐。

太白：在足大指后，内踝前核骨下陷中。脾脉所注为输。针三分，灸三壮。治身热烦满，腹胀呕吐，泻痢脓血，腰痛大便难，霍乱转筋，腹中切痛。

公孫　在足大指內側，本節後一寸，內踝前陷中，正坐合足掌取之。足太陰絡，別走陽明。針四分，灸三壯。治痎瘧胸膈寒瘧不食，心疼積塊，婦人氣蠱。

商邱　在足內踝骨下微前陷中，前有中封，厥陰。後有照海，少陰。此穴居中，脾脈所行爲經，實則瀉之。針三分，灸三壯。治腹脹腸鳴，善太息，脾積痞氣，黃疸寒瘧，陰股內痛，狐疝走引小腹痛。

三陰交　在內踝上除踝三寸，骨下陷中，足三陰之交會。針三分，灸三壯。治心腹脹滿，四肢不舉，痃癖疝氣，膝內廉痛，女人赤白帶下，月水不調，經脈閉塞，瀉之立通，故妊婦禁針。

漏谷一名太陰絡　在內踝上六寸，夾骭骨下陷中。針三分，禁灸。治腸鳴腹脹，痃癖冷氣，飲食不爲肌膚，膝痺腳冷。

地機一名脾舍　在膝下五寸，內側夾輔骨下陷中，與漏谷相去五寸，伸足取之。足太陰郄。針三分，灸三壯。治腰痛不可俛仰，溏泄水腫，小便不利，女子癥瘕。

陰陵泉　在膝下內側輔骨下陷中，屈膝橫紋頭取之。脾脈所入爲合。針五分，禁灸。治腹脹滿不嗜食，飧泄疝瘕，小便不利。

血海一名百虫窠　在膝臏上一寸，內廉白肉際陷中。針五分，灸五壯。治一切血疾，諸瘡痛癢。

箕門　在魚腹上，越兩筋間陰股內廉，動脈應手，一云股上起筋間。灸三壯，禁針。治小便不通，遺溺，鼠鼷腫痛。

公孙：在足大指内侧本节后一寸，内踝前陷中，正坐合足掌取之。足太阴络，别走阳明。针四分，灸三壮。治痎瘧胸膈，寒疟不食，心疼积块，妇人气蛊。

商丘：在足内踝骨下微前陷中，前有中封，厥阴。后有照海，少阴。此穴居中。脾脉所行为经，实则泻之。针三分，灸三壮。治腹胀肠鸣，善太息，脾积痞气，黄疸寒疟，阴股内痛，狐疝走引小腹痛。

三阴交：在内踝上除踝三寸，骨下陷中。足三阴之交会。针三分，灸三壮。治心腹胀满，四肢不举，痃癖疝气，膝内廉痛，女人赤白带下，月水不调，经脉闭塞，泻之立通。故妊妇禁针。

漏谷一名太阴络：在内踝上六寸，夹骭骨下陷中。针三分，禁灸。治肠鸣腹胀，痃癖冷气，饮食不为肌肤，膝痹脚冷。

地机一名脾舍：在膝下五寸，内侧夹辅骨下陷中，与漏谷相去五寸，伸足取之。足太阴郄。针三分，灸三壮。治腰痛不可俯仰，溏泄水肿，小便不利，女子癥瘕。

阴陵泉：在膝下内侧辅骨下陷中，屈膝横纹头取之。脾脉所入为合。针五分，禁灸。治腹胀满不嗜食，飧泄疝瘕，小便不利。

血海一名百虫窠：在膝膑上一寸，内廉白肉际陷中。针五分，灸五壮。治一切血疾，诸疮痛痒。

箕门：在鱼腹上，越两筋间阴股内廉，动脉应手，一云股上起筋间。灸三壮，禁针。治小便不通，遗溺，鼠鼷肿痛。

衝門一名上慈宮 在府舍下七分大成作一寸悞上去大橫五寸橫骨兩端約紋中動脈去中各三寸半自沖門至腹哀左右十穴大成作去中四寸半悞足太陰厥陰之會針七分灸三壯治腹寒積聚淫濼陰疝妊娠衝心

府舍 在腹結下三寸去中各三寸半足太陰厥陰陰維之會甲乙經曰此脉上下入腹絡胸結心肺從脇上至肩此足太陰郄三陰陽明支別針七分灸五壯治疝癖腹滿厥氣霍亂

腹結一名腸窟 在大橫下一寸三分去中各三寸半針七分灸五壯治欬逆繞臍腹痛瀉痢

大橫 在腹哀下六寸半舊云三寸半悞平臍去中各三寸半足太陰陰維之會針七分灸五壯治大風逆氣多寒洞痢

腹哀 在日月下一寸半足太陰陰維之會針三分禁灸治寒中熱不化便膿血腹痛

按日月在期門下五分分寸歌曰腹哀期下方二寸巨闕旁六寸也圖翼作去中三寸半悞

食竇 在天谿下一寸六分從腹哀上行三寸五分去膻中各六寸舉臂取之針四分灸五壯治胸脇支滿膈有水聲

天谿 在胸鄉下一寸六分去中各六寸仰取之針四分灸五壯治胸滿上氣喉中有聲婦人乳腫

冲门一名上慈宫：在府舍下七分，《大成》作一寸，误。上去大横五寸，横骨两端约纹中，动脉去中各三寸半。自冲门至腹哀，左右十穴，《大成》作去中四寸半，误。足太阴、厥阴之会。针七分，灸三壮。治腹寒积聚，淫泺阴疝，妊娠冲心。

府舍：在腹结下三寸，去中各三寸半。足太阴、厥阴、阴维之会。《甲乙经》曰：此脉上下入腹，络胸，结心肺，从胁上至肩。此足太阴郄，三阴、阳明支别。针七分，灸五壮。治疝癖腹满，厥气霍乱。

腹结一名肠窟：在大横下一寸三分，去中各三寸半。针七分，灸五壮。治咳逆，绕脐腹痛，泻痢。

大横：在腹哀下六寸半。旧云：三寸半。误。平脐去中各三寸半。足太阴、阴维之会。针七分，灸五壮。治大风逆气，多寒洞痢。

腹哀：在日月下一寸半。足太阴、阴维之会。针三分，禁灸。治寒中热不化，便脓血腹痛。

按：日月在期门下五分，《分寸歌》曰：腹哀期下方二寸，巨阙旁六寸也。《图翼》作去中三寸半，误。

食窦：在天溪下一寸六分，从腹哀上行三寸五分，去膻中各六寸，举臂取之。针四分，灸五壮。治胸胁支满，膈有水声。

天溪：在胸乡下一寸六分，去中各六寸，仰取之。针四分，灸五壮。治胸满上气，喉中有声，妇人乳肿。

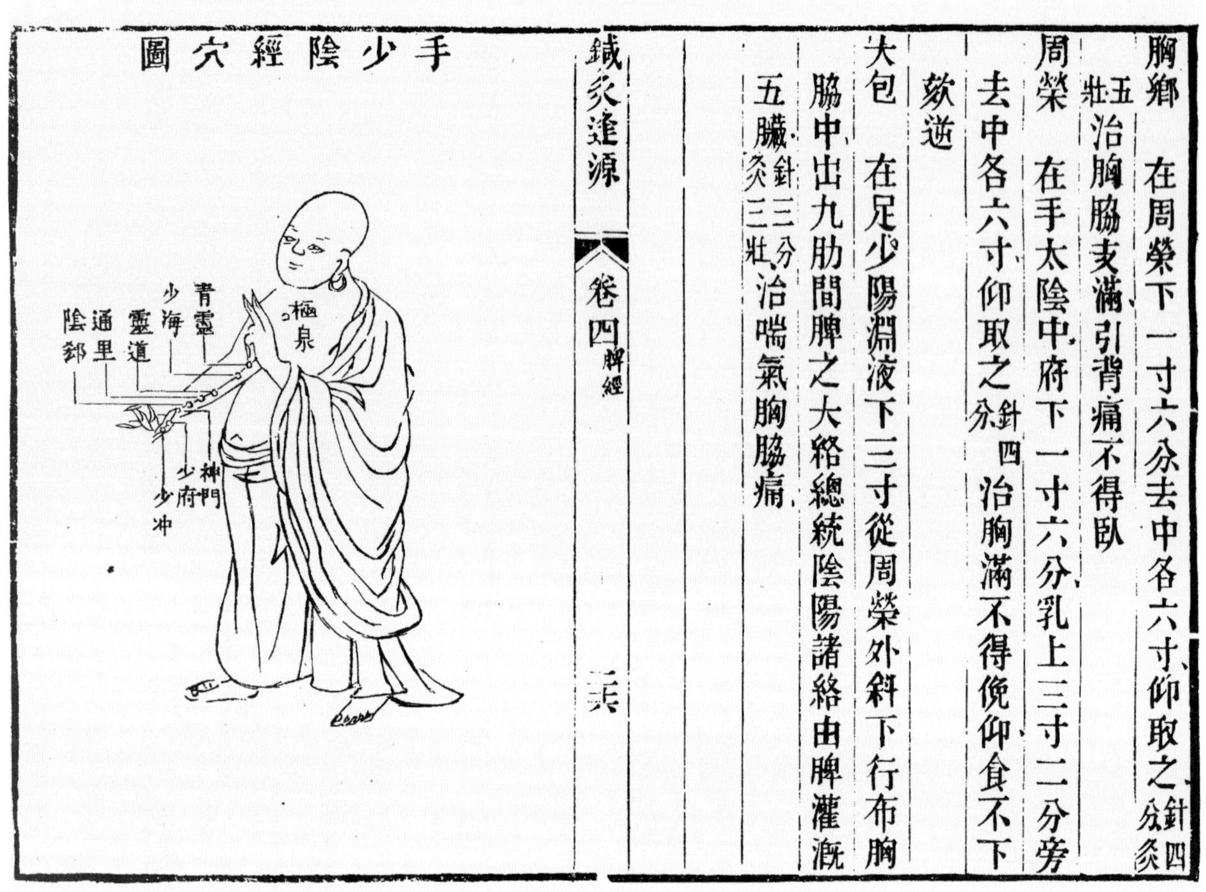
胸鄉　在周榮下一寸六分去中各六寸、仰取之、針四分灸五壯治胸脇支滿引背痛不得臥

周榮　在手太陰中府下一寸六分、乳上三寸二分旁去中各六寸、仰取之針四分治胸滿不得俛仰食不下欬逆

大包　在足少陽淵液下三寸從周榮外斜下行布胸脇中出九肋間脾之大絡總統陰陽諸絡由脾灌溉五臟針三分灸三壯治喘氣胸脇痛

鍼灸逢源　卷四 脾經

胸乡：在周荣下一寸六分，去中各六寸，仰取之。针四分，灸五壮。治胸胁支满，引背痛不得卧。

周荣：在手太阴中府下一寸六分，乳上三寸二分旁，去中各六寸，仰取之。针四分。治胸满不得俯仰，食不下，咳逆。

大包：在足少阳渊液下三寸，从周荣外斜下行，布胸胁中，出九肋间。脾之大络，总统阴阳诸络，由脾灌溉五脏。针三分，灸三壮。治喘气，胸胁痛。

手少阴经穴图（图见上）

手少陰心經穴考左右一十八穴

極泉 在臂內腋下筋間動脉入胸針三分灸七壯治臂肘厥寒心脇滿痛乾嘔煩渴目黃

青靈 在肘上三寸伸肘舉臂取之灸三壯甲乙經無此穴治目黃脇痛肩臂不舉

少海一名曲節 在肘內廉節後大骨外去肘端五分屈肘向頭取之心脈所入為合針五分灸三壯治寒熱齒痛目眩發狂嘔吐涎沫瘰癧肘腋脇痛

靈道 在掌後一寸五分心脈所行為經針三分灸三壯治心痛乾嘔瘛瘲暴瘖

通里 在腕側後一寸陷中手少陰絡別走太陽針三分灸三壯治熱病面熱無汗懊憹心悸喉痺肘臂痛婦人經血過多崩漏

陰郄 在掌後脈中去腕五分當小指後手少陰郄針三分灸三壯治鼻衄吐血洒淅惡寒厥逆心痛霍亂胸滿

神門一名兌冲一名中都 在掌後銳骨端陷中當小指後心脈所注為俞實則瀉之針三分灸七壯炷如小麥治驚悸怔忡痴呆狂笑瘧疾心煩大小五癇

少府 在小指本節後內側骨縫中直掌中勞宮穴心脈所溜為滎針二分灸七壯治煩滿胸中痛臂肘腋攣急瘧

手少阴心经穴考左右一十八穴

极泉：在臂内腋下筋间，动脉入胸。针三分，灸七壮。治臂肘厥寒，心胁满痛，干呕烦渴，目黄。

青灵：在肘上三寸，伸肘举臂取之。灸三壮，《甲乙经》无此穴。治目黄胁痛，肩臂不举。

少海一名曲节：在肘内廉节后大骨外，去肘端五分，屈肘向头取之。心脉所入为合。针五分，灸三壮。治寒热齿痛，目眩发狂，呕吐涎沫，瘰疬，肘腋胁痛。

灵道：在掌后一寸五分。心脉所行为经。针三分，灸三壮。治心痛干呕，瘈疭暴喑。

通里：在腕侧后一寸陷中。手少阴络，别走太阳。针三分，灸三壮。治热病，面热无汗，懊憹心悸，喉痹，肘臂痛，妇人经血过多，崩漏。

阴郄：在掌后脉中，去腕五分，当小指后。手少阴郄。针三分，灸三壮。治鼻衄吐血，洒淅恶寒，厥逆心痛，霍乱胸满。

神门一名兑冲，一名中都：在掌后锐骨端陷中，当小指后。心脉所注为输，实则泻之。针三分，灸七壮，炷如小麦。治惊悸怔忡，痴呆狂笑，疟疾心烦，大小五痫。

少府：在小指本节后，外侧骨缝中，直掌中劳宫穴。心脉所溜为荥。针二分，灸七壮。治烦满，胸中痛，臂肘腋挛急，疟

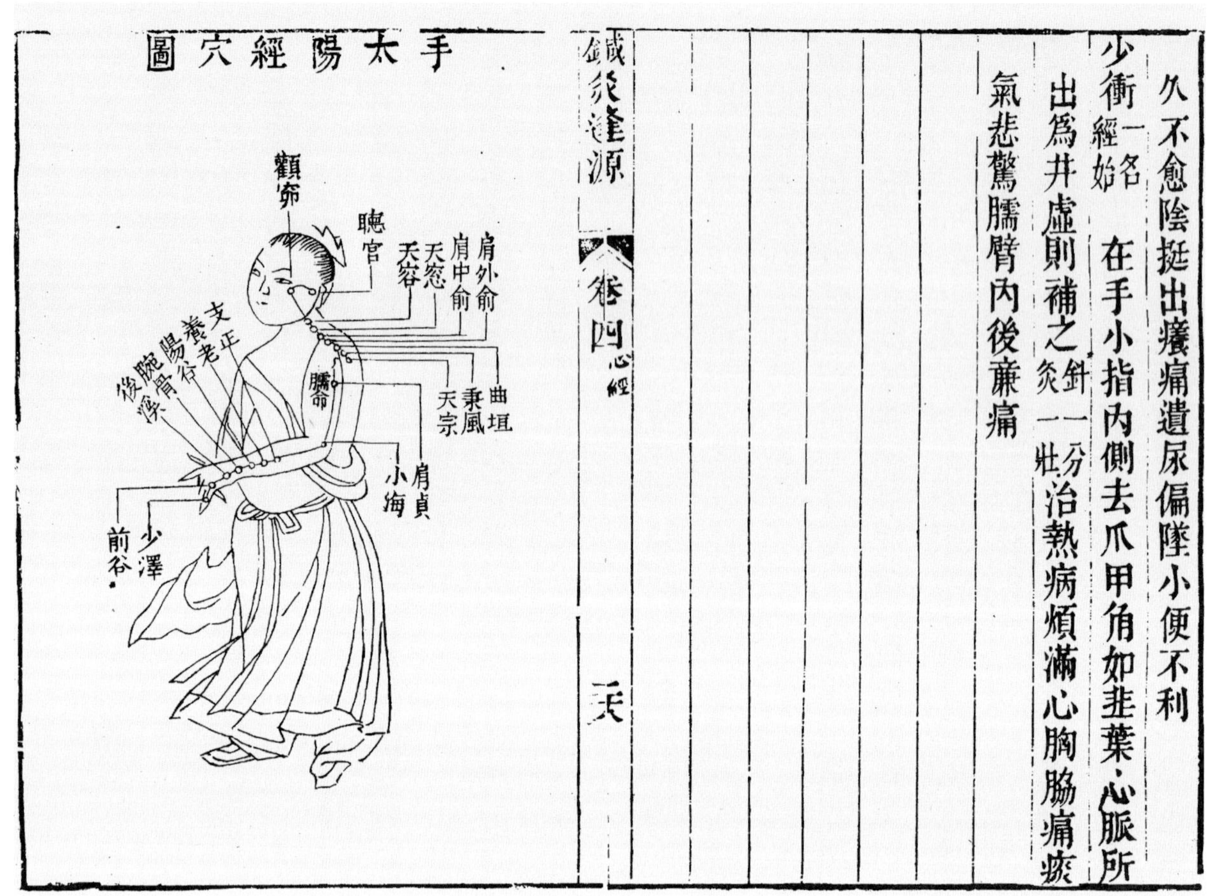
手太陽經穴圖

鍼灸逢源　卷四　心經

久不愈陰挺出㿗痛遺尿偏墜小便不利

少衝一名經始　在手小指內側去爪甲角如韭葉心脈所出爲井虛則補之針一分灸一壯治熱病煩滿心胸脇痛痰氣悲驚臑臂內後廉痛

久不愈，阴挺出痒痛，遗尿，偏坠，小便不利。

少冲一名经始：在手小指内侧，去爪甲角如韭叶。心脉所出为井，虚则补之。针一分，灸一壮。治热病烦满，心胸胁痛，痰气悲惊，臑臂内后廉痛。

手太阳经穴图（图见上）

手太陽小腸經穴考左右三十八穴

少澤一名小吉 在手小指外側去爪甲角一分陷中小腸脈所出爲井針一分灸一壯治心煩欬嗽瘧寒熱汗不出喉痺舌强婦人乳腫

前谷 在小指外側本節前陷中小腸脈所溜爲滎針一分灸三壯治熱病汗不出痎瘧癲疾頸項頰腫引耳後

後谿 在小指外側本節後拳尖起骨下陷中握拳取之小腸脈所注爲俞虚則補之針一分灸一壯治瘧疾癲癎目翳鼻衄耳聾胸滿項强臂肘攣急

腕骨 在手掌外側腕前起骨下陷中有岐骨罅縫小腸脈所過爲原虚實皆拔之針二分灸三壯治熱病汗不出脇下痛頸項腫寒熱耳鳴目出冷淚生翳臂腕五指之病瘧疾煩悶驚風瘈瘲

陽谷 在手外側腕中銳骨下陷中小腸脈所行爲經針二分灸三壯治寒熱齒痛耳鳴耳聾癲疾狂走

養老 在手外側銳骨上一空腕後一寸許陷中手太陽郄針三分灸三壯治肩臂痠疼手不能自上下

支正 在腕後外廉五寸手太陽絡別走少陰針三分灸三壯治四肢弱肘臂不能屈伸十指痛不握

小海 在肘外大骨外去肘端五分陷中屈肘向頭取

手太阳小肠经穴考左右三十八穴

少泽一名小吉：在手小指外侧，去爪甲角一分陷中。小肠脉所出为井。针一分，灸一壮。治心烦咳嗽，疟寒热汗不出，喉痹舌强，妇人乳肿。

前谷：在小指外侧本节前陷中。小肠脉所溜为荥。针一分，灸三壮。治热病汗不出，痎疟癫疾，颈项颊肿引耳后。

后溪：在小指外侧本节后，拳尖起骨下陷中，握拳取之。小肠脉所注为输，虚则补之。针一分，灸一壮。治疟疾癫痫，目翳鼻衄，耳聋胸满，项强，臂肘挛急。

腕骨：在手掌外侧腕前起骨下陷中，有岐骨罅缝。小肠脉所过为原，虚实皆拔之。针二分，灸三壮。治热病汗不出，胁下痛，颈项肿，寒热耳鸣，目出冷泪生翳，臂腕五指之病，疟疾烦闷，惊风瘈疭。

阳谷：在手外侧腕中，锐骨下陷中。小肠脉所行为经。针二分，灸三壮。治寒热齿痛，耳鸣耳聋，癫疾狂走。

养老：在手外侧锐骨上一空，腕后一寸许陷中。手太阳郄。针三分，灸三壮。治肩臂酸疼，手不能自上下。

支正：在腕后外廉五寸。手太阳络，别走少阴。针三分，灸三壮。治四肢弱，肘臂不能屈伸，十指痛不握。

小海：在肘外大骨外，去肘端五分陷中，屈肘向头取

之、小腸脈所入爲合、實則瀉之、針二分灸三壯治頸項肘臂痛齒齦腫五痫瘈瘲

肩貞 在肩曲腋下、大骨旁兩骨解間肩髃穴後陷中、針五分灸三壯治耳鳴耳聾、缺盆肩中熱痛、

臑腧 在手少陽經肩髎後大骨下胛上廉陷中、舉臂取之、手足太陽陽維陽蹻之會、針八分灸三壯治臂痠無力肩痛引胛、

天宗 在秉風後肩大骨下陷中、針五分灸三壯治肩臂痠疼

秉風 在肩上手少陽經天髎外、小髃骨後、舉臂有空、手太陽陽明手足少陽之會、針五分灸三壯治肩痛不可舉

曲垣 在肩中央曲胛陷中按之應手痛、針五分灸三壯治肩臂熱痛拘急

肩外腧 在肩胛上廉、旁開脊中三寸陷中與大杼穴平、針六分灸三壯治肩胛痛、

肩中腧 在肩胛內廉大椎旁二寸陷中、針三分灸七壯治欬嗽上氣唾血寒熱目視不明、

天窓一名窓籠 在頸大筋前曲頰下手陽明經扶突後動脈應手陷中、針三分灸三壯治頸痛不能回顧頰腫耳聾喉痛暴瘖

天容 在耳下曲頰後、針一分灸三壯治喉痺、咽中如梗癭氣

之。小肠脉所入为合，实则泻之。针二分，灸三壮。治颈项肘臂痛，齿龈肿，五痫瘈疭。

肩贞：在肩曲腋下大骨旁，两骨解罅间，肩髃穴后陷中。针五分，灸三壮。治耳鸣耳聋，缺盆肩中热痛。

臑俞：在手少阳经肩髎后，大骨下胛上廉陷中，举臂取之。手足太阳、阳维、阳跷之会。针八分，灸三壮。治臂酸无力，肩痛引胛。

天宗：在秉风后肩大骨下陷中。针五分，灸三壮。治肩臂酸疼。

秉风：在肩上手少阳经天髎外，小髃骨后，举臂有空。手太阳、阳明、手足少阳之会。针五分，灸三壮。治肩痛不可举。

曲垣：在肩中央曲胛陷中，按之应手痛。针五分，灸三壮。治肩臂热痛拘急。

肩外俞：在肩胛上廉，旁开脊中三寸陷中，与大杼穴平。针六分，灸三壮。治肩胛痛。

肩中俞：在肩胛内廉，大椎旁二寸陷中。针三分，灸七壮。治咳嗽上气，唾血寒热，目视不明。

天窗一名窗笼：在颈大筋前，曲颊下，手阳明经扶突后，动脉应手陷中。针三分，灸三壮。治颈痛不能回顾，颊肿耳聋，喉痛暴喑。

天容：在耳下曲颊后。针一分，灸三壮。治喉痹，咽中如梗，瘿气

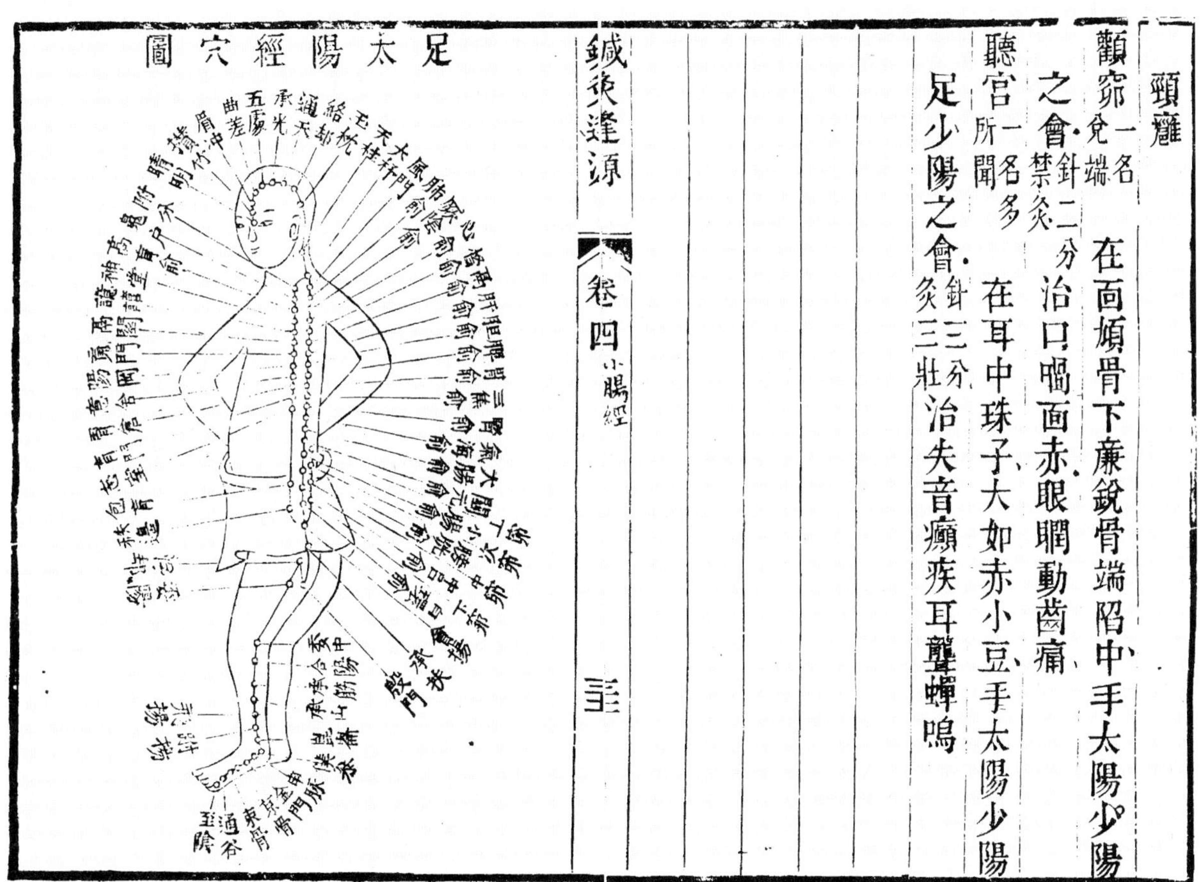

颈痈。

颧髎一名兑端：在面頄骨下廉锐骨端陷中。手太阳、少阳之会。针二分，禁灸。治口喎面赤，眼瞤动齿痛。

听宫一名多所闻：在耳中珠子，大如赤小豆。手太阳、少阳、足少阳之会。针三分，灸三壮。治失音癫疾，耳聋蝉鸣。

足太阳经穴图（图见上）

足太陽膀胱經穴考左右一百三十四穴

睛明一名淚孔 在目內眥頭外一分宛宛中，手足太陽、足陽明、陰陽蹻之會。針一分半，雀目者可久留針，然後速出針，禁灸。治目內眥痛，攀睛努肉，泪出，眥癢，白翳瘖眼。

攢竹一名始光，一名員柱，一名光明 在眉頭陷中。針三分，禁灸。治泪出目眩，瞳子癢，眼中赤痛，臉瞤動，不得臥。

眉冲 在直眉頭上，神庭、曲差之間，髮際微動脈是穴。針三分，禁灸。《類經》無此穴。治頭痛鼻塞。

曲差一名鼻冲 在神庭旁一寸五分，入髮際。針二分，灸三壯。治目不明，鼽衄鼻塞，頂痛心煩。

五處 在曲差後五分，夾上星旁一寸半。針三分，灸三壯。治脊強反折，瘛瘲癲疾，目眩戴眼。

承光 在五處後一寸半。針三分，禁灸。治風眩嘔吐，心煩目翳，鼻塞口喎。

通天一名天白 在承光後一寸半，一曰夾百會旁一寸五分。針五分，灸三壯。治頭眩，鼻衄鼻痔。左臭灸右，右臭灸左，兩鼻臭，左右灸之，去一塊如朽骨，鼻氣自愈。

絡却一名強陽，一名腦蓋 在通天後一寸半。灸三壯，禁針。治頭旋耳鳴，青盲內障。

玉枕 在絡却後一寸半，起肉枕骨上，入髮際三寸。針三

足太阳膀胱经穴考左右一百三十四穴

睛明一名泪孔：在目内眦头外一分宛宛中。手足太阳、足阳明、阴阳跷之会。针一分半，雀目者可久留针，然后速出针。禁灸。治目内眦痛，攀睛努肉，泪出，眦痒，白翳瘖眼。

攒竹一名始光，一名员柱，一名光明：在眉头陷中。针三分，禁灸。治泪出目眩，瞳子痒，眼中赤痛，脸瞤动，不得卧。

眉冲：在直眉头上，神庭、曲差之间，发际微动脉是穴。针三分，禁灸。《类经》无此穴。治头痛鼻塞。

曲差一名鼻冲：在神庭旁一寸五分，入发际。针二分，灸三壮。治目不明，鼽衄鼻塞，顶痛心烦。

五处：在曲差后五分，夹上星旁一寸半。针三分，灸三壮。治脊强反折，瘛疭癫疾，目眩戴眼。

承光：在五处后一寸半。针三分，禁灸。治风眩呕吐，心烦目翳，鼻塞口㖞。

通天一名天白：在承光后一寸半，一曰夹百会旁一寸五分。针五分，灸三壮。治头眩，鼻衄鼻痔。左臭灸右，右臭灸左，两鼻臭，左右灸之，去一块如朽骨，鼻气自愈。

络却一名强阳，一名脑盖：在通天后一寸半。灸三壮，禁针。治头旋耳鸣，青盲内障。

玉枕：在络却后一寸半起肉枕骨上，入发际三寸。针三

分，灸三壮。一曰禁针。治目痛如脱，鼻塞不闻香臭。

按：通天在百会旁，百会、脑户相去四寸半，而《甲乙经》有玉枕，在络却后七分，夹脑户旁一寸三分之说，其数不合。头横骨为枕。

天柱：在项后发际大筋外廉陷中。针五分，禁灸。治头眩脑痛。

大杼：在项后第一椎下两旁，去脊中二寸。《气府论》注曰：督脉别络、手足太阳三脉之会。针三分，灸五壮。治伤寒汗不出，背腰脊痛，项强目眩，痎疟癫疾。

按：背部第二行诸穴，一本去脊一寸半，脊骨左右各得五分，则大杼穴起至白环俞皆去脊中二寸矣。

风门一名热府：在二椎下两旁，开脊中二寸。足太阳、督脉之会。针五分，灸五壮。治易感风寒，咳嗽痰血，多嚏鼽衄，痈疽发背。

肺俞：在三椎下两旁，开脊中二寸，又以手搭背，左取右，右取左，当中指末处。针三分，灸三壮。刺中肺，三日死，其动为咳。治内伤外感，咳嗽吐血，肺痈肺痿，背偻如龟。

厥阴俞：在四椎下两旁，开脊中二寸。针三分，灸三壮。此即心包络俞，《甲乙》无此穴。治咳逆心痛，呕吐烦闷。

心俞：在五椎下两旁，开脊中二寸。针三分，刺中心，一日死，其动为噫。《甲乙经》曰：禁灸，故世医谓可针不可灸。《明堂》曰：灸三壮。《千金方》言：风中心，急灸心俞百壮，服续命汤。又吐逆不得食者，灸百壮，当权其缓急可也。治中风偃卧不得，心气闷乱，健

忘悲泣
督腧　在六椎下兩旁開脊中二寸。（灸三壯。類經無此穴。）治寒
熱心痛。
膈腧　在七椎下兩旁開脊中二寸。（針三分，灸三壯，止百壯。）此爲
血之會。治諸血證、及胸脇心痛、吐食反胃、腹脹痃癖。
肝腧　在九椎下兩旁開脊中二寸。（針三分，灸七壯。刺中肝五日死，其
動爲欠。）治吐血目暗、脇滿疝氣。
膽腧　在十椎下兩旁開脊中二寸。（針三分，灸三壯，止二七壯。刺中膽
一日半死，其動爲嘔。）治口苦咽乾、酒疸目黄。
脾腧　在十一椎下兩旁開脊中二寸。（針三分，灸三壯。刺中脾十日

死，其動爲吞。）治内傷脾胃、吐瀉痰瘧、積塊黄疸、小兒慢風。
胃腧　在十二椎下兩旁開脊中二寸。（針三分，灸隨年壯。）治食
後頭眩、黄疸瘧痢。
三焦腧　在十三椎下兩旁開脊中二寸。（針三分，灸五壯。）治胸
腹脹滿、飲食不消。
腎腧　在十四椎下兩旁開脊中二寸，前與臍平。（針三分，灸
隨年壯。刺中腎六日死，其動爲嚔。）治虚勞羸瘦、耳聾腰痛、夢遺精滑、
脚膝拘急、婦人赤白帶下。
氣海腧　在十五椎下兩旁開脊中二寸。（針三分，灸五壯。甲乙經
無此穴。）治腰痛痔漏。

忘悲泣。

督俞：在六椎下两旁，开脊中二寸。灸三壮。《类经》无此穴。治寒热心痛。

膈俞：在七椎下两旁，开脊中二寸。针三分，灸三壮，止百壮。此为血之会。治诸血证，及胸胁心痛，吐食反胃，腹胀痃癖。

肝俞：在九椎下两旁，开脊中二寸。针三分，灸七壮。刺中肝，五日死，其动为欠。治吐血目暗，胁满疝气。

胆俞：在十椎下两旁，开脊中二寸。针三分，灸三壮，止二七壮。刺中胆，一日半死，其动为呕。治口苦咽干，酒疸目黄。

脾俞：在十一椎下两旁，开脊中二寸。针三分，灸三壮。刺中脾，十日死，其动为吞。治内伤脾胃，吐泻痰疟，积块黄疸，小儿慢风。

胃俞：在十二椎下两旁，开脊中二寸。针三分，灸随年壮。治食后头眩，黄胆疟痢。

三焦俞：在十三椎下两旁，开脊中二寸。针三分，灸五壮。治胸腹胀满，饮食不消。

肾俞：在十四椎下两旁，开脊中二寸，前与脐平。针三分，灸随年壮。刺中肾，六日死，其动为嚏。治虚劳羸瘦，耳聋腰痛，梦遗精滑，脚膝拘急，妇人赤白带下。

气海俞：在十五椎下两旁，开脊中二寸。针三分，灸五壮。《甲乙经》无此穴。治腰痛痔漏。

大腸腧　在十六椎下兩旁開脊中二寸、針三分灸三壯　治大小便難、腰痛腹脹、繞臍切痛、

關元腧　在十七椎下兩旁開脊中二寸、針三分灸三壯。○類經無此穴　治小便難、婦人瘕聚

小腸腧　在十八椎下兩旁、開脊中二寸、針三分灸三壯　治淋瀝遺尿、五痔便血

膀胱腧　在十九椎下兩旁開脊中二寸、針三分灸七壯　治腰脊腹痛、小便赤遺溺

中膂腧一名脊內腧　在二十椎下兩旁、開脊中二寸、伸起肉間、針三分灸三壯　治腎虛消渴、腰脊強、

白環腧　在二十一椎下兩旁開脊中二寸、針五分禁灸　治腰脊痛不得臥、疝痛、大小便不利、

上髎　在腰髁下一寸夾十八椎下脊旁第一空陷中、足太陽少陽之絡、針三分灸七壯　治腰痛、次中下髎穴同、

次髎　在十九椎下脊旁第二空陷中、針三分灸七壯、

中髎　在二十椎下脊旁第三空陷中、針二分灸三壯、

下髎　在二十一椎下脊旁第四空陷中、針二分一云二寸灸三壯

○白環俞與八髎穴有以針向外斜入四五寸者非古法也　素問曰足厥陰支別者與太陰少陽結於腰髁下、俠脊第三第四骨空中其穴卽中髎下髎也、

大肠俞：在十六椎下两旁，开脊中二寸。针三分，灸三壮。治大小便难，腰痛腹胀，绕脐切痛。

关元俞：在十七椎下两旁，开脊中二寸。针三分，灸三壮。《类经》无此穴。治小便难，妇人瘕聚。

小肠俞：在十八椎下两旁，开脊中二寸。针三分，灸三壮。治淋沥遗尿，五痔便血。

膀胱俞：在十九椎下两旁，开脊中二寸。针三分，灸七壮。治腰脊腹痛，小便赤，遗溺。

中膂俞一名脊内腧：在二十椎下两旁，开脊中二寸，伸起肉间。针三分，灸三壮。治肾虚消渴，腰脊强。

白环俞：在二十一椎下两旁，开脊中二寸。针五分，禁灸。治腰脊痛不得卧，疝痛，大小便不利。

上髎：在腰髁下一寸，夹十八椎下，脊旁第一空陷中，足太阳、少阳之络。针三分，灸七壮。治腰痛，次中下髎穴同。

次髎：在十九椎下，脊旁第二空陷中。针三分，灸七壮。

中髎：在二十椎下，脊旁第三空陷中。针二分，灸三壮。

下髎：在二十一椎下，脊旁第四空陷中。针二分，一云二寸，灸三壮。

白环俞与八髎穴有以针向外斜入四五寸者，非古法也。《素问》曰：足厥阴支别者，与太阴、少阳结于腰髁下，侠脊第三第四骨空中，其穴即中髎、下髎也。

會陽一名利機　在陰尾尻骨兩旁去中五分針二分灸五壯治便血久痔

附分　在第二椎下附項內廉兩旁開脊中三寸半手足太陽之會針三分一曰針八分灸五壯治肩背拘急頸痛不得回顧

按此自大杼別脉其支者從肩膊內循行第二椎以下。背部第三行附分穴起至秩邊穴皆去脊三寸脊骨左右各得五分則去脊中三寸半矣

魄戶　在三椎下兩旁夾脊中三寸半針五分灸五壯治虛勞肺痿三尸走疰

膏肓腧　在四椎下一分五椎上二分兩旁開脊中三

寸半正坐曲脊伸兩手以臂着膝前令正直手大指與膝頭齊以物支肘無令臂動乃從胛骨上角摸至胛角下頭其間當有四肋三間依胛骨之際相去如容側指許按其中一間空處覺牽引肩中痠疼是穴灸百壯止五百壯治上氣欬逆痰火噎隔夢遺痼冷虛勞諸病灸後當氣下礱礱然如水流若停痰宿疾亦必下也如病人已困不能正坐側臥挽上臂令前取穴灸之覺氣壅盛可灸氣海足三里礱音龍大聲

神堂　在五椎下兩旁開脊中三寸半陷中針三分灸五壯治脊強不可俛仰寒熱氣逆

会阳一名利机：在阴尾尻骨两旁去中五分。针二分，灸五壮。治便血久痔。

附分：在第二椎下，附项内廉两旁，开脊中三寸半。手足太阳之会。针三分，一曰针八分，灸五壮。治肩背拘急，颈痛不得回顾。

按：此自大杼别脉，其支者，从肩膊内循行第二椎以下。背部第三行附分穴起，至秩边穴，皆去脊三寸，脊骨左右各得五分，则去脊中三寸半矣。

魄户：在三椎下两旁，开脊中三寸半。针五分，灸五壮。治虚劳肺痿，三尸走疰。

膏肓俞：在四椎下一分，五椎上二分两旁，开脊中三寸半。正坐曲脊，伸两手以臂着膝前，令正直手大指与膝头齐，以物支肘，无令臂动，乃从胛骨上角摸至胛角下头，其间当有四肋三间，依胛骨之际相去如容侧指许，按其中一间空处，觉牵引肩中酸疼是穴。灸百壮，止五百壮。治上气咳逆，痰火噎隔，梦遗，痼冷，虚劳诸病，灸后当气下砻砻然如水流，若停痰宿疾，亦必下也。如病人已困，不能正坐，侧卧挽上臂令前，取穴灸之，觉气壅盛，可灸气海、足三里。砻，音龙，大声。

神堂：在五椎下两旁，开脊中三寸半陷中。针三分，灸五壮。治脊强不可俯仰，寒热气逆。

譩譆　在六椎下兩旁開脊中三寸半、甲乙經曰、以手重按之、病人呼譩譆是穴蓋因其痛也、針六分灸二七壯治瘧疾胸腹脹、勞損不得臥

膈關　在七椎下兩旁開脊中三寸半陷中正坐開肩取之、針五分灸三壯治背痛惡寒脊强、飲食不下、

魂門　在九椎下兩旁開脊中三寸半陷中、針五分灸三壯治尸厥走疰、胸背連心痛、食不下、腹中雷鳴

陽綱　在十椎下兩旁開脊中三寸半陷中、針五分灸三壯治腸鳴腹痛、身熱小便濇

意舍　在十一椎下兩旁開脊中三寸半、針五分灸七壯治腹

脹嘔吐消渴目黃

胃倉　在十二椎下兩旁開脊中三寸半、針五分灸七壯治腹滿水腫、食不下、背脊痛、

肓門　在十三椎下兩旁開脊中三寸半、針五分灸三十壯治心下痛、大便堅、婦人乳疾、

志室　在十四椎下兩旁開脊中三寸半陷中、針五分灸三壯治背脊强、小便淋瀝、失精、

胞肓　在十九椎下兩旁開脊中三寸半陷中、伏而取之、針五分灸五壯治腰脊痛腹堅腸鳴、

秩邊　在二十一椎下兩旁開脊中三寸半陷中、伏而

噫嘻：在六椎下两旁，开脊中三寸半。《甲乙经》曰：以手重按之，病人呼噫嘻是穴，盖因其痛也。针六分，灸二七壮。治疟疾，胸腹胀，劳损不得卧。

膈关：在七椎下两旁，开脊中三寸半陷中，正坐开肩取之。针五分，灸三壮。治背痛恶寒脊强，饮食不下。

魂门：在九椎下两旁，开脊中三寸半陷中。针五分，灸三壮。治尸厥走疰，胸背连心痛，食不下，腹中雷鸣。

阳纲：在十椎下两旁，开脊中三寸半陷中。针五分，灸三壮。治肠鸣腹痛，身热小便涩。

意舍：在十一椎下两旁，开脊中三寸半。针五分，灸七壮。治腹胀呕吐，消渴目黄。

胃仓：在十二椎下两旁，开脊中三寸半。针五分，灸七壮。治腹满水肿，食不下，背脊痛。

肓门：在十三椎下两旁，开脊中三寸半。针五分，灸三十壮。治心下痛，大便坚，妇人乳疾。

志室：在十四椎下两旁，开脊中三寸半陷中。针五分，灸三壮。治背脊强，小便淋沥，失精。

胞肓：在十九椎下两旁，开脊中三寸半陷中，伏而取之。针五分，灸五壮。治腰脊痛，腹坚肠鸣。

秩边：在二十一椎下两旁，开脊中三寸半陷中，伏而

取之、針五分灸三壯治五痔腰痛小便赤、
承扶一名肉郄一名陰關一名皮部 在尻臀下陰股上約紋中、針七分灸三壯治腰脊相引如解久痔臀腫、
殷門 在承扶直下六寸膕上兩筋之間、針七分 治腰脊不可俛仰惡血流注外股腫、
浮郄 在殷門外循斜上寸許當委陽上一寸屈膝得之、針五分灸三壯治霍亂轉筋髀樞不仁、
委陽 在承扶下六寸足太陽別絡、針七分灸三壯治飛尸遁疰痿厥小便淋瀝
按委陽穴在足太陽之前少陽之後出於膕中外廉兩筋間與殷門穴並、

委中一名血郄 在膕中央約紋動脈陷中伏臥取之膀胱脈所入爲合、針五分禁灸 治熱病汗不出大風髮眉落腰脊背痛遺溺小腹堅風痺髀樞膝痛、
合陽 在膝膕約紋下三寸、針六分灸五壯治腰脊強引腹痛、陰股熱胻痠腫寒疝偏墜女子崩帶、
承筋一名腨腸一名直腸 在腨腸中央陷中脛後從脚跟上七寸、灸三壯禁針治腨痠脚跟痛五痔大便閉、
承山一名魚腹一名肉柱一名腸山 在腿肚下分肉間陷中、針三分灸五壯治霍亂轉筋痔腫便血
飛揚一名厥陽 在足外踝略後量上七寸陷中足太陽絡

取之。针五分，灸三壮。治五痔腰痛，小便赤。

承扶一名肉郄，一名阴关，一名皮部：在尻臀下阴股上约纹中。针七分，灸三壮。治腰脊相引如解，久痔臀肿。

殷门：在承扶直下六寸，腘上两筋之间。针七分。治腰脊不可俯仰，恶血流注，外股肿。

浮郄：在殷门外循斜上寸许，当委阳上一寸，屈膝得之。针五分，灸三壮。治霍乱转筋，髀枢不仁。

委阳：在承扶下六寸。足太阳别络。针七分，灸三壮。治飞尸遁疰，痿厥，小便淋沥。

按：委阳穴在足太阳之前，少阳之后，出于腘中外廉两筋间，与殷门穴并。

委中：一名血郄。在腘中央约纹动脉陷中，伏卧取之。膀胱脉所入为合。针五分，禁灸。治热病汗不出，大风发眉落，腰脊背痛，遗溺，小腹坚，风痹，髀枢膝痛。

合阳：在膝腘约纹下三寸。针六分，灸五壮。治腰脊强，引腹痛，阴股热，胻酸肿，寒疝偏坠，女子崩带。

承筋一名腨肠，一名直肠：在腨肠中央陷中，胫后从脚跟上七寸。灸三壮，禁针。治腨酸脚跟痛，五痔大便闭。

承山一名鱼腹，一名肉柱，一名肠山：在腿肚下分肉间陷中。针三分，灸五壮。治霍乱转筋，痔肿便血。

飞扬一名厥阳：在足外踝略后，量上七寸陷中。足太阳络，

別走少陰。針三分，灸三壯。治痔痛脚痠，癲疾寒瘧。

跗陽 在足外踝上三寸筋骨之間，太陽前，少陽後，陽蹻脈之郄。針五分，灸三壯。治霍亂轉筋，髀樞股胻痛。

崑崙 在足外踝後五分，跟骨上陷中，細動脈應手。膀胱脈所行爲經。針三分，灸三壯。治腿足腨腫，鼽衄頭痛，産難，胞衣不下，小兒發癇瘈瘲。

僕參一名安邪 在足跟骨下陷中，拱足取之。針三分，灸七壯。治足跟痛，霍亂轉筋，吐逆尸厥，癲癎，身體反折。

申脈即陽蹻 在足外踝下五分陷中，容爪甲許白肉際。陽蹻脈所生。針三分，灸三壯。治風眩牙疼，晝發之癎，胻痠腰

脚痛，婦人氣血痛。

金門一名梁關 在足外踝下一寸。足太陽郄，陽維別屬。針一分，灸三壯。治霍亂轉筋，尸厥癲癎，疝氣，膝胻痠，小兒張口搖頭，身反。

京骨 在足外側，小指本節後大骨下，此骨本名京骨。赤白肉際陷中。膀胱脈所過爲原，虚實皆拔之。針三分，灸七壯。治腰痛項强，痎瘧寒熱，鼽衄目眩，内眥赤爛。

束骨 在足小指外側，赤白肉際陷中。膀胱脈所注爲腧，實則瀉之。針三分，灸三壯。治腸澼痔瘧，目眩驚癇，發背癰疔，項强不可回顧。

别走少阴。针三分，灸三壮。治痔痛脚酸，癫疾寒疟。

跗阳：在足外踝上三寸筋骨之间，太阳前，少阳后。阳跷脉之郄。针五分，灸三壮。治霍乱转筋，髀枢股胻痛。

昆仑：在足外踝后五分，跟骨上陷中，细动脉应手。膀胱脉所行为经。针三分，灸三壮。治腿足腨肿，鼽衄头痛，产难，胞衣不下，小儿发痫瘈疭。

仆参一名安邪：在足跟骨下陷中，拱足取之。针三分，灸七壮。治足跟痛，霍乱转筋，吐逆尸厥，癫痫，身体反折。

申脉即阳跷：在足外踝下五分陷中，容爪甲许白肉际。阳跷脉所生。针三分，灸三壮。治风眩牙疼，昼发之痫，胻酸腰脚痛，妇人气血痛。

金门一名梁关：在足外踝下一寸。足太阳郄，阳维别属。针一分，灸三壮。治霍乱转筋，尸厥癫痫，疝气，膝胻酸，小儿张口摇头，身反。

京骨：在足外侧，小指本节后大骨下，此骨本名京骨。赤白肉际陷中。膀胱脉所过为原，虚实皆拔之。针三分，灸七壮。治腰痛项强，痎疟寒热，鼽衄目眩，内眦赤烂。

束骨：在足小指外侧，赤白肉际陷中。膀胱脉所注为输，实则泻之。针三分，灸三壮。治肠癖痔疟，目眩惊痫，发背痈疔，项强不可回顾。

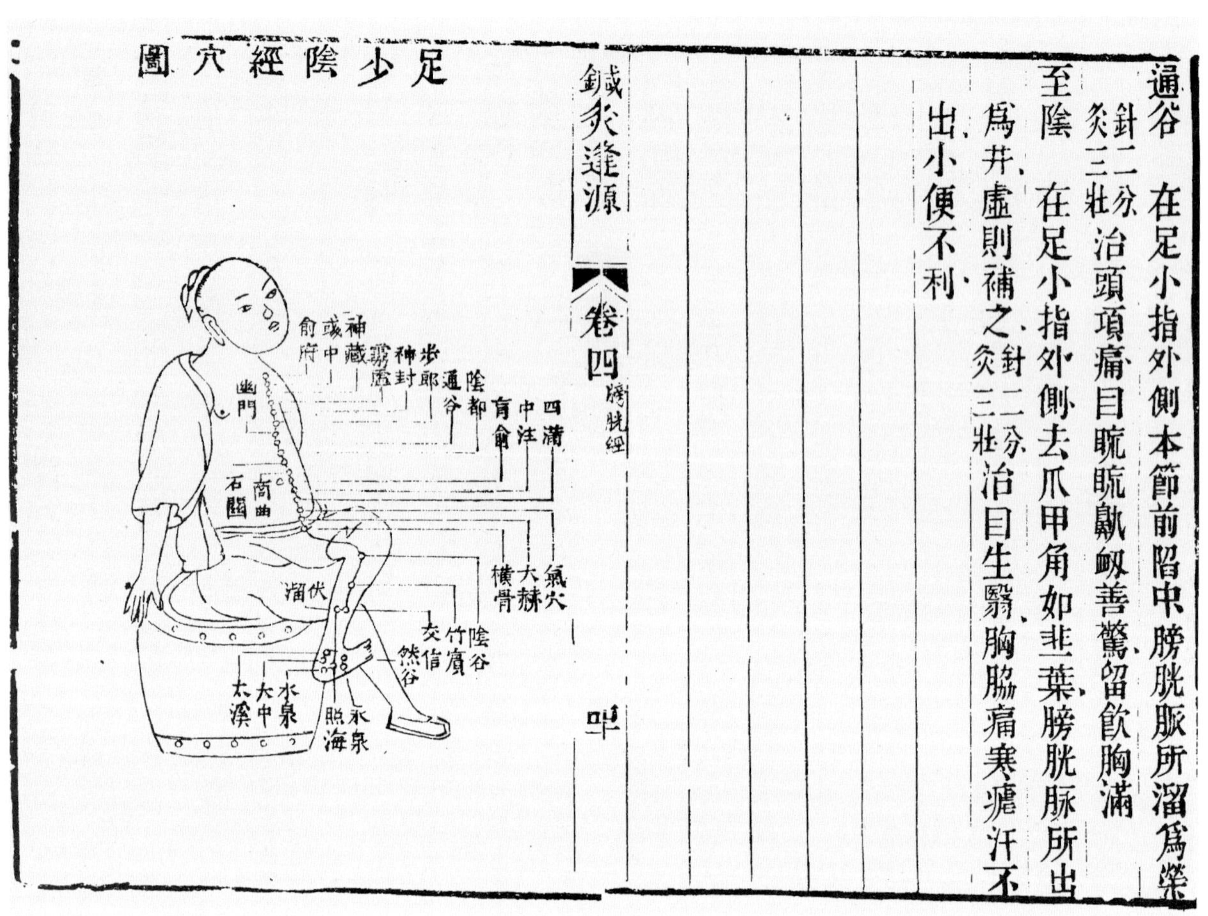

通谷：在足小指外侧本节前陷中。膀胱脉所溜为荥。针二分，灸三壮。治头项痛，目䀮䀮，鼽衄善惊，留饮胸满。

至阴：在足小指外侧，去爪甲角如韭叶。膀胱脉所出为井，虚则补之。针二分，灸三壮。治目生翳，胸胁痛，寒疟汗不出，小便不利。

足少阴经穴图（图见上）

足少陰腎經穴考左右五十四穴

湧泉一名地冲 在足心屈足捲指宛宛中、腎脈所出爲井、實則瀉之、針三分不宜出血灸三壯 治風癇熱厥、心痛喉痺、疝氣賁豚、血淋氣痛、

然谷一名龍淵一名然骨 在足內踝前起大骨下陷中、腎脈所溜爲滎、針三分不宜出血灸三壯 治欬血喉痺、少氣煩滿、寒疝溫瘧、跗腫痿厥、男子遺精、婦人陰挺出、

太谿一名呂細 在足內踝後五分、跟骨上動脈陷中、腎脈所注爲俞、針三分灸三壯 治久瘧欬逆、嘔吐善噫、牙疼咽腫、溺黃消癉、大便難、

大鍾 在足跟後踵中、大骨上兩筋間、足少陰絡、別走太陽、針二分灸三壯 治胸脹喘息、便難腰脊痛、舌乾善驚恐、食噎不得下、

水泉 在足內踝下、當太谿下一寸是穴、足少陰郄、針四分灸五壯 治目不能遠視、女子月事不來、腹痛小便淋陰挺出、

照海 在足內踝下四分微前高骨陷中、前後有筋、上有踝骨、下有軟骨、其穴居中、陰蹻脈所生、針三分灸七壯 治咽乾嘔吐、四肢懈惰、嗜臥善悲、久瘧卒疝、腹痛淋病、陰挺出、月水不調、

足少阴肾经穴考左右五十四穴

涌泉一名地冲：在足心，屈足卷指宛宛中。肾脉所出为井，实则泻之。针三分，不宜出血，灸三壮。治风痫热厥，心痛喉痹，疝气贲豚，血淋气痛。

然谷一名龙渊，一名然骨：在足内踝前，起大骨下陷中。肾脉所溜为荥。针三分，不宜出血，灸三壮。治咳血喉痹，少气烦满，寒疝温疟，跗肿痿厥，男子遗精，妇人阴挺出。

太溪一名吕细：在足内踝后五分，跟骨上动脉陷中。肾脉所注为输。针三分，灸三壮。治久疟咳逆，呕吐善噫，牙疼咽肿，溺黄消瘅，大便难。

大钟：在足跟后踵中，大骨上两筋间。足少阴络，别走太阳。针二分，灸三壮。治胸胀喘息，便难腰脊痛，舌干善惊恐，食噎不得下。

水泉：在足内踝下，当太溪下一寸是穴。足少阴郄。针四分，灸五壮。治目不能远视，女子月事不来，腹痛，小便淋，阴挺出。

照海：在足内踝下四分微前高骨陷中，前后有筋，上有踝骨，下有软骨，其穴居中。阴跷脉所生。针三分，灸七壮。治咽干呕吐，四肢懈惰，嗜卧善悲，久疟卒疝，腹痛淋病，阴挺出，月水不调。

復溜一名伏白、一名昌陽　在足內踝後五分除踝量上二寸前傍骨陷中是伏溜後傍筋是交信兩穴只隔一筋腎脉所行爲經虛則補之針三分灸五壯治舌乾涎出足痿胻寒、腹鳴水腫、五淋盜汗、齒齲、脉微細

交信　在足內踝上二寸少陰前太陰後廉筋骨間從此斜外上行過足太陰之三陰交循築賓陰蹻脉之郄針四分灸五壯治五淋𤸷疝漏經陰挺

築賓　在足內踝後上腨分中陰維之郄針三分灸五壯治小兒胎疝癲疾吐舌嘔吐涎沫足腨痛

陰谷　在膝下內輔骨後大筋下小筋上按之應手屈

膝乃得之腎脉所入爲合針四分灸三壯治舌縱涎下腹脹滿股內廉痛婦人漏下不止

橫骨一名曲骨端、一名下極　在大赫下一寸去臍旁之肓腧五寸陰上橫骨中宛曲如仰月當任脉曲骨旁五分足少陰衝脉之會灸三壯禁針　治小便不通陰器下縱引痛

按少腹下尖不可槩用腹中分寸太陰經沖門至陽明經氣沖一寸五分氣沖至橫骨一寸五分橫骨至任脉曲骨五分此左右各三行以三寸五分通計折量方準自橫骨至幽門左右二十二穴銅人千金皆云去中一寸五分大成分爲橫骨至肓俞各去中一寸商曲至幽門各去中一寸半詳考甲乙經靈樞素問註圖翼經絡考等書皆作去中五分

大赫一名陰維、一名陰關　在氣穴下一寸中極旁五分足少陰

复溜一名伏白，一名昌阳：在足内踝后五分，除踝量上二寸，前傍骨陷中是复溜，后傍筋是交信，两穴只隔一筋。肾脉所行为经，虚则补之。针三分，灸五壮。治舌干涎出，足痿胻寒，腹鸣水肿，五淋盗汗，齿龋，脉微细。

交信：在足内踝上二寸，少阴前，太阴后廉筋骨间，从此斜外上行，过足太阴之三阴交，循筑宾，阴跷脉之郄。针四分，灸五壮。治五淋㿗疝，漏经阴挺。

筑宾：在足内踝后上腨分中。阴维之郄。针三分，灸五壮。治小儿胎疝，癫疾吐舌，呕吐涎沫，足腨痛。

阴谷：在膝下内辅骨后，大筋下，小筋上，按之应手，屈膝乃得之。肾脉所入为合。针四分，灸三壮。治舌纵涎下，腹胀满，股内廉痛，妇人漏下不止。

横骨一名曲骨端，一名下极：在大赫下一寸，去脐旁之肓俞五寸，阴上横骨中，宛曲如仰月，当任脉曲骨旁五分。足少阴、冲脉之会。灸三壮，禁针。治小便不通，阴器下纵引痛。

按：少腹下尖不可概用腹中分寸，太阴经冲门至阳明经气冲一寸五分，气冲至横骨一寸五分，横骨至任脉曲骨五分，此左右各三行，以三寸五分，通计折量方准。自横骨至幽门左右二十二穴，《铜人》《千金》皆云去中一寸五分，《大成》分为横骨至肓俞各去中一寸，商曲至幽门各去中一寸半。详考《甲乙经》《灵枢素问注》《图翼》《经络考》等书皆作去中五分。

大赫一名阴维，一名阴关：在气穴下一寸，中极旁五分。足少阴、

衝脉之會針三分灸五壯治虛勞失精陰器上縮莖中痛女
人赤帶
氣穴一名胞門一名子戶在四滿下一寸關元旁五分足少陰
衝脉之會針三分灸三壯治奔豚痛婦人經不調
四滿一名髓府在中注下一寸石門旁五分足少陰衝脈
之會針三分灸三壯治積聚疝瘕臍下痛女人惡血疠痛
中注在肓腧下一寸陰交旁五分足少陰衝脈之會
針五分灸五壯治小腹熱大便堅燥女子月事不調
肓腧在商曲下二寸舊本一寸誤臍旁五分足少陰衝脈
之會針一寸灸五壯治腹痛寒疝大便燥

商曲在石關下一寸下脘旁五分足少陰衝脈之會
針五分灸三壯治腹中積聚時切痛不嗜食
石關在陰都下一寸建里旁五分足少陰衝脈之會
針五分灸三壯治噦噫嘔逆氣淋小便黄大便燥閉婦人無
子或惡血上衝腹痛
陰都一名食宮在通谷下一寸中脘旁五分足少陰衝脉
之會針三分灸三壯治寒熱痎瘧氣搶脇下熱痛
通谷在幽門下一寸當作一寸半上脘旁五分足少陰衝
脉之會針五分灸五壯治口喎暴瘖積飲痃癖胸滿食不化
幽門一名上門在巨闕旁五分步廊下一寸六分足少陰

冲脉之会。针三分，灸五壮。治虚劳失精，阴器上缩，茎中痛，女人赤带。

气穴一名胞门，一名子户：在四满下一寸，关元旁五分。足少阴冲脉之会。针三分，灸三壮。治奔豚痛，妇人经不调。

四满一名髓府：在中注下一寸，石门旁五分。足少阴、冲脉之会。针三分，灸三壮。治积聚疝瘕，脐下痛，女人恶血疠痛。

中注：在肓俞下一寸，阴交旁五分。足少阴、冲脉之会。针五分，灸五壮。治小腹热，大便坚燥，女子月事不调。

肓俞：在商曲下二寸，旧本一寸，误。脐旁五分。足少阴、冲脉之会。针一寸，灸五壮。治腹痛寒疝，大便燥。

商曲：在石关下一寸，下脘旁五分。足少阴、冲脉之会。针五分，灸三壮。治腹中积聚，时切痛，不嗜食。

石关：在阴都下一寸，建里旁五分。足少阴、冲脉之会。针五分，灸三壮。治哕噫呕逆，气淋小便黄，大便燥闭，妇人无子，或恶血上冲腹痛。

阴都一名食宫：在通谷下一寸，中脘旁五分。足少阴、冲脉之会。针三分，灸三壮。治寒热痎疟，气抢胁下热痛。

通谷：在幽门下一寸，当作一寸半。上脘旁五分，足少阴、冲脉之会。针五分，灸五壮。治口㖞暴喑，积饮痃癖，胸满食不化。

幽门一名上门：在巨阙旁五分，步廊下一寸六分。足少阴、衝脈之會。針五分，灸五壯。治胸中引痛，心下煩悶，小腹脹滿，女子心痛逆氣。

步廊　在神封下一寸六分陷中，中庭旁二寸，仰取之。針三分，灸五壯。治胸脇滿痛，欬逆喘息，嘔吐不食。

神封　在靈墟下一寸六分，膻中旁二寸，仰取之。針三分，灸五壯。治胸滿不得息，乳癰，洒淅惡寒。

靈墟　在神藏下一寸六分，玉堂旁二寸，仰取之。針三分，灸五壯。治胸脇滿痛，嘔吐欬逆。

神藏　在彧中下一寸六分陷中，紫宮旁二寸，仰取之。針四分，灸五壯。治欬逆不得息，嘔吐不嗜食。

彧中　在俞府下一寸六分，華蓋旁二寸，仰取之。針三分，灸五壯。治欬逆多唾，胸脇支滿。

俞府　在巨骨下，璇璣旁二寸陷中，仰取之。針三分，灸五壯。治欬逆上氣，嘔吐不食，胸中痛。

冲脉之会。针五分，灸五壮。治胸中引痛，心下烦闷，小腹胀满，女子心痛逆气。

步廊：在神封下一寸六分陷中，中庭旁二寸，仰取之。针三分，灸五壮。治胸胁满痛，咳逆喘息，呕吐不食。

神封：在灵墟下一寸六分，膻中旁二寸，仰取之。针三分，灸五壮。治胸满不得息，乳痈，洒淅恶寒。

灵墟：在神藏下一寸六分，玉堂旁二寸，仰取之。针三分，灸五壮。治胸胁满痛，呕吐咳逆。

神藏：在彧中下一寸六分陷中，紫宫旁二寸，仰取之。针四分，灸五壮。治咳逆不得息，呕吐不嗜食。

彧中：在俞府下一寸六分，华盖旁二寸，仰取之。针三分，灸五壮。治咳逆多唾，胸胁支满。

俞府：在巨骨下，璇玑旁二寸陷中，仰取之。针三分，灸五壮。治咳逆上气，呕吐不食，胸中痛。

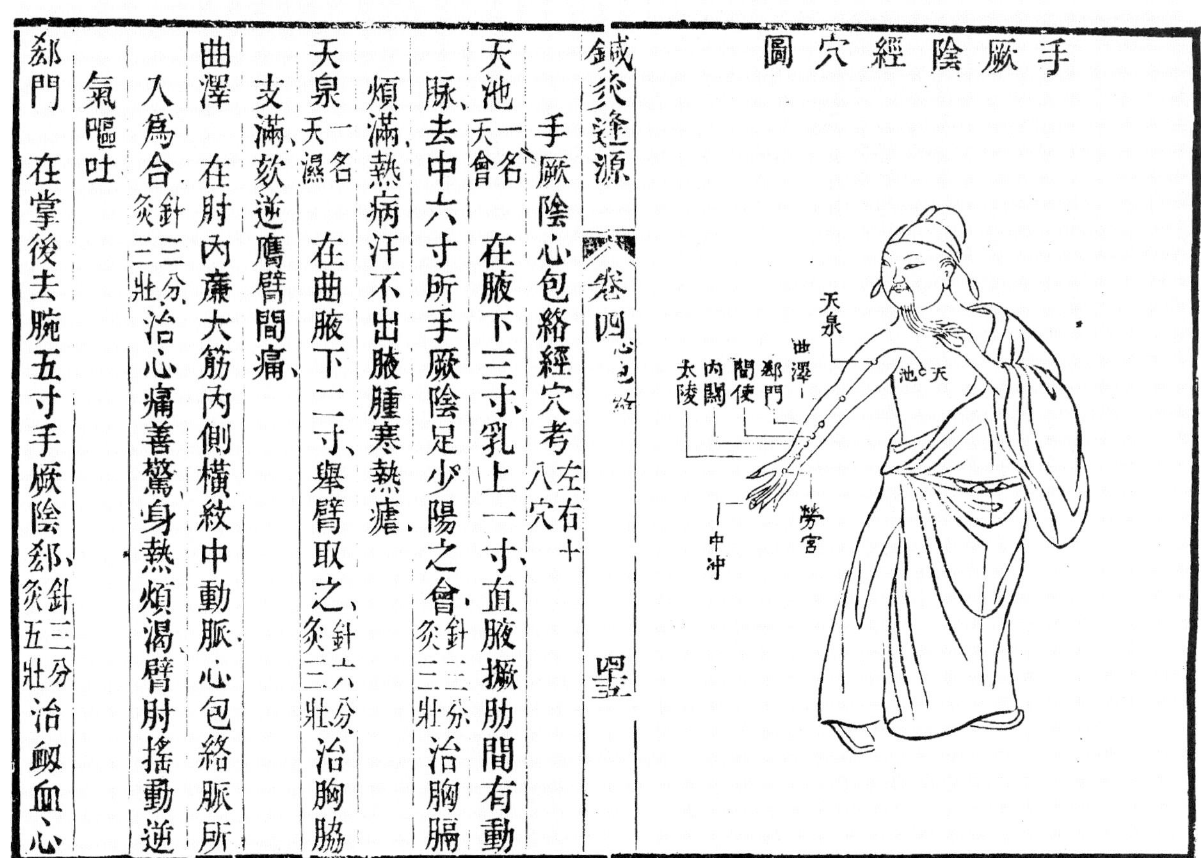

鍼灸逢源 卷四 心包絡

手厥陰心包絡經穴考左右十八穴

天池一名天會 在腋下三寸、乳上一寸、直腋撅肋間有動脈、去中六寸所手厥陰足少陽之會針三分灸三壯治胸膈煩滿熱病汗不出腋腫寒熱瘧、

天泉一名天濕 在曲腋下二寸、舉臂取之、針六分灸三壯治胸脇支滿、欬逆膺臂間痛、

曲澤 在肘內廉大筋內側橫紋中動脈、心包絡脈所入爲合針三分灸三壯治心痛善驚身熱煩渴臂肘搖動逆氣嘔吐

郄門 在掌後去腕五寸手厥陰郄、針三分灸五壯治衄血心

手厥阴经穴图（图见上）

手厥阴心包络经穴考左右十八穴

天池一名天会：在腋下三寸，乳上一寸，直腋撅肋间有动脉，去中六寸所。手厥阴、足少阳之会。针三分，灸三壮。治胸膈烦满，热病汗不出，腋肿，寒热疟。

天泉一名天湿：在曲腋下二寸，举臂取之。针六分，灸三壮。治胸胁支满，咳逆，膺臂间痛。

曲泽：在肘内廉大筋内侧横纹中动脉。心包络脉所入为合。针三分，灸三壮。治心痛善惊，身热烦渴，臂肘摇动，逆气呕吐。

郄门：在掌后去腕五寸。手厥阴经郄。针三分，灸五壮。治衄血，心

痛嘔噦

間使　在掌後去腕三寸兩筋間陷中心包絡脈所行爲經針三分灸五壯治傷寒結胸瘧疾口渴中風氣塞霍亂乾嘔婦人月水不調小兒客忤如瘰癧不愈患左灸右患右灸左

內關　在掌後去腕二寸兩筋間對外關穴手厥陰絡別走少陽針五分灸五壯治心暴痛支滿肘攣瘧疾氣塊

太陵　在掌後骨下橫紋兩筋間陷中心包絡脈所注爲俞實則瀉之針五分灸三壯治熱病汗不出心懸如飢驚恐悲泣頭痛目赤喉痹嘔血肘臂攣痛小便如血瘑瘡疥癬

勞宮 一名五里 一名掌中　在掌中央動脈屈無名指尖盡處是穴心包絡脈所溜爲滎針三分灸三壯治中風悲笑不休痰火胸痛衂血煩渴口瘡鵝掌風

中衝　在手中指端去爪甲如韭葉心包絡脈所出爲井虛則補之針一分灸一壯治熱病汗不出心痛煩滿舌強

痛，呕哕。

间使：在掌后去腕三寸，两筋间陷中。心包络脉所行为经。针三分，灸五壮。治伤寒结胸，疟疾口渴，中风气塞，霍乱干呕，妇人月水不调，小儿客忤。如瘰疬不愈，患左灸右，患右灸左。

内关：在掌后去腕二寸两筋间，对外关穴。手厥阴络，别走少阳。针五分，灸五壮。治心暴痛，支满肘挛，疟疾气块。

大陵：在掌后骨下横纹两筋间陷中。心包络脉所注为输，实则泻之。针五分，灸三壮。治热病汗不出，心悬如饥，惊恐悲泣，头痛目赤，喉痹呕血，肘臂挛痛，小便如血，㖞疮疥癣。

劳宫一名五里，一名掌中：在掌中央动脉，屈无名指尖尽处是穴。心包络脉所溜为荥。针三分，灸三壮。治中风悲笑不休，痰火胸痛，衄血烦渴，口疮，鹅掌风。

中冲：在手中指端，去爪甲如韭叶。心包络脉所出为井，虚则补之。针一分，灸一壮。治热病汗不出，心痛烦满舌强。

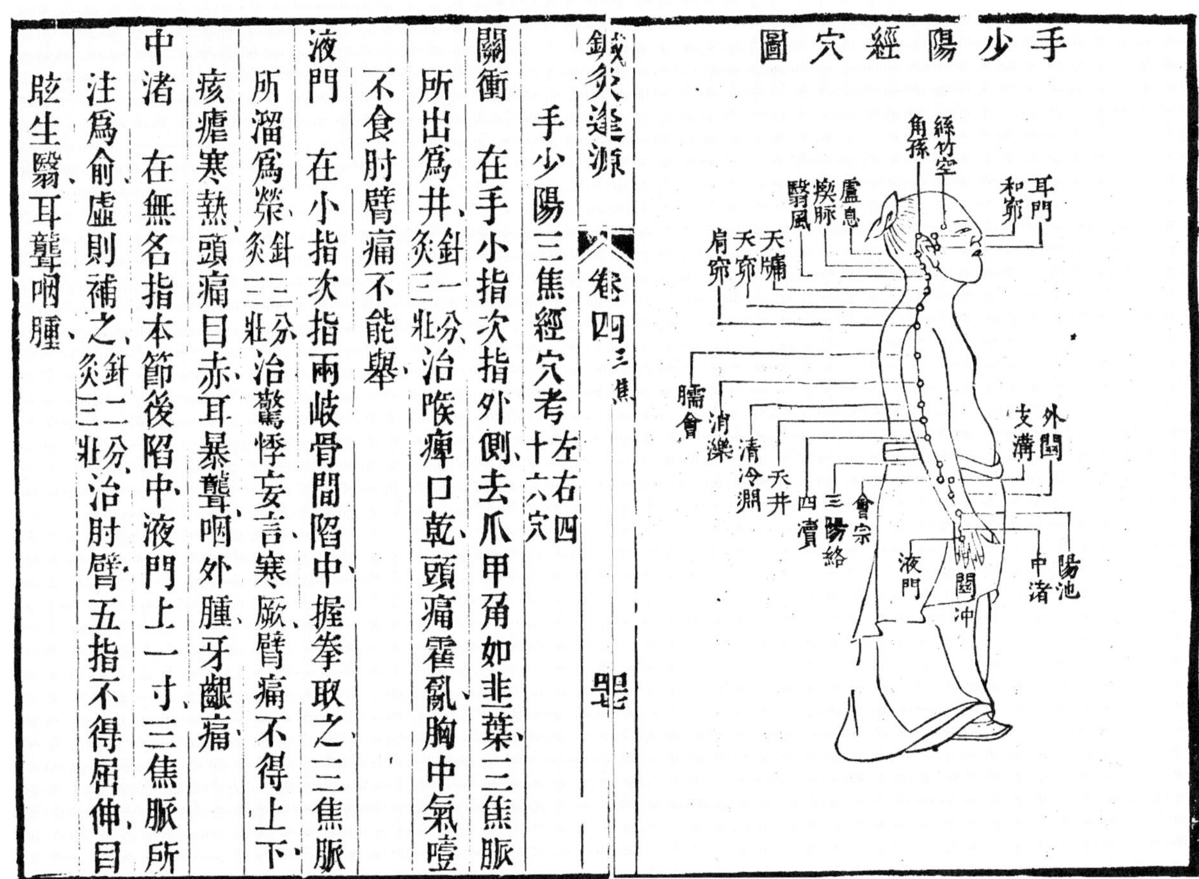

鍼灸逢源 卷四 三焦

手少陽三焦經穴考 左右四十六穴

關衝 在手小指次指外側、去爪甲角如韭葉、三焦脈所出爲井、鍼一分灸三壯、治喉痺口乾、頭痛霍亂、胸中氣噎、不食肘臂痛不能舉、

液門 在小指次指兩岐骨間陷中、握拳取之、三焦脈所溜爲滎、鍼三分灸三壯、治驚悸妄言、寒厥臂痛不得上下、痎瘧寒熱、頭痛目赤耳暴聾、咽外腫、牙齦痛、

中渚 在無名指本節後陷中、液門上一寸、三焦脈所注爲俞、虛則補之、鍼二分灸三壯、治肘臂五指不得屈伸、目眩生翳、耳聾咽腫、

手少阳经穴图（图见上）

手少阳三焦经穴考左右四十六穴

关冲：在手小指次指外侧，去爪甲角如韭叶。三焦脉所出为井。针一分，灸三壮。治喉痹口干，头痛霍乱，胸中气噎，不食，肘臂痛不能举。

液门：在小指次指两岐骨间陷中，握拳取之。三焦脉所溜为荥。针三分，灸三壮。治惊悸妄言，寒厥，臂痛不得上下，痎疟寒热，头痛目赤，耳暴聋，咽外肿，牙龈痛。

中渚：在无名指本节后陷中，液门上一寸。三焦脉所注为输，虚则补之。针二分，灸三壮。治肘臂五指不得屈伸，目眩生翳，耳聋咽肿。

陽池一名別陽　在手表腕上陷中自本節後直對腕中三焦脈所過爲原虛實皆抜之針二分禁灸　治消渴煩悶寒熱瘧或因折傷捉物不得

外關　在腕後二寸兩骨間手少陽絡別走心主針三分灸三壯治耳聾渾焞無聞五指痛不能握肘臂不得屈伸

支溝一名飛虎　在腕後三寸兩骨間陷中三焦脈所行爲經針三分灸七壯治熱病汗不出肩臂痠重霍亂嘔吐暴瘖卒心痛產後血暈不省人事

會宗　在腕後三寸空中一曰空中一寸手少陽郄針三分灸五壯一曰禁針治五癇耳聾

按支溝會宗皆腕後三寸但支溝穴在外關斜向臂側會宗穴在外關直上一寸之空中爲別

三陽絡一名通門　在臂上大交脈支溝上一寸針一分灸五壯治暴瘖耳聾嗜臥四肢不欲動

四瀆　在肘前五寸外廉陷中針六分灸三壯治暴氣耳聾下齒齲痛

天井　在肘外大骨尖後肘上一寸兩筋間陷中屈肘拱胸取之三焦脈所入爲合實則瀉之針二分灸三壯治欬嗽上氣寒熱凄凄不得臥

淸冷淵　在肘上二寸伸肘舉臂取之針三分灸三壯治諸痺痛肩背肘臑不能舉

阳池一名别阳：在手表腕上陷中，自本节后直对腕中。三焦脉所过为原，虚实皆拔之。针二分，禁灸。治消渴烦闷，寒热疟，或因折伤，捉物不得。

外关：在腕后二寸两骨间。手少阳络，别走心主。针三分，灸三壮。治耳聋浑焞无闻，五指痛不能握，肘臂不得屈伸。

支沟一名飞虎：在腕后三寸两骨间陷中。三焦脉所行为经。针三分，灸七壮。治热病汗不出，肩臂酸重，霍乱呕吐，暴喑，卒心痛，产后血晕，不省人事。

会宗：在腕后三寸空中一曰空中一寸，手少阳郄。针三分，灸五壮，一曰禁针。治五痫耳聋。

按：支沟、会宗皆腕后三寸，但支沟穴在外关斜向臂侧，会宗穴在外关直上一寸之空中为别。

三阳络一名通门：在臂上大交脉，支沟上一寸。针一分，灸五壮。治暴喑耳聋，嗜卧，四肢不欲动。

四渎：在肘前五寸外廉陷中。针六分，灸三壮。治暴气耳聋，下齿龋痛。

天井：在肘外大骨尖后，肘上一寸两筋间陷中，屈肘拱胸取之。三焦脉所入为合，实则泻之。针二分，灸三壮。治咳嗽上气，寒热凄凄，不得卧。

清冷渊：在肘上二寸，伸肘举臂取之。针三分，灸三壮。治诸痹痛，肩背肘臑不能举。

消濼　在肩下臂外肘上分肉間針五分灸五壯治風痺頸項强寒熱頭痛

臑會一名臑髎　在臂前廉去肩端三寸宛宛中手少陽陽維之會針五分灸五壯治臂痠痛無力項癭氣瘤寒熱

肩髎　在肩端臑上陷中斜舉臂取之針七分灸三壯治臂肩痛不能舉

天髎　在肩缺盆中上毖骨際陷中按缺盆陷處上有空起肉上是穴手足少陽陽維之會針八分灸三壯治肩臂痠缺盆痛頸項急胸中煩滿

天牖　在筋大筋外髮際中上斜夾耳後一寸當手太

陽天容穴後足太陽天柱穴前足少陽完骨穴下是也針一分禁灸治暴聾目不明頭風面腫項强

翳風　在耳後尖角陷中按之引耳中手足少陽之會針三分灸七壯俱令咬錢口開取穴治耳聾口眼喎斜脫頷頰腫瘰癧

瘈脈一名資脈　在耳本後雞足青絡脈中針一分灸三壯治頭風耳鳴小兒驚癇瘈瘲

顱息　在耳後上間青絡脈中灸三壯禁針治耳鳴喘息小兒嘔吐瘈瘲發癇身熱頭痛

角孫　在耳廓中間髮際下開口有空手足少陽手太陽之會針三分灸三壯治目生翳齒齦腫不能嚼

消泺：在肩下臂外肘上分肉间。针五分，灸五壮。治风痹颈项强，寒热头痛。

臑会一名臑髎：在臂前廉，去肩端三寸宛宛中。手少阳、阳维之会。针五分，灸五壮。治臂酸痛无力，项瘿气瘤寒热。

肩髎：在肩端臑上陷中，斜举臂取之。针七分，灸三壮。治臂肩痛不能举。

天髎：在肩缺盆中，上毖骨际陷中，按缺盆陷处，上有空起肉上是穴。手足少阳、阳维之会。针八分，灸三壮。治肩臂酸，缺盆痛，颈项急，胸中烦满。

天牖：在筋大筋外发际中，上斜夹耳后一寸，当手太阳天容穴后，足太阳天柱穴前，足少阳完骨穴下是也。针一分，禁灸。治暴聋目不明，头风面肿，项强。

翳风：在耳后尖角陷中，按之引耳中。手足少阳之会。针三分，灸七壮。俱令咬钱口开取穴。治耳聋，口眼㖞斜，脱颔颊肿，瘰疬。

瘈脉一名资脉：在耳本后，鸡足青络脉中。针一分，灸三壮。治头风耳鸣，小儿惊痫瘈瘲。

颅息：在耳后上间青络脉中。灸三壮，禁针。治耳鸣喘息，小儿呕吐，瘈瘲发痫，身热头痛。

角孙：在耳郭中间发际下，开口有空。手足少阳、手太阳之会。针三分，灸三壮。治目生翳，齿龈肿，不能嚼。

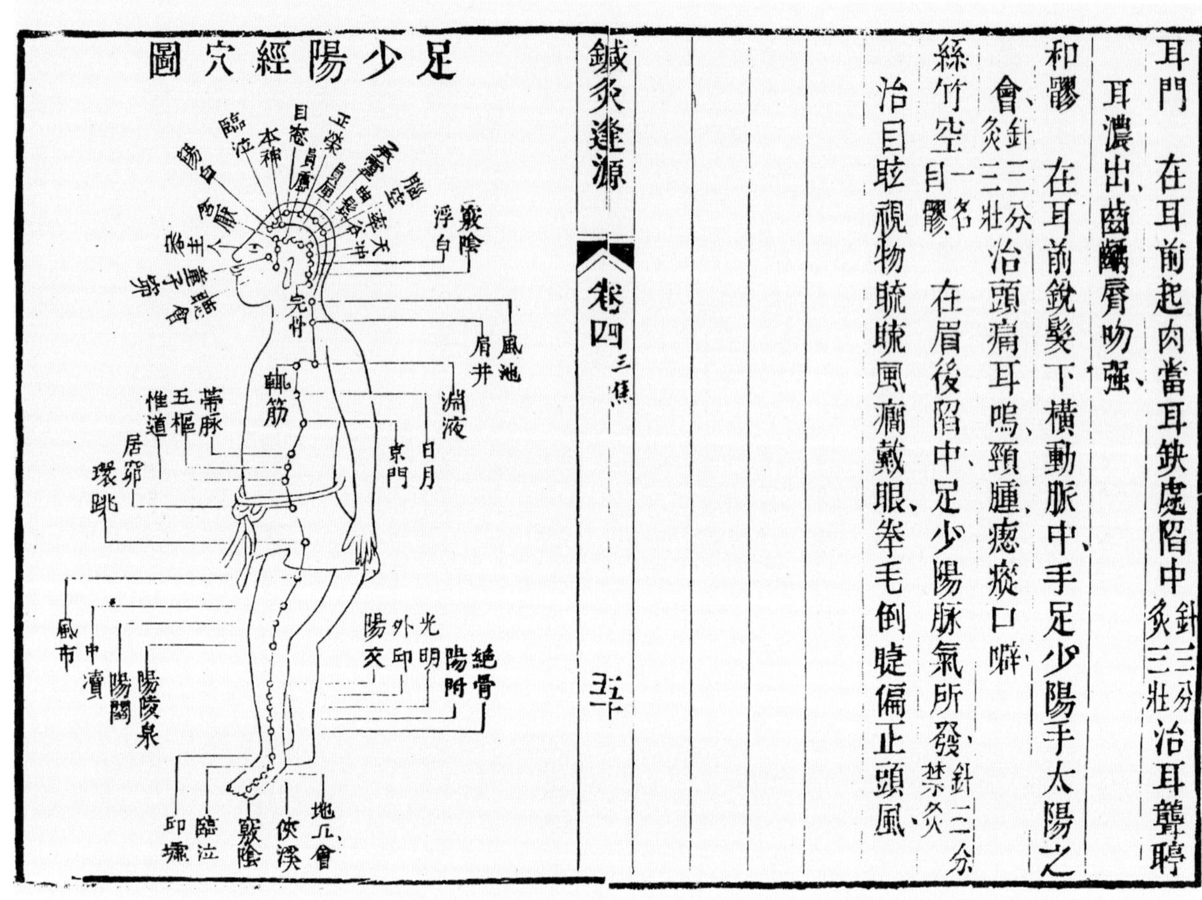
足少陽經穴圖

鍼灸逢源　卷四　三焦

耳門　在耳前起肉當耳缺處陷中針三分灸三壯治耳聾聤耳濃出齒齲脣吻強

和髎　在耳前鋭髮下横動脉中手足少陽手太陽之會針三分灸三壯治頭痛耳鳴頸腫瘈瘲口噼

絲竹空一名目髎　在眉後陷中足少陽脉氣所發針三分禁灸治目眩視物䀮䀮風癇戴眼拳毛倒睫偏正頭風

耳门：在耳前起肉，当耳缺处陷中。针三分，灸三壮。治耳聋，聤耳浓出，齿龋唇吻强。

和髎：在耳前锐，发下横动脉中。手足少阳、手太阳之会。针三分，灸三壮。治头痛耳鸣，颈肿，瘈疭口噼。

丝竹空一名目髎：在眉后陷中。足少阳脉气所发。针三分，禁灸。治目眩视物䀮䀮，风痫戴眼，拳毛倒睫，偏正头风。

足少阳经穴图（图见上）

足少陽膽經穴考左右八十八穴

瞳子髎一名太陽一名前關 在目外眥旁五分，手足少陽、手太陽之會，針三分，灸三壯。治目癢，翳膜青盲，遠視䀮䀮，淚出多眵。

聽會一名聽河一名後關 在耳前陷中，客主人下一寸動脉宛宛中，去耳珠下開口有空。針三分，灸三壯。治耳聾耳鳴，牙車脫臼，齒痛口喎斜。

客主人一名上關 在耳前起骨上，開口有空。本輸篇曰：刺之呿不能欠。手足少陽、足陽明之會。針一分，不得深，灸三壯。治口眼偏斜，耳鳴耳聾。

頷厭 在耳前曲角顳顬上廉。圖翼曰腦空之上。手足少陽、足陽明之會。針三分，過深令人耳聾，灸三壯。治偏頭痛，目眩耳鳴。

懸顱 在耳前曲骨上，顳顬之中。寒熱病篇曰：足陽明有挾鼻入於面者，名曰懸顱。足少陽陽明之會。針三分，禁深，灸三壯。治牙齒疼，頭偏痛引目，熱病汗不出。

懸釐 在耳前曲角上顳顬下廉。手足少陽陽明之會。針三分，灸三壯。治面腫頭偏痛，目銳眥赤。

曲鬢一名曲髮 在耳上入髮際曲隅陷中，鼓頷有空。足少陽太陽之會。針三分，灸三壯。治頷頰腫，引牙車不得開，頸項不能回顧，頭角痛爲巔風，目眇。

足少阳胆经穴考左右八十八穴

瞳子髎一名太阳，一名前关：在目外眦旁五分。手足少阳、手太阳之会。针三分，灸三壮。治目痒，翳膜青盲，远视䀮䀮，泪出多眵。

听会一名听河，一名后关：在耳前陷中，客主人下一寸动脉宛宛中，去耳珠下开口有空。针三分，灸三壮。治耳聋耳鸣，牙车脱臼，齿痛口㖞斜。

客主人一名上关：在耳前起骨上，开口有空。《本输篇》曰：刺之，呿不能欠。手足少阳、足阳明之会。针一分，不得深，灸三壮。治口眼偏斜，耳鸣耳聋。

颔厌：在耳前曲角，颞颥上廉。《图翼》曰脑空之上。手足少阳、足阳明之会。针三分，过深令人耳聋，灸三壮。治偏头痛，目眩耳鸣。

悬颅：在耳前曲骨上，颞颥之中。《寒热病篇》曰：足阳明有挟鼻入于面者，名曰悬颅。足少阳、阳明之会。针三分，禁深，灸三壮。治牙齿疼，头偏痛引目，热病汗不出。

悬厘：在耳前曲角上颞颥下廉。手足少阳、阳明之会。针三分，灸三壮。治面肿头偏痛，目锐眦赤。

曲鬓一名曲发：在耳上入发际曲隅陷中，鼓颔有空。足少阳、太阳之会。针三分，灸三壮。治颔颊肿，引牙车不得开，颈项不能回顾，头角痛为巅风，目眇。

率谷　在耳上入髮際一寸半陷中嚼牙取之足少陽太陽之會針三分灸三壯治腦兩角痛胃膈寒痰嘔吐酒風皮膚腫

天衝　在耳後三分許入髮際二寸足少陽太陽之會針三分灸三壯治癲疾風痓牙齦腫驚恐頭痛

浮白　在耳後入髮際一寸足少陽太陽之會針三分灸三壯治耳聾耳鳴齒痛喉痺項癭欬逆胸滿不得息

竅陰一名枕骨　在耳後完骨上枕骨下動搖有空足少陽太陽之會針三分灸三壯治四肢轉筋頭項痛引耳目痛舌强喉痺

完骨　在耳後入髮際四分足少陽太陽之會針三分灸三壯治頭風耳後痛齒齲喉痺

本神　在神庭旁三寸橫直耳上入髮際四分足少陽陽維之會針三分灸七壯治驚癇吐沫項强急痛目眩

陽白　在眉上一寸直瞳子甲乙曰足少陽陽明陽維之會針二分灸三壯治目昏多眵

臨泣　在目上入髮際五分陷中正睛取之足少陽太陽陽維之會針三分禁灸治目眩生翳驚癇反視

目窗一名至榮　在臨泣後一寸半別本一寸誤足少陽陽維之會針三分灸五壯治頭目眩痛遠視不明

率谷：在耳上入发际一寸半陷中，嚼牙取之。足少阳、太阳之会。针三分，灸三壮。治脑两角痛，胃膈寒痰呕吐，酒风皮肤肿。

天冲：在耳后三分许，入发际二寸。足少阳、太阳之会。针三分，灸三壮。治癫疾风痉，牙龈肿，惊恐头痛。

浮白：在耳后入发际一寸，足少阳、太阳之会。针三分，灸三壮。治耳聋耳鸣，齿痛喉痹，项瘿咳逆，胸满不得息。

窍阴一名枕骨：在耳后完骨上枕骨下，动摇有空。足少阳、太阳之会。针三分，灸三壮。治四肢转筋，头项痛引耳，目痛舌强喉痹。

完骨：在耳后入发际四分。足少阳、太阳之会。针三分，灸三壮。治头风耳后痛，齿龋喉痹。

本神：在神庭旁三寸，横直耳上入发际四分。足少阳、阳维之会。针三分，灸七壮。治惊痫吐沫，项强急痛，目眩。

阳白：在眉上一寸直瞳子。《甲乙》曰：足少阳、阳明、阳维之会。针二分，灸三壮。治目昏多眵。

临泣：在目上入发际五分陷中，正睛取之。足少阳、太阳、阳维之会。针三分，禁灸。治目眩生翳，惊痫反视。

目窗一名至荣：在临泣后一寸半。别本一寸，误。足少阳、阳维之会。针三分，灸五壮。治头目眩痛，远视不明。

正營 在目窗後一寸半別本一寸誤足少陽陽維之會針三
分灸三壯治目眩頭偏痛齒齲唇吻急
承靈 在正營後一寸半足少陽陽維之會灸五壯禁針治
腦風頭痛惡風鼻窒
腦空一名顳顬 在承靈後一寸半夾玉枕骨下陷中耳後微高
者名為枕骨足太陽少陽之筋結於此 足少陽陽維之會針四分灸五壯 治頭
痛不可忍項强不得顧目瞑心悸發即心亂
風池 在耳後腦空下髮際陷中大筋外廉按之引耳
足少陽陽維之會針七分灸七壯治偏正頭痛傷寒熱病汗
不出痎瘧頭項痛目眩赤痛泪出耳聾腰背痛

肩井一名膊井 在缺盆上大骨前一寸半以三指按取當
中指下陷中手足少陽足陽明陽維之會連五臟氣
針五分若過深令人悶倒急補三里灸三壯孕婦禁針 治中風氣塞頭項臂痛
婦人難産手足厥逆
淵液一名泉液 在腋下三寸宛宛中舉臂取之針三分禁灸 治
寒熱馬刀瘍胸滿臂不舉
輒筋 在腋下三寸復前行一寸着脇側臥屈上足取
之針六分治胸中暴滿不得臥太息多唾
日月一名神光 在期門下五分第三肋端横直蔽骨旁膽
之募足太陰少陽陽維之會針七分灸五壯治太息善悲小

正营：在目窗后一寸半。别本一寸，误。足少阳、阳维之会。针三分，灸三壮。治目眩头偏痛，齿龋唇吻急。

承灵：在正营后一寸半。足少阳、阳维之会。灸五壮，禁针。治脑风头痛，恶风鼻窒。

脑空一名颞颥：在承灵后一寸半，夹玉枕骨下陷中。耳后微高者，名为枕骨，足太阳、少阳之筋结于此。足少阳、阳维之会。针四分，灸五壮。治头痛不可忍，项强不得顾，目瞑心悸，发即心乱。

风池：在耳后脑空下发际陷中，大筋外廉，按之引耳。足少阳、阳维之会。针七分，灸七壮。治偏正头痛，伤寒热病汗不出，痎疟，颈项痛，目眩赤痛泪出，耳聋，腰背痛。

肩井一名膊井：在缺盆上大骨前一寸半，以三指按取，当中指下陷中。手足少阳、足阳明、阳维之会，连五脏气。针五分，若过深令人闷倒，急补三里；灸三壮。孕妇禁针。治中风气塞，头项臂痛，妇人难产，手足厥逆。

渊液一名泉液：在腋下三寸宛宛中，举臂取之。针三分，禁灸。治寒热马刀疡，胸满臂不举。

辄筋：在腋下三寸，复前行一寸着胁，侧卧屈上足取之。针六分。治胸中暴满，不得卧，太息多唾。

日月一名神光：在期门下五分，第三肋端横直蔽骨旁。胆之募，足太阴、少阳、阳维之会。针七分，灸五壮。治太息善悲，小

腹熱嘔宿汁

京門一名氣俞一名氣府 在監骨腰中、季肋本夾脊、側臥屈上足伸下足舉臂取之、一云臍上五分旁開九寸半 腎之募、針三分灸三壯 治寒熱腹脹腸鳴洞泄水道不利腰髀引痛、

帶脈 在季脇下一寸八分陷中、臍上二分、旁開七寸半、兩乳間橫折八寸取之。古以兩乳相去為九寸半故又云帶脈在臍旁八寸半 足少陽帶脈之會針六分灸五壯 治腰腹縱如囊水狀疝氣偏墜婦人帶下、

五樞 在帶脈下三寸、夾水道旁五寸半陷中、水道在臍下三寸旁開二寸五樞開中七寸半 足少陽帶脈之會、針一寸灸五壯 治痃癖小腹痛、寒疝卵上入腹、婦人赤白帶下、

維道一名外樞 在章門下五寸三分、當臍下三寸三分旁開六寸 足少陽帶脈之會針八分灸三壯 治嘔逆不嗜食、

居髎 在章門下八寸三分、監骨上陷中、足少陽陽蹻之會、針八分灸三壯 治腰引小腹痛、肩臂不得舉、

環跳 在髀樞中硯子骨下宛宛中、側臥伸下足、屈上足取之、足少陽太陽之會、針二寸灸五壯 治冷風濕痺不仁、腰股膝痛、不得轉側

風市 在膝上外側兩筋間舒手着腿中指盡處陷中

腹热，呕宿汁。

京门一名气俞，一名气府：在监骨腰中，季肋本夹脊，侧卧，屈上足，伸下足，举臂取之。一云脐上五分，旁开九寸半。肾之募。针三分，灸三壮。治寒热腹胀，肠鸣洞泄，水道不利，腰髀引痛。

带脉：在季胁下一寸八分陷中，脐上二分，旁开七寸半。两乳间横折八寸取之。古以两乳相去为九寸半，故又云带脉在脐旁八寸半。足少阳、带脉之会。针六分，灸五壮。治腰腹纵如囊水状，疝气偏坠，妇人带下。

五枢：在带脉下三寸，夹水道旁五寸半陷中。水道在脐下三寸，旁开二寸，五枢开中七寸半。足少阳、带脉之会。针一寸，灸五壮。治痃癖小腹痛，寒疝卵上入腹，妇人赤白带下。

维道一名外枢：在章门下五寸三分。当脐下三寸三分，旁开六寸。足少阳、带脉之会。针八分，灸三壮。治呕逆不嗜食。

居髎：在章门下八寸三分，监骨上陷中。足少阳，阳跷之会。针八分，灸三壮。治腰引小腹痛，肩臂不得举。

环跳：在髀枢中砚子骨下宛宛中，侧卧，伸下足，屈上足取之。足少阳、太阳之会。针二寸，灸五壮。治冷风湿痹不仁，腰股膝痛，不得转侧。

风市：在膝上外侧两筋间，舒手着腿，中指尽处陷中。

針五分，灸五壯。治中風腿膝無力，渾身搔癢麻痺、

中瀆 在髀骨外，膝上外廉五寸分肉間陷中。足少陽絡，別走厥陰。針五分，灸五壯。治寒氣客於分肉間，攻痛，筋痺不仁。

陽關一名陽陵 在陽陵泉上三寸陷中。針五分，禁灸。治膝痛不可屈伸。

陽陵泉 在膝下一寸胻外廉尖骨前陷中、蹲坐取之、膽脉所入爲合，又爲筋之會，筋病治此。針六分，灸七壯。治足膝冷痺無血色，半身不遂，脚氣筋攣。

陽交一名別陽，一名足窌 在足外踝上七寸、內斜屬三陽分肉間。陽維之郄。針六分，灸三壯。治胸滿喉痺，膝痛足不收，寒厥驚狂面腫。

外邱 在外踝上六寸外斜、舊本踝上七寸誤 足少陽所生。針二分，灸三壯。治胸滿頸項痛、

光明 在外踝上五寸。足少陽絡、別走厥陰。針六分，灸五壯。治淫濼脛胻痛，不能久立，熱病汗不出，卒狂嚙頰。

陽輔一名分肉 在外踝骨上四寸、絕骨端如前三分，去邱墟七寸筋肉分間。膽脈所行爲經，實則瀉之。使火虛而木自平。針五分，灸三壯。治腰溶溶如水浸，膝下腫，百節痠痿痺，馬刀挾癭，汗出振寒瘧、

针五分，灸五壮。治中风腿膝无力，浑身瘙痒麻痹。

中渎：在髀骨外，膝上外廉五寸分肉间陷中。足少阳络，别走厥阴。针五分，灸五壮。治寒气客于分肉间，攻痛，筋痹不仁。

阳关一名阳陵：在阳陵泉上三寸陷中。针五分，禁灸。治膝痛不可屈伸。

阳陵泉：在膝下一寸胻外廉尖骨前陷中，蹲坐取之，胆脉所入为合，又为筋之会，筋病治此。针六分，灸七壮。治足膝冷痹无血色，半身不遂，脚气筋挛。

阳交一名别阳，一名足髎：在足外踝上七寸，内斜属三阳，分肉间。阳维之郄。针六分，灸三壮。治胸满喉痹，膝痛足不收，寒厥惊狂面肿。

外丘：在外踝上六寸外斜。旧本：踝上七寸，误。足少阳所生。针二分，灸三壮。治胸满颈项痛。

光明：在外踝上五寸。足少阳络，别走厥阴。针六分，灸五壮。治淫泺胫胻痛，不能久立，热病汗不出，卒狂啮颊。

阳辅一名分肉：在外踝骨上四寸，绝骨端如前三分，去丘墟七寸筋肉分间。胆脉所行为经，实则泻之。使火虚而木自平。针五分，灸三壮。治腰溶溶如水浸，膝下肿，百节酸痿痹，马刀挟瘿，汗出振寒疟。

懸鍾一名絕骨 在外踝上三寸動脈中、尋摸尖骨者、乃是絕骨兩分間、為足三陽之大絡、按之陽明脈絕乃取之、為髓之會、針六分灸五壯治心腹脹胃熱不食、喉痺頸項痛、虛勞欬逆、腳氣膝胻痛

邱墟 在外踝下如前陷中、去臨泣三寸、膽脈所過為原、虛實皆拔之、針五分灸三壯治胸脇滿痛、不得息、久瘧振寒、目生翳膜、腋下腫、腿胻髀樞痠痛、轉筋卒疝、小腹堅

臨泣 在足小指次指本節後足跗間陷中、去俠谿一寸五分、膽脈所注為俞、針二分禁灸治胸脇支滿、腋下馬

刀、千金方灸百壯目眩心痛、痎瘧日西發者、一云木有餘者宜瀉此

地五會 在足小指次指本節後陷中、去俠谿一寸、針一分禁灸治腋痛乳癰、內損吐血

俠谿 在足小指次指本節前岐骨陷中、膽脈所溜為滎、虛則補之、針三分灸三壯治寒熱病汗不出、目外眥赤、胸痛耳聾

竅陰 在足小指次指外側、去爪甲角如韭葉、膽脈所出為井、針一分灸三壯治脇痛欬逆不得息、手足煩熱、喉痺舌強、頭痛耳聾

悬钟一名绝骨：在外踝上三寸动脉中，寻摸尖骨者，乃是绝骨两分间。为足三阳之大络，按之阳明脉绝乃取之。为髓之会。针六分，灸五壮。治心腹胀，胃热不食，喉痹，颈项痛，虚劳咳逆，脚气膝胻痛。

丘墟：在外踝下如前陷中，去临泣三寸。胆脉所过为原，虚实皆拔之。针五分，灸三壮。治胸胁满痛，不得息，久疟振寒，目生翳膜，腋下肿，腿胻髀枢酸痛，转筋卒疝，小腹坚。

临泣：在足小指次指本节后足跗间陷中，去侠溪一寸五分。胆脉所注为输。针二分，禁灸。治胸胁支满，腋下马刀，《千金方》：灸百壮。目眩心痛，痎疟曰西发者。一云木有余者，宜泻此。

地五会：在足小指次指本节后陷中，去侠溪一寸。针一分，禁灸。治腋痛乳痈，内损吐血。

侠溪：在足小指次指本节前岐骨陷中。胆脉所溜为荥，虚则补之。针三分，灸三壮。治寒热病汗不出，曰外眦赤，胸痛耳聋。

窍阴：在足小指次指外侧，去爪甲角如韭叶。胆脉所出为井。针一分，灸三壮。治胁痛，咳逆不得息，手足烦热，喉痹舌强，头痛耳聋。

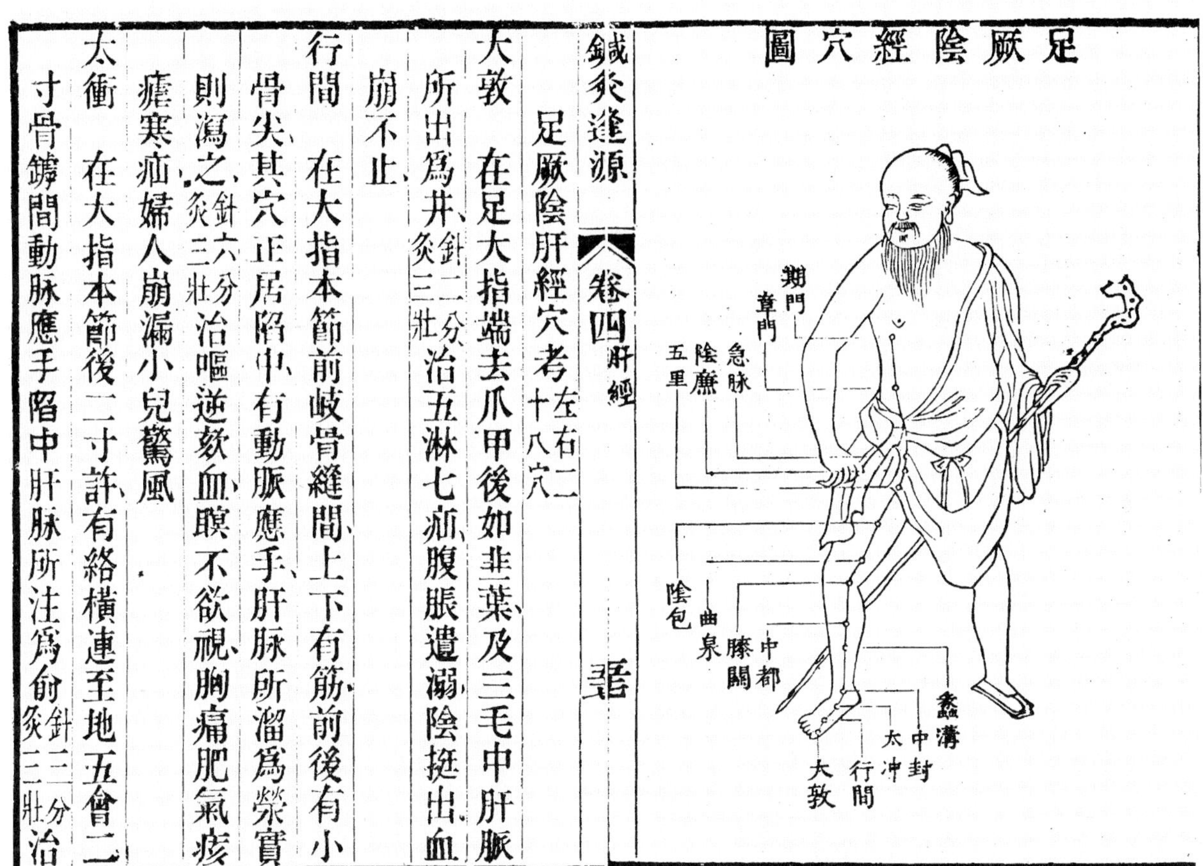

鍼灸逢源 卷四 肝經

足厥陰肝經穴考 左右二十八穴

大敦 在足大指端去爪甲後如韭葉及三毛中肝脈所出爲井針二分灸三壯治五淋七疝腹脹遺溺陰挺出血崩不止

行間 在大指本節前岐骨縫間上下有筋前後有小骨尖其穴正居陷中有動脈應手肝脈所溜爲滎實則瀉之針六分灸三壯治嘔逆欬血瞑不欲視胸痛肥氣痎瘧寒疝婦人崩漏小兒驚風

太衝 在大指本節後二寸許有絡横連至地五會二寸骨罅間動脉應手陷中肝脉所注爲俞針三分灸三壯治

足厥阴经穴图（图见上）

足厥阴肝经穴考左右二十八穴

大敦：在足大指端，去爪甲后如韭叶及三毛中。肝脉所出为井。针二分，灸三壮。治五淋七疝，腹胀遗溺，阴挺出，血崩不止。

行间：在大指本节前岐骨缝间，上下有筋，前后有小骨尖，其穴正居陷中，有动脉应手。肝脉所溜为荥，实则泻之。针六分，灸三壮。治呕逆咳血，瞑不欲视，胸痛肥气，痎疟寒疝，妇人崩漏，小儿惊风。

太冲：在大指本节后二寸许，有络横连至地五会二寸骨罅间，动脉应手陷中。肝脉所注为输。针三分，灸三壮。治

虛勞浮腫嘔血嗌乾胻痠引小腹痛腋下馬刀瘍淋病癀疝、女人漏血、

中封一名懸泉 在內踝前一寸貼大筋後宛宛中肝脉所行爲經、針四分灸三壯 治痎瘧五淋、寒疝足冷、痿厥筋攣陰卵入腹相引痛、

蠡溝一名交儀 在內踝上五寸足厥陰絡別走少陽、針二分灸三壯 治疝痛、小腹滿數噫、恐悸少氣足脛寒痠、月經不調、

中都一名中郄 在內踝上七寸當胻骨中、與少陰經相直、足厥陰郄、針三分灸五壯 治癀疝小腹痛脛寒

膝關 在犢鼻下二寸旁陷中、針四分灸五壯、治膝內廉痛引臏、不可屈伸、

曲泉 在膝內輔骨下大筋上小筋下陷中、屈膝橫紋頭取之、肝脉所入爲合虛則補之、針六分灸三壯 治癀疝、陰股痛、小便難女人血瘕、陰癢、陰挺出

陰包 在膝上四寸股內廉兩筋間踡足取之看膝內廉有槽者中足厥陰別走者、針六分灸三壯 治小便難、遺溺月水不調、

五里 在足陽明氣衝下三寸陰股中動脈應手處、針六分灸五壯 治熱閉不得溺、風勞嗜臥、

虚劳浮肿，呕血嗌干，胻酸引小腹痛，腋下马刀疡，淋病癀疝，女人漏血。

中封一名悬泉：在内踝前一寸，贴大筋后宛宛中。肝脉所行为经。针四分，灸三壮。治痎疟五淋，寒疝足冷，痿厥筋挛，阴卵入腹相引痛。

蠡沟一名交仪：在内踝上五寸。足厥阴络，别走少阳。针二分，灸三壮。治疝痛小腹满，数噫恐悸，少气，足胫寒酸，月经不调。

中都一名中郄：在内踝上七寸，当胻骨中，与少阴经相直。足厥阴郄。针三分，灸五壮。治癀疝，小腹痛，胫寒。

膝关：在犊鼻下二寸旁陷中。针四分，灸五壮。治膝内廉痛引膑，不可屈伸。

曲泉：在膝内辅骨下，大筋上，小筋下陷中，屈膝横纹头取之。肝脉所入为合，虚则补之。针六分，灸三壮。治癀疝，阴股痛，小便难，女人血瘕，阴痒，阴挺出。

阴包：在膝上四寸，股内廉两筋间，蜷足取之，看膝内廉有槽者中。足厥阴别走者。针六分，灸三壮。治小便难，遗溺，月水不调。

五里：在足阳明气冲下三寸，阴股中动脉应手处。针六分，灸五壮。治热闭不得溺，风劳嗜卧。

陰廉　在羊矢下斜裏三分直上去氣衝二寸動脈陷中針八分灸三壯○羊矢在陰旁股内縫中皮肉間有核如羊矢狀故名治經不調未有孕者

急脉　在陰毛中陰上兩旁各開二寸半按之隱指堅然甚按則痛引上下此厥陰之大絡通行其中故曰厥陰急脈即睾之系也病疝小腹痛者可灸之○禁刺氣府論王氏註有此穴甲乙經以下諸書無之

章門一名長平一名脅髎　在臍上二寸旁開中行各六寸側卧屈上足伸下足以肘尖盡處動脉是穴脾之募藏之會藏病治此又足厥陰少陽之會針六分灸日七壯至百壯治腸鳴食不化胸脇痛不得臥積聚痞塊多灸左邊腎積灸兩邊小兒癲疝灸三壯愈

按章門直季脇肋端爲的舊本章門下有大横外三字悞○章門之開中六寸期門之開中五寸半寸法以兩乳間折爲八寸取之

期門　在乳旁一寸半直下又一寸半第二肋端縫中平乳根穴舊云不容旁一寸半悞肝之募足厥陰太陰陰維之會針四分灸五壯治胸中煩熱奔豚上下目青而嘔霍亂瀉痢喘不得卧傷寒心切痛熱入血室

鍼灸逢源　卷四　肝經

阴廉：在羊矢下斜里三分，直上去气冲二寸动脉陷中。针八分，灸三壮。羊矢在阴旁股内缝中，皮肉间有核如羊矢状，故名。治经不调，未有孕者。

急脉：在阴毛中，阴上两旁各开二寸半，按之隐指坚然，甚按则痛引上下。此厥阴之大络通行其中。故曰：厥阴急脉，即睾之系也。病疝小腹痛者，可灸之。禁刺。《气府论》王氏注有此穴，《甲乙经》以下诸书无之。

章门一名长平，一名胁髎：在脐上二寸，旁开中行各六寸。侧卧，屈上足，伸下足，以肘尖尽处，动脉是穴。脾之募，脏之会，脏病治此，又足厥阴、少阳之会。针六分，灸日七壮至百壮。治肠鸣食不化，胸胁痛不得卧。积聚痞块，多灸左边；肾积，灸两边；小儿癫疝，灸三壮愈。

按：章门直季胁肋端为的。旧本章门下有大横外三字，误。章门之开中六寸，期门之开中五寸半，寸法以两乳间折为八寸取之。

期门：在乳旁一寸半，直下又一寸半，第二肋端缝中，平乳根穴。旧云不容旁一寸半，误。肝之募，足厥阴、太阴、阴维之会。针四分，灸五壮。治胸中烦热，奔豚上下，目青而呕，霍乱泻痢，喘不得卧，伤寒心切痛，热入血室。

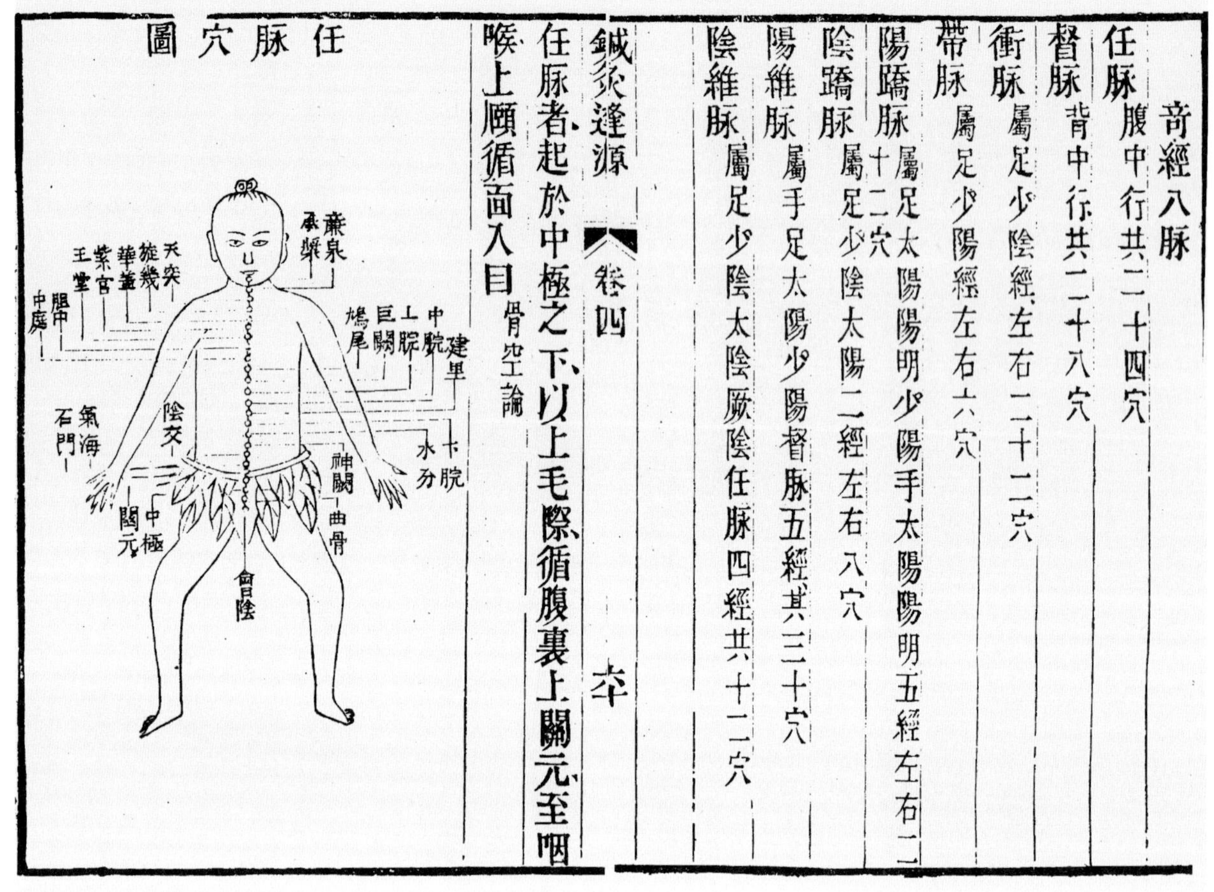

奇經八脈

任脉腹中行共二十四穴

督脉背中行共二十八穴

衝脉屬足少陰經左右二十二穴

帶脉屬足少陽經左右六穴

陽蹻脉屬足太陽陽明少陽手太陽陽明五經左右二十二穴

陰蹻脉屬足少陰太陽二經左右八穴

陽維脉屬手足太陽少陽督脉五經共三十穴

陰維脉屬足少陰太陰厥陰任脉四經共十二穴

鍼灸逢源 卷四

任脉者起於中極之下以上毛際循腹裏上關元至咽喉上頤循面入目 骨空論

任脉穴圖

奇经八脉

任脉腹中行，共二十四穴。

督脉背中行，共二十八穴。

冲脉属足少阴经，左右二十二穴。

带脉属足少阳经，左右六穴。

阳跷脉属足太阳、阳明、少阳、手太阳、阳明五经，左右二十二穴。

阴跷脉属足少阴、太阳二经，左右八穴。

阳维脉属手足太阳、少阳、督脉五经，共三十穴。

阴维脉属足少阴、太阴、厥阴、任脉四经，共十二穴。

任脉者，起于中极之下，以上毛际，循腹里，上关元，至咽喉，上颐循面入目。《骨空论》。

任脉穴图（图见上）

任脉穴考腹中行二十四穴

會陰一名屏翳 在大便前小便後兩陰之間任督衝三脉所起任由此而行腹督由此而行背衝由此而行足少陰之分灸三壯禁針一云卒死者針一寸補之如溺死者令人倒駝出水針之尿屎出即活 治陰汗陰中諸病

曲骨 在橫骨上中極下一寸毛際陷中動脉應手任脉足厥陰之會針八分灸七壯 治失精虛冷小腹脹滿淋癃㿉疝婦人赤白

中極一名玉泉一名氣原 在臍下四寸膀胱之募足三陰任脉之會針八分灸五壯至百壯 治冷氣時上衝心臍下結塊水腫疝瘕失精無子產後惡露不行血積成塊子門腫痛轉脬音抛不得尿

關元一名次門一名下紀 在臍下三寸小腸之募足三陰陽明任脉之會針八分灸百壯○孕婦禁針針令墮胎如不應更針崑崙立墮 治積冷諸虛臍下絞痛遺精白濁五淋七疝婦人帶下月經不通

石門一名利機一名精露一名丹田一名命門 在臍下二寸三焦之募針六分灸二七壯婦女禁針灸犯之絕孕 治小腹絞痛氣淋血淋卒疝水腫婦人血結成塊崩中漏下

氣海一名脖胦一名下肓 在臍下一寸半宛宛中肓之原爲男

任脉穴考腹中行二十四穴

会阴一名屏翳：在大便前，小便后，两阴之间。任、督、冲三脉所起，任由此而行腹，督由此而行背，冲由此而行足少阴之分。灸三壮，禁针。一云卒死者针一寸，补之。如溺死者，令人倒驼出水，针之尿屎出即活。治阴汗，阴中诸病。

曲骨：在横骨上，中极下一寸，毛际陷中，动脉应手。任脉、足厥阴之会。针八分，灸七壮。治失精虚冷，小腹胀满，淋癃㿉疝，妇人赤白。

中极一名玉泉，一名气原：在脐下四寸。膀胱之募，足三阴、任脉之会。针八分，灸五壮至百壮。治冷气时上冲心，脐下结块，水肿疝瘕，失精无子，产后恶露不行，血积成块，子门肿痛，转脬音抛。不得尿。

关元一名次门，一名下纪：在脐下三寸。小肠之募，足三阴、阳明、任脉之会。针八分，灸百壮。孕妇禁针，针令堕胎，如不应，更针昆仑，立堕。治积冷诸虚，脐下绞痛，遗精白浊，五淋七疝，妇人带下，月经不通。

石门一名利机，一名精露，一名丹田，一名命门：在脐下二寸。三焦之募。针六分，灸二七壮，妇女禁针灸，犯之绝孕。治小腹绞痛，气淋血淋，卒疝水肿，妇人血结成块，崩中漏下。

气海一名脖胦，一名下肓：在脐下一寸半宛宛中。肓之原，为男子生氣之海針八分灸七壯多灸令生子治臍下冷氣陽脫欲死陰症卵縮四肢厥冷奔豚七疝婦人帶下小兒遺尿顖門不合。

陰交一名橫戶一名少關在臍下一寸當膀胱上際任衝少陰之會針八分灸三七壯治疝痛陰汗奔豚上腹婦人陰癢血崩帶下

神闕一名氣舍在當臍中禁針針之臍中惡瘍潰尿出者死灸止百壯用炒鹽納臍中上加厚薑一片蓋定方着艾炷或以川椒代鹽亦可治水腫鼓脹腸鳴泄瀉小兒風癇脫肛

水分一名風水一名中守在臍上一寸當小腸下口至是而泌

別清濁水液入膀胱渣滓入大腸故曰水分針八分水病禁針針之水盡即死灸七壯止四百壯治繞臍痛水病腹堅腸鳴泄瀉小兒顖陷

下脘在建里下一寸臍上二寸當胃下口小腸上口足太陰任脈之會針八分灸二七壯治痞塊連臍羸瘦翻胃

建里在中脘下一寸臍上三寸針五分灸五壯治腹脹身腫心痛嘔逆

中脘一名太倉一名胃募一名上紀在上脘下一寸蔽骨尖下四寸臍上亦四寸胃之募腑之會腑病治此針八分灸二七壯治氣喘腹脹心脾痛面黃溫瘧霍亂翻胃

子生气之海。针八分，灸七壮，多灸令生子。治脐下冷气，阳脱欲死，阴症卵缩，四肢厥冷，奔豚七疝，妇人带下，小儿遗尿，囟门不合。

阴交一名横户，一名少关：在脐下一寸，当膀胱上际。任、冲、少阴之会。针八分，灸三七壮。治疝痛阴汗，奔豚上腹，妇人阴痒，血崩带下。

神阙一名气舍：在当脐中。禁针，针之脐中恶疡，溃尿出者死。灸止百壮。用炒盐纳脐中，上加厚姜一片盖定，方着艾炷，或以川椒代盐亦可。治水肿鼓胀，肠鸣泄泻，小儿风痫脱肛。

水分一名风水，一名中守：在脐上一寸。当小肠下口，至是而泌别清浊，水液入膀胱，渣滓入大肠，故曰水分。针八分，水病禁针，针之水尽即死。灸七壮，止四百壮。治绕脐痛，水病腹坚，肠鸣泄泻，小儿囟陷。

下脘：在建里下一寸，脐上二寸，当胃下口，小肠上口。足太阴、任脉之会。针八分，灸二七壮。治痞块连脐，羸瘦翻胃。

建里：在中脘下一寸，脐上三寸。针五分，灸五壮。治腹胀身肿，心痛呕逆。

中脘一名太仓，一名胃募，一名上纪：在上脘下一寸，蔽骨尖下四寸，脐上亦四寸。胃之募，腑之会，腑病治此。针八分，灸二七壮。治气喘腹胀，心脾痛，面黄温疟，霍乱翻胃。

上脘　在巨闕下、一寸半臍上五寸、針八分灸二七壯、治腹中痛雷鳴心痛驚悸身熱黃疸奔豚伏梁

按舊本上脘在巨闕下一寸圖翼曰當作一寸半正合蔽骨尖至臍八寸之數也

巨闕　在鳩尾下一寸心之募針六分灸七壯治胸滿短氣九種心痛痰飲欬嗽霍亂尸厥

鳩尾一名尾翳一名髑骬　在岐骨下一寸五分、中庭下五分　任脉别絡膏之原也禁針灸一曰針三分若針取氣多令人夭明堂曰灸三壯治心驚悸癲癇狂病

按鳩尾在蔽骨下五分甲乙經曰人無蔽骨者從岐骨際下行一寸半與岐骨下五分爲蔽骨蔽骨至臍其得八寸之數相合舊本作岐骨下一寸悞

中庭　在膻中下一寸六分陷中針三分灸三壯治胸脇支滿噎塞吐食

膻中一名上氣海一名元兒　在玉堂下一寸六分、兩乳間陷中仰而取之爲氣之會氣病治此灸七壯禁針治上氣欬逆痰喘哮嗽喉鳴隔食肺癰癭氣

玉堂一名玉英　在紫宫下一寸六分陷中仰而取之、針三分灸五壯治胸膺痛不得息嘔吐寒痰

紫宫　在華蓋下一寸六分陷中仰而取之針三分灸五壯治胸脇支滿膺痛欬逆上氣煩心吐血

華蓋　在璇璣下一寸六分陷中仰而取之灸五壯針三分治

上脘：在巨阙下一寸半，脐上五寸。针八分，灸二七壮。治腹中痛，雷鸣，心痛惊悸，身热黄疸，奔豚伏梁。

按：旧本上脘在巨阙下一寸，《图翼》曰：当作一寸半，正合蔽骨尖至脐八寸之数也。

巨阙：在鸠尾下一寸。心之募。针六分，灸七壮。治胸满短气，九种心痛，痰饮咳嗽，霍乱尸厥。

鸠尾一名尾翳，一名髑骬：在岐骨下一寸五分。中庭下五分。任脉别络，膏之原也。禁针灸，一曰针三分，若针取气，多令人夭，《明堂》曰：灸三壮。治心惊悸，癫痫狂病。

按：鸠尾在蔽骨下五分，《甲乙经》曰：人无蔽骨者，从岐骨际下行一寸半，与岐骨下五分为蔽骨，蔽骨至脐共得八寸之数相合，旧本作岐骨下一寸，误。

中庭：在膻中下一寸六分陷中。针三分，灸三壮。治胸胁支满，噎塞吐食。

膻中一名上气海，一名元儿：在玉堂下一寸六分，两乳间陷中，仰而取之。为气之会，气病治此。灸七壮，禁针。治上气咳逆，痰喘哮嗽，喉鸣隔食，肺痈瘿气。

玉堂一名玉英：在紫宫下一寸六分陷中，仰而取之。针三分，灸五壮。治胸膺痛不得息，呕吐寒痰。

紫宫：在华盖下一寸六分陷中，仰而取之。针三分，灸五壮。治胸胁支满，膺痛，咳逆上气，烦心吐血。

华盖：在璇玑下一寸六分陷中，仰而取之。针三分，灸五壮。治

欬逆哮嗽喘急上氣喉痺胸脇滿痛

璇璣　在天突下一寸六分陷中仰而取之針三分灸五壯治胸脇滿欬逆上氣喘不能言喉痺咽腫水飲不下

按中庭至天突七穴折法其計九寸六分每穴相去各得一寸六分圖翼作華蓋在璇璣下一寸璇璣在天突下一寸皆誤

天突一名天瞿一名玉戶　在頸結喉下三寸宛宛中陰維任脉之會針五分一日低頭取之針當直下不得低手灸三壯功不及針治上氣欬逆咽腫哮喘舌下急身寒熱

廉泉一名舌本一名本池　在頷下結喉上中央仰而取之陰維任脉之會針三分灸三壯治欬嗽喘息舌下腫舌根縮舌縱

涎出口瘡

承漿一名懸漿一名天池　在頤前脣稜下宛宛中開口取之針三分灸七壯治偏風口眼喎斜暴瘖不能言口齒生瘡

咳逆哮嗽，喘急上气，喉痹，胸胁满痛。

璇玑：在天突下一寸六分陷中，仰而取之。针三分，灸五壮。治胸胁满，咳逆上气，喘不能言，喉痹咽肿，水饮不下。

按：中庭至天突七穴折法，其计九寸六分，每穴相去各得一寸六分，《图翼》作华盖在璇玑下一寸，璇玑在天突下一寸，皆误。

天突一名天瞿，一名玉户：在颈结喉下三寸宛宛中。阴维、任脉之会。针五分，一曰低头取之，针当直下，不得低手。灸三壮，功不及针。治上气咳逆，咽肿哮喘，舌下急，身寒热。

廉泉一名舌本，一名本池：在颔下结喉上中央，仰而取之。阴维、任脉之会。针三分，灸三壮。治咳嗽喘息，舌下肿，舌根缩，舌纵涎出，口疮。

承浆一名悬浆，一名天池：在颐前唇棱下宛宛中，开口取之。针三分，灸七壮。治偏风口眼㖞斜，暴喑不能言，口齿生疮。

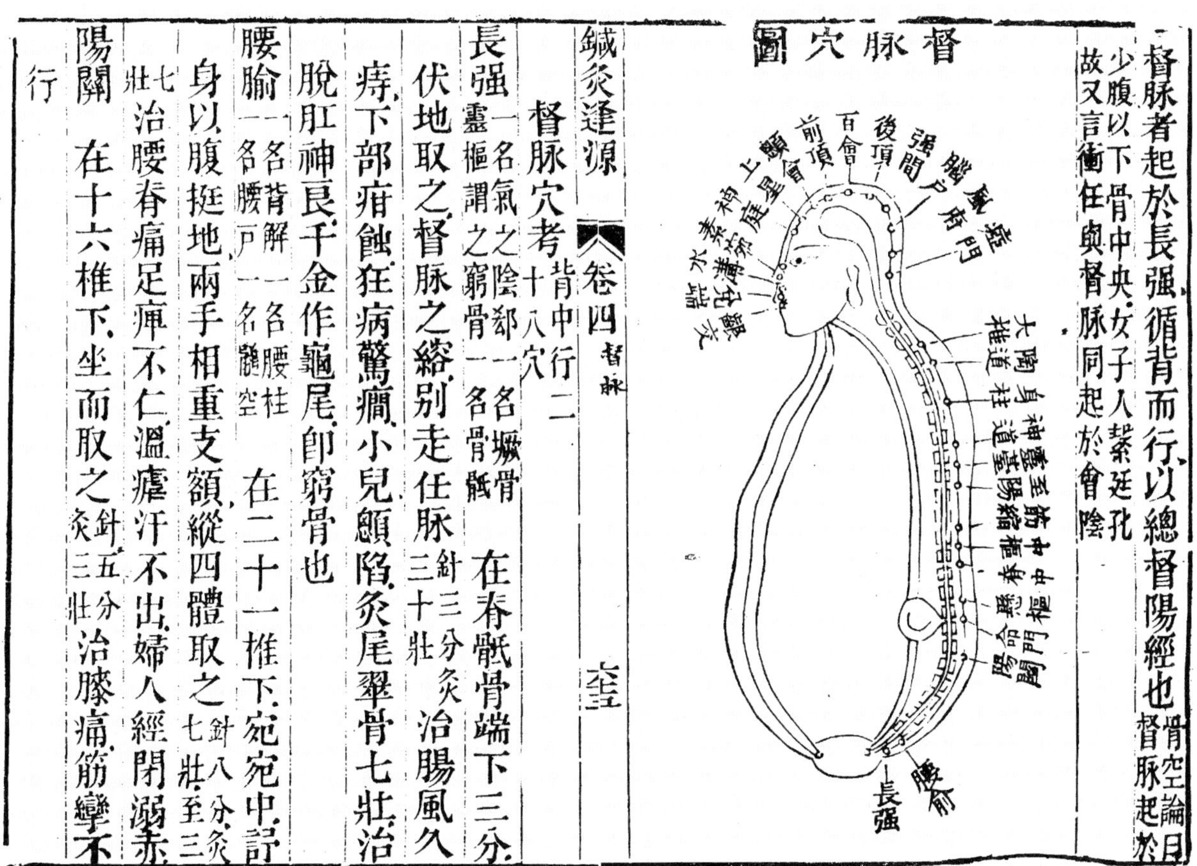

督脉者起于长强，循背而行，以总督阳经也。《骨空论》曰：督脉起于少腹以下骨中央，女子入系廷孔，故又言冲任与督脉同起于会阴。

督脉穴图（图见上）

督脉穴考背中行二十八穴

长强一名气之阴郄，一名撅骨，《灵枢》谓之穷骨，一名骨骶：在脊骶骨端下三分，伏地取之。督脉之络，别走任脉。针三分，灸三十壮。治肠风久痔，下部疳蚀，狂病惊痫，小儿囟陷。灸尾翠骨七壮，治脱肛神良。《千金》作龟尾。即穷骨也。

腰俞一名背解，一名腰柱，一名腰户，一名髓空：在二十一椎下宛宛中，舒身以腹挺地，两手相重支额，纵四体取之。针八分，灸七壮，至三七壮。治腰脊痛，足痹不仁，温疟汗不出，妇人经闭，溺赤。

阳关：在十六椎下，坐而取之。针五分，灸三壮。治膝痛，筋挛不行。

命門一名屬累、一名精宮、在十四椎下與臍相對伏而取之或正立用杖柱地量至臍以墨點記乃用度脊問平點處是穴針五分、灸三壯、治頭疼身熱如火腰痛骨蒸

懸樞 在十三椎下伏而取之、針三分、灸三壯、治腰脊强腹中積氣上下行

脊中一名神宗、一名脊俞、在十一椎下俛而取之、針五分禁灸、灸令人僂、治風癎癲邪、五痔積聚下痢小兒脫肛可灸三壯

中樞 在十椎下俛而取之、針五分、禁灸、

按中樞穴諸書皆無、據氣穴論曰背與心相控而痛所治天突與十椎及上紀、又氣府論督脉氣所發二十八穴王註中樞在十椎下脊間故圖翼有中樞穴也

筋縮 在九椎下俛而取之、針五分、灸三壯、治癲癎驚狂脊强目上視、

至陽 在七椎下俛而取之、針五分、灸三壯、治腰脊痛、胃中寒、羸瘦身黃寒熱脛痠

靈臺 在六椎下俛而取之、甲乙經無此穴出氣府論註、治氣喘不得臥、火到即愈、灸三壯

神道 在五椎下俛而取之、灸五壯、禁針、治傷寒頭痛、往來痎瘧悲愁健忘驚悸、

身柱 在三椎下俛而取之、針五分、灸五壯至二七壯、治腰脊痛、癲狂怒欲殺人瘈瘲身熱妄言見鬼、

命门一名属累，一名精宫：在十四椎下，与脐相对，伏而取之，或正立用杖拄地，量至脐以墨点记，乃用度脊间平点处是穴。针五分，灸三壮。治头疼，身热如火，腰痛骨蒸。

悬枢：在十三椎下，伏而取之。针三分，灸三壮。治腰脊强，腹中积气上下行。

脊中一名神宗，一名脊俞：在十一椎下，俯而取之。针五分，禁灸，灸令人偻。治风痫癫邪，五痔，积聚，下痢，小儿脱肛，可灸三壮。

中枢：在十椎下，俯而取之。针五分，禁灸。

按：中枢穴诸书皆无，据《气穴论》曰：背与心相控而痛，所治天突与十椎及上纪。又《气府论》：督脉气所发二十八穴。王注：中枢在十椎下脊间，故《图翼》有中枢穴也。

筋缩：在九椎下，俯而取之。针五分，灸三壮。治癫痫惊狂，脊强目上视。

至阳：在七椎下，俯而取之。针五分，灸三壮。治腰脊痛，胃中寒，羸瘦身黄，寒热胫酸。

灵台：在六椎下，俯而取之。《甲乙经》无此穴，出《气府论》注。治气喘不得卧，火到即愈。灸三壮。

神道：在五椎下，俯而取之。灸五壮，禁针。治伤寒头痛，往来痎疟。悲愁健忘，惊悸。

身柱：在三椎下，俯而取之。针五分，灸五壮至二七壮。治腰脊痛，癫狂，怒欲杀人，瘈疭身热，妄言见鬼。

陶道　在一椎下，俛而取之，足太陽督脈之會。針五分，灸五壯。治痎瘧寒熱，洒淅脊强，頭重目瞑，恍惚不樂。

大椎一名百勞　在脊骨第一椎上陷中，一曰平肩。手足三陽督脈之會。針五分，灸隨年壯。治五勞七傷，乏力痎瘧，肺脹脇滿，背膊拘急。

瘂門一名瘖門，一名舌厭，一名舌横　在項後入髮際五分宛宛中，仰頭取之。督脈陽維之會。入系舌本。針三分，不可深。禁灸，灸令人瘂。治重舌不語，衄血寒熱，脊强反折，瘛瘲癲疾。

風府一名舌本　在項後髮際上一寸，大筋内宛宛中，疾言其肉立起，言休其肉立下。足太陽陽維督脈之會。針三分，禁灸，灸之失音。治中風舌緩不語，振寒汗出，半身不遂，頭痛項急，鼻衄咽痛，狂欲自殺。

腦戶一名會額　在枕骨上，强間後一寸半。足太陽督脈之會。針腦戶，入腦立死，灸令人瘂。

强間一名大羽　在後項後一寸半。當作百會後三寸。針二分，灸五壯。治頭痛項强，目眩腦旋，煩心。

後頂一名交衝　在百會後一寸半，枕骨上。針二分，灸五壯。治項强急，額顱上痛，惡風目眩。

百會一名三陽五會，一名巔上，一名天滿　在頂中央容豆許，去前髮際五寸，後髮際七寸，直兩耳尖上居中是穴。針二分，灸七壯。治

陶道：在一椎下，俯而取之。足太阳、督脉之会。针五分，灸五壮。治痎疟寒热，洒淅脊强，头重目瞑，恍惚不乐。

大椎一名百劳：在脊骨第一椎上陷中，一曰平肩。手足三阳、督脉之会。针五分，灸随年壮。治五劳七伤，乏力痎疟，肺胀胁满，背膊拘急。

哑门一名喑门，一名舌厌，一名舌横：在项后入发际五分宛宛中，仰头取之。督脉、阳维之会。入系舌本。针三分，不可深。禁灸，灸令人哑。治重舌不语，衄血寒热，脊强反折，瘈疭癫疾。

风府一名舌本：在项后发际上一寸，大筋内宛宛中，疾言其肉立起，言休其肉立下。足太阳、阳维、督脉之会。针三分，禁灸，灸之失音。治中风舌缓不语，振寒汗出，半身不遂，头痛项急，鼻衄咽痛，狂欲自杀。

脑户一名会额：在枕骨上，强间后一寸半。足太阳督脉之会。针脑户，入脑立死，灸令人哑。

强间一名大羽：在后顶后一寸半。当作百会后三寸。针二分，灸五壮。治头痛项强，目眩脑旋，烦心。

后顶一名交冲：在百会后一寸半，枕骨上。针二分，灸五壮。治项强急，额颅上痛，恶风目眩。

百会一名三阳五会，一名巅上，一名天满：在顶中央容豆许，去前发际五寸，后发际七寸，直两耳尖上居中是穴。针二分，灸七壮。治

頭風鼻塞中風口噤心神恍惚驚悸健忘痎瘧脫肛小兒夜啼

前頂　在顖會後一寸半骨間陷中針一分灸三壯治頭風目眩面赤腫鼻多清涕

顖會　在上星後一寸陷中針二分灸二七壯小兒八歲以下禁針緣顖門未合針之不幸令人夭治腦虛冷痛頭皮腫

上星一名神堂　在直鼻上入髮際一寸針三分灸五壯不宜多治頭風頭皮腫鼻塞臭涕出血痎瘧寒熱汗不出目眩睛痛不能遠視以細針宣泄諸陽熱氣無令上衝頭目

神庭　在直鼻上入髮際五分如髮際不明者取以眉心上三寸五分足

太陽督脈之會灸七壯禁針針令發狂疾目失明治發狂登高妄走風癇目上視淚出鼻淵驚悸不得安寢

素髎一名面王　在鼻柱上端準頭針一分禁灸治鼻中瘜肉不消多涕喎噼衄血酒酢風

水溝一名人中　在鼻柱下溝中央陷中手足陽明督脈之會針三分灸三壯治中風口噤惡邪鬼擊癲癇瘟疫消渴多飲水氣遍身腫

兌端　在上唇端手陽明脈氣所發針二分灸三壯炷如麥大治癲癇吐沫消渴鼻衄口臭齒齦痛

齦交　在唇內上齦縫中任督足陽明之會針三分灸三壯治

头风鼻塞，中风口噤，心神恍惚，惊悸健忘，痎疟脱肛，小儿夜啼。

前顶：在囟会后一寸半，骨间陷中。针一分，灸三壮。治头风目眩，面赤肿，鼻多清涕。

囟会：在上星后一寸陷中。针二分，灸二七壮。小儿八岁以下禁针，缘囟门未合，针之不幸，令人夭。治脑虚冷痛，头皮肿。

上星一名神堂：在直鼻上入发际一寸。针三分，灸五壮，不宜多。治头风头皮肿，鼻塞臭涕出血，痎疟寒热，汗不出，目眩睛痛，不能远视。以细针宣泄诸阳热气，无令上冲头目。

神庭：在直鼻上入发际五分。如发际不明者，取以眉心上三寸五分。足太阳、督脉之会。灸七壮，禁针，针令发狂疾，目失明。治发狂，登高妄走，风痫目上视，泪出鼻渊，惊悸不得安寝。

素髎一名面王：在鼻柱上端准头。针一分，禁灸。治鼻中息肉不消，多涕㖞僻，衄血，酒酢风。

水沟一名人中：在鼻柱下沟中央陷中。手足阳明、督脉之会。针三分，灸三壮。治中风口噤，恶邪鬼击，癫痫瘟疫，消渴多饮，水气遍身肿。

兑端：在上唇端。手阳明脉气所发。针二分，灸三壮。炷如麦大。治癫痫吐沫，消渴鼻衄，口臭齿龈痛。

龈交：在唇内上龈缝中。任、督、足阳明之会。针三分，灸三壮。治

鼻中瘜肉牙疳腫痛目赤多泪眵頭額痛面生瘡癬

衝脈者起於氣街足陽明經並少陰之經俠臍上行至胸中而散骨空論

其右腹也行乎幽門通谷陰都石關商曲肓俞中注四滿氣穴大赫横骨左右二十二穴

難經曰衝脈並足陽明之經上行奇經考曰足陽明去腹中行二寸少陰去腹中行五分衝脈行於二經之間也

鼻中息肉，牙疳肿痛，目赤多泪眵，头额痛，面生疮癣。

冲脉说[1]

冲脉者，起于气街，足阳明经。并少阴之经侠脐上行，至胸中而散。《骨空论》。

其右腹也，行乎幽门、通谷、阴都、石关、商曲、肓俞、中注、四满、气穴、大赫、横骨。左右二十二穴。

《难经》曰：冲脉并足阳明之经上行。《奇经考》曰：足阳明去腹中行二寸，少阴去腹中行五分，冲脉行于二经之间也。

①冲脉说：原缺，据目录补。

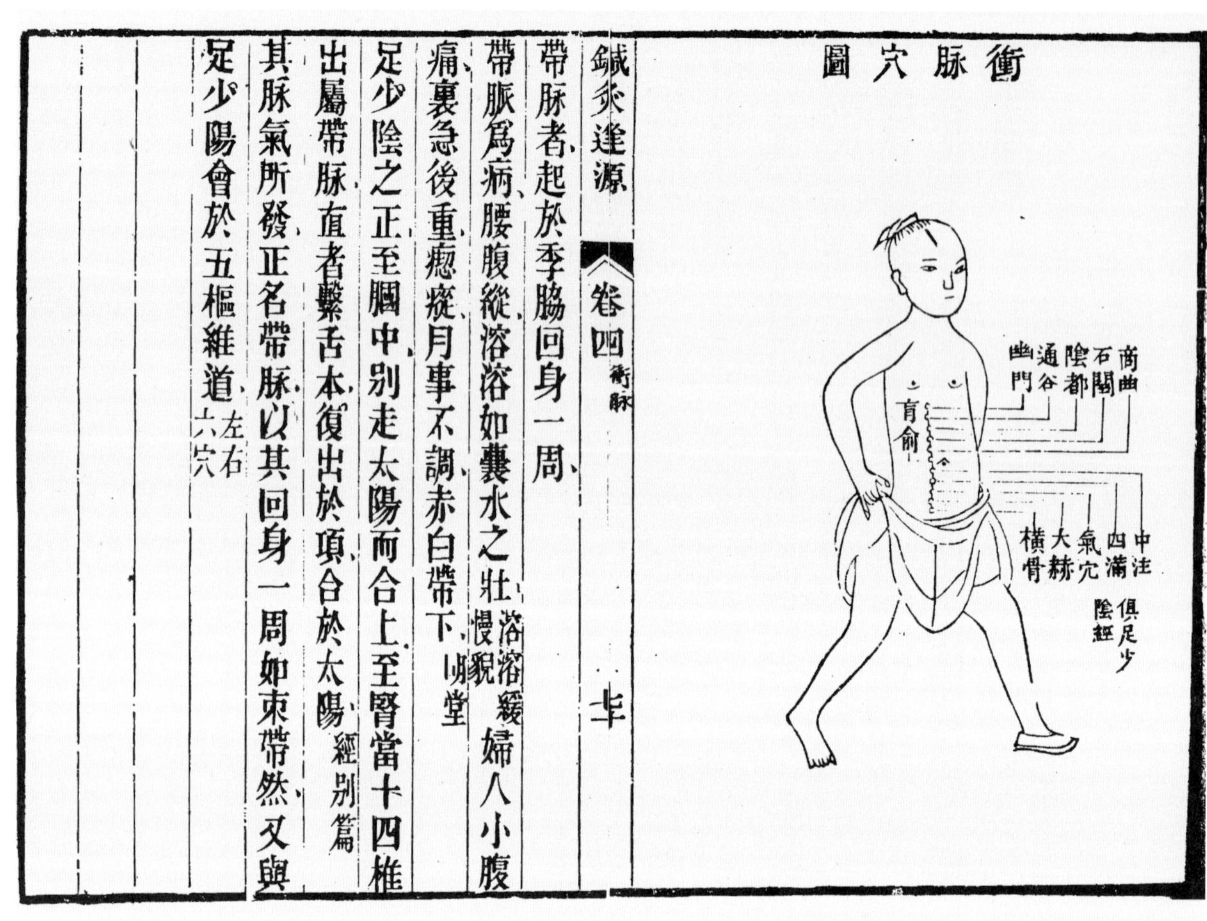

鍼灸逢源　卷四　衝脉

帶脉者，起於季脇，回身一周。

帶脉爲病，腰腹縱，溶溶如囊水之狀，溶溶，緩慢貌。婦人小腹痛，裏急後重，瘛瘲，月事不調，赤白帶下。明堂

足少陰之正，至膕中，別走太陽而合上，至腎當十四椎出屬帶脉，直者繫舌本，復出於項，合於太陽。經別篇

其脉氣所發，正名帶脉，以其回身一周如束帶然，又與足少陽會於五樞、維道。左右六穴

冲脉穴图（图见上）

带脉说[①]

带脉者，起于季胁，回身一周。

带脉为病，腰腹纵，溶溶如囊水之壮，溶溶，缓慢貌。妇人小腹痛，里急后重，瘈疭，月事不调，赤白带下。《明堂》。

足少阴之正，至腘中，别走太阳而合上，至肾当十四椎出属带脉，直者系舌本，复出于项，合于太阳。《经别篇》。

其脉气所发，正名带脉，以其回身一周如束带然，又与足少阳会于五枢、维道。左右六穴。

①带脉说：原缺，据目录补。

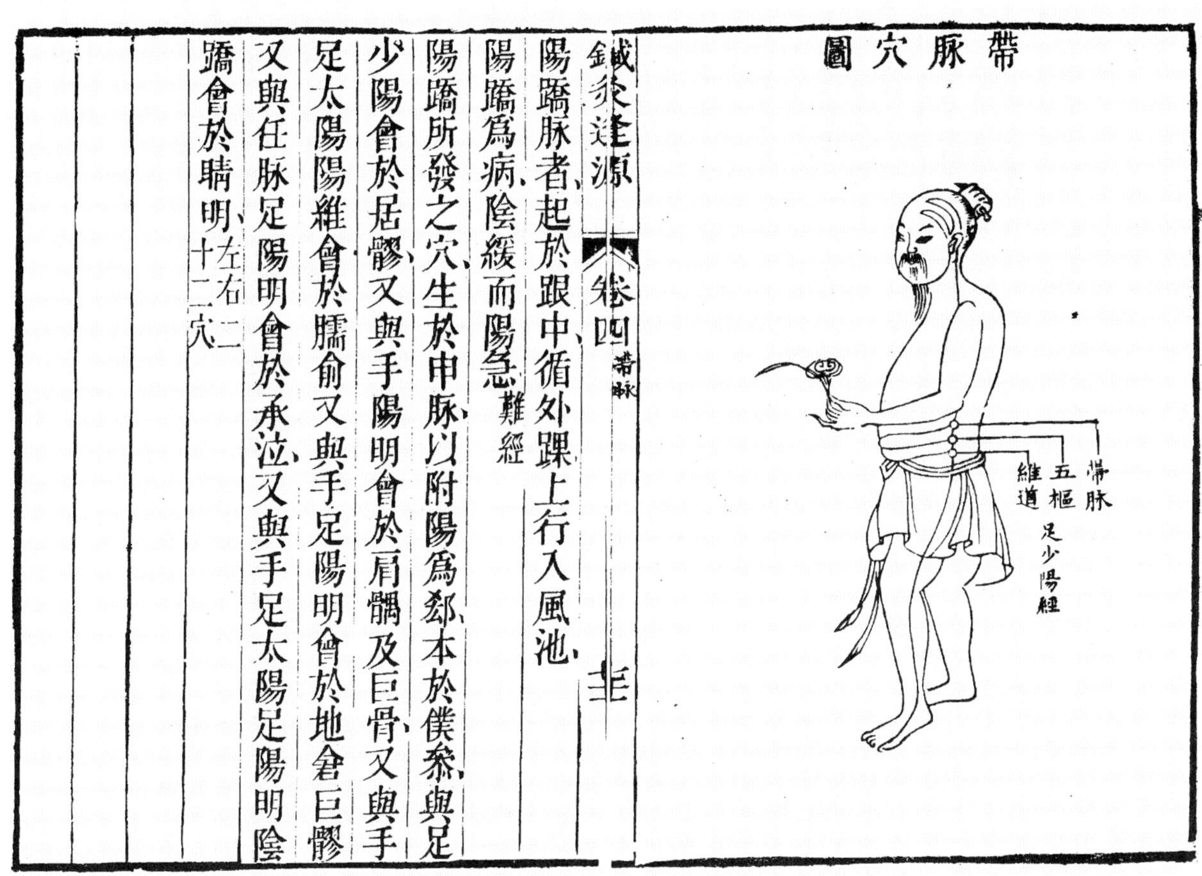

帶脉穴圖

陽蹻脉者，起於跟中，循外踝上行，入風池。

陽蹻爲病，陰緩而陽急。難經

陽蹻所發之穴，生於申脉，以附陽爲郄，本於僕參，與足少陽會於居髎，又與手陽明會於肩髃及巨骨，又與手足太陽陽維會於臑俞，又與手足陽明會於地倉、巨髎，又與任脉足陽明會於承泣，又與手足太陽足陽明陰蹻會於睛明。左右二十二穴

带脉穴图（图见上）

阳跷脉说[1]

阳跷脉者，起于跟中，循外踝，上行入风池。

阳跷为病，阴缓而阳急。《难经》。

阳跷所发之穴，生于申脉，以跗阳为郄，本于仆参，与足少阳会于居髎，又与手阳明会于肩髃及巨骨，又与手足太阳、阳维会于臑俞，又与手足阳明会于地仓、巨髎，又与任脉、足阳明会于承泣，又与手足太阳、足阳明、阴跷会于睛明。左右二十二穴。

①阳跷脉说：原缺，据目录补。

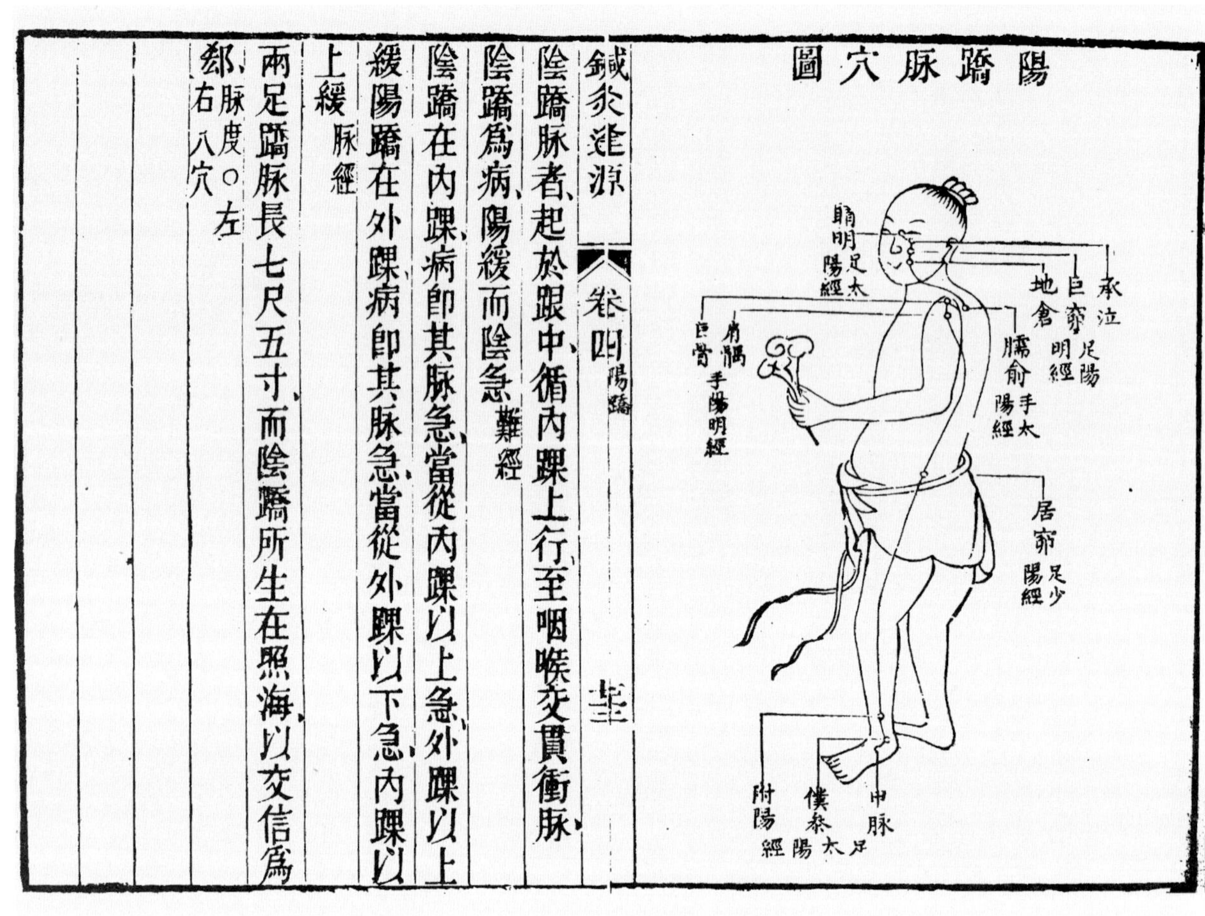

陽蹻脉穴圖

鍼灸逹源　卷四　陽蹻

陰蹻脉者、起於跟中、循内踝上行、至咽喉、交貫衝脉

陰蹻爲病、陽緩而陰急　難經

陰蹻在内踝、病卽其脉急、當從内踝以上急、外踝以上緩、陽蹻在外踝、病卽其脉急、當從外踝以下急、内踝以上緩　脉經

兩足蹻脉長七尺五寸、而陰蹻所生在照海、以交信爲郄　脉度○左右八穴

阳跷脉穴图（图见上）

阴跷脉说①

阴跷脉者，起于跟中，循内踝上行，至咽喉，交贯冲脉。

阴跷为病，阳缓而阴急。《难经》。

阴跷在内踝，病即其脉急，当从内踝以上急，外踝以上缓。阳跷在外踝，病即其脉急，当从外踝以下急，内踝以上缓。《脉经》。

两足跷脉长七尺五寸，而阴跷所生在照海，以交信为郄。《脉度》。左右八穴。

①阴跷脉说：原缺，据目录补。

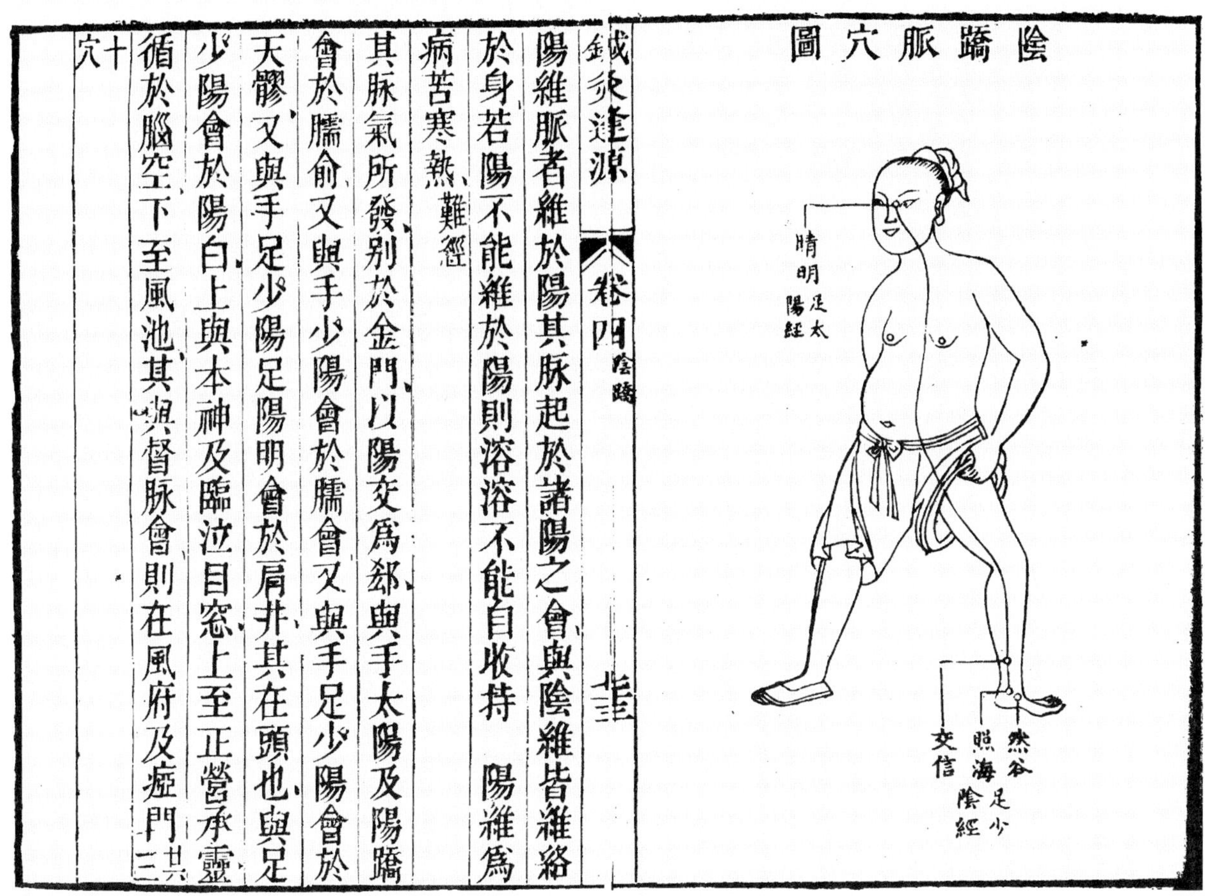

鍼灸逢源　卷四　陰蹻

陽維脈者維於陽其脈起於諸陽之會與陰維皆維絡於身若陽不能維於陽則溶溶不能自收持　陽維為病苦寒熱難經

其脉氣所發別於金門以陽交為郄與手太陽及陽蹻會於臑俞又與手少陽會於臑會又與手足少陽會於天髎又與手足少陽足陽明會於肩井其在頭也與足少陽會於陽白上與本神及臨泣目窗上至正營承靈循於腦空下至風池其與督脉會則在風府及瘂門共三十穴

阴跷脉穴图（图见上）

阳维脉说[①]

阳维脉者，维于阳，其脉起于诸阳之会，与阴维皆维络于身。若阳不能杂于阳，则溶溶不能自收持。

阳维为病，苦寒热。《难经》。

其脉气所发，别于金门，以阳交为郄。与手太阳及阳跷会于臑俞，又与手少阳会于臑会，又与手足少阳会于天髎，又与手足少阳、足阳明会于肩井。其在头也，与足少阳会于阳白，上与本神及临泣、目窗，上至正营、承灵，循于脑空；下至风池，其与督脉会，则在风府及哑门。其三十穴。

①阳维脉说：原缺，据目录补。

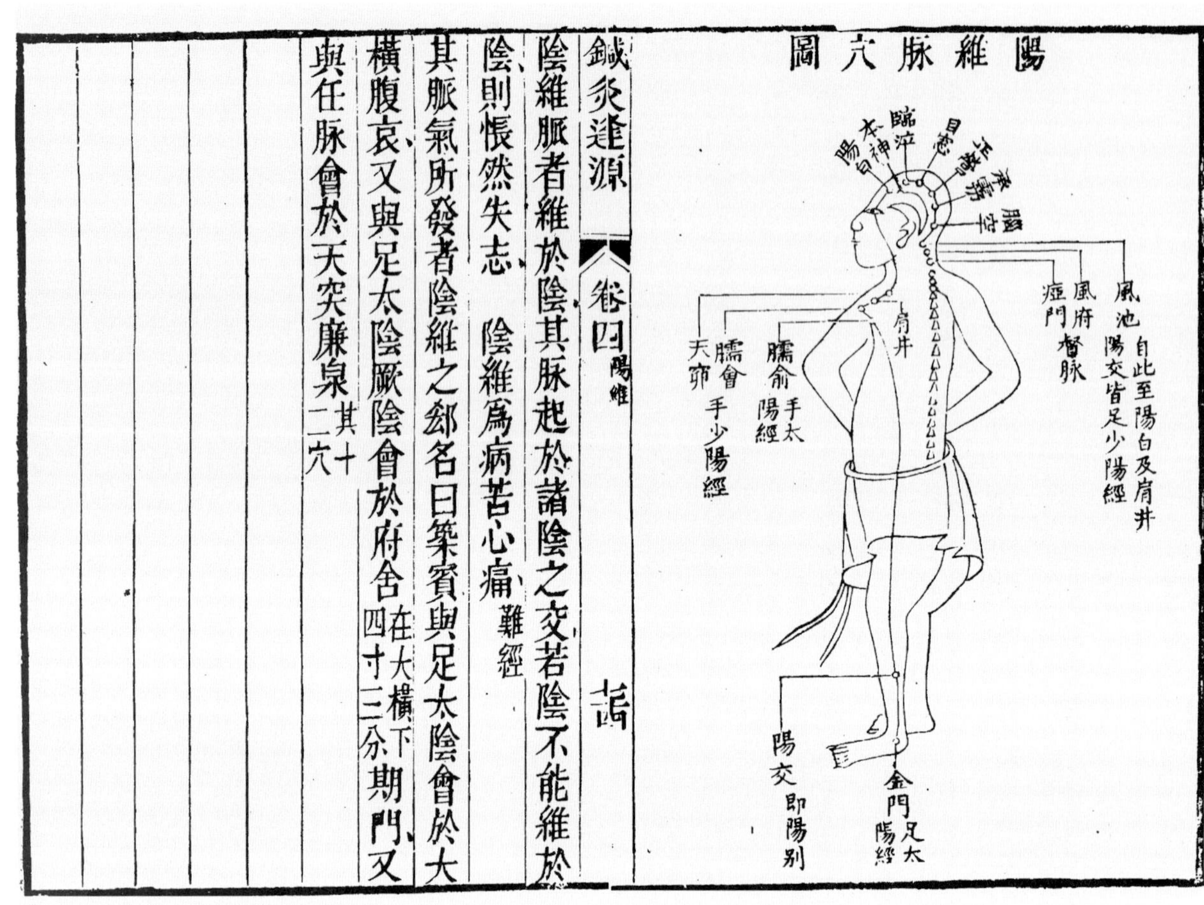

鍼灸逢源 卷四 陽維

陰維脈者維於陰其脉起於諸陰之交若陰不能維於陰則悵然失志　陰維爲病苦心痛 難經

其脈氣所發者陰維之郄名曰築賓與足太陰會於大橫腹哀又與足太陰厥陰會於府舍 在大橫下四寸三分 期門又與任脉會於天突廉泉 其十二穴

阳维脉穴图（图见上）

阴维脉说[①]

阴维脉者，维于阴，其脉起于诸阴之交。若阴不能维于阴，则怅然失志。

阴维为病，苦心痛。《难经》。

其脉气所发者，阴维之郄，名曰筑宾。与足太阴会于大横、腹哀，又与足太阴、厥阴会于府舍、在大横下四寸三分。期门，又与任脉会于天突、廉泉。共十二穴。

①阴维脉说：原缺，据目录补。

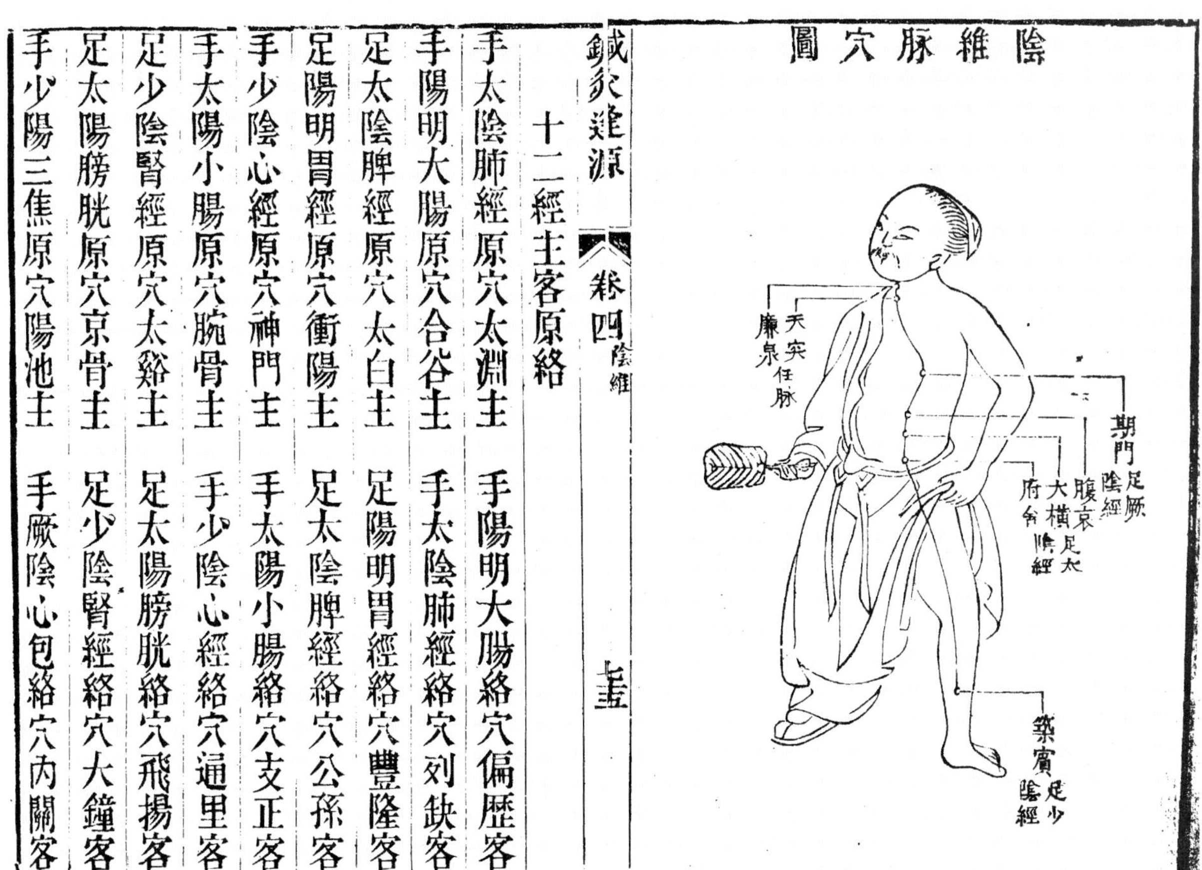

十二經主客原絡

手太陰肺經原穴太淵主　手陽明大腸絡穴偏歷客
手陽明大腸原穴合谷主　手太陰肺經絡穴列缺客
足太陰脾經原穴太白主　足陽明胃經絡穴豐隆客
足陽明胃經原穴衝陽主　足太陰脾經絡穴公孫客
手少陰心經原穴神門主　手太陽小腸絡穴支正客
手太陽小腸原穴腕骨主　手少陰心經絡穴通里客
足少陰腎經原穴太谿主　足太陽膀胱絡穴飛揚客
足太陽膀胱原穴京骨主　足少陰腎經絡穴大鍾客
手少陽三焦原穴陽池主　手厥陰心包絡穴內關客

阴维脉穴图（图见上）

十二经主客原络

手太阴肺经原穴太渊主，手阳明大肠络穴偏历客。

手阳明大肠原穴合谷主，手太阴肺经络穴列缺客。

足太阴脾经原穴太白主，足阳明胃经络穴丰隆客。

足阳明胃经原穴冲阳主，足太阴脾经络穴公孙客。

手少阴心经原穴神门主，手太阳小肠络穴支正客。

手太阳小肠原穴腕骨主，手少阴心经络穴通里客。

足少阴肾经原穴太溪主，足太阳膀胱络穴飞扬客。

足太阳膀胱原穴京骨主，足少阴肾经络穴大钟客。

手少阳三焦原穴阳池主，手厥阴心包络穴内关客。

手厥陰心包原穴太陵主　手少陽三焦絡穴外關客
足厥陰肝經原穴太衝主　足少陽膽經絡穴光明客
足少陽膽經原穴邱墟主　足厥陰肝經絡穴蠡溝客

難經曰三焦行於諸陽故置一腧名曰原　凡治病必隨各經主客刺之主者原穴也客者絡穴也如肺經有病可刺本經太淵原穴復刺大腸偏歷絡穴餘倣此

藏腑募穴

中府肺募　巨闕心募　期門肝募　章門脾募　京門腎募　日月膽募　中脘胃募　天樞大腸募

關元小腸募　石門三焦募　中極膀胱募

東垣曰凡治腹之募皆爲原氣不足從陰引陽也若六淫客邪及上熱下寒筋骨皮肉血脉之病錯取於胃之合及諸腹之募者必危

臟腑腧穴

肺腧三椎下　心腧五椎下　肝腧九椎下　脾腧十一椎下　腎腧十四椎下　厥陰腧四椎下　膽腧十椎下　胃腧十二椎下　三焦腧十三椎下　大腸腧十六椎下　小腸腧十八椎下　膀胱腧十九椎下

東垣曰天外風寒之邪乘中而外入在人之背上腑腧臟腧是人之受天外風邪亦有二說中於陽則流

手厥阴心包原穴大陵主，手少阳三焦络穴外关客。

足厥阴肝经原穴太冲主，足少阳胆经络穴光明客。

足少阳胆经原穴丘墟主，足厥阴肝经络穴蠡沟客。

《难经》曰：三焦行于诸阳，故置一腧，名曰原。

凡治病必随各经主客刺之。主者，原穴也；客者，络穴也。如肺经有病，可刺本经太渊原穴，复刺大肠偏历络穴。余仿此。

脏腑募穴

中府肺募　巨关心募　期门肝募　章门脾募　京门肾募　日月胆募　中脘胃募　天枢大肠募　关元小肠募　石门三焦募　中极膀胱募

东垣曰：凡治腹之募，皆为原气不足，从阴引阳也。若六淫客邪及上热下寒，筋骨皮肉血脉之病，错取于胃之合及诸腹之募者，必危。

脏腑俞穴

肺俞三椎下　心俞五椎下　肝俞九椎下　脾俞十一椎下　肾俞十四椎下　厥阴俞四椎下　胆俞十椎下　胃俞十二椎下　三焦俞十三椎下　大肠俞十六椎下　小肠俞十八椎下　膀胱俞十九椎下

东垣曰：天外风寒之邪乘中而外入，在人之背上府俞、脏俞，是人之受天外风邪。亦有二说：中于阳则流

於經、此病始於外寒、終歸外熱、故治風寒之邪、治其各臟之腧

募作膜、肉間膜系爲藏氣結聚之所、故募在陰也。腧猶委輸之輸、六陰六陽之氣由之轉輸傳送、故腧在陽也

八會

腑會中脘胃募也、六腑取稟於胃、故曰腑會

臟會章門脾募也、五臟皆稟於脾、故曰臟會

筋會陽陵泉足少陽之筋結於此、肝主筋、胆爲之合、故曰筋會

髓會懸鍾諸髓皆屬於骨、故曰髓會、人能健步、以髓會絶骨也

血會膈腧穀氣由膈達於上焦、化精微爲血之處、故曰血會

骨會大椎肩脊之骨會於此、故曰骨會、肩能任重、以骨會大椎也

脉會太淵平旦脉會於此、故曰寸口者、脉之大會

氣會膻中此爲三焦宗氣所居、是爲上氣海、故曰氣會

難經曰熱病在内者、取會之氣穴

九門

飛門唇也　戶門齒也　吸門會厭　賁門胃之上口

幽門太倉下口　闌門小腸下口　魄門肛門也　以上難經名曰七衝門

命門精血之門、居前陰中　氣門溲溺之門、居前陰中、由氣化而出、故曰氣門

于经，此病始于外寒，终归外热，故治风寒之邪，治其各脏之俞。

募，作膜。肉间膜系为脏气结聚之所，故募在阴也。俞犹委输之输，六阴六阳之气由之转输传送，故俞在阳也。

八会穴

腑会中脘胃募也，六腑取禀于胃，故曰腑会。

脏会章门脾募也，五脏皆禀于脾，故曰脏会。

筋会阳陵泉足少阳之筋结于此，肝主筋，胆为之合，故曰筋会。

髓会悬钟诸髓皆属于骨，故曰髓会，人能健步，以髓会绝骨也。

血会膈俞谷气由膈达于上焦，化精微为血之处，故曰血会。

骨会大椎肩脊之骨会于此，故曰骨会，肩能任重，以骨会大椎也。

脉会太渊平旦脉会于此，故曰寸口者，脉之大会。

气会膻中此为三焦宗气所居，是为上气海，故曰气会。

《难经》曰：热病在内者，取会之气穴。

九门

飞门唇也　户门齿也　吸门会厌也　贲门胃之上口　幽门太仓下口　阑门小肠下口　魄门肛门也

以上《难经》名曰七冲门。

命门精血之门，居前阴中　气门溲溺之门，居前阴中，由气化而出，故曰气门。

經外奇穴考共九十八穴
印堂一穴 在鼻柱上兩眉間陷中針一分灸五壯治小兒驚癇
鼻準二穴 在鼻柱尖上治鼻上生酒酢風針出血
內迎香二穴 在鼻孔中治目熱暴痛用蘆管子搐出血最效
魚腰二穴 在眉中間治眼生垂簾翳膜針入一分沿皮向兩旁
魚尾二穴 在目外眥頭針一分治目疾
太陽二穴 在眉後陷中太陽紫脉上治眼紅腫痛連頭上其法用帛一條緊纏其項頸或以手緊紐其領令紫脉見即於紫脉上刺出血

睛中二穴 在眼黑珠正中取穴之法先用布搭目外以冷水淋一刻方將三稜鍼於目外角離黑珠一分許刺入半分之微然後入金鍼約數分深旁入自上層轉撥向瞳神輕輕而下斜插定目角即能見物一飯頃出鍼輕扶偃臥仍用青布搭目外再以冷水淋三日夜止初鍼盤膝正坐將筯一把兩手握於胸前寧心正視其穴易得一切內障年久不能視物頃刻光明神秘穴也 凡學鍼人眼者先試內障羊眼能鍼羊眼復明方鍼人眼不可造次

经外奇穴考共九十八穴

印堂一穴：在鼻柱上两眉间陷中。针一分，灸五壮。治小儿惊痫。

鼻准二穴：在鼻柱尖上。治鼻上生酒酢风，针出血。

内迎香二穴：在鼻孔中。治目热暴痛，用芦管子搐出血最效。

鱼腰二穴：在眉中间。治眼生垂帘翳膜。针入一分，沿皮向两旁。

鱼尾二穴：在目外眦头。针一分。治目疾。

太阳二穴：在眉后陷中，太阳紫脉上。治眼红肿痛连头上，其法用帛一条，紧缠其项颈，或以手紧纽其领，令紫脉见，即于紫脉上刺出血。

睛中二穴：在眼黑珠正中。取穴之法：先用布搭目外，以冷水淋一刻，方将三棱针于目外角，离黑珠一分许，刺入半分之微，然后入金针，约数分深旁入，自上层转拨向瞳神轻轻而下，斜插定目角，即能见物。一饭顷出针，轻扶偃卧，仍用青布搭目外，再以冷水淋三日夜。止。初针盘膝正坐，将箸一把，两手握于胸前，宁心正视。其穴易得。一切内障，年久不能视物，顷刻光明，神秘穴也。凡学针人眼者，先试内障羊眼，能针羊眼复明，方针人眼，不可造次。

聚泉一穴 在舌上當舌中吐出舌取之有直縫是穴灸七壯 治哮喘久嗽用生薑切片如錢厚搭舌上艾灸以清茶連生薑細嚼嚥下又治舌胎舌强小鍼刺出血愈

海泉一穴 在舌下中央脉上治消渴鍼出血

左金津右玉液二穴 在舌下兩旁紫脉上捲舌取之治舌本腫痛重舌喉痺刺出血

十宣十穴 在手十指頭上去爪甲一分每指各一穴治乳鵝鍼出血立效

八邪八穴 一名大都在兩手大指次指虎口赤白肉

際握拳取之治頭風牙痛一名上都在食指中指本節岐骨間握拳取之一名中都在中指無名指本節岐骨間一名下都在無名指小指本節岐骨間俱治手臂紅腫鍼一分灸五壯

大骨空二穴 在手大指中節上屈指當骨尖治目久痛及生翳膜內障灸七壯禁鍼

小骨空二穴 在手小拇指第二節上屈指當骨尖治手節疼目痛泪出灸七壯

五虎四穴 在手食指及無名指第二節骨尖上握拳取之治五指拘攣灸五壯

聚泉一穴：在舌上，当舌中。吐出舌取之，有直缝是穴。灸七壮。治哮喘久嗽，用生姜切片如钱厚，搭舌上艾灸，以清茶连生姜细嚼咽下。又治舌胎，舌强，小针刺出血愈。

海泉一穴：在舌下中央脉上。治消渴，针出血。

左金津右玉液二穴：在舌下两旁紫脉上，卷舌取之。治舌本肿痛，重舌喉痹，刺出血。

十宣十穴：在手十指头上，去爪甲一分，每指各一穴。治乳鹅，针出血，立效。

八邪八穴：一名大都。在两手大指次指虎口赤白肉际，握拳取之。治头风牙痛。一名上都，在食指中指本节岐骨间，握拳取之。一名中都，在中指无名指本节岐骨间。一名下都，在无名指小指本节岐骨间。俱治手臂红肿。针一分，灸五壮。

大骨空二穴：在手大指中节上，屈指当骨尖。治目久痛，及生翳膜内障。灸七壮，禁针。

小骨空二穴：在手小拇指第二节上，屈指当骨尖。治手节疼，目痛泪出。灸七壮。

五虎四穴：在手食指及无名指第二节骨尖上，握拳取之。治五指拘挛。灸五壮。

中魁二穴　在手中指第二節骨尖上屈指取之治五
噎反胃灸七壯
中泉二穴　在手背腕中當陽谿陽池間陷中治心痛
及腹中諸氣疼灸二七壯
龍元二穴　在兩手掌後其法用稻草量自手中指頭
至掌第一橫紋折爲四分乃復自橫紋比量向臂當
草盡處兩筋間是穴治牙疼灸七壯
高骨二穴此即手髓孔穴　在掌後寸部前五分針一寸半灸七壯
又脚髓孔二穴　在足外踝後一寸俱治手足痿痺
半身不遂

二白四穴　在掌後橫紋直上四寸一手有二穴一穴
在筋內兩筋間當間使後一寸一穴在筋外與筋內
之穴相並治痔漏
肩柱骨二穴　在肩端起骨尖上治瘰癧及手不能舉
動灸七壯
肘尖二穴　在兩肘骨尖上治瘰癧可灸七七壯
千金翼曰治腸癰屈兩肘尖頭骨各灸百壯下膿血
者愈
夾脊二穴　取法令病人合面卧伸兩手着身以繩橫
牽兩肘尖當繩下脊間用墨點記兩旁各開一寸半

中魁二穴：在手中指第二节骨尖上，屈指取之。治五噎反胃。灸七壮。

中泉二穴：在手背腕中，当阳溪、阳池间陷中。治心痛及腹中诸气疼。灸二七壮。

龙元二穴：在两手掌后，其法用稻草量，自手中指头至掌第一横纹，折为四分，乃复自横纹比量向臂，当草尽处两筋间是穴。治牙疼。灸七壮。

高骨二穴此即手髓孔穴：在掌后寸部前五分。针一寸半，灸七壮。

又，**脚髓孔二穴**：在足外踝后一寸。俱治手足痿痹，半身不遂。

二白四穴：在掌后横纹直上四寸。一手有二穴，一穴在筋内，两筋间当间使后一寸；一穴在筋外，与筋内之穴相并。治痔漏。

肩柱骨二穴：在肩端起骨尖上。治瘰疬及手不能举动。灸七壮。

肘尖二穴：在两肘骨尖上。治瘰疬，可灸七七壮。《千金翼》曰：治肠痈，屈两肘尖头骨，各灸百壮，下脓血者愈。

夹脊二穴：取法令病患合面卧，伸两手着身，以绳横牵两肘尖，当绳下脊间，用墨点记，两旁各开一寸半

是穴治霍亂轉筋灸百壯

內踝尖二穴　在足內踝骨尖上治下𦘒牙疼脚內廉轉筋灸七壯

外踝尖二穴　在足外踝骨尖上治脚外廉轉筋寒濕脚氣灸七壯

髖骨四穴　在足陽明梁邱穴兩旁各開一寸五分兩足共四穴治腿痛灸七壯

膝眼四穴　在膝頭骨下兩旁陷中鍼五分禁灸　治膝冷痛不已

八風八穴　在足五指岐骨間俱治脚背紅腫鍼一分灸五壯

鬼眼四穴　在手大拇指去爪甲角如韭葉兩指並起用帛縛之當兩指岐縫中治鬼魅狐惑慌惚振驚又二穴在兩足大指取穴亦如在手者治一切急魘暴絶兼治五癇正發時灸此四穴甚效

鬼眼二穴　在兩腰眼宛宛中治癆瘵灸法見卷五傳屍勞

按千金翼云治腰痛灸腰目窌在尻上約左右又云在腎俞下三寸夾脊兩旁各一寸半以指按陷中主治消渴又勝玉歌曰腰痛中空穴最奇似皆指此穴

兩乳二穴　在乳頭下一指許與乳頭相直骨間陷中婦人以乳頭垂下到處是穴男左女右灸一處艾炷如小麥大治呃逆立止灸三壯不止者不可治

是穴。治霍乱转筋。灸百壮。

内踝尖二穴：在足内踝骨尖上。治下𦘒牙疼，脚内廉转筋。灸七壮。

外踝尖二穴：在足外踝骨尖上。治脚外廉转筋，寒湿脚气。灸七壮。

髋骨四穴：在足阳明梁丘穴两旁，各开一寸五分，两足共四穴。治腿痛。灸七壮。

膝眼四穴：在膝头骨下两旁陷中。针五分，禁灸。治膝冷痛不已。

八风八穴：在足五指岐骨间。俱治脚背红肿。针一分，灸五壮。

鬼眼四穴：在手大拇指，去爪甲角如韭叶，两指并起，用帛缚之，当两指岐缝中。治鬼魅狐惑，慌惚振惊。又二穴在两足大指，取穴亦如在手者。治一切急魇暴绝，兼治五痫，正发时灸此四穴甚效。

鬼眼二穴：在两腰眼宛宛中。治痨瘵。灸法见卷五传尸劳。

按：《千金翼》云：治腰痛灸腰目髎，在尻上约左右。又云：在肾俞下三寸，夹脊两旁各一寸半，以指按陷中，主治消渴。又《胜玉歌》曰：腰痛中空穴最奇。似皆指此穴。

两乳二穴：在乳头下一指许，与乳头相直骨间陷中，妇人以乳头垂下到处是穴。男左女右灸一处，艾炷如小麦大，治呃逆立止。灸三壮不止者，不可治。

闌門二穴　在曲骨旁三寸動脉中治七疝奔豚千金翼云在横骨旁三寸治㿗卵偏大灸泉陰百壯卽此一日針一寸

囊底一穴　在陰囊十字紋中治腎藏風瘡小腸疝氣灸七壯艾炷如鼠糞

子宮子戸二穴　子宮在關元穴左邊開中二寸千金翼治婦人不孕漏胎腹痛灸胞門五十壯卽此子戸在關元穴右邊開中二寸千金翼治子死腹中胞衣不下鍼入胞門一寸卽此

按足少陰經氣穴一名胞門一名子戸此在關元左右也大成有子宮二穴在中極旁三寸悮

獨陰二穴　在足第二趾下横紋中治乾嘔吐紅小腸疝氣死胎胎衣不下灸五壯

金鑑灸難産穴作足小指至陰

卷四終

阑门二穴：在曲骨旁三寸动脉中。治七疝，奔豚。《千金翼》云：在横骨旁三寸，治㿗卵偏大，灸泉阴百壮，即此。一曰针一寸。

囊底一穴：在阴囊十字纹中。治肾脏风疮，小肠疝气。灸七壮，艾炷如鼠粪。

子宫子户二穴：子宫在关元穴左边，开中二寸。《千金翼》：治妇人不孕，漏胎腹痛，灸胞门五十壮，即此。子户在关元穴右边，开中二寸。《千金翼》：治子死腹中，胞衣不下，针入胞门一寸，即此。

按：足少阴经气穴，一名胞门，一名子户，此在关元左右也。《大成》有子宫二穴，在中极旁三寸，误。

独阴二穴：在足第二趾下横纹中。治干呕吐红，小肠疝气，死胎，胎衣不下。灸五壮。

《金鉴·灸难产》穴作足小指至阴。

卷四终

鍼灸逢源目錄

卷五

《针灸逢源》目录

卷五

鍼灸逢源卷五

吳縣李學川三源輯

證治參詳

中風門有補遺

中風風邪入藏以致氣塞涎壅不語昏危

百會　風池　大椎　肩井

曲池　間使　足三里

凡覺心中憒亂神思不怡或手足頑麻將有中風之候速鍼灸以上穴

中風卒倒不醒

神闕　用淨鹽炒乾納於臍中令滿上加厚薑一片灸百壯至五百壯薑焦則易之或以川椒代鹽或用椒於下上蓋以鹽再蓋以薑灸之亦佳

丹田　氣海　二穴俱連命門實爲生氣之海經脈之本灸之皆有大效

目戴上　足太陽之證目上視上視之甚而定直不動者名戴眼也

神庭　絲竹空　人中　景岳全書曰治目睛直視

脊骨三椎并五椎上各灸七壯齊下火立效

背反張　風氣乘虛入於諸陽之經則腰脊反折攣急

《针灸逢源》卷五

吴县李学川三源辑

证治参详

中风门有补遗

中风，风邪入藏，以致气塞涎壅，不语昏危

百会　风池　大椎　肩井　曲池　间使　足三里

凡觉心中愦乱，神思不怡，或手足顽麻，将有中风之候，速针灸以上穴。

中风卒倒不醒

神阙　用净盐炒干，纳于脐中令满，上加浓姜一片，灸百壮至五百壮，姜焦则易之。或以川椒代盐，或用椒于下，上盖以盐，再盖以姜，灸之亦佳。

丹田　气海　二穴俱连命门，实为生气之海，经脉之本，灸之皆有大效。

目戴上　足太阳之证。目上视，上视之甚而定直不动者，名戴眼也。

神庭　丝竹空　人中　《景岳全书》曰：治目睛直视。

脊骨三椎并五椎上各灸七壮，齐下火立效。

背反张　风气乘虚入于诸阳之经，则腰脊反折挛急

如角弓之狀一名角弓反張也

百會　神門　間使　太衝　僕參

又法鍼　瘂門．　風府

口噤　手三陽之筋結入於頷頰足陽明之筋上夾於口風寒乘虛而入其筋則攣故令牙關急而口噤也

人中　承漿　頰車　合谷

口眼喎斜　此由邪犯陽明少陽經絡

水溝　承漿　頰車針向地倉　地倉針向頰車

聽會　客主人　合谷

凡口喎向右者是左脉中風而緩也宜灸左喎陷中

二七壯艾炷如麥粒喎向左者是右脉中風而緩也

宜灸右喎陷中二七壯

瘖瘂　心受風故舌强不語風寒客於會厭故卒然無音又有腎脉不上循喉嚨挾舌本則不能言此腎虛熱痰

靈道　魚際　陰谷　復溜　豐隆

中風無汗惡寒　鍼至陰出血　崑崙　陽蹻

中風有汗惡風　鍼風府　已上二症太陽經中風也

中風無汗身熱不惡寒中風有汗身熱不惡風

鍼陷谷去陽明之賊　鍼厲兑瀉陽明經之實熱

如角弓之状，一名角弓反张也。

百会　神门　间使　太冲　仆参

又法，针哑门　风府

口噤　手三阳之筋结入于颔颊，足阳明之筋上夹于口，风寒乘虚而入，其筋则挛，故令牙关急而口噤也。

人中　承浆　颊车　合谷

口眼㖞斜　此由邪犯阳明、少阳经络。

水沟　承浆　颊车针向地仓　地仓针向颊车　听会　客主人　合谷

凡口㖞向右者，是左脉中风而缓也，宜灸左㖞陷中二七壮。艾炷如麦粒。㖞向左者，是右脉中风而缓也，宜灸右㖞陷中二七壮。

喑哑　心受风，故舌强不语，风寒客于会厌，故卒然无音。又有肾脉不上循喉咙挟舌本，则不能言。此肾虚热痰。

灵道　鱼际　阴谷　复溜　丰隆

中风无汗恶寒　针至阴出血　昆仑　阳跷

中风有汗恶风　针风府　以上二症，太阳经中风也。

中风无汗，身热不恶寒，中风有汗，身热不恶风

针陷谷，去阳明之贼。针厉兑，泻阳明经之实热。

已上二症陽明經中風也

中風無汗身凉　鍼隱白去太陰經之賊也此症太陰經中風也

中風有汗無熱　鍼太谿此症少陰經中風也

中風六症混淆繫之於少陽厥陰或肢節攣痛或木不仁者厥陰之井大敦鍼以通其經少陽經之絕骨灸以引其熱也

凡初中風跌倒卒暴昏沉痰涎壅滯牙關緊閉者急以鍼刺手指上十二井穴去惡血又治一切暴死惡候及絞腸痧症

少商二穴　商陽二穴　中衝二穴　關冲二穴

少衝二穴　少澤二穴

癱瘓　此由將息失宜心火暴甚腎水虛不能制之則陰虛陽實而熱氣怫鬱心神昏冒筋骨不用而卒倒無知也

肩井　肩髃　曲池　陽谿　合谷

中渚　風市　陽陵泉　陽輔　崑崙

足三里

半身不遂　此由氣血不周一名偏枯是也或但手不舉口不能言而無他症者此中經也各隨其經絡俞穴而鍼灸之兼用藥補血養筋方能有效

以上二症阳明经中风也。

中风无汗身凉　针隐白，去太阴经之贼也。此症太阴经中风也。

中风有汗无热　针太溪。此症少阴经中风也。

中风六症混淆系之于少阳、厥阴，或肢节挛痛，或木不仁者，厥阴之井大敦，针以通其经。少阳经之绝骨，灸以引其热也。

凡初中风，跌倒，卒暴昏沉，痰涎壅滞，牙关紧闭者，急以针刺手指上十二井穴，去恶血。又治一切暴死恶候，及绞肠痧症。

少商二穴　商阳二穴　中冲二穴　关冲二穴　少冲二穴　少泽二穴

瘫痪　此由将息失宜，心火暴甚，肾水虚不能制之，则阴虚阳实，而热气怫郁，心神昏冒，筋骨不用，而卒倒无知也。

肩井　肩髃　曲池　阳溪　合谷　中渚　风市　阳陵泉　阳辅　昆仑　足三里

半身不遂　此由气血不周，一名偏枯是也。或但手不举，口不能言，而无他症者，此中经也。各随其经络腧穴而针灸之，兼用药补血养筋，方能有效。

百會　肩井　肩髃　曲池　手三里
列缺　風市　絕骨　足三里
以上穴先鍼無病手足後鍼有病手足

痓病一名痙病
痓者强也千金云太陽中風重感寒濕則變痓蓋太陽中風身必多汗或衣被不更寒濕內襲或重感天時之寒地氣之濕因而變痓風挾寒則血濇無汗為剛痓風挾濕則液出有汗為柔痓亦有血虛筋脈無所榮養而成痓者　筋急而縮為瘛筋弛而緩為縱伸縮不已為瘛瘲俗謂之搐搦是也有補遺
百會　風池　曲池　合谷　復溜
崑崙　太衝

百会　肩井　肩髃　曲池　手三里　列缺　风市　绝骨　足三里

以上穴，先针无病手足，后针有病手足。

痉病一名痓病

痉者，强也。《千金》云：太阳中风，重感寒湿则变痉。盖太阳中风，身必多汗，或衣被不更，寒湿内袭，或重感天时之寒，地气之湿，因而变痉。风挟寒则血涩无汗为刚痉，风挟湿则液出有汗为柔痉。亦有血虚筋脉无所荣养而成痉者，筋急而缩为瘛，筋弛而缓为纵，伸缩不已为瘛疭，俗谓之搐搦是也。有补遗。

百会　风池　曲池　合谷　复溜　昆仑　太冲

癎病有補遺

羊癎　目上竄、作羊聲、即心癎也

馬癎　張口搖頭身體反折按古五癎之名無馬癎別錄有馬癎而無犬癎一云心癎目瞪吐舌彷彿馬鳴馬屬火亦屬心也

鷄癎　張口前仆提住即醒即肺癎也一云驚跳反折手瘲其聲如鷄又巽爲鷄屬木金尅木也

犬癎　反折上竄、其聲如犬、犬屬木即肝癎也

牛癎　直視腹滿聲如牛吼即脾癎也

猪癎　吐涎沫如綿作猪聲即腎癎也○以上癎症大率痰熱驚三者所致

百會　神庭　上星　風府　風池

絲竹空　神門　肺俞一本心俞悞　巨闕

鳩尾　上脘　神闕　陽陵泉　陽輔

發於晝者陽蹻　發於夜者陰蹻

按癎病仆時身軟、或作六畜聲、若中風中寒之類、則仆地無聲醒時無涎沫亦不復發痓病雖時發時止必身體强直反張如弓爲辨

痫病有补遗

羊痫　目上窜，作羊声。即心痫也。

马痫　张口摇头，身体反折。按：古五痫之名无马痫，《别录》有马痫而无犬痫。一云心痫，目瞪吐舌，仿佛马鸣，马属火，亦属心也。

鸡痫　张口前仆，提住即醒。即肺痫也，一云惊跳反折，手瘲其声如鸡。又巽为鸡，属木，金克木也。

犬痫　反折上窜，其声如犬。犬属木，即肝痫也。

牛痫　直视腹满，声如牛吼。即脾痫也。

猪痫　吐涎沫如绵，作猪声。即肾痫也。以上痫症，大率痰、热、惊三者所致。

百会　神庭　上星　风府　风池　丝竹空　神门　肺俞一本心俞，误　巨阙　鸠尾　上脘　神阙　阳陵泉　阳辅

发于昼者阳跷，发于夜者阴跷。

按：痫病仆时身软，或作六畜声。若中风、中寒之类，则仆地无声，醒时无涎沫，亦不复发。痓病虽时发时止，必身体强直，反张如弓为辨。

癲狂 癲即癡病 有補遺

癲多喜病在心脾包絡時作時止常昏倦陰主靜也狂多怒病在肝胆胃經少卧而不饑踰垣上屋者陽盛則四肢實也

人中 治笑哭 間使 神門 治痴獃

後谿 申脉 下巨墟 治狂

衝陽 男灸此癲狂並治 骨骶 灸二十壯治癲

兩手足大指左右相並用繩縛定艾炷灸兩指歧縫中七壯須甲肉四處著火病者哀告我自去爲效

又孫眞人十三鬼穴 挨次針之如偏穴男先針左女先針右

人中 少商 隱白 太陵 申脉

風府 頰車 承漿 勞宮 上星

會陰 曲池 舌下中縫 橫筯一枚於口合舌不動刺出血效

大成曰凡男婦或歌或笑或哭或吟或多言或久默或朝夕嗔怒或晝夜妄行或口眼俱斜或披頭跣足或裸形露體或言見鬼神如此之類乃飛蟲精靈妖孽狂鬼百邪侵害也欲治之時先要愉悅書符定神禱神然後行鍼

愉悅 謂病家敬信醫人醫人誠心療治兩相喜悅邪鬼方除若主惡砭石不可以言治醫貪貨財不足

癫狂癫即痴病，有补遗

癫多喜，病在心脾包络，时作时止，常昏倦，阴主静也。狂多怒，病在肝胆胃经，少卧而不饥，踰垣上屋者，阳盛则四肢实也。

人中治笑哭　间使　神门治痴呆　后溪　申脉　下巨虚治狂

冲阳男灸此，癫狂并治　骨骶灸二十壮治癫

两手足大指左右相并，用绳缚定，艾炷灸两指歧缝中七壮，须甲肉四处着火，病者哀告我自去为效。

又孙真人十三鬼穴：挨次针之，如偏穴，男先针左，女先针右。

人中　少商　隐白　大陵　申脉　风府　颊车　承浆　劳宫　上星　会阴　曲池

舌下中缝横箸一枚于口，令舌不动，刺出血效。

《大成》曰：凡男妇或歌或笑，或哭或吟，或多言，或久默，或朝夕嗔怒，或昼夜妄行，或口眼俱斜，或披头跣足，或裸形露体，或言见鬼神。如此之类，乃飞虫精灵，妖孽狂鬼，百邪侵害也。欲治之时，先要愉悦、书符、定神、祷神、然后行针。

愉悦　谓病家敬信医人，医人诚心疗治。两相喜悦，邪鬼方除。若主恶砭石，不可以言治；医贪货财，不足

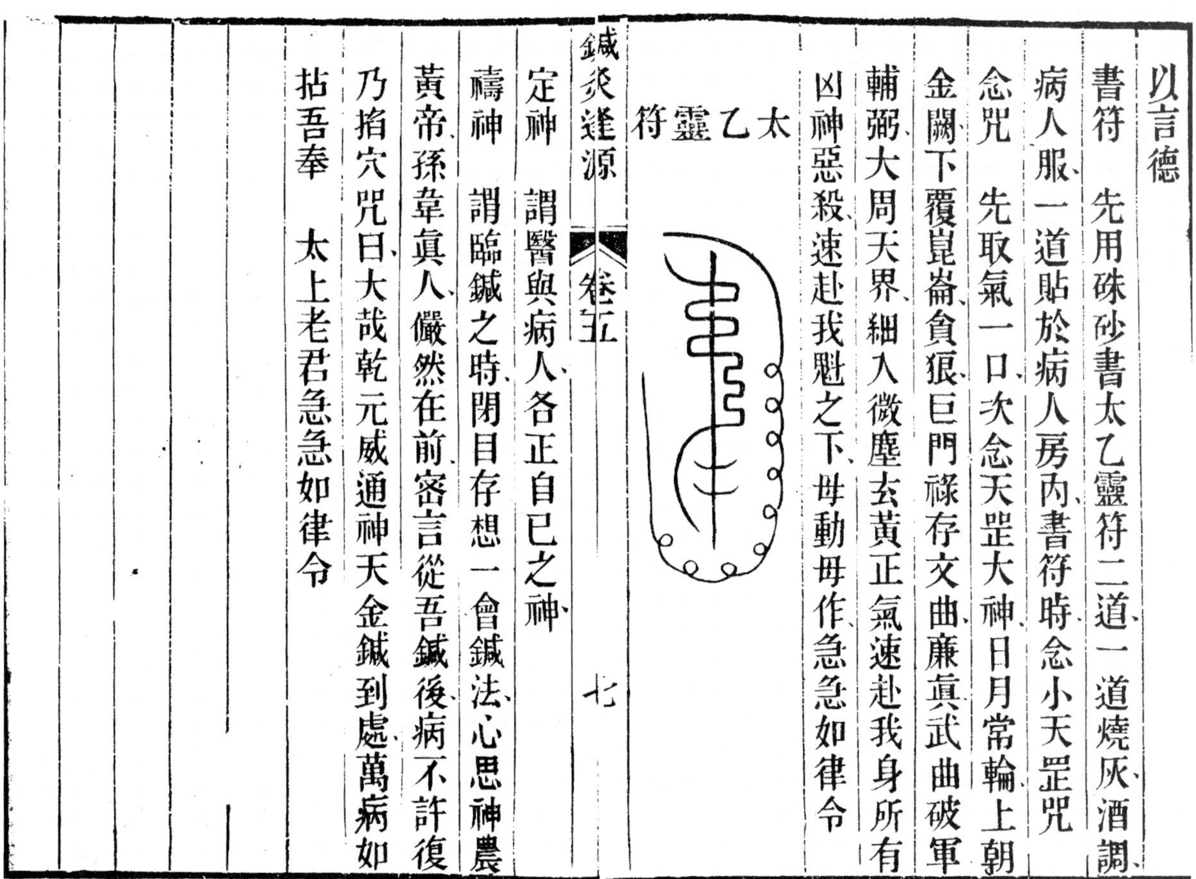

以言德。

书符　先用朱砂书太乙灵符二道，一道烧灰，酒调，病患服，一道贴于病人房内。书符时，念小天罡咒。

念咒　先取气一口，次念天罡大神，日月常轮，上朝金阙，下覆昆仑，贪狼巨门，禄存文曲，廉真武曲，破军辅弼，大周天界，细入微尘，玄黄正气，速赴我身，所有凶神恶杀。速赴我魁之下，母动母作，急急如律令。

太乙灵符（图见上）

定神　谓医与病人，各正自己之神。

祷神　谓临针之时，闭目存想一会针法，心思神农黄帝，孙韦真人，俨然在前，密言从吾针后，病不许复。乃掐穴咒曰：大哉乾元，威通神天，金针到处，万病如拈，吾奉太上老君急急如律令。

尸厥有補遺

尸厥　陰陽逆也其狀如死猶微有息而不恒脉尚動而形無知也脉沉大而滑身溫而汗此爲入府氣復自愈若脣青身冷此爲入藏即死手冷過肘足冷過膝者死指甲青黑者死

人中針入至齒　百會　間使　列缺

期門　巨闕　氣海　金門

厲兑　大都　隱白　大敦

一尸厥卒忤中惡等証在乳後三寸男左女右灸之

五邪治法　人虛即神遊失守使鬼神外干令人暴亡

肝虛者見白屍鬼

邱墟刺三分得氣則補留三呼腹中鳴者可治　肝俞刺三分得氣氣留補

心虛者見黑屍鬼

陽池刺三分留一呼次進一分留三呼徐出捫穴　心俞刺三分得氣留補即甦

脾虛者見青屍鬼

衝陽刺三分得氣則補留三呼徐出捫穴　脾俞刺三分留二呼氣至徐徐退針即甦

肺虛者見赤屍鬼

合谷刺三分得氣則補留三呼退一分徐出針　肺俞刺一分半得氣留補徐徐出針

腎虛者見黃屍鬼

京骨刺一分半留三呼進三分留一呼徐出捫穴　腎俞刺三分得氣則補留三呼徐出捫穴

尸厥有补遗

尸厥，阴阳逆也，其状如死，犹微有息，而不恒脉，尚动而形无知也，脉沉大而滑，身温而汗，此为入腑，气复自愈。若唇青身冷，此为入脏，即死。手冷过肘，足冷过膝者，死。指甲青黑者，死。

人中针入至齿　百会　间使　列缺　期门　巨阙　气海　金门　厉兑　大都　隐白　大敦

一尸厥卒忤、中恶等证，在乳后三寸，男左女右灸之。

五邪治法　人虚即神游失守，使鬼神外干，令人暴亡。

肝虚者见白尸鬼。

丘墟刺三分，得气则补，留三呼，腹中鸣者，可治。　肝俞刺三分，得气，气留补。

心虚者见黑尸鬼

阳池刺三分，留一呼，次进一分，留三呼，徐出扪穴。　心俞刺三分，得气，留补即苏。

脾虚者见青尸鬼

冲阳刺三分，得气则补，留三呼，徐出扪穴。　脾俞刺三分，留二呼，气至，徐徐退针即苏。

肺虚者见赤尸鬼

合谷刺三分，得气则补，留三呼，退一分，徐出针。　肺俞刺一分半，得气留补，徐徐出针。

肾虚者见黄尸鬼

京骨刺一分半，留三呼，进三分，留一呼，徐出扪穴。　肾俞刺三分，得气则补，留三呼，徐出扪穴。

張景岳曰凡犯屍鬼暴厥不省人事若四肢雖冷無氣但覺目有神采心腹尚溫口中無涎舌不卷囊不縮汗不出及未過一時者尚可刺之復甦刺法用毫鍼先以口含鍼令溫煖而刺之則經脉之氣無拒逆也

傷寒熱病門有補遺

頭痛身熱

風池　風府　上星　攢竹　懸顱

商陽　魚際　神道　期門　足三里

陷谷　太谿一名呂細

汗不出

腕骨　陽谷　合谷瀉　復溜補

汗出寒熱

風池　五處　攢竹　上脘　少商

合谷補　復溜瀉

张景岳曰：凡犯尸鬼暴厥，不省人事，若四肢虽冷无气，但觉目有神采，心腹尚温，口中无涎，舌不卷，囊不缩，汗不出，及未过一时者，尚可刺之复苏。刺法用毫针，先以口含针，令温暖而刺之，则经脉之气无拒逆也。

伤寒热病门有补遗

头痛身热

风池　风府　上星　攒竹　悬颅　商阳　鱼际　神道　期门　足三里　陷谷　太溪一名吕细

汗不出

腕骨　阳谷　合谷泻　复溜补

汗出寒热

风池　五处　攒竹　上脘　少商　合谷补　复溜泻

熱無度汗不出　陷谷瀉陽明之熱

大煩熱晝夜不息刺十指間出血謂之八關大刺

惡寒　後谿

喘　三間

結胸　藏氣閉而不流布也按之痛爲小結不按自痛爲大結

肺俞　期門

熱入血室譫語　期門

腹脹　三里　內庭

發狂　此陽明胃經邪熱熾盛燥火鬱結於中所致

百會　合谷　間使　足三里　復溜

鬱冒　鬱爲氣不舒冒爲神不清即昏迷也

關冲　少澤　竅陰　至陰

厥　三陰三陽之脉俱相接於手足陰主寒陽主熱陽氣內陷不與陰氣相順接則手足厥冷也

支溝　內庭　太谿　大都　行間

若脉絶者　間使　氣海　復溜

餘熱不盡

热无度，汗不出　陷谷泄阳明之热

大烦热，昼夜不息，刺十指间出血，谓之八关大刺。

恶寒　后溪

喘　三间

结胸　脏气闭而不流布也，按之痛为小结，不按自痛为大结。

肺俞　期门

热入血室，谵语　期门

腹胀　三里　内庭

发狂　此阳明胃经邪热炽盛，燥火郁结于中所致。

百会　合谷　间使　足三里　复溜

郁冒　郁为气不舒，冒为神不清，即昏迷也。

关冲　少泽　窍阴　至阴

厥　三阴三阳之脉，俱相接于手足。阴主寒，阳主热，阳气内陷，不与阴气相顺接，则手足厥冷也。

支沟　内庭　太溪　大都　行间

若脉绝者　间使　气海　复溜

余热不尽

曲池　間使　合谷　後谿
過經不解　期門
發黃　陽明瘀熱在裏、身必發黃、大率溫熱之黃如橘色、寒濕之黃如薰色
外關　腕骨　申脉　湧泉
小便不利　邪蓄於内、津液不行也
陰谷　陰陵泉　關元寒鬱不通者用炒熱鹽熨關元
石門陰寒甚小便不利囊縮腹痛欲死者灸石門
大便秘塞
章門　照海

瘟疫
瘟疫六七日不解、以致熱入血室、發黃身如烟熏、目如金色、口燥而熱結、砭刺曲池、出惡血、或用鋒鍼刺肘中曲澤之大絡、使邪毒隨惡血而出、極效
大頭瘟　因風熱時邪、凡憎寒發熱、咽喉腫痛、頭目面部腫及於耳、結塊則止、不散必出膿而後愈、外科有時毒証、卽此也、甚至項肩俱腫、狀如蝦蟆、故又名蝦蟆瘟也、有補遺
大迎　曲池　合谷

曲池　间使　合谷　后溪

过经不解　期门

发黄　阳明瘀热在里，身必发黄，大率温热之黄如橘色，寒湿之黄如熏色。

外关　腕骨　申脉　涌泉

小便不利　邪蓄于内，津液不行也。

阴谷　阴陵泉　关元寒郁不通者，用炒热盐熨关元。　石门阴寒甚，小便不利，囊缩，腹痛欲死者，灸石门。

大便秘塞　章门　照海

瘟疫

瘟疫六七日不解，以致热入血室，发黄身如烟熏，目如金色，口燥而热结。砭刺曲池，出恶血；或用锋针刺肘中曲泽之大络，使邪毒随恶血而出，极效。

大头瘟　因风热时邪，凡憎寒发热，咽喉肿痛，头目面部肿及于耳，结块则止，不散，必出脓而后愈。外科有时毒证，即此也。甚至项肩俱肿，状如虾蟆，故又名虾蟆瘟也。有补遗。

大迎　曲池　合谷

瘧疾證治詳見刺瘧論篇此特通用刺灸要穴

痰瘧寒熱

合谷　曲池　後谿

久瘧熱多寒少

間使　太谿　邱墟治振寒

久瘧不食

公孫　內庭　商邱治嘔

瘧由寒濕飲食傷脾若久不愈、黃瘦無力者、灸脾腧七壯

凡治瘧先鍼而後灸大椎三七壯、一日三壯愈

又灸三椎骨脊上三壯

暑病有補遺

中暑　暑乃天之氣、所以中手少陰心經、初病即渴其脉虛弱

人中　中脘　氣海　曲池　合谷

中衝　三里　內庭

暑鬱中焦、腹痛上下攻絞不得吐瀉、用生熟水調白礬三錢少頃探吐去其暑毒、如胸背四肢發紅點者、以菜油燈火遍焠之

疟疾证治详见《刺疟论篇》，此特通用刺灸要穴。

痰疟寒热

合谷　曲池　后溪

久疟热多寒少

间使　太溪　丘墟治振寒

久疟不食

公孙　内庭　商丘治呕

疟由寒湿饮食伤脾，若久不愈，黄瘦无力者，灸脾俞。七壮。

凡治疟先针，而后灸大椎，三七壮，一日三壮愈。

又灸三椎骨脊上。三壮。

暑病有补遗

中暑　暑乃天之气，所以中手少阴心经，初病即渴，其脉虚弱。

人中　中脘　气海　曲池　合谷　中冲　三里　内庭

暑郁中焦，腹痛上下攻绞，不得吐泻。用生熟水调白矾三钱，少顷探吐，去其暑毒。如胸背四肢发红点者，以菜油灯火遍淬之。

痧症

黑痧腹痛頭疼、發熱惡寒、腰背强痛、 白痧腹痛吐瀉、四肢厥冷、十指甲黑、不得睡卧、 黑白痧頭疼發汗、口渴泄瀉、惡寒肢冷、不得睡卧、或腸鳴腹響、名絞腸痧也、

百勞 列缺 十宣 委中以上刺痧通用

天府黑痧兼刺之 太陵 大敦白痧兼刺之

竅陰黑白痧兼刺之 中脘 丹田治小腹絞痛

又痧有青筋紫筋、或現於數處、或現於一處、必用鍼刺放去其毒血、或有悞飲熱湯、則青紫筋反隱而不

現、即放之毒血不流、此當急飲冷水以解之、然後再放而血流、再刮而痧出、或有痧毒方發、而爲食物積滯所阻、此當先消食積而再放刮、或有痧毒方發、兼遇惱怒氣逆、則愈作脹、此當先用破氣藥以順之、而再放刮、則痧可漸消也、若刮已到、放已盡、而不愈、則是痧毒惟在腸胃肝脾腎三陰經絡、必須據症用藥、

放痧有十

頭頂心百會穴 印堂 兩太陽穴 喉中兩旁

舌下兩旁 兩乳 兩手十指頭十宣穴

兩臂彎 兩腿彎 兩足十指頭

痧症

黑痧 腹痛头疼，发热恶寒，腰背强痛。

白痧 腹痛吐泻，四肢厥冷，十指甲黑，不得睡卧。

黑白痧 头疼发汗，口渴泄泻，恶寒肢冷，不得睡卧，或肠鸣腹响，名绞肠痧也。

百劳 列缺 十宣 委中以上刺痧通用 天府黑痧兼刺之 大陵 大敦白痧兼刺之 窍阴黑白痧兼刺之 中脘 丹田治小腹绞痛

又痧有青筋、紫筋，或现于数处，或现于一处，必用针刺放去其毒血。或有误饮热汤，则青紫筋反隐而不现，即放之毒血不流，此当急饮冷水以解之，然后再放而血流，再刮而痧出。或有痧毒方发，而为食物积滞所阻，此当先消食积而再放刮。或有痧毒方发，兼遇恼怒气逆，则愈作胀。此当先用破气药以顺之，而再放刮，则痧可渐消也。若刮已到，放已尽而不愈，则是痧毒惟在肠、胃、肝、脾、肾、三阴经络，必须据症用药。

放痧有十 头顶心百会穴 印堂 两太阳穴 喉中两旁 舌下两旁 两乳

两手十指头十宣穴 两臂弯 两腿弯 两足十指头

霍亂

霍亂揮霍撩亂也邪在上焦則吐在下焦則瀉在中焦則吐瀉交作此濕霍亂易治若不能吐利邪不得出壅遏正氣關格陰陽也至於舌卷陽縮入腹者不治又霍亂爲胃氣反逆誤犯穀食米飲必死

關衝　支溝　委中　承山　三陰交

公孫　太白　太谿吐瀉神效　夾脊穴

吐瀉不止者　中脘　天樞　氣海或針或灸立愈

霍亂將死者以細白乾鹽填滿臍中艾灸七壯立甦

惡心嘔吐　噦病見補遺

惡心　胃口有邪見飲食便生畏惡心下欲吐不吐若寒氣惡心者嘔清水痰火惡心嘔酸水煩渴

胃俞　幽門　中脘　商邱

嘔吐　吐屬太陽有物無聲乃血病也嘔屬陽明有物有聲氣血俱病也

太淵　太陵　兩乳穴即乳根灸三壯

中脘　氣海　足三里　通谷

霍乱

霍乱，挥霍撩乱也。邪在上焦则吐，在下焦则泻，在中焦则吐泻交作，此湿霍乱，易治。若不能吐利，邪不得出，壅遏正气，关格阴阳也。至于舌卷，阳缩入腹者，不治。又霍乱为胃气反逆，误犯谷食米饮必死。

关冲　支沟　委中　承山　三阴交　公孙　太白　太溪吐泻神效　夹脊穴

吐泻不止者　中脘　天枢　气海　或针或灸，立愈

霍乱将死者　以细白干盐填满脐中，艾灸七壮，立苏。

恶心呕吐哕病见补遗

恶心　胃口有邪，见饮食便生畏恶，心下欲吐不吐。若寒气恶心者，呕清水；痰火恶心，呕酸水，烦渴。

胃俞　幽门　中脘　商丘

呕吐　吐属太阳，有物无声，乃血病也；呕属阳明，有物有声，气血俱病也。

太渊　大陵　两乳穴即乳根，灸三壮　中脘　气海　足三里　通谷

翻胃噎隔有補遺

翻胃　上焦吐者氣上衝胸食已卽吐中焦吐者胸中痞悶或先痛後吐或先吐後痛下焦吐者朝食暮吐暮食朝吐四肢冷小便清大便不通或飲食後兩日吐者脾絶胃枯不可治也

膈俞　脾俞　上脘　中脘各灸二七壯

天樞　氣海　三里　太白

噎病　憂噎胸中痞滿氣逆時嘔食不下思噎心悸善忘氣噎心下痞噎噦不食胸背痛勞噎氣上膈支滿背痛食噎食急胸痛不得喘息　噎是神思間病惟

內觀靜養者可治

天突　胃俞　中脘　氣海　三里

膏肓俞　脾俞思噎更效　膻中治氣噎　膈俞治勞噎

翻胃噎隔有补遗

翻胃　上焦吐者，气上冲胸，食已即吐。中焦吐者，胸中痞闷，或先痛后吐，或先吐后痛。下焦吐者，朝食暮吐，暮食朝吐，四肢冷，小便清，大便不通。或饮食后两日吐者，脾绝胃枯，不可治也。

膈俞　脾俞　上脘　中脘各灸二七壮　天枢　气海　三里　太白

噎病　忧噎，胸中痞满，气逆时呕，食不下。思噎，心悸善忘。气噎，心下痞，噎哕不食，胸背痛。劳噎，气上膈，支满背痛。食噎，食急胸痛，不得喘息。噎是神思间病，惟内观静养者可治。

天突　胃俞　中脘　气海　三里　膏肓俞　脾俞思噎更效　膻中治气噎　膈俞治劳噎

三消

三消證、三焦受病也上消屬肺大渴引飲以上焦之津液枯涸名曰膈消、亦曰消渴中消屬胃多食善飢而日漸消瘦名曰消中亦曰消穀下消屬腎煩躁引飲面黑耳焦溺如膏名曰腎消亦曰內消是皆心胃之火上炎真陰不足也

承漿　金津　玉液　腎俞

欬嗽哮喘門

欬嗽　有聲無痰曰欬傷於肺氣也有痰無聲曰嗽、動於脾濕也有聲有痰名曰欬嗽因傷肺氣、復動脾濕也

天突　膻中　乳根三壯　風門　肺俞

經渠　列缺　魚際　前谷　三里

欬逆　因喘欬以至氣逆、欬嗽之甚者也

肺俞　肺募　大陵　三里　行間

一法刺期門

風勞百病　風勞初起、原因欬嗽鼻塞、久則風邪傳裏、

三消

三消证，三焦受病也。上消属肺，大渴引饮，以上焦之津液枯涸，名曰膈消，亦曰消渴。中消属胃，多食善饥而日渐消瘦，名曰消中，亦曰消谷。下消属肾，烦躁引饮，面黑耳焦，溺如膏，名曰肾消，亦曰内消。是皆心胃之火上炎，真阴不足也。

承浆　金津　玉液　肾俞

咳嗽哮喘门

咳嗽　有声无痰，曰咳，伤于肺气也。有痰无声，曰嗽，动于脾湿也。有声有痰，名曰咳嗽，因伤肺气，复动脾湿也。

天突　膻中　乳根三壮　风门　肺俞　经渠　列缺　鱼际　前谷　三里

咳逆　因喘咳以至气逆，咳嗽之甚者也。

肺俞　肺募　大陵　三里　行间

一法刺期门。

风劳百病　风劳初起，原因咳嗽鼻塞，久则风邪传里，

漸變成勞在表令人自汗在裏令人內熱在肺欬嗽在肝吐血在脾體瘦在腎遺精

肩井灸二百壯

哮　哮病有五水哮飲水則發氣哮怒氣所感痰飲壅滿則發醎哮多食醎味則發乳哮小兒初生便哮酒哮醉酒行房所致飲酒則發水哮乳哮酒哮俱難治

天突　華蓋　胆中　俞府

三里　肩中俞治風哮

又法以線一條套頸上垂下至鳩尾尖截斷牽往後脊中線頭盡處是穴灸七壯效

小兒醎哮　男左女右手小指尖上用小艾炷灸七壯無不除根

喘　凡喘促而喉中如水雞聲者謂之哮氣急而連續不能以息者謂之喘

氣喘不能臥風冷久嗽　六椎下靈臺灸三壯愈

諸喘氣急　七椎下至陽灸三壯

渐变成劳，在表令人自汗，在里令人内热。在肺咳嗽，在肝吐血，在脾体瘦，在肾遗精。

肩井灸二百壮

哮　哮病有五：水哮，饮水则发；气哮，怒气所感，痰饮壅满则发；咸哮，多食咸味则发；乳哮，小儿初生便哮；酒哮，醉酒行房所致，饮酒则发。水哮、乳哮、酒哮俱难治。

天突　华盖　胆中　俞府　三里　肩中俞治风哮

又法，以线一条套颈上，垂下至鸠尾尖截断，牵往后脊，中线头尽处是穴。灸七壮效。

小儿咸哮　男左女右，手小指尖上，用小艾炷灸七壮，无不除根。

喘　凡喘促而喉中如水鸡声者，谓之哮；气急而连续不能以息者，谓之喘。

气喘不能卧，风冷久嗽，六椎下灵台。灸三壮愈。

诸喘气急　七椎下至阳灸三壮

虚劳门有补遗

骨蒸寒热　蒸上则见喘咳痰血，唇焦面红，耳鸣目眩，肺痿肺痈；蒸中则见腹肋胀痛，体倦肉瘦，多食而饥；蒸下则见遗精淋浊，泻泄燥急，腰疼脚瘦，阴茎自强。

肺俞　膏肓俞　足三里

四花穴　令病患平身正立，用草一条，约长三四尺，一头与足中指端一作大指。比齐，顺脚心至后跟贴肉直上，比至曲瞅大纹截断。次令病人正坐，解发分顶，却将此草自鼻尖量，从头正中循项背贴肉垂下，至草尽处用墨点记。又取短草一条双折，按定鼻柱根，左右分开，至两口角截断，如人字样，展直取中，横加于背脊墨点上，两边草尽处为第一次应灸二穴，即五椎心俞，心主血，故灸之。随年纪多灸一壮，累效。如人三十岁，灸三十一壮。又取前所量足之草中摺，正按结喉上，其草两头垂脊间，至尽处以墨点记，次以前所量短草亦如前法，横加于墨点上，两边草尽处为第二次应灸二穴，即七椎膈俞，疏曰血会膈俞，盖骨蒸劳热，血虚火旺，故灸之。崔知悌立四花穴法，而不指穴名，为粗工告也。如妇人缠足者，以草自右髆肩髃穴起，伸手贴肉量至中指头截断，以代量足之法。

凡男妇[①]

①妇：此下原有“五”字，与下文“五劳七伤”重，据理删。

五勞七傷肌肉削瘦、盜汗潮熱、煩躁欬嗽吐血等証、初灸七壯或二七壯、三七壯再灸膏肓二穴

按類經圖翼云四花上二穴近五椎心俞下二穴近九椎肝俞而依其法度之未合大成云上二穴膈俞下二穴膽俞依其法度之亦不合、今與資生灸勞穴等法較正如右

骨熱不可治、前板齒乾燥

灸骨會大椎

真氣不足

灸氣海　足三里

注夏羸瘦　凡在夏初而患頭疼、足軟、體熱食少者、名曰注夏一作疰夏

大椎　肺俞　膈俞　胃俞　中脘

傳尸勞有補遺

第一代蟲傷心　灸心俞、并上下如四花樣

按四花穴又有上下二穴之法取心俞當點記五椎下次用草一條雙摺按定鼻柱根分開比至兩口角截斷如人字樣展直取中橫放點處其左右草盡處即心俞二穴又以此草取中貼脊直放點處上下草盡處亦爲二穴合心俞共灸四穴如灸肺俞點記三椎下爲法餘倣此

第二代　灸肺俞四穴如前

第三代　灸肝俞四穴如前

第四代　灸厥陰俞、四穴如前

第五代　灸腎俞四穴如前

五劳七伤，肌肉削瘦，盗汗潮热，烦躁咳嗽，吐血等证，初灸七壮或二七壮、三七壮，再灸膏肓二穴。

按：《类经图翼》云四花，上二穴近五椎，心俞；下二穴近九椎，肝俞，而根据其法度之，未合。《大成》云上二穴膈俞，下二穴胆俞，依其法度之亦不合。今与《资生》灸劳穴等法较正如右。

骨热不可治，前板齿干燥　灸骨会大椎

真气不足　灸气海　足三里

注夏羸瘦　凡在夏初而患头疼足软，体热食少者，名曰注夏一作疰夏。

大椎　肺俞　膈俞　胃俞　中脘

传尸劳有补遗

第一代，虫伤心，灸心俞。并上下如四花样。

按：四花穴，又有上下二穴之法，取心俞当点记五椎下。次用草一条双折，按定鼻柱，根分开，比至两口角，截断如人字样，展直取中，横放点处，其左右草尽处即心俞二穴，又以此草取中，贴脊直放点处，上下草尽处亦为二穴，合心俞共灸四穴。如灸肺俞，点记三椎下为法，余仿此。

第二代，灸肺俞，四穴如前。

第三代，灸肝俞，四穴如前。

第四代，灸厥阴俞，四穴如前。

第五代，灸肾俞，四穴如前。

第六代　灸三焦俞四穴如前

此症五日輕五日重輕日其蟲大醉方可灸又須請普庵咒鎮念之

一凡取癆虫可於三椎骨上一穴并膏肓俞二穴各灸七壯然後以飲食調理方下取虫藥

一灸腰眼穴法於癸亥日二更後將交夜半乃六神皆聚之時令病人解衣舉手向上略轉後些則腰間有微陷是穴正身直立用墨點記然後上床合面而臥各灸七壯或九壯十一壯其虫必從吐瀉中而出燒燬遠棄之可免傳染此比四花等穴尤易取效

失血

欬血吐血有補遺

間使　列缺　太淵　魚際　神門

百勞　風門　肺俞　肝俞　脾俞

乳根　上脘　三里

第六代，灸三焦俞，四穴如前。

此症五日轻，五日重。轻日其虫大醉，方可灸。又须请《普庵咒》镇念之。

凡取痨虫，可于三椎骨上一穴，并膏肓俞二穴，各灸七壮，然后以饮食调理，方下取虫药。

灸腰眼穴法，于癸亥日二更后，将交夜半，乃六神皆聚之时，令病患解衣，举手向上，略转后些，则腰间有微陷是穴。正身直立，用墨点记，然后上床合面而卧，各灸七壮或九壮、十一壮。其虫必从吐泻中而出，烧毁远弃之，可免传染。此比四花等穴，尤易取效。

失血

咳血吐血有补遗

间使　列缺　太渊　鱼际　神门　百劳　风门　肺俞　肝俞　脾俞　乳根　上脘　三里

肺痿肺癰有補遺

肺痿　欬嗽上氣喘急口中反有濁唾涎沫爲肺痿之病

肺俞灸三壯　氣戸　太淵

肺癰　欬嗽吐臭痰胸中隱隱痛自汗喘急呼吸不利便是肺癰之候

尺澤　太淵　列缺　少商　合谷

間使　太陵　支溝　肺俞灸三壯　庫房

按金匱云熱在上焦者因欬爲肺痿肺痿之病從亡津液得之爲陰虛之症如欬久肺癟喉啞聲嘶咯血多不可治肺癰由感受風寒停留肺中蘊發爲熱或挾濕熱痰涎蒸淫肺竅以致血爲凝滯變成癰膿治法大忌温補凡初受風寒欬嗽卽見上氣喘急將成肺痿肺癰之候可施以灸法若肺痿熱已深肺癰膿已成吐出如米粥者皆不宜灸灸則助邪傷肺反爲害矣

肺痿肺痈有补遗

肺痿　咳嗽上气喘急，口中反有浊唾涎沫，为肺痿之病。

肺俞灸三壮　气户　太渊

肺痈　咳嗽吐臭痰，胸中隐隐痛，自汗喘急，呼吸不利，便是肺痈之候。

尺泽　太渊　列缺　少商　合谷　间使　大陵　支沟　肺俞灸三壮　库房

按：《金匮》云：热在上焦者，因咳为肺痿。肺痿之病，从亡津液得之，为阴虚之症。如咳久肺瘪，喉哑声嘶咯血，多不可治。肺痈由感受风寒，停留肺中，蕴发为热，或挟湿热痰涎蒸淫肺窍，以致血为凝滞，变成痈脓，治法大忌温补。凡初受风寒咳嗽，即见上气喘急，将成肺痿、肺痈之候，可施以灸法。若肺痿热已深，肺痈脓已成，吐出如米粥者，皆不宜灸，灸则助邪伤肺，反为害矣。

頭面病

頭痛　風寒客於經絡，令人振寒頭痛，身重惡寒。頭腦痛連兩額屬太陽　頭額痛連目齒屬陽明　頭額痛連耳根屬少陽　太陽穴痛屬脾虛　巔頂痛屬腎　目系痛屬肝　有補遺

百會　天柱真頭痛速灸此三穴　風池　風府　前頂　上星　攢竹　後谿　腕骨　少海　解谿　絲竹空　中渚　合谷　頭維　頭臨泣　足臨泣　絲竹空下治偏頭痛。以上諸穴當驗邪所從來擇用之

醉頭風　口吐清涎，眩暈，或三四五日不省人事，不進飲食。此痰飲停於胃脘，藥宜利氣化痰

印堂　攢竹　風門　膻中　中脘

頭旋有補遺

百會　絡却　目窗　風池　俠谿　豐隆　解谿　申脉　至陰

頭腫　一名發頤，腫在耳前後。詳見卷六大頭瘟

曲池、大迎　曲差　完骨

面腫作癢

迎香　合谷　陷谷面目壅腫刺出血愈　厲兌

头面病

头痛　风寒客于经络，令人振寒头痛，身重恶寒。

头脑痛连两额属太阳；头额痛连目齿属阳明；头额痛连耳根属少阳；太阳穴痛属脾虚；巅顶痛属肾；目系痛属肝。有补遗。

百会　天柱真头痛速灸此三穴　风池　风府　前顶　上星　攒竹　后溪　腕骨　少海　解溪

丝竹空　中渚　合谷　头维　头临泣　足临泣　丝竹空下治偏头痛。以上诸穴，当验邪所从来择用之。

醉头风　口吐清涎，眩晕，或三四五日不省人事，不进饮食。此痰饮停于胃脘，药宜利气化痰。

印堂　攒竹　风门　膻中　中脘

头旋有补遗　百会　络却　目窗　风池　侠溪　丰隆　解溪　申脉　至阴

头肿　一名发颐，肿在耳前后。详见卷六大头瘟。

曲池　大迎　曲差　完骨

面肿作痒　迎香　合谷　陷谷面目壅肿刺出血，愈　厉兑

目病有補遺

目赤腫痛　赤熱時氣流行或素有目疾、及痰火盛、元氣虛者、則傳染爲累

上星　睛明　攢竹　風池

合谷　三間　太陽　目窓

百會　前頂　絲竹空

大眥痛　少澤

小眥痛　關冲

睛痛欲出

十指縫中刺出血　內關　內庭

足太陽有通項入於腦者、正屬目本、名曰眼系、凡頭目苦痛、取　睛明　玉枕

怕熱羞明　皆由火燥血熱、若目不赤痛、但畏明者、乃肝血虧、不能運精華以敵陽光之故

行間

眼紅腫澁爛沿

睛明　二間　三間　合谷　光明

風目眶爛

頭維　顴髎

目眶赤爛俗名爲赤瞎

目病有补遗

目赤肿痛　赤热时气流行或素有目疾，及痰火盛，元气虚者，则传染为累。

上星　睛明　攒竹　风池　合谷　三间　太阳　目窗　百会　前顶　丝竹空

大眦痛　少泽

小眦痛　关冲

睛痛欲出　十指缝中刺出血　内关　内庭

足太阳有通项入于脑者，正属目本，名曰眼系。凡头目苦痛，取睛明、玉枕。

怕热羞明　皆由火燥血热。若目不赤痛，但畏明者，乃肝血亏，不能运精华以敌阳光之故。

行间

眼红肿涩烂沿　睛明　二间　三间　合谷　光明

风目眶烂　头维　颧髎

目眶赤烂俗名为“赤瞎”

刺目眶外出血以瀉濕熱

眼生翳膜　翳自熱生如碎米者易散梅花瓣者難消其有赤眼與之凉藥過多又滌以水血爲之凝翳不能去治宜發物使其邪動翳膜乃浮輔以退翳之藥則能自去此症受病已深未可一時鍼愈須如法三四灸刺之

睛明　太陽　翳風　瞳子髎　光明　合谷　命門　肝俞　臨泣治白翳　攢竹　液門　後谿治赤翳

又凡胡椒韭菜根橘葉菊葉之類皆可杵爛爲丸用

綿裹塞鼻中觸之過夜則星自落

眼生倒睫拳毛　目病之人脾受風邪則絃緊而外皮鬆令毛倒睫頻頻拭擦毛漸侵睛掃成雲翳藥治無效當用手扳將內眶向外以鍼刺出血愈

青盲無所見

商陽左取右右取左　肝俞

雀目不能夜視　此肝虛也蓋木旺於寅絕於申酉戌時木氣衰甚遇夜始生至卯稍盛是以晩暗而曉復明也

肝俞灸七壯又刺後穴不宜出血

刺目眶外出血，以泻湿热。

眼生翳膜　翳自热生，如碎米者易散，梅花瓣者难消，其有赤眼，与之凉药过多，又涤以水，血为之凝，翳不能去。治宜发物，使其邪动，翳膜乃浮，辅以退翳之药，则能自去。此症受病已深，未可一时针愈，须如法三四次刺之。

睛明　太阳　翳风　瞳子髎　光明　合谷　命门　肝俞　临泣治白翳　攒竹　液门　后溪治赤翳

又凡胡椒、韭菜根、橘叶、菊叶之类，皆可杵烂为丸，用绵裹塞鼻中触之，过夜则星自落。

眼生倒睫拳毛　目病之人，脾受风邪，则弦紧而外皮松，令毛倒睫。频频拭擦，毛渐侵睛，扫成云翳。药治无效，当用手扳，将内眶向外，以针刺出血，愈。

青盲无所见　商阳左取右，右取左　肝俞

雀目不能夜视　此肝虚也。盖木旺于寅，绝于申，酉戌时木气衰甚，遇夜始生，至卯稍盛，是以晚暗而晓复明也。

肝俞灸七壮，又刺后穴，不宜出血。

睛明　光明　臨泣　三陰交

迎風冷淚　此由醉後當風或暴赤眼痛不忌房事恣
食熱物所致

頭維　睛明　臨泣　攢竹　風池
液門　合谷　腕骨　後溪

婦人經行與男子交感穢氣衝上頭目亦成此証

三陰交

眼臉瞤動

頭維　攢竹

偷鍼眼　眼內眥生小塊須視其背上有細紅點如瘡

以鍼刺破即瘥此以解太陽之鬱熱也

睛明　光明　临泣　三阴交

迎风冷泪　此由醉后当风，或暴赤眼痛，不忌房事，恣食热物所致。

头维　睛明　临泣　攒竹　风池　液门　合谷　腕骨　后溪

妇人经行与男子交，感秽气冲上头目，亦成此证。

三阴交

眼睑瞤动　头维　攒竹

偷针眼　眼内眦生小块，须视其背上有细红点如疮，以针刺破即瘥，此以解太阳之郁热也。

耳病有補遺

耳聾　亦名重聽有從外不能達者、其病在經、有從內不能通者、其病在藏

新聾多熱取少陽陽明　久聾多虛、補足少陰、

液門　中渚　外關　翳風　耳門

後谿　聽宮　聽會　合谷　俠谿

耳鳴　此乃痰火上升、壅閉聽戶、或因腦怒而得者、少陽之火客於耳也、鳴不甚、其脉細者多虛

耳門　聽會　聽宮　前谷　腕骨

陽谷　絡郄　腎俞

聤耳　生瘡形似赤肉、又耳出惡水曰聤

聽宮　翳風　耳門　合谷　下關

耳病有补遗

耳聋　亦名重听，有从外不能达者，其病在经；有从内不能通者，其病在脏。

新聋多热，取少阳、阳明；久聋多虚，补足少阴。

液门　中渚　外关　翳风　耳门　后溪　听宫　听会　合谷　侠溪

耳鸣　此乃痰火上升，壅闭听户。或因脑怒而得者，少阳之火客于耳也，鸣不甚，其脉细者多虚。

耳门　听会　听宫　前谷　腕骨　阳谷　络郄　肾俞

聤耳　生疮，形似赤肉，又耳出恶水曰聤。

听宫　翳风　耳门　合谷　下关

鼻病有補遺

鼻塞不聞香臭、鼻司呼吸、往來不息、或因風寒閉腠理、則鼻塞不利、火鬱清道、則香臭不知、或生瘜肉而阻塞氣道、謂之鼻齆、此陽明熱滯留結也

百會　風府　百勞　上星　水溝

迎香　通天

鼻痔瘜肉

通天　顖會各灸七壯效

鼻淵又名腦漏、鬱熱重者、時流濁涕而多臭氣、謂之鼻淵、熱微者、鼻流清涕、謂之鼽

上星　風府　曲差　人中　合谷

鼻衄

上星　風府血由此而入腦注鼻灸三壯立止　二間

合谷　隱白

又用蒜一頭搗如泥、作餅如錢大、一分厚、貼脚心、左衄貼右、右衄貼左、兩孔俱出、左右俱貼即止

鼻病有补遗

鼻塞不闻香臭，鼻司呼吸，往来不息，或因风寒闭腠理，则鼻塞不利。火郁清道，则香臭不知，或生息肉而阻塞气道，谓之鼻齆，此阳明热滞留结也。

百会　风府　百劳　上星　水沟　迎香　通天

鼻痔息肉　通天　囟会各灸七壮，效。

鼻渊　又名脑漏，郁热重者，时流浊涕而多臭气，谓之鼻渊。热微者，鼻流清涕，谓之鼽。

上星　风府　曲差　人中　合谷

鼻衄　上星　风府血由此而入脑。注鼻，灸三壮，立止。　二间　合谷　隐白

又用蒜一头捣如泥，作饼如钱大，一分厚，贴脚心：左衄贴右，右衄贴左，两孔俱出，左右俱贴即止。

舌病有補遺

舌腫難言　七情所鬱、及心經熱壅、則舌腫不得息

金津　玉液　廉泉　少商　行間

千金曰舌腫滿口溢、如吹猪胞、氣息不得通、須臾不治殺人、刺舌兩邊大脉出血勿刺中央

原病式曰熱結於舌中、舌爲之腫、名木舌脹、木者强而不柔和也、嘗治一婦人木舌脹、其舌滿口、以鈹鍼銳而小者砭之五七度、三日方平、鍼所出血幾盈斗、

一方用蒲黄末摻之

小兒重舌　刺行間

舌强　中風痰滯每有此症

瘂門　三間　中衝　行間

舌緩　治同上

舌上黄　魚際

舌病有补遗

舌肿难言　七情所郁，及心经热壅，则舌肿不得息。

金津　玉液　廉泉　少商　行间

《千金》曰：舌肿满口溢，如吹猪胞，气息不得通，须臾不治杀人。刺舌两边大脉出血。勿刺中央。

《原病式》曰：热结于舌中，舌为之肿，名木舌胀。木者，强而不柔和也。尝治一妇人木舌胀，其舌满口，以錍针锐而小者，砭之五七度，三日方平。针所出血几盈斗。一方用蒲黄末掺之。

小儿重舌　刺行间

舌强　中风痰滞，每有此症。

哑门　三间　中冲　行间

舌缓　治同上

舌上黄　鱼际

咽喉病有補遺

喉痺俗作喉閉閉壅也 此症先兩日胸膈氣緊、出氣短促、驀然喉痛、手足厥冷氣閉

少商將患者臂以手將下十來次取油髮繩紮大拇指使血聚於指刺出血喉痺即解男先鍼左女先鍼右

曲池 合谷 三間 關衝

風府 天突 豐隆 隱白 竅陰

一凡咽喉腫痛閉塞、水粒不下者、兼以三稜鍼刺手大指背頭節上、甲根下排刺三鍼

雙乳鵝 熱氣上行、腫於喉之兩旁爲雙鵝、腫於一邊爲單鵝、此其形必圓突如乳、乃癰疽之類、結於喉間、故多致出毒、或宜刺出其血、并刺後穴、若毒未甚、膿未成者、治之自可消散、若生於咽下者、難治咽在喉之後

金津 玉液 少商

單乳鵝

海泉在舌下中央脉上○一作廉泉誤

咽喉病有补遗

喉痹俗作喉闭。闭，壅也。此症先两日，胸膈气紧，出气短促，蓦然喉痛，手足厥冷，气闭。

少商将患者臂以手将下十来次，取油发绳扎大拇指，使血聚于指，刺出血，喉痹即解。男先针左，女先针右。

曲池　合谷　三间　关冲　风府　天突　丰隆　隐白　窍阴

一凡咽喉肿痛闭塞，水粒不下者，兼以三棱针刺手大指背头节上，甲根下排刺三针。

双乳鹅　热气上行，肿于喉之两旁为双鹅，肿于一边为单鹅。此其形必圆突如乳，乃痈疽之类，结于喉间，故多致出毒，或宜刺出其血，并刺后穴。若毒未甚，脓未成者，治之自可消散。若生于咽下者，难治。咽在喉之后。

金津　玉液　少商

单乳鹅　海泉在舌下中央脉上。一作廉泉，误。

齒牙病有補遺

上爿牙疼　足陽明病

人中　太淵　衝陽　呂細在內踝尖上灸二七壯

下爿牙疼　手陽明病

承漿　頰車　三間　合谷　列缺舊名龍元

一治牙痛於耳前鬢髮尖內有動脉處隨病左右用小艾炷灸五七壯神效不必貼膏如發再灸卽可斷根

齒齲　齒腐也內經註齒痛也

承漿　勞宮各灸一壯　小海　陽谷

少海　合谷　二間　厲兌

牙床腐爛齒牙脫落名曰走馬牙疳乃熱毒蘊積所致鍼穴同前　宜服清胃瀉火之藥又用黃連五棓子煎水雞毛洗口中

齦痛　齒根肉曰齦

角孫　小海

腎虛牙疼出血

頰車　合谷　足三里　太谿

齿牙病有补遗

上爿牙疼　足阳明病

人中　太渊　冲阳　吕细在内踝尖上，灸二七壮

下爿牙疼　手阳明病

承浆　颊车　三间　合谷　列缺旧名龙元

一治牙痛，于耳前鬓发尖内有动脉处，随病左右，用小艾炷灸五七壮，神效。不必贴膏，如发再灸，即可断根。

齿龋　齿腐也。《内经》注：齿痛也。

承浆　劳宫各灸一壮　小海　阳谷　少海　合谷　二间　厉兑

牙床腐烂，齿牙脱落，名曰走马牙疳，乃热毒蕴积所致。针穴同前，宜服清胃泻火之药，又用黄连、五棓子煎水，鸡毛洗口中。

龈痛　齿根肉曰龈。

角孙　小海

肾虚牙疼出血

颊车　合谷　足三里　太溪

手足病
風痺有補遺
外關　天井　少海　尺澤　曲池
合谷　委中　陽輔
肩臂痛
肩髃　天井　尺澤　少海　曲池
三里　合谷　外關　中渚
手指拘攣
陽谷　一法灸膝眼穴
腋肘痛或腫

小海　尺澤　間使　太陵
腿义風腿膝痠疼是也
環跳　風市　陽陵泉
一凡膝以上病灸環跳　風市
膝以下病　灸犢鼻　膝關　陽陵泉　三里
足踝以上病灸　絕骨　崑崙　三陰交
足踝以下病灸　申脉　照海
膝風腫痛即鶴膝風有補遺
陽陵泉　陽輔　臨泣　梁邱　膝眼
足三里　膝關　委中　陰陵泉　商邱

手足病

风痹有补遗

外关　天井　少海　尺泽　曲池　合谷　委中　阳辅

肩臂痛

肩髃　天井　尺泽　少海　曲池　三里　合谷　外关　中渚

手指拘挛　阳谷一法灸膝眼穴

腋肘痛或肿

小海　尺泽　间使　大陵

腿叉风腿膝酸疼是也

环跳　风市　阳陵泉

一凡膝以上病　灸环跳　风市

膝以下病　灸犊鼻　膝关　阳陵泉　三里

足踝以上病　灸绝骨　昆仑　三阴交

足踝以下病　灸申脉　照海

膝风肿痛即鹤膝风，有补遗

阳陵泉　阳辅　临泣　梁丘　膝眼　足三里　膝关　委中　阴陵泉　商丘

太衝　中封

脚氣○此因風寒暑濕所浸或飲酒厚味損傷脾胃濕熱下注肝腎而成其病先從氣衝穴隱核痛起濕勝者筋脉弛縱浮腫但重而不上升四肢俱寒治宜辛温發散繼以分利祛濕熱勝者筋脉踡縮枯細不腫四肢俱熱有時上衝治以清火降熱其濕熱分争濕勝則憎寒熱勝則壯熱有兼頭疼身痛狀類傷寒者但初起於脚膝熱腫或屈弱不能動移爲異耳

凡脚氣上攻胸膈喘急嘔吐不止自汗脉短促者死入心則恍惚小腹痹脹左寸乍大乍小者死入腎則

腰脚腫小便閉額黑胸滿左尺絶者死若見危候而脉未絶者以附子爲末津調塗湧泉穴

一法刺　肩井　三里　太衝

神應經治脚氣　一風市灸五十壯　二伏兎刺　三犢鼻五十壯　四膝眼　五三里百壯　六上廉　七下廉百壯　八絶骨

寒濕脚氣

解谿灸七壯效

轉筋

轉筋在手十指者灸手踝骨上七壯

太冲　中封

脚气　此因风寒暑湿所浸，或饮酒厚味，损伤脾胃，湿热下注肝肾而成。其病先从气冲穴隐核痛起。湿胜者，筋脉弛纵，浮肿但重而不上升，四肢俱寒，治宜辛温发散，继以分利祛湿。热胜者，筋脉蜷缩，枯细不肿，四肢俱热，有时上冲，治以清火降热，其湿热分争。湿胜则憎寒，热胜则壮热。有兼头疼身痛，状类伤寒者，但初起于脚膝热肿，或屈弱不能动移为异耳。

凡脚气上攻胸膈，喘急呕吐不止，自汗脉短促者，死。入心则恍惚，小腹痹胀，左寸乍大乍小者，死。入肾则腰脚肿，小便闭，额黑胸满，左尺绝者，死。若见危候而脉未绝者，以附子为末，津调涂涌泉穴

一法，刺肩井　三里　太冲

《神应经》治脚气：一风市灸五十壮　二伏兔刺　三犊鼻五十壮　四膝眼　五三里百壮　六上廉　七下廉百壮　八绝骨

寒湿脚气　解溪灸七壮效

转筋　转筋在手十指者，灸手踝骨上七壮。

轉筋在脛骨者灸膝下廉筋上三壯

腹脹轉筋者灸臍上一寸十四壯

脚轉筋　承山　脚踝上內筋急灸內踝外筋急灸外踝

痿躄　筋骨軟弱不痛不癢曰痿足弱不能行曰躄由內藏虛耗血脉筋骨肌肉痿弱無力以運所致狀與柔風脚氣相類彼因風寒邪實故作腫痛痿屬血氣之虛但不任用而無痛楚不可混同風治有補遺

環跳停鍼待氣二時方可　中瀆　三里

足不能行

三里　三陰交　復溜　行間

穿跟草鞋風

崑崙　邱墟　商邱　照海

转筋在胫骨者，灸膝下廉筋上三壮。

腹胀转筋者，灸脐上一寸十四壮。

脚转筋　承山　脚踝上内筋急，灸内踝；外筋急，灸外踝。

痿躄　筋骨软弱，不痛不痒曰痿，足弱不能行曰躄。由内脏虚耗，血脉、筋骨、肌肉痿弱，无力以运所致，状与柔风脚气相类。彼因风寒邪实，故作肿痛。痿属血气之虚，但不任用而无痛楚，不可混同风治。有补遗。

环跳停针，待气二时方可。　中渎　三里

足不能行　三里　三阴交　复溜　行间

穿跟草鞋风

昆仑　丘墟　商丘　照海

腰痛有補遺

腰重痛不可忍轉側起卧不便脚膝攣痺屈伸不利灸兩脚曲脷兩紋頭四處一齊灸各三壯用兩人兩邊同吹至火滅若午時灸了至晚或藏府鳴或行一二次愈

腰痛不可俯仰令患人正立以竹杖柱地平臍點記乃用度脊中灸隨年壯灸訖藏竹勿令人知

凡腰痛不能立者須刺　人中

凡腰痛身之前刺足陽明原衝陽　身之後刺足太陽原京骨　身之側刺足少陽原邱墟

通治腰痛穴

腎俞　白環俞　腰俞　委中　崑崙

鍼灸逢源　卷五　諸

腰痛有补遗

腰重痛不可忍，转侧起卧不便，脚膝挛痹，屈伸不利。灸两脚曲脷两纹头，四处一齐灸各三壮，用两人两边同吹，至火灭。若午时灸了，至晚，或脏腑鸣，或行一二次，愈。

腰痛不可俯仰，令患人正立，以竹杖拄地，平脐点记，乃用度脊中。灸随年壮，灸讫藏竹，勿令人知。

凡腰痛不能立者　须刺人中

凡腰痛身之前，刺足阳明原。冲阳。身之后，刺足太阳原。京骨。身之侧，刺足少阳原。丘墟。

通治腰痛穴

肾俞　白环俞　腰俞　委中　昆仑

心胸胃脘腹痛門

心痛　心痛在岐骨陷中、胸痛則橫滿膈間胃脘痛在心之下、有補遺

曲澤　內關　太陵　神門　中脘

諸心痛者、皆少陰厥氣上衝也、有熱厥心痛者、甚則煩躁而吐、額自汗出、知爲熱也、其脉洪大、當灸太谿崑崙各三壯、謂表裏俱瀉之、熱病汗不出、引熱下行、表汗通身出者愈也、

又心痛鍼　湧泉　太衝

胸脇痛有補遺

支溝　天井　太陵　期門　三里

章門　邱墟　陽輔　行間

腋下痛或腫

陽輔　邱墟　臨泣

胃脘痛　胃之上口曰賁門、與心相連、故胃脘當心而痛、亦由痰食積氣鬱遏清陽、濁陰不降、阻碍道路而爲痛、其或滿脹、或嘔吐噫氣、吞酸不能食、或大便難或瀉痢不止、或面浮面黃、本病與客邪雜見也

內關　膈俞　胃俞　商邱

腹痛有補遺

心胸胃脘腹痛门

心痛　心痛在岐骨陷中，胸痛则横满膈间，胃脘痛在心之下。有补遗。

曲泽　内关　大陵　神门　中脘

诸心痛者，皆少阴、厥气上冲也。有热厥心痛者，甚则烦躁而吐，额自汗出，知为热也。其脉洪大，当灸太溪、昆仑各三壮，谓表里俱泻之。热病汗不出，引热下行，表汗通身出者，愈也。

又心痛　针涌泉　太冲

胸胁痛有补遗

支沟　天井　大陵　期门　三里　章门　丘墟　阳辅　行间

腋下痛或肿　阳辅　丘墟　临泣

胃脘痛　胃之上口曰贲门，与心相连，故胃脘当心而痛，亦由痰食积气郁遏清阳，浊阴不降，阻碍道路而为痛。其或满胀，或呕吐嗳气，吞酸不能食，或大便难，或泻痢不止，或面浮面黄，本病与客邪杂见也。

内关　膈俞　胃俞　商丘

腹痛有补遗

內關　膈俞　脾俞　腎俞　中脘
三里　陷谷　太白　商邱　行間
繞臍痛
天樞　氣海　水分
小腹脹滿痛
陰交　氣海凡臍下三十六疾小腹痛甚欲死者灸之即生　三里
內庭　太白　大敦　中封
陰寒腹痛欲死　人有房事之後或起居犯寒致臍腹痛極者急用大附子爲末唾和作餅如錢厚置臍上以大艾炷灸之如倉卒難得大附即用生薑或葱白

頭切片代之若藥餅焦或以津唾和之或另換之宜待灸至汗出體溫而止或更於氣海丹田關元各灸二七壯使陽氣內通逼寒外出手足溫脉息起則陰消而陽復矣
中蠱有補遺
五蠱毒注　中惡不能食
中脘　照海
凡人飲食後忽然腹中不快或煩躁如狂心腹攪痛欲吐不吐驀然仆暈面目靑黑四肢逆冷涎唾沉水或嚼生豈而不知腥或嚼生礬不澁者是中蠱也

内关　膈俞　脾俞　肾俞　中脘　三里　陷谷　太白　商丘　行间

绕脐痛　天枢　气海　水分

小腹胀满痛　阴交　气海凡脐下三十六疾，小腹痛甚欲死者，灸之即生。　三里　内庭　太白　大敦　中封

阴寒腹痛欲死　人有房事之后，或起居犯寒，致脐腹痛极者，急用大附子为末，唾和作饼如钱厚，置脐上以大艾炷灸之。如仓卒难得大附，即用生姜或葱白头切片代之。若药饼焦，或以津唾和之，或另换之，宜待灸至汗出体温而止。或更于气海、丹田、关元各灸二七壮，使阳气内通，逼寒外出，手足温，脉息起，则阴消而阳复矣。

中蛊有补遗

五蛊毒注　中恶不能食。

中脘　照海

凡人饮食后忽然腹中不快，或烦躁如狂，心腹搅痛，欲吐不吐，蓦然仆晕，面目青黑，四肢逆冷，涎唾沉水，或嚼生豆而不知腥，或嚼生矾不涩者，是中蛊也。

積聚門有補遺

脇下積氣　期門　章門　尺澤治肺積　行間治肝積

伏梁　環臍而痛

中脘

賁豚氣　從少腹起氣上衝胸腹痛

腎俞　章門　氣海　關元　中極

痞塊　氣壅塞爲痞凡人飲食無節以致陽明胃氣一有所逆則陰寒之氣得以乘之而脾不及化則胃絡所出之道以漸留滯結成痞塊必在腸胃之外膈膜

之間故宜用灸以拔其結絡之根

上脘　中脘　通谷　期門灸積塊在上者

腎俞　天樞　章門　氣海　關元

中極灸積塊在下者　脾俞　梁門灸諸痞塊

凡灸宜先上而後下皆先灸七壯或十四壯以後漸次增加多灸爲妙以上諸穴擇宜用之然有不可按穴者如痞之最堅處或頭或尾或突或動處但察其脉絡所由者皆當灸之火力所到則其堅聚之氣自然以漸解散第灸痞之法非一次便能必效須擇其要處至再至三連次陸續灸之無有不愈者

积聚门有补遗

胁下积气　期门　章门　尺泽治肺积　行间治肝积

伏梁　环脐而痛

中脘

贲豚气　从少腹起，气上冲胸腹痛。

肾俞　章门　气海　关元　中极

痞块　气壅塞为痞。凡人饮食无节，以致阳明胃气一有所逆，则阴寒之气得以乘之，而脾不及化，则胃络所出之道以渐留滞，结成痞块，必在肠胃之外，膈膜之间，故宜用灸以拔其结络之根。

上脘　中脘　通谷　期门灸积块在上者　肾俞　天枢　章门　气海　关元　中极灸积块在下者

脾俞　梁门灸诸痞块

凡灸宜先上而后下，皆先灸七壮或十四壮，以后渐次增加，多灸为妙，以上诸穴择宜用之。然有不可按穴者，如痞之最坚处，或头或尾，或突或动处，但察其脉络所由者，皆当灸之。火力所到，则其坚聚之气，自然以渐解散。第灸痞之法，非一次便能必效，须择其要处，至再至三，连次陆续灸之，无有不愈者。

一治痞須灸痞根在脊骨十三椎下當中點記兩旁各開三寸半以指揣摸覺微有動脉此即痞根也多灸左邊或左右俱灸或患左灸右患右灸左皆效

長桑君鍼積塊癥瘕法先於塊中鍼之甚者又於塊頭一鍼塊尾一鍼訖以艾灸之立應塊頭二七壯塊中三七壯塊尾七壯

黃疸有補遺

黃疸發浮　百勞　膏肓俞　腕骨　中脘　三里

陰陵泉治酒疸　丹田治色疸

遍身面目俱黃小便黃赤或不利　脾俞　然谷　湧泉并以上各穴選用

脾疸　口甘病

脾俞　陰陵泉

膽疸　口苦病

膽俞　日月　陽陵泉

一治痞须灸痞根，在脊骨十三椎下，当中点记，两旁各开三寸半，以指揣摸，觉微有动脉，此即痞根也。多灸左边，或左右俱灸，或患左灸右，患右灸左，皆效。

长桑君针积块癥瘕法：先于块中针之，甚者，又于块头一针，块尾一针，讫，以艾灸之，立应。块头二七壮，块中三七壮，块尾七壮。

黄疸有补遗

黄胆发浮　百劳　膏肓俞　腕骨　中脘　三里　阴陵泉治酒疸　丹田治色疸

遍身面目俱黄，小便黄赤或不利　脾俞　然谷　涌泉并以上各穴选用

脾疸　口甘病。

脾俞　阴陵泉

胆疸　口苦病。

胆俞　日月　阳陵泉

腫脹門有補遺

水腫　陽水先腫上體肩背手髆手三陽經、陰水先腫下體腰腹脛胕足三陰經、腫屬脾脹屬肝、腫則陽氣猶行、如單脹而不腫者名蠱脹、為木横尅土難治、腫脹朝寛暮急為血虚、暮寛朝急為氣血兩虚、腫脹由心腹而散四肢者吉、由四肢而入心腹者危男自下而上、女自上而下者皆難治

胃俞　腎俞　神闕　水分以上宜灸

水溝　足三里　解谿　公孫　陰陵泉

復溜　中封　曲泉以上隨宜灸刺

單腹脹

脾俞　水分　公孫　復溜　行間

血鼓

脾俞　腎俞　足三里　復溜　行間

肿胀门有补遗

水肿　阳水，先肿上体，肩背手膊，手三阳经；阴水，先肿下体，腰腹胫胕，足三阴经。肿属脾，胀属肝，肿则阳气犹行。如单胀而不肿者，名蛊胀，为木横克土，难治。肿胀朝宽暮急为血虚，暮宽朝急为气血两虚。肿胀由心腹而散四肢者，吉；由四肢而入心腹者，危。男自下而上，女自上而下者。皆难治。

胃俞　肾俞　神阙　水分以上宜灸　水沟　足三里

解溪　公孙　阴陵泉　复溜　中封　曲泉以上随宜灸刺

单腹胀　脾俞　水分　公孙　复溜　行间

血鼓　脾俞　肾俞　足三里　复溜　行间

瀉痢

胃泄色黄飲食不化、 胃俞

脾泄腹脹滿泄注食卽嘔吐逆

脾俞

大腸泄色白食已窘迫腸鳴切痛

大腸俞

小腸泄溲澁便膿血少腹痛

小腸俞

大瘕泄腹痛裏急後重數至圊而不能便莖中痛、瘕結也

天樞 水分 以上名爲五泄

腎泄五更溏泄久而不愈

氣海 關元

洞泄不止 腎俞 中脘

中氣虛寒腹痛瀉痢、 天樞 神闕

水泄有渴引飲者是熱在膈上、水多入則下膈入胃中、胃中本無熱不勝其水名曰水恣故使米穀一時下此証當灸大椎二五壯立已如用藥宜車前子擂丸、白朮茯苓之類及五苓散可選用之又諸瀉痢入胃、名曰溢飲渴能飲水、水下復瀉而又渴此無藥症當灸大椎

泻痢

胃泄　色黄，饮食不化。　胃俞

脾泄　腹胀满泄注，食即呕吐逆。　脾俞

大肠泄　色白，食已窘迫，肠鸣切痛。　大肠俞

小肠泄　溲涩，便脓血，少腹痛。　小肠俞

大瘕泄　腹痛，里急后重，数至圊而不能便，茎中痛。瘕结也。　天枢　水分

以上名为五泄。

肾泄　五更溏泄，久而不愈。　气海　关元

洞泄不止　肾俞　中脘

中气虚寒腹痛泻痢　天枢　神阙

水泄，有渴引饮者，是热在膈上，水多入则下膈入胃中。胃中本无热，不胜其水，名曰水恣，故使米谷一时下。此证当灸大椎二五壮，立已。如用药，宜车前子擂丸，白术、茯苓之类，及五苓散，可选用之。又诸泻痢入胃，名曰溢饮，渴能饮水，水下复泻而又渴，此无药症，当灸大椎。

疝氣 有補遺

疝屬肝經濕熱痰瘀乘虛下流作病、又因外寒所鬱氣不得通筋脉收引則痛、或酒色無節、濁氣流入下部、或勞碌、或遇寒、發作有時、或有形結於小腹不能頓消乃濕熱爲標腎虛爲本其証或有形如瓜或有聲如蛙、有小腹痛連睾丸者、有痛在下部一邊者、濕熱須分多少而治、受熱則挺縱不收受寒則牽引作痛受濕則腫脹下墜

肝俞 氣海 關元 中極 三陰交

外陵在臍左右各開一寸五分灸疝立效永不再發 歸來 大敦

行間 太衝 闌門一名泉陰

一法關元旁三寸青脉上灸七壯卽愈左患灸右右患灸左

一法令病人合口以草橫量兩口角爲一摺照此再加二摺屈成三角如△字樣以上角安臍中兩角安臍下兩旁當下兩角處是穴左患灸右右患灸左左右俱患兩穴俱灸艾炷如麥粒灸十四壯或三七壯、神效

陰頭腫痛不可忍者、卒疝也婦人陰中痛皆刺大敦行間

疝气有补遗

疝，属肝经，湿热痰瘀乘虚下流作病。又因外寒所郁，气不得通，筋脉收引则痛。或酒色无节，浊气流入下部。或劳碌，或遇寒，发作有时，或有形结于小腹，不能顿消，乃湿热为标，肾虚为本。其证或有形如瓜，或有声如蛙，有小腹痛连睾丸者，有痛在下部一边者，湿热须分多少而治。受热则挺纵不收，受寒则牵引作痛，受湿则肿胀下坠

肝俞　气海　关元　中极　三阴交　外陵在脐左右，各开一寸五分，灸疝立效，永不再发。

归来　大敦　行间　太冲　阑门一名泉阴

一法：关元旁三寸青脉上，灸七壮即愈。左患灸右，右患灸左。

一法：令病人合口，以草横量两口角为一折，照此再加二折，屈成三角如△字样，以上角安脐中，两角安脐下两旁，当下两角处是穴。左患灸右，右患灸左，左右俱患，两穴俱灸。艾炷如麦粒，灸十四壮，或三七壮，神效。

阴头肿痛不可忍者，卒疝也。妇人阴中痛，皆刺大敦、行间。

二陰病

遺精　夢交而出精者謂之夢遺無夢而泄精者謂之
滑精

膏肓俞　腎俞　中極以上灸隨年壯　三陰交
曲泉兼膝脛冷痛者效　中封
又精宮二穴在十四椎下旁開中三寸灸七壯效

白濁

腎俞　關元　中極

陽痿　此乃腎與膀胱虛寒之症

腎俞　氣海多灸妙

小便不禁　此常常出而不覺也蓋膀胱火邪妄動水不得寧故不禁而頻來宜補腎膀陰血瀉火邪爲主有睡中遺溺此爲虛証嬰兒脬氣未固老人下元不足皆有此患但小兒挾熱者多老人挾寒者多不可不辨

氣海小兒遺溺灸亦效　關元　陰陵泉　大敦

五淋　氣淋小便澁常有餘瀝　石淋莖中痛溺如砂石又名砂淋　血淋溺血遇熱即發　膏淋便出如膏勞淋勞倦即發痛引氣衝有補遺

間使　氣海　關元　石門　陰陵泉

二阴病门[①]

遗精　梦交而出精者，谓之梦遗。无梦而泄精者，谓之滑精。

膏肓俞　肾俞　中极以上灸随年壮　三阴交　曲泉兼膝胫冷痛者效　中封

又精宫二穴，在十四椎下，旁开中三寸，灸七壮，效。

白浊

肾俞　关元　中极

阳痿　此乃肾与膀胱虚寒之症。

肾俞　气海多灸妙

小便不禁　此常常出而不觉也。盖膀胱火邪妄动，水不得宁，故不禁而频来。宜补肾膀阴血，泻火邪为主。有睡中遗溺，此为虚证。婴儿脬气未固，老人下元不足，皆有此患，但小儿挟热者多，老人挟寒者多，不可不辨。

气海小儿遗溺灸亦效　关元　阴陵泉　大敦

五淋

气淋，小便涩，常有余沥。石淋，茎中痛，溺如砂石。又名砂淋。血淋，溺血，遇热即发。膏淋，便出如膏。劳淋，劳倦即发，痛引气冲。有补遗。

间使　气海　关元　石门　阴陵泉

---

①门：原缺，据目录补。

一用白鹽炒熱填滿臍中艾炷灸七壯或灸三陰交
即愈
小便閉癃　閉不通也癃即淋瀝也
小腸俞　陰交當膀胱之上口故灸此　陰陵泉
大便秘結
章門　太白　照海
脾虛不大便
三陰交灸三十壯　商邱
脫肛　此由氣血虛而下陷
臍中灸隨年壯　長强三壯　水分灸百壯治洞泄脫肛

鍼灸逢源　卷五　四

若兼濕熱者宜用五棓子明礬各三錢研末水二碗
煎沸熱洗立收脫肛三五寸者洗過再用赤石脂爲
末以油紙托上四圍皆摻之妙
便血　病在胃與大腸故名腸風亦名藏毒糞前者謂
之近血糞後者謂之遠血皆由濕熱下注也
中脘　氣海凡血脫色白飲食少進脉濡弱手足冷灸此二穴妙
一凡便血諸治不效者但取脊骨中與臍相平按高
凸之處覺痠疼者灸七壯即止如復發再灸七壯永
可除根至於衂血一切血症百治不效者經灸永不
再發

用白盐炒热，填满脐中，艾炷灸七壮，或灸三阴交，即愈。

小便闭癃　闭不通也。癃，即淋沥也。

小肠俞　阴交当膀胱之上口，故灸此。阴陵泉

大便秘结　章门　太白　照海

脾虚不大便　三阴交灸三十壮　商丘

脱肛　此由气血虚而下陷。

脐中灸随年壮　长强三壮　水分灸百壮，治洞泄，脱肛。

若兼湿热者，宜用五倍子、明矾各三钱，研末，水二碗煎沸，热洗立收，脱肛三五寸者，洗过，再用赤石脂为末，以油纸托上，四围皆掺之，妙。

便血　病在胃与大肠，故名肠风，亦名脏毒。粪前者谓之近血，粪后者谓之远血，皆由湿热下注也。

中脘　气海凡血脱色白，饮食少进，脉濡弱，手足冷，灸此二穴妙。

凡便血，诸治不效者，但取脊骨中与脐相平，按高凸之处觉酸疼者，灸七壮即止。如复发，再灸七壮，永可除根。至于衄血，一切血症，百治不效者，经灸永不再发。

一法於脊間二十椎下灸隨年壯

痔漏　痔疾若破謂之痔漏大便秘澁必作大痛

二白在掌後四寸　長强　承山　復溜　商邱

又灸十四椎下各開一寸治腸風諸痔效

腋氣

胎生腋氣先用快刀剃去腋毛淨乃用好定粉水調搽腋下六七日後看有一點黑者必有孔如鍼大或如簪尖即氣竅也用艾炷如米大者灸三四壯愈

一法于脊间二十椎下，灸随年壮。

痔漏　痔疾若破，谓之痔漏，大便秘涩，必作大痛。

二白在掌后四寸　长强　承山　复溜　商丘

又灸十四椎下，各开一寸。治肠风诸痔效。

腋气

胎生腋气，先用快刀剃去腋毛净，乃用好定粉，水调搽腋下，六七日后，看有一点黑者，必有孔如针大，或如簪尖，即气窍也。用艾炷如米大者，灸三四壮愈。

癰疽門有補遺

凡瘡瘍可灸刺者須分經絡部分血氣多少俞穴遠近或刺或灸泄其邪氣若從背出者當從太陽經至陰通谷束骨崑崙委中五穴選用從鬢出者當從少陽經竅陰俠谿臨泣陽輔陽陵泉五穴選用從髭出者當從陽明經厲兌內庭陷谷衝陽解谿五穴選用從腦而出者初覺腦痛不可忍且欲生瘡也當灸刺絕骨脉浮者從太陽經依前選用脉長者從陽明經依前選用脉弦者從少陽經依前選用井主心下滿瘡青色滎主身熱瘡赤色俞主體重節痛瘡黃色經

鍼灸逢源 卷五

主欬嗽寒熱瘡白色合主氣逆而泄瘡黑色隨經病而有此症者或宜灸宜刺以泄邪氣

凡瘡瘍已覺微漫腫硬皮色不變脉沉不痛者當外灸之引邪氣出而方止如已有膿水者不可灸當淺刺之淺者亦不灸

隔蒜灸法　用大蒜頭去皮切三分厚片安瘡上以艾炷於隔蒜灸之每五壯換一蒜片或三五十壯或一二百壯如痛者灸至不痛不痛者灸至痛痛者爲良肉不痛者爲毒氣初灸知痛而後反不痛者毒氣深重多灸爲妙先不痛而後覺痛毒氣輕淺如瘡大用蒜搗爛攤患處將艾鋪上燒之蒜敗再換治癰疽

痈疽门有补遗

凡疮疡可灸刺者，须分经络部分，血气多少，俞穴远近。或刺或灸，泄其邪气。若从背出者，当从太阳经，至阴、通谷、束骨、昆仑、委中。五穴选用。从鬓出者，当从少阳经，窍阴、侠溪、临泣、阳辅、阳陵泉。五穴选用。从髭出者，当从阳明经，厉兑、内庭、陷谷、冲阳、解溪。五穴选用。从脑而出者，初觉脑痛不可忍，且欲生疮也，当灸刺绝骨。脉浮者，从太阳经，依前选用；脉长者，从阳明经，依前选用；脉弦者，从少阳经，依前选用。井主心下满，疮青色；荥主身热，疮赤色；输主体重节痛，疮黄色；经主咳嗽寒热，疮白色；合主气逆而泄，疮黑色。随经病而有此症者，或宜灸宜刺，以泄邪气。凡疮疡已觉微漫肿硬，皮色不变，脉沉不痛者，当外灸之，引邪气出而方止。如已有脓水者，不可灸，当浅刺之，浅者亦不灸。

隔蒜灸法　用大蒜头去皮，切三分厚片，安疮上，以艾炷于隔蒜灸之，每五壮换一蒜片，或三五十壮，或一二百壮。如痛者灸至不痛；不痛者灸至痛。痛者为良，肉不痛者为毒气。初灸知痛而后反不痛者，毒气深重，多灸为妙；先不痛而后觉痛，毒气轻浅。如疮大，用蒜捣烂，摊患处，将艾铺上烧之，蒜败再换，治痈疽初起或痛或不痛或麻木等症或陰毒紫白色不起發不痛不作膿者尤宜多灸仍服托裏之劑如灸後仍不痛或不作膿不起發者不治此氣血虛也背疽漫腫無頭者用濕紙貼腫處一點先乾處乃是瘡頭以前法灸之凡用蒜取其辛而散用艾炷取其火力能透灸後瘡潰以膏貼之自愈

附子餅灸法　潰瘍氣血俱虛不能收斂或因風寒襲之血氣不能運行生肌用炮附子去皮臍研末以唾津和為餅置瘡口上將艾炷於餅上灸之每日灸數壯但令微熱勿令痛如餅乾再用唾津調和視瘡

口活潤為度或用炮附子去皮臍切三分厚片如前灸法兼服大補氣血之藥至肉平為度若瘡久成漏內有膿管者灸數日後仍用鍼頭散蝕腐之方見景岳全書

騎竹馬灸穴法　以男左女右手臂豎起用薄篾一條自臂腕中橫紋起貼肉量至中指齊肉盡處截斷為則次另用篾量中指取定同身寸二寸然後用木櫈兩條擺開約四五尺將大竹杠一條兩頭擱在櫈上令病人脫衣正身騎在竹杠中足不着地使人扶定勿令傴僂古令病人騎竹杠使兩人扛起不若用櫈擱穩也將前量臂之篾一頭定着竹杠從尾骶骨貼脊直上至篾盡處點

初起，或痛，或不痛，或麻木等症，或阴毒紫白色，不起发。不痛，不作脓者，尤宜多灸，仍服托里之剂。如灸后仍不痛，或不作脓，不起发者，不治，此气血虚也。背疽漫肿无头者，用湿纸贴肿处，一点先干处，乃是疮头，以前法灸之。凡用蒜取其辛而散，用艾炷取其火力能透，灸后疮溃，以膏贴之自愈。

附子饼灸法　溃疡气血俱虚，不能收敛，或因风寒袭之，血气不能营运生肌。用炮附子去皮脐研末，以唾津和为饼，置疮口上，将艾炷于饼上灸之，每日灸数壮。但令微热，勿令痛，如饼干，再用唾津调和，视疮口活润为度。或用炮附子去皮脐，切三分厚片，如前灸法，兼服大补气血之药，至肉平为度。若疮久成漏，内有脓管者，灸数日后，仍用针头散蚀腐之。方见《景岳全书》。

骑竹马灸穴法　以男左女右手臂竖起，用薄篾一条，自臂腕中横纹起，贴肉量至中指，齐肉尽处截断为则。次另用篾量中指，取定同身寸二寸。然后用木凳两条，摆开约四五尺，将大竹杠一条，两头搁在凳上，令病患脱衣，正身骑在竹杠中，足不着地，使人扶定，勿令伛偻。古令病患骑竹杠，使两人扛起，不若用凳搁稳也。将前量臂之篾一头定着竹杠，从尾骶骨贴脊，直上至篾尽处点記然後取同身寸篾折中橫安點處兩頭盡處是穴灸七壯或五七壯此二穴乃心脉所過之處凡癰疽惡瘡皆心火留滯之毒灸則心火流通而毒自散矣

發背

肩井　騎竹馬穴

項上偏枕

風門灸二七壯

疔瘡　初如粟米次如赤豆頂凹堅硬或痛癢麻木或寒熱頭痛

面口合谷　手上曲池　背上肩井　委中　三里

凡疔用隔蒜灸法甚則以蒜膏徧塗四圍只露毒頂用艾着肉灸之以爆爲度如不爆者難愈更宜多灸至百壯無不愈者

疔瘡初發必用鈹鍼刺入瘡心四五分挑斷疔根令出惡血鍼入疔根堅硬如鉄者爲順綿軟而不知痛者爲逆生項以上者屬三陽經不宜灸火日生疔亦禁灸若初起失治或房勞遺精及食椒酒雞魚猪首等發物以致毒氣內攻走黃不住瘡必塌陷按經尋之有一芒刺直豎乃是疔苗急用鍼刺出惡血即在刺處用艾灸三壯以宣餘毒

记。然后取同身寸篾，折中横安点处，两头尽处是穴，灸七壮，或五七壮。此二穴乃心脉所过之处，凡痈疽恶疮，皆心火留滞之毒，灸则心火流通，而毒自散矣。

发背　肩井　骑竹马穴

项上偏枕　风门灸二七壮

疔疮　初如粟米，次如赤豆，顶凹坚硬，或痛痒麻木，或寒热头痛。

面口合谷　手上曲池　背上肩井　委中　三里

凡疔用隔蒜灸法，甚则以蒜膏遍涂四围，只露毒顶，用艾着肉灸之，以爆为度。如不爆者，难愈。更宜多灸，至百壮无不愈者。

疔疮初发，必用铍针刺入疮心四五分，挑断疔根，令出恶血。针入疔根，坚硬如铁者为顺；绵软而不知痛者为逆。生项以上者，属三阳经，不宜灸，火日生疔，亦禁灸。若初起失治，或房劳遗精，及食椒、酒、鸡、鱼、猪首等发物，以致毒气内攻，走黄不住，疮必塌陷，按经寻之，有一芒刺直竖，乃是疔苗，急用针刺出恶血，即在刺处用艾灸三壮，以宣余毒。

乳癰　乳房紅腫熱痛，十四日成膿　乳疽初起寒熱往來，乳房堅硬木痛，月餘成膿　乳房屬足陽明胃經，乳頭屬足厥陰肝經，男子房勞恚怒傷於肝腎，婦人胎產憂鬱損於肝脾，皆能致之○焮熱痛甚者，並宜隔蒜灸

乳巖　鬱悶則脾氣阻，肝氣逆，遂成隱核，不痛不癢，一二載始潰，或五六年後方見外腫紫黑，內漸潰爛，亦有數載方潰而陷下者，皆曰乳巖，最難治療

肩髃　靈道各灸二七壯　溫溜大人二七壯小人七壯　足三里

條口治癰　下巨墟各灸二七壯　足臨泣

胃癰　生於左者曰胃口疽，生於右者曰胃口癰

曲池灸三七壯　內關七壯

腎癰　自腎俞穴起

會陽灸二七壯

腸癰　小腹重，強按之痛，小便如淋，汗出惡寒，身皮甲錯，腹皮急如腫狀，脈洪數者，膿已成，若大便膿血，為直腸癰，易治，或繞臍生瘡，或臍間出膿，為盤腸癰，難治　一方用生菜油日幾服，有效，以其利腸解毒也

大腸俞　陷谷　太白

千金方屈兩肘，正肘頭銳骨，灸百壯，下膿血而安　大腸脈合曲池，小腸脈合小海，故灸此

乳痈　乳房红肿热痛，十四日成脓。乳疽初起，寒热往来。乳房坚硬木痛，月余成脓。

乳房属足阳明胃经，乳头属足厥阴肝经，男子房劳恚怒伤于肝肾，妇人胎产忧郁损于肝脾，皆能致之。焮热痛甚者，并宜隔蒜灸。

乳岩　郁闷则脾气阻，肝气逆，遂成隐核，不痛不痒，一二载始溃，或五六年后方见外肿紫黑，内渐溃烂，亦有数载方溃而陷下者，皆曰乳岩。最难治疗。

肩髃　灵道各灸二七壮　温溜大人二七壮，小人七壮　足三里　条口治痈　下巨虚各灸二七壮　足临泣

胃痈　生于左者，曰胃口疽；生于右者，曰胃口痈。

曲池灸三七壮　内关七壮

肾痈　自肾俞穴起。

会阳灸二七壮

肠痈　小腹重，强按之痛，小便如淋，汗出恶寒，身皮甲错，腹皮急如肿状，脉洪数者，脓已成。若大便脓血，为直肠痈，易治。或绕脐生疮，或脐间出脓，为盘肠痈，难治。一方用生菜油日几服，有效，以其利肠解毒也。

大肠俞　陷谷　太白

《千金方》：屈两肘，正肘头锐骨灸百壮，下脓血而安。大肠脉合曲池，小肠脉合小海，故灸此。

流注 生於四肢關節或胸腹腰臀初發漫腫不紅
用葱頭細切杵爛炒熱敷患處冷則用熱物熨之多
熨爲妙或鋪艾灸之亦效若熱痛漸至透紅一點即
宜用鍼開破出膿
蜣螂蛀一名僵螂蛀 手指骨節堅腫形如蟬肚不紅不腫
屈伸艱難日久方知木痛此體虛人由濕痰寒氣凝
滯而成初宜服六君子湯外以陽燧錠於堅處灸之
自消若失治而堅腫漸爛膿如清水潰久則不能收
功

陽燧錠
蟾酥末 硃砂末 川烏末 草烏各五分末
直殭蠶一条末
用硫黃一兩五錢置杓內微火烊化次入前藥末攪勻再
入麝香二分冰片一分攪勻即傾入濕磁盆內速盪轉成
片俟冷收磁罐內用時取甜瓜子大一塊紅棗肉粘
於灸處用燈草蘸油點火焠藥錠上灸五壯或七壯
九壯候起小皰用線鍼串破出黃水須貼萬應膏其
毒即消 如風氣痛用筯子於骨縫中按之痠痛處
以墨點記灸之

流注 生于四肢关节，或胸腹腰臀，初发漫肿不红。

用葱头细切，杵烂炒热敷患处，冷则用热物熨之，多熨为妙，或铺艾灸之亦效。若热痛渐至透红一点，即宜用针开破，出脓。

蜣螂蛀一名僵螂蛀 手指骨节坚肿，形如蝉肚，不红不肿，屈伸艰难，日久方知木痛，此体虚人由湿痰寒气凝滞而成。初宜服六君子汤，外以阳燧锭于坚处灸之，自消。若失治而坚肿渐烂，脓如清水，溃久则不能收功。

阳燧锭

蟾酥末 朱砂末 川乌末 草乌各五分末 直僵蚕一条末

用硫黄一两五钱置杓内，微火烊化，次入前药末搅匀，再入麝香二分、冰片一分搅匀，即倾入湿瓷盆内，速荡转成片，俟冷，收瓷罐内。用时取甜瓜子大一块，红枣肉粘于灸处，用灯草蘸油点火，淬药锭上，灸五壮或七壮、九壮，候起小疱，用线针串破出黄水，须贴万应膏，其毒即消。如风气痛，用箸子于骨缝中按之酸痛处以墨点记，灸之。

瘰癧

瘰癧者結核是也或在耳前後連及頤頷下至缺盆皆爲瘰癧或在胸及胸之側下連兩脇皆爲馬刀手足少陽主之此經多氣少血故多堅而少軟膿白而稀如泔水狀又獨形而小者爲結核續斷連結者爲瘰癧形長如蛤者爲馬刀

此本膏粱火熱之變有因虛勞氣鬱所致治宜補形氣調經脈不必潰發但令熱氣散其瘡自消

肩髃　曲池　合谷手陽明　支溝　天井手少陽　少海手少陰　天池手厥陰　大迎　足三里瘰瘡出於頰下取足陽明　淵液　陽輔　足臨泣　太衝腋腫馬刀瘰取足少陽厥陰

以上凡毒深者灸後再二三次報之愈

癧初生時男左女右灸風池亦效

一灸瘰癧用獨蒜切如錢厚片先從後發核上灸起至初發母核而止多灸自效灸後可服煎藥一劑用牙皂七個殭蠶七條瓜蔞一個連皮子切碎五味子一歲一粒以水二鍾煎熟外加生大黃三五錢量人虛實用之一服即消

一治瘰癧不問已潰未潰灸肘尖穴以手仰置肩上微舉起則肘骨尖自見即是灸處灸七壯三次瘡自除在左灸左在右灸右

瘰疬

瘰疬者，结核是也。或在耳前后，连及颐颔下至缺盆，皆为瘰疬。或在胸及胸之侧，下连两胁，皆为马刀。手足少阳主之，此经多气少血，故多坚而少软，脓白而稀如泔水状。又独形而小者为结核，续断链接者为瘰疬，形长如蛤者为马刀。

此本膏粱火热之变，有因虚劳气郁所致，治宜补形气，调经脉。不必溃发，但令热气散，其疮自消。

肩髃　曲池　合谷手阳明　支沟　天井手少阳　少海手少阴　天池手厥阴　大迎

足三里瘰疮出于颊下，取足阳明。　渊液　阳辅　足临泣　太冲腋肿马刀瘰，取足少阳、厥阴。

以上凡毒深者，灸后再二三次报之，愈。

疬初生时，男左女右灸风池，亦效。

灸瘰疬，用独蒜切如钱厚片，先从后发核上灸起，至初发母核而止，多灸自效。灸后可服煎药一剂，用牙皂七个，僵蚕七条，瓜蒌一个连皮子切碎，五味子一岁一粒，以水二钟煎熟，外加生大黄三五钱，量人虚实用之，一服即消。

治瘰疬，不问已溃未溃，灸肘尖穴，以手仰置肩上微举起，则肘骨尖自见，即是灸处。灸七壮，三次疮自除。在左灸左，在右灸右。

瘤贅

瘤者留也若怒動肝火血涸而筋攣者自筋腫起按之如筋久而或有赤縷名曰筋瘤若勞役火動陰血沸騰外邪所搏而爲腫者自肌肉腫起久而有赤縷或皮俱赤者名曰血瘤若鬱結傷脾肌肉消薄外邪所搏而爲腫者自肌肉腫起按之實軟名曰肉瘤若勞傷肺氣腠理不密外邪所搏而壅腫者自皮膚腫起按之浮軟名曰氣瘤一云有時牽痛者 若勞傷腎水不能榮骨而爲腫者自骨腫起按之堅硬名曰骨瘤一名石癭 五瘤之外又惟粉瘤爲最多蓋腠理津沫偶有所滯

聚而不散則漸以成瘤是亦粉刺之屬但有淺深耳深者在皮裏漸大成瘤也 向一人於眼皮下沿生一小瘤初如米粒漸大如豆用鑽鍼三四枚翻轉眼皮刺其膜少少出血如此二三次其瘤日縮竟得漸消 又一人於手臂上生一瘤漸大如龍眼其人用小艾於瘤上灸七壯竟爾漸消不長或隔蒜灸之

凡有生此物者當以上二法酌宜用之大都筋病宜灸血病宜刺或有以蘿菔子南星樸硝之類敷而治之亦可暫消若欲拔根無如前法

癭瘤 頸瘤曰癭瘤氣赤瘤丹㯹皆熱勝氣也

瘤赘

瘤者，留也。若怒动肝火，血涸而筋挛者，自筋肿起，按之如筋，久而或有赤缕，名曰筋瘤。若劳役火动，阴血沸腾，外邪所搏而为肿者，自肌肉肿起，久而有赤缕，或皮俱赤者，名曰血瘤。若郁结伤脾，肌肉消薄，外邪所搏而为肿者，自肌肉肿起，按之实软，名曰肉瘤。若劳伤肺气，腠理不密，外邪所搏而壅肿者，自皮肤肿起，按之浮软，名曰气瘤。一云有时牵痛者。若劳伤肾水，不能荣骨，而为肿者，自骨肿起，按之坚硬，名曰骨瘤。一名石瘿。五瘤之外，又惟粉瘤为最多。盖腠理津沫，偶有所滞，聚而不散，则渐以成瘤，是亦粉刺之属，但有浅深耳。深者在皮里，渐大成瘤也。向一人于眼皮下沿，生一小瘤，初如米粒，渐大如豆。用钻针三四枚，翻转眼皮，刺其膜，少少出血。如此二三次，其瘤日缩，竟得渐消。又一人于手臂上生一瘤，渐大如龙眼，其人用小艾于瘤上灸七壮，竟尔渐消不长，或隔蒜灸之。

凡有生此物者，当以上二法酌宜用之，大都筋病宜灸，血病宜刺，或有以萝菔子、南星、朴硝之类敷而治之，亦可暂消。若欲拔根，无如前法。

瘿瘤 颈瘤曰瘿，瘤气赤瘤丹熛，皆热胜气也。

風池灸百壯　大椎　天突一切瘿瘤初起灸大妙
肩髃男左灸十八壯右灸十七壯女右灸十八壯左灸十七壯　氣舍
臑會　雲門　天府
疣痣疣音由贅也痣音志黑子也
當疣上灸三壯即消亦有只灸一壯以水滴之自去
者
又灸手中指節宛宛中疣痣皆效

癮疹疥癬
癮疹皮膚枯燥　風氣相搏則生癮疹身體搔癢凡人
汗出不可當風露臥及浴後出早使人身振寒熱以
生風疹也
肩髃　曲池　合谷　曲澤
手三里　環跳
疥瘡　癬瘡
曲池　合谷　間使　太陵
足三里　委中　百虫窠　行間

风池灸百壮　大椎　天突一切瘿瘤初起，灸大妙。

肩髃男左灸十八壮，右灸十七壮；女右灸十八壮，左灸十七壮。　气舍　臑会　云门　天府

疣痣　疣，音由，赘也；痣，音志，黑子也。

当疣上灸三壮即消。亦有只灸一壮，以水滴之自去者。

又灸手中指节宛宛中，疣痣皆效。

瘾疹疥癣

瘾疹皮肤枯燥　风气相搏，则生瘾疹，身体瘙痒。凡人汗出不可当风露卧，及浴后出早，使人身振寒热，以生风疹也。

肩髃　曲池　合谷　曲泽　手三里　环跳

疥疮　癣疮

曲池　合谷　间使　大陵　足三里　委中　百虫窠　行间

癘風有補遺

癘風　俗稱大麻風濕熱在內而爲風鼓之則肌肉生虫白屑重疊搔癢頑麻甚則眉毛脫落鼻柱崩壞不可爲矣須令病人斷酒戒色清心寡慾忌食發風動氣葷腥鹽醬炙煿生冷之物止食淡飯白粥白煮時菜而已愈後亦須守禁否則再發不救

承漿灸七壯灸瘡愈再灸以疏陽明任脉則風熱息而虫不生矣　委中刺出血二三合　黑紫圪搭上刺出惡血

若毒在外者刺遍身患處及兩臂腿腕兩手足指縫各出血隔一二日更刺之血赤爲度

毒蟲邪狗咬傷

蛇蝎蜈蚣咬傷中毒痛極者急用艾火於傷處灸之拔散毒氣即安或用蒜片貼肉灸之毒甚者灸五十壯服紫金丹更妙

邪狗咬傷有補遺

孫真人曰春末夏初犬多發狂被其咬者無出於灸即就咬處牙迹上灸之一日灸三壯灸至一百二十日乃止宜常食灸韭菜永不再發

一法速用艾火灸咬處三十五壯甚者灸百壯

疠风有补遗

疠风　俗称大麻风，湿热在内，而为风鼓之，则肌肉生虫，白屑重叠，瘙痒顽麻甚则眉毛脱落，鼻柱崩坏，不可为矣。须令病人断酒戒色，清心寡欲，忌食发风动气、荤、腥、盐、酱、炙、煿生冷之物，止食淡饭白粥，白煮时菜而已。愈后亦须守禁，否则再发不救。

承浆灸七壮，灸疮愈，再灸，以疏阳明、任脉，则风热息而虫不生矣。　委中刺出血，二三合。

黑紫圪搭上刺出恶血

若毒在外者，刺遍身患处及两臂腿腕、两手足指缝，各出血，隔一二日更刺之血赤为度。

毒虫邪狗咬伤

蛇蝎蜈蚣咬伤，中毒痛极者，急用艾火于伤处灸之，拔散毒气即安。或用蒜片贴肉灸之，毒甚者灸五十壮，服紫金丹更妙。

邪狗咬伤有补遗

孙真人曰：春末夏初，犬多发狂，被其咬者，无出于灸。即就咬处牙迹上灸之，一日灸三壮，灸至一百二十日乃止。宜常食灸韭菜，永不再发。

一法，速用艾火灸咬处三十五壮，甚者灸百壮。

婦人病門

經不調

氣海　三陰交

間使治結塊　中極治漏下　照海經不行

血崩　此証多因血熱而兼氣不能收攝所致、亦有上焦壅塞氣不疏通而血暴崩於下者、

腎俞　氣海　關元　中極俱灸妙　三陰交

赤白帶

間使　腎俞　白環俞　氣海　關元

中極　三陰交

不孕

子宮關元穴左邊去中二寸　中極

陰挺　婦人陰中突出一物長五六寸或生一物牽引腰腹痛甚不思飲食是名陰挺又名㿗疝

曲泉　太衝　照海

轉胞　臍下急痛小便不通是也

關元灸二七壯　陰陵泉

若胎漏尿出名曰遺尿　治同上

難產

合谷　三陰交　崑崙

妇人病门

经不调

气海　三阴交　间使治结块　中极治漏下　照海经不行

血崩　此证多因血热，而兼气不能收摄所致，亦有上焦壅塞，气不疏通而血暴崩于下者。

肾俞　气海　关元　中极俱灸妙　三阴交

赤白带

间使　肾俞　白环俞　气海　关元　中极　三阴交

不孕　子宫关元穴左边去，中二寸。　中极

阴挺　妇人阴中突出一物，长五六寸，或生一物，牵引腰腹痛甚，不思饮食，是名阴挺。又名㿗疝。

曲泉　太冲　照海

转胞　脐下急痛，小便不通是也。

关元灸二七壮　阴陵泉

若胎漏尿出，名曰遗尿，治同上。

难产

合谷　三阴交　昆仑

一法橫逆難產急於右足小指尖頭灸三壯立產一作至陰穴○艾炷如小麥

一凡難產橫生死胎皆取太衝

子鞠不能下

合谷　三陰交　至陰三稜鍼出血橫者即轉直

巨闕令正坐用人抱頭抱腰微偃鍼入六分留七呼得氣即瀉昏悶者立甦一云子手掬母心生下兒手有鍼痕子頂母心向前人中有鍼痕向後枕骨下有鍼痕可驗按十四經發揮曰凡人心下有膈膜前齊鳩尾後齊十一椎周圍着脊所以遮膈濁氣不使上熏心肺是心在膈上也況兒在腹中有衣胞裹之豈能破膈掬心哉

胎衣不下

肩井產下厥逆者針五分若覺悶亂者再針足三里　中極　三陰交

產後惡露不止

氣海　中極　三陰交

血塊痛

氣海　三陰交

乳汁不通

膻中灸　少澤

欲斷產

臍下二寸三分灸三壯　一法灸右足內踝上一寸

一法，横逆难产，急于右足小指尖头灸三壮，立产。一作“至阴穴”，艾炷如小麦。

凡难产，横生死胎，皆取太冲。

子鞠不能下

合谷　三阴交　至阴三棱针出血，横者即转直。

巨阙令正坐，用人抱头抱腰微偃。针入六分，留七呼，得气即泻，昏闷者立苏。

一云：子手掬母心，生下儿手有针痕；子顶母心向前，人中有针痕；向后枕骨下有针痕，可验。按《十四经发挥》曰：凡人心下有膈膜，前齐鸠尾，后齐十一椎，周遭着脊，所以遮膈浊气，不使上熏心肺，是心在膈上也。况儿在腹中，有衣胞裹之，岂能破膈掬心哉？

胎衣不下

肩井产下厥逆者，针五分。若觉闷乱者，再针足三里。　中极　三阴交

产后恶露不止　气海　中极　三阴交

血块痛　气海　三阴交

乳汁不通　膻中灸　少泽

欲断产　脐下二寸三分灸三壮　一法：灸右足内踝上一寸。

小兒病門

面部五位圖

面部診候　左腮爲肝，右腮爲肺，額上爲心，鼻爲脾，頦爲腎。若色赤者熱也，隨症治之。

目部診候　目部赤色者心實熱，淡紅者心虛熱，青者肝實熱，淡青者肝虛熱，黃者脾實熱，微黃者脾虛熱，白而混者肺實熱。

目無睛光者腎虛也

鍼灸逢源　卷五

額上三指診候

小兒半歲之間有病，以名中食三指按額前眉上髮際之下。兒頭在左舉右手，頭在右舉左手。食指爲上，中指爲中，名指爲下。若三指俱熱，感受風邪，鼻塞氣粗。三指俱冷，感受風寒，藏冷吐瀉。若食中二指熱，上熱下冷。名中二指熱，夾驚之候。食指熱，胸膈氣滿，乳食不消。

食指三關脉色

孩子未至三歲，看虎口三關。從虎口上食指第一節爲風關，第二節爲氣關，第三節爲命關，卽寅卯辰三關也。左手之紋應心肝，右手之紋應脾肺。若脉見風關易治

小儿病门

面部五位图（图见上）

面部诊候　左腮为肝，右腮为肺，额上为心，鼻为脾，颏为肾。肾若色赤者，热也，随症治之。

目部诊候　目部赤色者，心实热；淡红者，心虚热；青者，肝实热；淡青者，肝虚热；黄者，脾实热；微黄者，脾虚热；白而混者，肺实热。

目无睛光者，肾虚也。

额上三指诊候

小儿半岁之间有病，以名、中、食三指，按额前眉上发际之下。儿头在左，举右手；头在右，举左手。食指为上，中指为中，名指为下。若三指俱热，感受风邪，鼻塞气粗。三指俱冷，感受风寒，藏冷吐泻。若食、中二指热，上热下冷。名、中二指热，夹惊之候。食指热，胸膈气满，乳食不消。

食指三关脉色

孩子未至三岁，看虎口三关。从虎口上，食指第一节为风关，第二节为气关，第三节为命关，即寅、卯、辰三关也。左手之纹应心、肝，右手之纹应脾、肺。若脉见风关，易治；

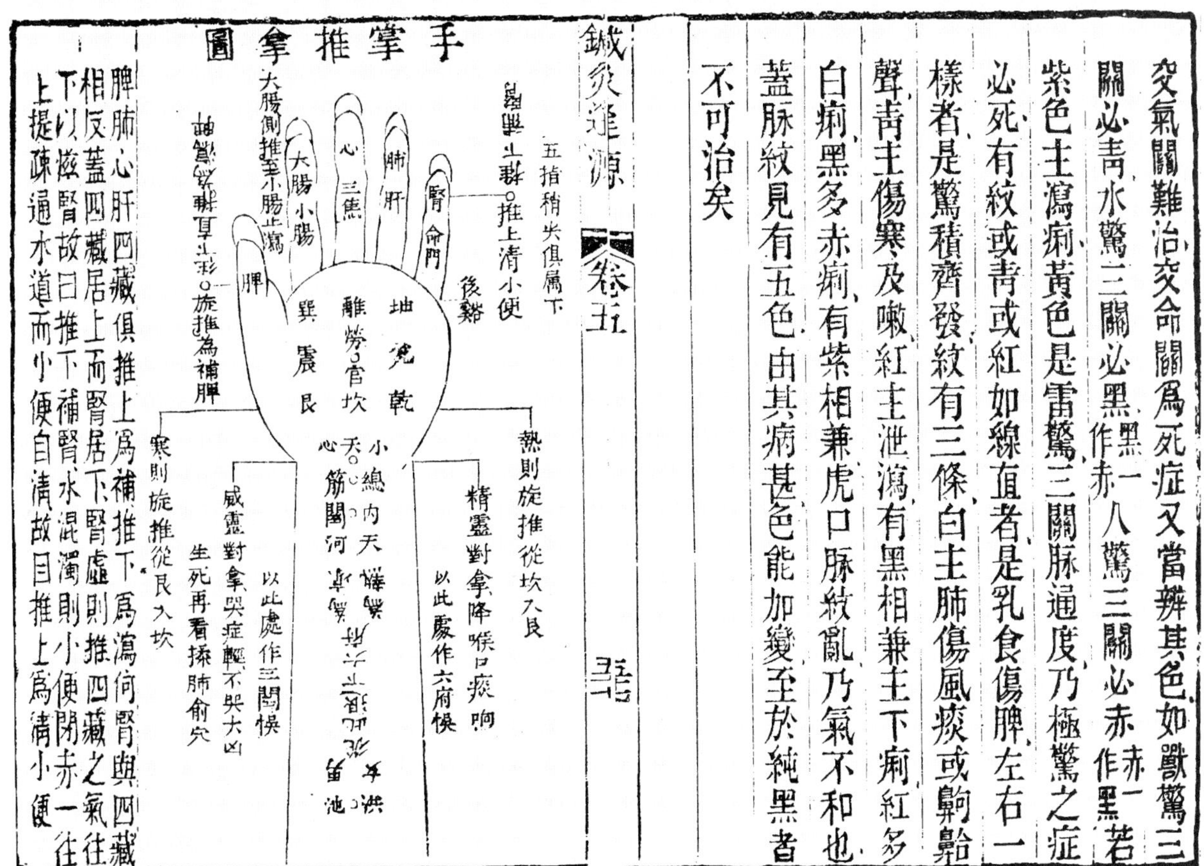

交氣關難治，交命關為死症。又當辨其色，如獸驚三關必青，水驚三關必黑，黑一作赤。人驚三關必赤，赤一作黑。若紫色主瀉痢，黃色是雷驚。三關脉通度，乃極驚之症，必死。有紋或青或紅如線直者，是乳食傷脾，左右一樣者，是驚積齊發。紋有三條，白主肺傷風痰或齁鮐聲，青主傷寒及嗽，紅主泄瀉，有黑相兼主下痢，紅多白痢，黑多赤痢，有紫相兼，虎口脉紋亂，乃氣不和也。蓋脉紋見有五色，由其病甚，色能加變，至於純黑者，不可治矣。

鍼灸逢源　卷五

手掌推拿圖

脾肺心肝，四藏俱推上為補，推下為瀉。何腎與四藏相反？蓋四藏居上，而腎居下。腎虛則推四藏之氣往下以滋腎，故曰推下補。腎水混濁，則小便閉赤，一往上提，疏通水道，而小便自清，故曰推上為清小便。

交气关，难治；交命关，为死症。又当辨其色，如兽惊，三关必青；水惊，三关必黑；黑，一作赤。人惊，三关必赤。赤，一作黑。若紫色主泻痢，黄色是雷惊。三关脉通度，乃极惊之症，必死。有纹或青或红如线直者，是乳食伤脾；左右一样者，是惊积齐发。纹有三条：白主肺，伤风痰或齁鮐声；青主伤寒及嗽；红主泄泻。有黑相兼主下痢，红多白痢，黑多赤痢；有紫相兼，虎口脉纹乱，乃气不和也。盖脉纹见有五色，由其病甚，色能加变。至于纯黑者，不可治矣。

手掌推拿图（图见上）

脾肺心肝，四脏俱推上为补，推下为泻。何肾与四脏相反？盖四脏居上，而肾居下。肾虚则推四脏之气，往下以滋肾，故曰推下补。肾水混浊，则小便闭赤，一往上提，疏通水道，而小便自清，故曰推上为清小便。

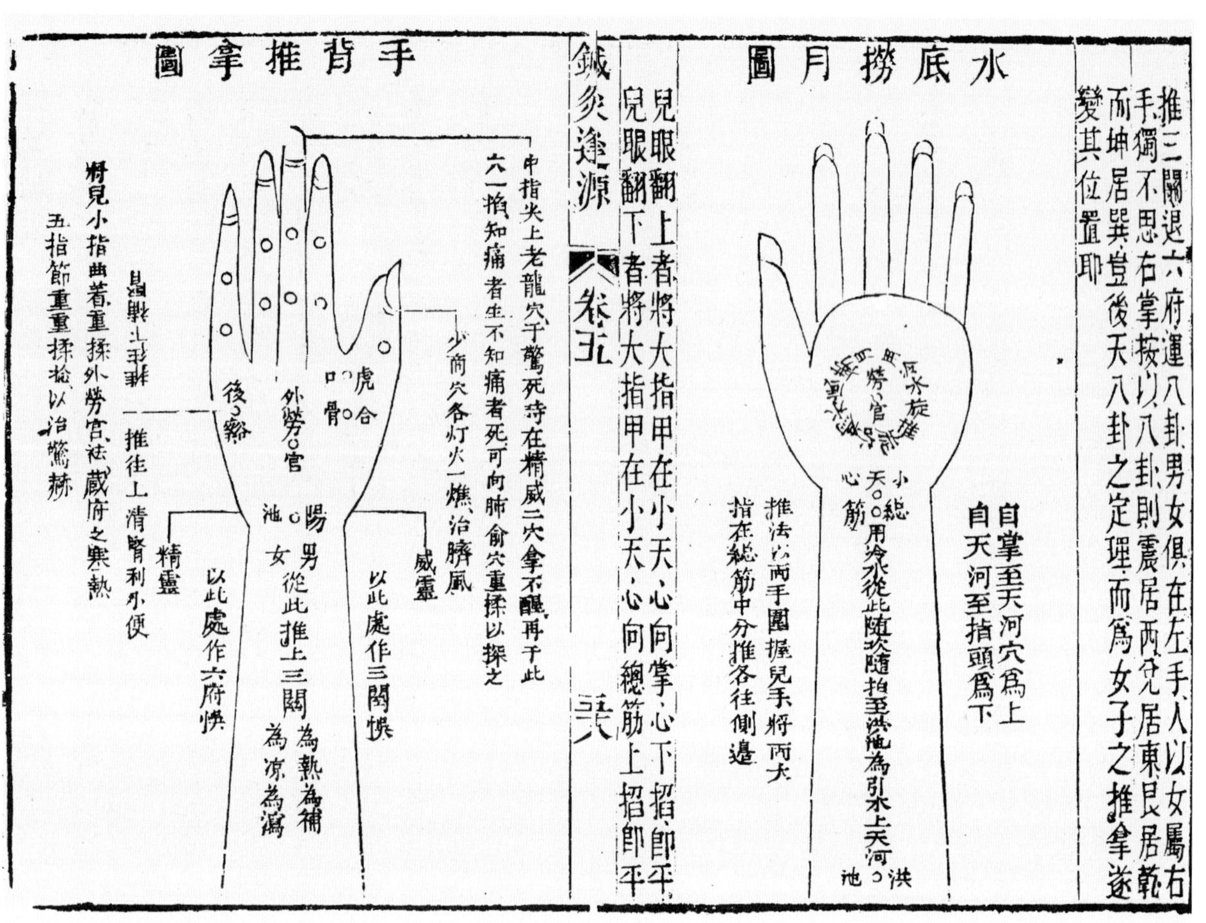

水底捞月图（图见上）

推三关，退六腑，运八卦。男女俱在左手。人以女属右手，独不思右掌按以八卦，则震居西，兑居东，艮居乾，而坤居巽。岂后天八卦之定理，而为女子之推拿，遂变其位置耶？

儿眼翻上者，将大指甲在小天心向掌心下掐，即平。

儿眼翻下者，将大指甲在小天心向总筋上掐，即平。

手背推拿图（图见上）

推拿雜病要穴

印堂治一切驚風不語　頰車治牙關緊

瞳子髎治眼閉　迎香治口眼俱閉

少海治驚風 俱宜以掐代鍼　推外關間使止轉筋吐瀉

掐陽池止頭痛清補腎水開大小便閉塞又能發汗

掐總筋過天河水清心經治口瘡潮熱夜啼四肢常掣

掐外勞宮治遍身潮熱肚起青筋揉之效

揉勞宮動心火發汗不可輕用

後谿推上爲瀉主利小便推下爲補腎

腕骨穴止瀉往下推拂

合骨穴在虎口上兩骨合縫處定驚兩手各一燋

中廉治筋抽掐之即揉　解谿內弔驚往後仰揉掐之

膝上鬼眼穴若身後仰掐住身即正 此即膝眼共四穴

委中治驚時往前仆向下掐住便直

僕參治脚掣跳口咬　左轉揉之止吐右轉揉之止瀉

又驚又吐又瀉掐此穴及脚中趾效

大敦驚來若急拿之或鞋帶穴對拿 鞋帶穴一作僕參夏氏曰即崑崙穴灸三壯治小兒發癇瘛瘲

涌泉治驚吐瀉掐之男左轉揉之止吐右轉揉之止瀉左轉不揉主吐右轉不揉主瀉女反此

推拿杂病要穴

印堂：治一切惊风不语。　颊车：治牙关紧。

瞳子髎：治眼闭。　迎香：治口眼俱闭。

少海：治惊风。俱宜以掐代针。　推外关、间使：止转筋吐泻。

掐阳池：止头痛，清补肾水，开大小便闭塞，又能发汗。

掐总筋，过天河水　清心经，治口疮潮热、夜啼、四肢常掣。

掐外劳宫：治遍身潮热。肚起青筋，揉之效。　揉劳宫：动心火发汗，不可轻用。

后溪：推上为泻，主利小便，推下为补肾。　腕骨穴：止泻，往下推拂。

合骨穴：在虎口上两骨合缝处，定惊，两手各一燋。　中廉：治筋抽。掐之即揉。

解溪：内吊惊往后仰，揉掐之。　膝上鬼眼穴：若身后仰，掐住身即正。此即膝眼，共四穴。

委中：治惊时往前仆，向下掐住便直。

仆参：治脚掣跳口咬。左转揉之止吐，右转揉之止泻，又惊又吐又泻，掐此穴及脚中趾效。

大敦：惊来若急，拿之。或鞋带穴对拿。鞋带穴，一作仆参。夏氏曰：即昆仑穴，灸三壮，治小儿发痫瘛疭。

涌泉：治惊吐泻，掐之。男左转揉之止吐，右转揉之止泻，左转不揉主吐，右转不揉主泻，女反此。

推驚總法

推法、開天門二十四下從眉心推上髮際分陰陽九下用兩大指推從眉心分推至太陽太陰此不論寒熱虛實皆用如感寒在太陽上重揉發汗、體弱感寒亦揉太陽發汗、並揉太陰以留汗使發汗在皮裏膜外之間、庶免汗失亡陽、更加虛弱之弊女則揉太陰發汗揉太陽止汗隨向天庭眉心山根準頭人中承漿各穴掐一下以代鍼法男在左手三關推上三十、退六府五六十以應之又將我兩手握兒左手掌向上於總筋穴分推六七下、又在左手掌上運八卦從艮宮推往坎宮二三十廻、曲兒左手小指重揉外勞宮名

曰黃蜂入洞三十下即於五指節、逐一揉兩次在左脚委中穴往下捋三十下以上男女各推左手左脚、即用元宵燈火定之〇定驚元宵燈火顖門眉心臍心、臍輪、臍周圍六燋如梅樣少商、合骨鞋帶各穴共十五燋用燈心蘸清油點火依次焠之

以上推法用葱薑煎汁浸染醫人大指依次推之至於別穴看症再加揉法

推惊总法

推法，开天门二十四下，从眉心推上发际。分阴阳九下。用两大指推，从眉心分推至太阳、太阴，此不论寒热虚实皆用。如感寒，在太阳上重揉发汗，体弱感寒，亦揉太阳发汗，并揉太阴以留汗，使发汗在皮里膜外之间，庶免汗失亡阳，更加虚弱之弊。女则揉太阴发汗，揉太阳止汗。随向天庭、眉心、山根、准头、人中、承浆，各穴掐一下，以代针法。男在左手三关推上三十，退六腑五六十以应之。又将我两手握儿左手掌向上，于总筋穴分推六七下。又在左手掌上运八卦，从艮宫推往坎宫二三十回，曲儿左手小指重揉外劳宫，名曰黄蜂入洞，三十下。即于五指节，逐一揉两次，在左脚委中穴往下捋三十下。以上男女各推左手左脚，即用元宵灯火定之。

定惊元宵灯火：囟门、眉心、脐心、脐输、脐周遭六燋如梅样。少商、合骨、鞋带，各穴共十五燋。用灯心蘸清油点火，依次淬之。

以上推法用葱姜煎汁浸染医人大指，依次推之。至于别穴，看症再加揉法。

幼科雜病有補遺

胎寒者，胎有寒而下地復感寒，於半日、一日內，通面皆青如靛染，口不吮乳，四肢必冷，先有啼聲，後復不啼而昏迷者是也。觀兒兩眼、鼻準無黃色，口不吹噓，定是胎寒。先於精靈、威靈二穴對拿緊，並將崑崙穴拿緊，其聲稍出，即用元宵燈火十五燋斷之。法見前。或聲不出，亦用此穴，則聲必出，乳必吸，青色必漸退矣。然此症須防作吐，胎寒者臟腑皆寒，胃寒不能納，故必吐。用人參一分，桔梗一錢，白朮、霍香各五分，水煎服，自愈。亦有發於二三日之間，者胎。有寒而外無感冒也。

胎熱者，面色深紅而燥，如滿口熱氣，或舌腫而紅紫，目內紅赤，或大便秘結，小便短赤，此皆胎熱也。如牙齦腫硬，不能吸乳，用銀簪於牙上下合骨處刺破出血，乳自能吸，隨用連翹、木通各一錢，甘草五分，水煎服。

胎驚風　驚與風名異而症同。小兒初生，面青口噤，手足抽掣，身熱背強，是胎驚風症也。若目直竄視最為難治，宜先拿精威二穴并崑崙穴，少頃即曲兒小指重揉外勞宮，隨用元宵燈火定之。

臍風　嬰兒出世，剪落臍帶時，風由臍入腹，風性急速，三朝之內便見，七朝之外則非是矣。臍風初發，吸乳

幼科杂病有补遗

胎寒者，胎有寒而下地复感寒，于半日、一日内，通面皆青如靛染，口不吮乳，四肢必冷，先有啼声，后复不啼而昏迷者是也。观儿两眼、鼻准无黄色，口不吹嘘，定是胎寒。先于精灵、威灵二穴对拿紧，并将昆仑穴拿紧，其声稍出，即用元宵灯火十五燋断之。法见前。或声不出，亦用此穴，则声必出，乳必吸，青色必渐退矣。然此症须防作吐，胎寒者脏腑皆寒，胃寒不能纳，故必吐。用人参一分，桔梗一钱，白术、霍香各五分，水煎服，自愈。亦有发于二三日之间，者胎。有寒而外无感冒也。

胎热者，面色深红而燥，如满口热气，或舌肿而红紫，目内红赤，或大便秘结，小便短赤，此皆胎热也。如牙龈肿硬，不能吸乳，用银簪于牙上下合骨处刺破出血，乳自能吸，随用连翘、木通各一钱，甘草五分，水煎服。

胎惊风　惊与风名异而症同。小儿初生，面青口噤，手足抽掣，身热背强，是胎惊风症也。若目直窜视最为难治，宜先拿精威二穴并昆仑穴，少顷即曲儿小指重揉外劳宫，随用元宵灯火定之。

脐风　婴儿出世，剪落脐带时，风由脐入腹，风性急速，三朝之内便见，七朝之外则非是矣。脐风初发，吸乳

必較前稍鬆，兩眼角挨眉心處忽有黃色，宜急治之，治之最易，黃色到鼻，治之仍易，到人中承漿，治之稍難，口不撮而微有吹噓，猶可治也，至脣口收束鎖緊，舌頭强直，不治矣。一見眼角及人中有黃色，而脣不撮緊者，曲兒小指，揉外勞宮，即用燈火於顖門、眉心、人中、承漿、兩手少商各穴一燋，臍輪六燋，未落帶於帶口火燃，既落帶於落處一燋，共十三燋，風便止而黃即退矣。

急驚風　小兒急驚，因聞大聲，或驚而發搐，搐止如故，此熱生於心，身熱、面赤、引飲、口中氣熱，二便黃赤，甚

則發搐。蓋熱甚生風，陽盛而陰虛也，宜利驚丸。

身熱而不抽，昏迷無知，是心熱也，治宜用半夏、陳皮、桔梗、甘草、連翹、木通各等分，煎服。

利驚丸

天竹黃二錢　輕粉　青黛各一錢　黑牽牛炒，五錢，爲末，蜜丸豌豆大，每歲服一丸，薄荷湯下。

慢驚一名慢症　小兒慢驚，或因病後藥餌傷損脾胃，或由汗久亡陰，吐久傷胃，瀉久絕脾而成，故曰慢脾之症。其候昏睡露睛，兩目無神而多漂泥，咽喉有牽踞之聲，四肢厥冷瘛瘲，大便瀉青而小便清利，此脾虛也。

必较前稍松，两眼角挨眉心处忽有黄色，宜急治之，治之最易；黄色到鼻，治之仍易；到人中、承浆，治之稍难；口不撮而微有吹嘘，犹可治也。至唇口收束锁紧，舌头强直，不治矣。一见眼角及人中有黄色，而唇不撮累者，曲儿小指，揉外劳宫，即用灯火于囟门、眉心、人中、承浆、两手少商，各穴一燋，脐轮六焦，未落带于带口火燃，既落带于落处一燋，共十三燋。风便止而黄即退矣。

急惊风　小儿急惊，因闻大声，或惊而发搐，搐止如故，此热生于心。身热、面赤、引饮、口中气热，二便黄赤，甚则发搐。盖热甚生风，阳盛而阴虚也，宜利惊丸。

身热而不抽，昏迷无知，是心热也，治宜用半夏、陈皮、桔梗、甘草、连翘、木通，各等分，煎服。

利惊丸：天竹黄二钱，轻粉、青黛各一钱，黑牵牛炒五钱，为末，蜜丸豌豆大，每岁服一丸，薄荷汤下。

慢惊一名慢症　小儿慢惊，或因病后药饵伤损脾胃，或由汗久亡阴，吐久伤胃，泻久绝脾而成，故曰慢脾之症。其候昏睡露睛，两目无神而多漂泥，咽喉有牵踞之声，四肢厥冷瘛疭，大便泻青而小便清利，此脾虚也。

有見兒眼翻手掣握拳形狀似驚以驚名之即或推或拿或火亦無驚可療無風可祛無痰可除無熱可解其實惟脾間枯痰虛熱往來耳治宜六君子湯之類

發搐　驚癇發搐男則目左視無聲右視有聲女則右視無聲左視有聲相勝故也　男則握拳拇指叉入食指中為順於外為逆女則叉入食指中為逆於外為順

傷風發搐口中氣熱呵欠煩悶手足動搖

傷食發搐身溫多睡或吐不思食

百日內發搐真者不過二三次必死假者頻發不死真者內生驚癇假者外傷風冷血氣未實不能勝任故發搐

驚癇生死　如驚痰築不省人事手不抽掣時把精威二穴對拿緊不咬齒不搖頭不直視亦無掙聲之狀將兒向我以我兩手騎兒背大指握前以第二兩指並狠狠揉肺俞二穴聲雖不出一掙一掙恰似有聲無音之狀此乃肺被痰築如鐘磬中塞實即重扣亦不響定是活症急灸肺俞穴各三壯若發驚拿醒便知人事　如兒身體不肥痰不甚盛不省人事張目

有见儿眼翻手掣握拳，形状似惊，以惊名之，即或推，或拿，或火。亦无惊可疗，无风可祛，无痰可除，无热可解，其实惟脾间枯痰，虚热往来耳，治宜六君子汤之类。

发搐　惊痫发搐。男则目左视无声，右视有声；女则右视无声，左视有声，相胜故也。男则握拳，拇指叉入食指中为顺，于外为逆；女则叉入食指中为逆，于外为顺。

伤风发搐，口中气热，呵欠烦闷，手足动摇。

伤食发搐，身温多睡，或吐不思食。

百日内发搐，真者不过二三次必死，假者频发不死。真者内生惊痫，假者外伤风冷。血气未实，不能胜任，故发搐。

惊痫生死　如惊痰筑不省人事，手不抽掣时，把精威二穴对拿紧，不咬齿，不摇头，不直视，亦无挣声之状。将儿向我，以我两手骑儿背，大指握前，以第二两指并狠狠揉肺俞二穴，声虽不出，一挣一挣，恰似有声无音之状，此乃肺被痰筑，如钟磬中塞实，即重扣亦不响，定是活症。急灸肺俞穴各三壮，若发惊拿醒，便知人事。如儿身体不肥，痰不甚盛，不省人事，张目

視人者在精威二穴對拿緊不知痛竟無掙聲之狀惟咬齒搖頭此肺經已絕治之無益

驚痫先驚怖啼叫乃發

後頂上旋毛中一名泥丸穴 耳後青絡各灸三壯

風痫先屈食指如數物乃發

絲竹空針 神庭 百會 神闕灸

瘰癧 風熱毒邪與血氣相搏鬱結成核如貫珠於耳項之間腫硬白色而有根者便是瘰癧或潰爛成惡毒用燈火燋法如瘰在左則燋左邊瘰在右則燋右邊前自頸上耳脚下起離六分地一點一點直下乳

次過腋環至肺俞穴到頸上耳後止在瘰上周圍亦燋第二次照原路空處補之便愈若只有核而搖得動者不是瘰癧初起紅腫便是癰疽不可作瘰癧治

霍亂

崑崙 水分 天樞

吐乳汁

中庭灸一壯

口中轉屎 因母食寒涼所致

中脘灸七壯

脇下滿瀉痢體重不收痃癖積聚腹痛不嗜食痎瘧寒

视人者，在精威二穴对拿紧，不知痛，竟无挣声之状，惟咬齿摇头，此肺经已绝，治之无益。

惊痫，先惊怖啼叫乃发。

后顶上旋毛中，一名泥丸穴。耳后青络。各灸三壮。

风痫，先屈食指如数物乃发。

丝竹空针　神庭　百会　神阙灸

瘰疬　风热毒邪与血气相搏，郁结成核，如贯珠于耳项之间，肿硬白色而有根者，便是瘰疬。或溃烂成恶毒，用灯火燋法。如瘰在左则燋左边，瘰在右则燋右边。前自颈上耳脚下起，离六分地，一点一点直下乳，次过腋，环至肺俞穴，至颈上耳后止，在瘰上周围亦燋。第二次照原路空处补之，便愈。若只有核而摇得动者，不是瘰疬。初起红肿，便是痈疽，不可作瘰疬治。

霍乱　昆仑　水分　天枢

吐乳汁　中庭灸一壮

口中转屎　因母食寒凉所致。

中脘灸七壮

胁下满，泻痢，体重不收，痃癖积聚，腹痛不嗜食，痎疟寒熱或腹脹引背，食飲多，漸漸黃瘦者。十一椎下各開一寸五分，灸七壯。黃疸灸三壯。當是脾俞二穴。

肚大青筋，堅如鐵石 於臍之上下左右，離五分地，各灸二壯，即消。

疳眼 由饑飽失調，致食積傷脾，腹大面黃，午後發熱，日久髮稀作瀉，瀉甚則渴，但見白珠紅色。漸生翳膜遮滿黑珠，突起如黑豆，如香菰之狀，是疳眼也。有補遺。

合谷各灸一壯

雞胸一名龜胸 由欬嗽喘促，肺氣脹滿，攻於胸膈，漸成此症。

中府 膻中 靈道 足三里

龜背一名鱉背 由客風吹背，傳入於髓，故背突如龜。或欬嗽久而肺虛，致腎無所生，腎主骨，風寒乘虛而入於骨髓，精血不能流通，故骨弓而駝。

肩中俞治欬嗽者 膏肓俞 腎俞

癖氣久不消 章門三壯 臍後脊中即命門，灸三壯。治瘧母神效。

秋深冷痢 臍下三寸灸七壯或隨年壯

脫肛瀉血，秋深不效

热，或腹胀引背，食饮多，渐渐黄瘦者。十一椎下各开一寸五分，灸七壮。黄疸灸三壮。当是脾俞二穴。

肚大青筋，坚如铁石 于脐之上下左右，离五分地，各灸二壮，即消。

疳眼 由饥饱失调，致食积伤脾，腹大面黄，午后发热，日久发稀作泻，泻甚则渴，但见白珠红色。渐生翳膜遮满黑珠，突起如黑豆，如香菇之状，是疳眼也。有补遗。

合谷各灸一壮

鸡胸一名龟胸 由咳嗽喘促，肺气胀满，攻于胸膈，渐成此症。

中府 膻中 灵道 足三里

龟背一名鳖背 由客风吹背，传入于髓，故背突如龟。或咳嗽久而肺虚，致肾无所生，肾主骨，风寒乘虚而入于骨髓，精血不能流通，故骨弓而驼。

肩中俞治咳嗽者 膏肓俞 肾俞

癖气久不消 章门三壮 脐后脊中即命门，灸三壮。治疟母神效。

秋深冷痢 脐下三寸灸七壮或随年壮

脱肛泻血，秋深不效

用薑片置臍上、艾灸三壯、千金曰、灸隨年壯

龜尾卽長强穴、灸三壯

脫肛乃肺氣下陷、兼用補中益氣湯數貼效、久不瘥者灸百會

陰腫

崑崙灸三壯

戒逆鍼灸無病而先鍼灸曰逆

小兒初生無病不可鍼灸、如逆鍼灸、則動其五藏、因恐成癇、河洛關中土地多寒、兒每成痓、生兒三日多逆灸以防之、吳蜀地溫、無此疾也、今人不分南北灸之、多有害者、不若任其自然、免致夭橫也

用姜片置脐上，艾灸三壮。《千金》曰：灸随年壮。

龟尾即长强穴，灸三壮。

脱肛，乃肺气下陷，兼用补中益气汤数帖，效。久不瘥者，灸百会。

阴肿　昆仑灸三壮

戒逆针灸无病而先针灸曰逆

小儿初生无病，不可针灸。如逆针灸，则动其五脏，因恐成痫。河洛关中，土地多寒，儿每成痓，生儿三日，多逆灸以防之。吴蜀地温，无此疾也。今人不分南北灸之，多有害者。不若任其自然，免致夭横也。

徐氏八法證治

一凡治病先取公孫爲主、次取各穴應之

九種心疼、一切冷氣，太陵 中脘 隱白

痰涎隔悶胸中隱痛 勞宮 間使 膻中

氣隔五噎飲食不下 膻中 三里 太白

臍腹脹滿食不消化 天樞 水分 內庭

脇肋下痛起止艱難 支溝 章門 陽陵泉

泄瀉不止裏急後重 下脘 天樞 照海

胸中刺痛隱隱不樂 內關 太陵 彧中

兩脇脹滿氣攻疼痛 章門 陽陵泉 絶骨

中滿不快翻胃吐食 中魁 中脘 太白

胃脘停痰口吐清水 巨闕 中脘 厲兌

胃脘停食疼刺不已 中脘 三里 解谿

嘔吐痰涎眩暈 膻中 中魁 豐隆

心瘧令人心內怔忡 百勞 心俞 神門

脾瘧令人怕寒腹痛 脾俞 三里 商邱

肝瘧令人色蒼蒼、惡寒發熱 肝俞 絶骨 中封

肺瘧令人心寒怕驚 列缺 合谷 肺俞

腎瘧令人洒熱腰脊强痛 腎俞 大鐘 申脉

瘧疾大熱不退 間使 百勞 絶骨

徐氏八法证治

○凡治病，先取公孙为主，次取各穴应之：

九种心疼，一切冷气：大陵　中脘　隐白

痰涎隔闷，胸中隐痛：劳宫　间使　膻中

气隔五噎，饮食不下：膻中　三里　太白

脐腹胀满，食不消化：天枢　水分　内庭

胁肋下痛，起止艰难：支沟　章门　阳陵泉

泄泻不止，里急后重：下脘　天枢　照海

胸中刺痛，隐隐不乐：内关　大陵　彧中

两胁胀满，气攻疼痛：章门　阳陵泉　绝骨

中满不快，翻胃吐食：中魁　中脘　太白

胃脘停痰，口吐清水：巨阙　中脘　厉兑

胃脘停食，疼刺不已：中脘　三里　解溪

呕吐痰涎，眩晕：膻中　中魁　丰隆

心疟令人心内怔忡：百劳　心俞　神门

脾疟令人怕寒腹痛：脾俞　三里　商丘

肝疟令人色苍苍，恶寒发热：肝俞　绝骨　中封

肺疟令人心寒怕惊：列缺　合谷　肺俞

肾疟令人洒热，腰脊强痛：肾俞　大钟　申脉

疟疾大热不退：间使　百劳　绝骨

瘧疾先寒後熱　後谿　曲池　勞宮

瘧疾先熱後寒　百勞　曲池　絶骨

瘧疾心胸疼痛　內關　太陵　上脘

瘧疾頭痛眩暈吐痰不已　列缺　合谷　中脘

瘧疾骨節痠疼　百勞　魄戶　然谷

瘧疾口渴不已　人中　間使　關衝

胃瘧令人善飢不能食　胃俞　厲兌　大都

膽瘧令人惡寒怕驚卧不安　膽俞　期門　臨泣

黃疸四肢俱腫汗出染衣

百勞　腕骨　至陽　中脘　足三里

黃疸遍身皮膚面目小便俱黃

百勞　至陽　脾俞　腕骨　三里　隱白

穀疸食畢則心眩怫鬱遍體發黃

至陽　胃俞　腕骨　陰谷　三里　內庭

酒疸身目俱黃心中痛面發赤斑小便赤黃

膽俞　至陽　腕骨　委中

女勞疸身目俱黃發熱惡寒小便不利

至陽　腎俞　關元　然谷

以上諸症俱足太陰經公孫爲主

一凡治病先取內關爲主次取各穴應之

疟疾先寒后热：后溪　曲池　劳宫

疟疾先热后寒：百劳　曲池　绝骨

疟疾心胸疼痛：内关　大陵　上脘

疟疾头痛眩晕，吐痰不已：列缺　合谷　中脘

疟疾骨节酸疼：百劳　魄户　然谷

疟疾口渴不已：人中　间使　关冲

胃疟令人善饥，不能食：胃俞　厉兑　大都

胆疟令人恶寒怕惊，卧不安：胆俞　期门　临泣

黄疸四肢俱肿，汗出染衣：百劳　腕骨　至阳　中脘　足三里

黄疸，遍身皮肤、面、目、小便俱黄：百劳　至阳　脾俞　腕骨　三里　隐白

谷疸，食毕则心眩怫郁，遍体发黄：

至阳　胃俞　腕骨　阴谷　三里　内庭

酒疸，身目俱黄，心中痛，面发赤斑，小便赤黄：胆俞　至阳　腕骨　委中

女劳疸，身目俱黄，发热恶寒，小便不利：至阳　肾俞　关元　然谷

以上诸症，俱足太阴经公孙为主。

〇凡治病先取内关为主，次取各穴应之：

中滿不快、胃脘傷寒　太陵　胆中　中脘　三里
中焦痞滿、兩脇刺痛　支溝　胆中　章門
脾胃虛冷、嘔吐不已　中脘　氣海　內庭　公孫
脾胃氣虛、心腹脹滿　水分　氣海　三里　太白
脇肋下疼、心脘刺痛　氣海　陽陵泉　行間
痞塊不散、心中悶痛　太陵　中脘　三陰交
食癥不散、人漸羸瘦　腕骨　脾俞　公孫
食積血瘕、胸中隱痛　胃俞　氣海　行間
五積氣塊、血積血癖　膈俞　肝俞　大敦　照海
臟腑虛冷、兩脇疼痛　支溝　通里　章門　陽陵泉

鍼灸逢源　卷五　三九

風壅氣滯、心腹刺痛　風門　膻中　勞宮　三里
大腸虛冷、脫肛不收　百會　命門　長強　承山
大便艱難、用力脫肛　百會　支溝　照海
藏毒腫痛便血　膈俞　肝俞　長強　承山
痔疾腫痛　長強　合陽　委中
五癇口中吐沫　後谿　神門　心俞　鬼眼
心性呆痴、悲泣不已　通里　後谿　神門　大鍾
心驚發狂、不識親疎　少衝　十宣　心俞　中脘
健忘易失、言語不紀　通里　少衝　心俞
心氣虛損、或歌或笑　靈道　通里　心俞

中满不快，胃脘伤寒：大陵　胆中　中脘　三里
中焦痞满，两胁刺痛：支沟　胆中　章门
脾胃虚冷，呕吐不已：中脘　气海　内庭　公孙
脾胃气虚，心腹胀满：水分　气海　三里　太白
胁肋下疼，心脘刺痛：气海　阳陵泉　行间
痞块不散，心中闷痛：大陵　中脘　三阴交
食癥不散，人渐羸瘦：腕骨　脾俞　公孙
食积血瘕，胸中隐痛：胃俞　气海　行间
五积气块，血积血癖：膈俞　肝俞　大敦　照海
脏腑虚冷，两胁疼痛：支沟　通里　章门　阳陵泉
风壅气滞，心腹刺痛：风门　膻中　劳宫　三里
大肠虚冷，脱肛不收：百会　命门　长强　承山
大便艰难，用力脱肛：百会　支沟　照海
脏毒肿痛便血：膈俞　肝俞　长强　承山
痔疾肿痛：长强　合阳　委中
五痫，口中吐沫：后溪　神门　心俞　鬼眼
心性呆痴，悲泣不已：通里　后溪　神门　大钟
心惊发狂，不识亲疏：少冲　十宣　心俞　中脘
健忘易失，言语不纪：通里　少冲　心俞
心气虚损，或歌或笑：灵道　通里　心俞

心中驚悸、言語錯亂　少海　少府　後谿　心俞
心中虛惕、神思不安　通里　心俞　膽俞　乳根
心驚中風、不省人事　百會　中衝　大敦
心藏諸虛、怔忡驚悸　通里　陰郄　心俞
心虛膽寒、四體顫掉　通里　膽俞　臨泣
以上諸症俱手厥陰經內關爲主
一凡治病先取後谿爲主。次取各穴應之
手足攣急屈伸艱難
曲池　尺澤　合谷　陽陵泉　行間
手足俱顫、不能握物行步　曲池　陽谿　腕骨

陽陵泉　絶骨　太衝　公孫
頸項强痛、不能回顧　風府　風池　承漿
兩顋頰痛紅腫　大迎　頰車　合谷
咽喉閉塞、水粒不下　商陽　十宣　天突　照海
雙鵝風、喉閉不通　少商　十宣　金津　玉液
單鵝風、喉中腫痛　關衝　合谷　天突
偏正頭風兩額角痛
臨泣　絲竹空　太陽紫脉・合谷　列缺
兩眉角痛　頭維　攢竹　陽白　印堂　合谷
頭目昏沉、太陽痛　頭維　太陽紫脉　合谷

心中惊悸，言语错乱：少海　少府　后溪　心俞

心中虚惕，神思不安：通里　心俞　胆俞　乳根

心惊中风，不省人事：百会　中冲　大敦

心脏诸虚，怔忡惊悸：通里　阴郄　心俞

心虚胆寒，四体颤掉：通里　胆俞　临泣

以上诸症，俱手厥阴经内关为主。

〇凡治病先取后溪为主，次取各穴应之：

手足挛急，屈伸艰难：曲池　尺泽　合谷　阳陵泉　行间

手足俱颤，不能握物行步：曲池　阳溪　腕骨　阳陵泉　绝骨　太冲　公孙

颈项强痛，不能回顾：风府　风池　承浆

两腮颊痛红肿：大迎　颊车　合谷

咽喉闭塞，水粒不下：商阳　十宣　天突　照海

双鹅风，喉闭不通：少商　十宣　金津　玉液

单鹅风，喉中肿痛：关冲　合谷　天突

偏正头风，两额角痛：临泣　丝竹空　太阳紫脉　合谷　列缺

两眉角痛：头维　横竹　阳白　印堂　合谷

头目昏沉，太阳痛：头维　太阳紫脉　合谷

頭項拘急引肩背痛　百會　承漿　肩井　中渚
醉頭風、嘔吐不止、惡聞人言
百勞　合谷　列缺　湧泉
眼赤腫、衝風淚下　臨泣　攢竹　合谷　小骨空
破傷風因他事觸發、渾身發熱項强
太陽紫脉　合谷　十宣　大敦　行間
以上諸症俱手太陽經後谿爲主
一凡治病先取申脉爲主。次取各穴應之
腰背强、不可俛仰　膏肓俞　腰俞　委中
肢節煩痛牽引腰腳　肩髃　曲池　陽陵　崑崙

中風不省人事
百會　印堂　合谷　大敦　中衝
中風不語　前頂　啞門　人中　合谷　少商
中風半身癱瘓　手三里　合谷　腕骨
風市　絕骨　三陰交　行間
中風偏枯、疼痛無時
肩髃　曲池　太淵　三里　絕骨　崑崙
中風四肢麻痺不仁
肘髎　上廉　魚際　風市　膝關　三陰交
中風手足搔癢不能握物

头项拘急，引肩背痛：百会　承浆　肩井　中渚

醉头风，呕吐不止，恶闻人言：百劳　合谷　列缺　涌泉

眼赤肿，冲风泪下：临泣　攒竹　合谷　小骨空

破伤风，因他事触发，浑身发热项强：太阳紫脉　合谷　十宣　大敦　行间

以上诸症，俱手太阳经后溪为主。

○凡治病先取申脉为主，次取各穴应之：

腰背强，不可俯仰：膏肓俞　腰俞　委中

肢节烦痛，牵引腰脚：肩髃　曲池　阳陵　昆仑

中风不省人事：百会　印堂　合谷　大敦　中冲

中风不语：前顶　哑门　人中　合谷　少商

中风半身瘫痪：手三里　合谷　腕骨　风市　绝骨　三阴交　行间

中风偏枯，疼痛无时：肩髃　曲池　太渊　三里　绝骨　昆仑

中风四肢麻痹不仁：肘髎　上廉　鱼际　风市　膝关　三阴交

中风手足瘙痒不能握物：

臑會　合谷　腕骨　風市　陽陵　行間

中風口眼喎斜牽連不已　人中　合谷　太淵

十宣　童子髎　頰車針入一分沿皮向下透地倉穴喎右寫左喎左寫右

中風口噤不開言語蹇澁

頰車　地倉　人中　合谷

中風角弓反張眼目盲視　百會　百勞　合谷

曲池　十宣　陽陵泉　行間

腰脊項背疼痛　人中　肩井　腎俞　委中

腰痛起止艱難　膏肓　腎俞　委中　然谷

手臂背生毒名附骨疽　天府　曲池　委中

手背生毒名附筋發背

合谷　液門　中渚　外關

足背生毒名曰發背　委中　內庭　俠谿　行間

鬢髭發毒　太陽　合谷　外關　太谿

項腦攻瘡　强間　百勞　合谷　委中

背胛生癰　曲池　液門　外關　內關

十宣　委中　俠谿

以上諸症俱足太陽經申脉爲主

一凡治病先取臨泣爲主次取各穴應之

足跗腫痛久不能消　行間　申脉

臑会　合谷　腕骨　风市　阳陵　行间

中风口眼㖞斜，牵连不已：人中　合谷　太渊　十宣　瞳子髎　颊车针入一分，沿皮向下透地仓穴，㖞右泻左，㖞左泻右。

中风口噤不开，言语謇涩：颊车　地仓　人中　合谷

中风角弓反张，眼目盲视：百会　百劳　合谷　曲池　十宣　阳陵泉　行间

腰脊项背疼痛：人中　肩井　肾俞　委中

腰痛起止艰难：膏肓　肾俞　委中　然谷

手臂背生毒，名附骨疽：天府　曲池　委中

手背生毒，名附筋发背：合谷　液门　中渚　外关

足背生毒，名曰发背：委中　内庭　侠溪　行间

鬓髭发毒：太阳　合谷　外关　太溪

项脑攻疮：强间　百劳　合谷　委中

背胛生痈：曲池　液门　外关　内关　十宣　委中　侠溪

以上诸症，俱足太阳经申脉为主。

○凡治病，先取临泣为主，次取各穴应之：

足跗肿痛久不能消：行间　申脉

手足麻痺不知痛癢
曲池　合谷　中渚　太陵　三里　太冲
兩手顫掉不能握物　曲澤　合谷　中渚　腕骨
手指拘攣伸縮疼痛　手十指節握拳指尖艾炷如小麥灸五壯
尺澤　陽谿　中渚
足指拘攣筋緊不開　足十指節握拳指尖艾炷如小麥灸五壯
陽陵泉　邱墟　公孫
足底發熱名曰濕熱　合谷　京骨　湧泉
足外踝紅腫名穿踝風
邱墟　崑崙　照海
足跗發熱五指節痛　衝陽　俠谿　足十宣

兩手發熱五指疼痛　陽池　合谷　液門
兩膝紅腫疼痛名鶴膝風
風市　膝關　陽陵泉　行間
手腕骨痛名遶髁風　腕骨　太陵　太淵
臂膊痛連肩背　肩井　曲池　中渚
腰胯疼痛寒疝之類　五樞　委中　三陰交
腿胯疼痛名腿叉風　環跳　委中　陽陵泉
白虎歷節風疼痛　肩井　曲池　三里　合谷
委中　行間　天應遇痛處鍼強鍼出血
走注風遊走四肢痛　天應　曲池　三里　委中

手足麻痹不知痛痒：曲池　合谷　中渚　大陵　三里　太冲

两手颤掉不能握物：曲泽　合谷　中渚　腕骨

手指拘挛，伸缩疼痛：手十指节握拳指尖艾炷如小麦，灸五壮。　尺泽　阳溪　中渚

足指拘挛筋紧不开：足十指节握拳指尖艾炷如小麦，灸五壮。　阳陵泉　丘墟　公孙

足底发热，名曰湿热：合谷　京骨　涌泉

足外踝红肿，名穿踝风：丘墟　昆仑　照海

足跗发热，五指节痛：冲阳　侠溪　足十宣

两手发热，五指疼痛：阳池　合谷　液门

两膝红肿疼痛，名鹤膝风：风市　膝关　阳陵泉　行间

手腕骨痛，名绕髁风：腕骨　大陵　太渊

臂膊痛连肩背：肩井　曲池　中渚

腰胯疼痛，寒疝之类：五枢　委中　三阴交

腿胯疼痛，名腿叉风：环跳　委中　阳陵泉

白虎历节风疼痛：肩井　曲池　三里　合谷　委中　行间　天应遇痛处针，强针出血。

走注风游走四肢痛：天应　曲池　三里　委中

浮風渾身搔癢　百會　百勞　曲池　命門
太陽紫脉　風市　委中　血海　水分　氣海
頭項紅腫强痛　風池　風府　承漿　肩井
腎虛腰痛與動艱難　脊中　腎俞　委中
閃挫腰痛　脊中　腎俞　腰俞　委中
虛損濕滯腰痛行動無力　刺穴如前
諸虛百損四肢無力　百勞　膏肓俞　關元
尺澤　陽谿　中渚　足三里
脇下肝積氣塊刺痛
支溝　太陵　中脘　章門　陽陵泉
以上諸症俱足少陽經臨泣爲主
一凡治病先取外關爲主次取各穴應之
臂膊紅腫肢節疼痛　肩髃　肘髎　腕骨
手指節痛不能伸屈　合谷　腕骨　陽谷　五虎
足指節痛不能行步　崑崙　內庭　太衝
足內踝紅腫痛名遶踝風　邱墟　臨泣　崑崙　太谿
五藏結熱吐血不已
膈俞　心俞　肺俞　脾俞　肝俞　腎俞
六府結熱血妄行不已　膈俞　膽俞　胃俞
三焦俞　大腸俞　小腸俞　膀胱俞

浮风浑身瘙痒：百会　百劳　曲池　命门　太阳紫脉　风市　委中　血海　水分　气海

头项红肿强痛：风池　风府　承浆　肩井

肾虚腰痛，兴动艰难：脊中　肾俞　委中

闪挫腰痛：脊中　肾俞　腰俞　委中

虚损湿滞，腰痛行动无力：刺穴如前。

诸虚百损，四肢无力：百劳　膏肓俞　关元　尺泽　阳溪　中渚　足三里

胁下肝积，气块刺痛：支沟　大陵　中脘　章门　阳陵泉

以上诸症，俱足少阳经临泣为主。

〇凡治病先取外关为主，次取各穴应之：

臂膊红肿，肢节疼痛：肩髃　肘髎　腕骨

手指节痛不能伸屈：合谷　腕骨　阳谷　五虎

足指节痛不能行步：昆仑　内庭　太冲

足内踝红肿痛名绕踝风：丘墟　临泣　昆仑　太溪

五脏结热，吐血不已：膈俞　心俞　肺俞　脾俞　肝俞　肾俞

六腑结热，血妄行不已：膈俞　胆俞　胃俞　三焦俞　大肠俞　小肠俞　膀胱俞

鼻衄不止　少澤　膈俞　心俞　湧泉

吐血昏暈不省人事　膈俞　肝俞　通里　大敦

虛損氣逆吐血不已　膏肓　膈俞　肝俞　丹田

吐血衄血陽乘於陰血熱妄行

膈俞　肝俞　中衝　三里　三陰交

血寒亦吐陰乘於陽名心肺二經嘔血

少商　神門　肺俞　心俞　膈俞　三陰交

舌強難言及生白胎　關衝　中衝　承漿　聚泉

重舌腫脹熱極難言　十宣　海泉　金津　玉液

舌吐不收名曰陽強　少衝　神門　兌端　湧泉

舌縮難言名曰陰強　海泉　心俞　膻中

口內生瘡名枯曹風　兌端　承漿　支溝　十宣

脣吻裂破出血乾痛　關冲　少商　承漿

項生瘰癧遶頸起核名曰蟠蛇癧

風池　缺盆　天井　肘尖　十宣

瘰癧延生胸前連腋下者名瓜藤癧

肩井　膻中　支溝　太陵　陽陵泉

左耳根腫核者名蜂窩癧

翳風　頰車　合谷　後谿

右耳根腫核者名惠袋癧　翳風　肘尖　後谿

鼻衄不止：少泽　膈俞　心俞　涌泉

吐血，昏晕不省人事：膈俞　肝俞　通里　大敦

虚损气逆，吐血不已：膏肓　膈俞　肝俞　丹田

吐血衄血，阳乘于阴，血热妄行：膈俞　肝俞　中冲　三里　三阴交

血寒亦吐，阴乘于阳，名心肺二经呕血：少商　神门　肺俞　心俞　膈俞　三阴交

舌强难言，及生白胎：关冲　中冲　承浆　聚泉

重舌肿胀，热极难言：十宣　海泉　金津　玉液

舌吐不收，名曰阳强：少冲　神门　兑端　涌泉

舌缩难言，名曰阴强：海泉　心俞　膻中

口内生疮，名枯曹风：兑端　承浆　支满　十宣

唇吻裂破，出血干痛：关冲　少商　承浆

项生瘰疬，绕颈起核，名曰蟠蛇疬：风池　缺盆　天井　肘尖　十宣

瘰疬延生胸前，连腋下者，名瓜藤疬：肩井　膻中　支沟　大陵　阳陵泉

左耳根肿核者，名蜂窝疬：翳风　颊车　合谷　后溪

右耳根肿核者，名惠袋疬：翳风　肘尖　后溪

耳根紅腫痛　翳風　頰車　合谷
頸項紅腫不消，名曰項疽　風府　肩井　承漿
目生翳膜隱澁難開　睛明　魚尾　合谷　肝俞
風沿爛眼迎風冷泪　攢竹　絲竹　二間　小骨空
目風腫痛努肉攀睛　睛明　攢竹　和髎　肘尖
合谷　十宣　列缺　肝俞　委中　照海
牙齒兩頷腫痛　人中　合谷　呂細
上片牙疼及牙關不開
頰車　太淵　合谷　呂細
下片牙疼頰項紅腫痛

承漿　陽谿　頰車　太谿
耳聾氣痞疼痛　聽會　翳風　腎俞　三里
耳鳴或癢或痛　客主人　聽會　合谷
目暴赤腫疼痛　攢竹　迎香　合谷
雷頭風暈嘔吐痰涎　百會　風門　太淵　中脘
腎虛頭痛頭重不舉　百會　列缺　腎俞　太谿
痰厥頭暈頭目昏沉　百會　肝俞　大敦
頭項痛名曰正頭風
百會　上星　腦空　合谷　湧泉
以上諸症俱手少陽經外關爲主

耳根红肿痛：翳风　颊车　合谷
颈项红肿不消，名曰项疽：风府　肩井　承浆
目生翳膜，隐涩难开：睛明　鱼尾　合谷　肝俞
风沿烂眼，迎风冷泪：攒竹　丝竹　二间　小骨空
目风肿痛，努肉攀睛：睛明　攒竹　和髎　肘尖　合谷　十宣　列缺　肝俞　委中　照海
牙齿两颔肿痛：人中　合谷　吕细
上爿牙疼，及牙关不开：颊车　太渊　合谷　吕细
下爿牙疼，颊项红肿痛：承浆　阳溪　颊车　太溪
耳聋气痞疼痛：听会　翳风　肾俞　三里
耳鸣或痒或痛：客主人　听会　合谷
目暴赤肿疼痛：攒竹　迎香　合谷
雷头风晕，呕吐痰涎：百会　风门　太渊　中脘
肾虚头痛，头重不举：百会　列缺　肾俞　太溪
痰厥头晕，头目昏沉：百会　肝俞　大敦
头项痛，名曰正头风：百会　上星　脑空　合谷　涌泉
以上诸症，俱手少阳经外关为主。

一凡治病先取列缺爲主。次取各穴應之

鼻流臭涕名鼻淵

百會　上星　迎香　曲差　風門

鼻生瘜肉，閉塞不通　迎香　上星　印堂　風門

鼻塞不知香臭　上星　迎香　風門

鼻流清涕，腠理不密，噴嚏不止

肺俞　太淵　神門　三里

傷風面赤發熱頭疼　合谷　曲池　通里　絕骨

傷風感寒欬嗽胸滿　風府　風門　合谷　膻中

咳嗽寒痰胸膈閉痛　肺俞　膻中　三里

久嗽不愈咳唾血痰　太淵　風門　膻中

哮喘氣促痰氣壅盛　腧府　膻中　三里　豐隆

哮喘氣滿肺脹不得臥

風門　中府　腧府　膻中　太淵　三里

吼喘胸膈急痛　肺俞　天突　彧中　三里

腹中腸痛下痢不已　天樞　內庭　三陰交

腹中寒痛泄瀉不止　中脘　天樞　關元　三陰交

赤白痢疾腹中冷痛

天樞　氣海　外陵　水道　三里　三陰交

胸前兩乳紅腫痛　少澤　太陵　膻中

○凡治病先取列缺为主，次取各穴应之：

鼻流臭涕，名鼻渊：百会　上星　迎香　曲差　风门

鼻生息肉，闭塞不通：迎香　上星　印堂　风门

鼻塞不知香臭：上星　迎香　风门

鼻流清涕，腠理不密，喷嚏不止：肺俞　太渊　神门　三里

伤风，面赤发热头疼：合谷　曲池　通里　绝骨

伤风感寒，咳嗽胸满：风府　风门　合谷　膻中

咳嗽寒痰，胸膈闭痛：肺俞　膻中　三里

久嗽不愈，咳唾血痰：太渊　风门　膻中

哮喘气促，痰气壅盛：俞府　膻中　三里　丰隆

哮喘气满，肺胀不得卧：风门　中府　俞府　膻中　太渊　三里

吼喘胸膈急痛：肺俞　天突　彧中　三里

腹中肠痛，下痢不已：天枢　内庭　三阴交

腹中寒痛，泄泻不止：中脘　天枢　关元　三阴交

赤白痢疾，腹中冷痛：天枢　气海　外陵　水道　三里　三阴交

胸前两乳红肿痛：少泽　大陵　膻中

乳癰腫痛、小兒吹乳　少澤　中府　膻中　大敦
婦女積痛敗血不止　膈俞　肝俞　腎俞　三陰交
婦人血瀝乳汁不通　關冲　少澤　太陵　膻中
乳頭生瘡名妬音石乳　肩井　乳根　少澤
胸中噎塞痛　太陵　內關　膻中　三里
口內生瘡臭穢
人中、承漿　金津　玉液　合谷　十宣
口氣衝人臭不可近
少衝　通里　金津　玉液　人中　十宣
三焦極熱、舌上生瘡　關冲　外關　金津　玉液

人中　地倉　迎香
冒暑大熱霍亂吐瀉　百勞　中脘　合谷　曲池
十宣　委中　三里
中暑身熱小便不利　百勞　中脘　氣海　陰谷
陰陵泉　委中
小兒急驚風、手足搐搦　百會　印堂　人中
中衝　合谷　太衝　大敦
小兒慢脾風、目直視、手足搐、口吐沫
百會　上星　人中　脾俞　大敦
消渴等症　胃府虛、斗食不能充饑、消脾腎藏竭、飲百杯

乳痈肿痛，小儿吹乳：少泽　中府　膻中　大敦

妇女积痛，败血不止：膈俞　肝俞　肾俞　三阴交

妇人血沥，乳汁不通：关冲　少泽　大陵　膻中

乳头生疮，名妬音石乳：肩井　乳根　少泽

胸中噎塞痛：大陵　内关　膻中　三里

口内生疮，臭秽：人中　承浆　金津　玉液　合谷　十宣

口气冲人，臭不可近：少冲　通里　金津　玉液　人中　十宣

三焦极热，舌上生疮：关冲　外关　金津　玉液　人中　地仓　迎香

冒暑大热，霍乱吐泻：百劳　中脘　合谷　曲池　十宣　委中　三里

中暑身热，小便不利：百劳　中脘　气海　阴谷　阴陵泉　委中

小儿急惊风，手足搐搦：百会　印堂　人中　中冲　合谷　太冲　大敦

小儿慢脾风，目直视，手足搐，口吐沫：百会　上星　人中　脾俞　大敦

消渴等症，胃腑虚，斗食不能充饥；消脾。肾脏竭，饮百杯，

不能止渴腎消及房勞不稱心意中消此謂三消也乃土
燥水消不能尅化故成此病
人中　關冲　脾俞　中脘　足三里
公孫治食不充飢　照海治飲不止渴　太谿治房勞不稱心
以上諸症俱手太陰經列缺爲主
一凡治病先取照海爲主次取各穴應之
小便淋澁不通　關衝　合谷　陰陵泉
三陰交
小腹冷痛小便頻數　腎俞　氣海　關元　三陰交
膀胱七疝奔豚等症　太陵　章門　丹田　闌門

三陰交　大敦　湧泉
偏墜木腎腫大如升　闌門　歸來　曲泉　大敦
膀胱俞　三陰交　然谷　腎囊橫紋可灸七壯
乳弦疝氣衝心痛　帶脉　大敦　湧泉　太谿
小便淋血不止陰器痛　陰谷　三陰交　湧泉
遺精白濁小便頻數　白環俞　關元　太谿
三陰交
夜夢鬼交遺精不禁　心俞　腎俞　膏肓俞
中極　然谷
老人虛損手足轉筋不能舉動

不能止渴；消肾。及房劳不称心意，消中。此谓三消也。乃土燥水消，不能克化，故成此病：人中　关冲　脾俞　中脘　足三里　公孙治食不充饥　照海治饮不止渴　太溪治房劳不称心

以上诸症，俱手太阴经列缺为主。

〇凡治病先取照海为主，次取各穴应之：

小便淋涩不通：关冲　合谷　阴陵泉　三阴交

小腹冷痛，小便频数：肾俞　气海　关元　三阴交

膀胱七疝，奔豚等症：大陵　章门　丹田　阑门　三阴交　大敦　涌泉

偏坠木肾，肿大如升：阑门　归来　曲泉　大敦　膀胱俞　三阴交　然谷　肾囊横纹可灸七壮

乳弦疝气冲心痛：带脉　大敦　涌泉　太溪

小便淋血不止，阴器痛：阴谷　三阴交　涌泉

遗精白浊，小便频数：白环俞　关元　太溪　三阴交

夜梦鬼交，遗精不禁：心俞　肾俞　膏肓俞　中极　然谷

老人虚损，手足转筋，不能举动：

尺澤　合谷　陽陵泉　承山　臨泣　太衝

霍亂吐瀉手足轉筋　尺澤　曲池　腕骨　三里

陽陵泉　承山　京骨

寒濕脚氣發熱大痛　委中　三陰交　太衝

腎虛脚氣紅腫大熱不退

血海　三陰交　氣衝　委中　太谿　公孫

乾脚氣膝頭及內踝五指疼痛

陰陵泉　三陰交　膝關　委中　絕骨

渾身脹滿浮腫生水　合谷　曲池　氣海　三里

三陰交　內庭　行間

單腹蠱脹氣喘不息　膻中　氣海　水分　三里

三陰交　行間

胸腹脹大如盆　膻中　中脘　水分　三陰交

面目四肢浮腫不退　人中　合谷　曲池　三里

三陰交　臨泣

婦人脾氣水血氣石蠱病　膻中　氣海　支溝

三里　三陰交　水分水　行間血　公孫氣　內庭石

女人血分單腹氣喘

膻中　下脘　氣海　三里　行間

女人血氣勞倦五心煩熱肢體皆痛頭目昏沉

尺泽　合谷　阳陵泉　承山　临泣　太冲

霍乱吐泻，手足转筋：尺泽　曲池　腕骨　三里　阳陵泉　承山　京骨

寒湿脚气，发热大痛：委中　三阴交　太冲

肾虚脚气红肿，大热不退：血海　三阴交　气冲　委中　太溪　公孙

干脚气，膝头及内踝五指疼痛：阴陵泉　三阴交　膝关　委中　绝骨

浑身胀满，浮肿生水：合谷　曲池　气海　三里　三阴交　内庭　行间

单腹蛊胀，气喘不息：膻中　气海　水分　三里　三阴交　行间

胸腹胀大如盆：膻中　中脘　水分　三阴交

面目四肢，浮肿不退：人中　合谷　曲池　三里　三阴交　临泣

妇人脾气，水、血、气、石蛊病：膻中　气海　支沟　三里　三阴交　水分水　行间血　公孙气　内庭石

女人血分单腹气喘：膻中　下脘　气海　三里　行间

女人血气劳倦，五心烦热，肢体皆痛，头目昏沉：

百會　膏肓俞　腎俞　曲池　合谷　絕骨

婦人虛損形瘦，赤白帶下

百勞　腎俞　關元　三陰交

女人子宮，久冷，不受胎孕　中極　子宮　三陰交

經水正行，頭暈小腹痛　合谷　陽交　內庭

室女月水不調，臍腹疼，痛　腎俞　關元　三陰交

婦人產難

合谷　三陰交　獨陰

難產胎衣不下

合谷　三陰交　巨闕　獨陰

產後臍腹痛惡露不已

膏肓俞　水分　關元　三陰交

大便不通

陰陵泉　三陰交　申脉　太谿

以上諸症俱足少陰經照海為主

百会　膏肓俞　肾俞　曲池　合谷　绝骨

妇人虚损形瘦，赤白带下：百劳　肾俞　关元　三阴交

女人子宫，久冷，不受胎孕：中极　子宫　三阴交

经水正行，头晕小腹痛：合谷　阳交　内庭

室女月水不调，脐腹疼痛：肾俞　关元　三阴交

妇人产难：合谷　三阴交　独阴

难产，胎衣不下：合谷　三阴交　巨阙　独阴

产后脐腹痛，恶露不已：膏肓俞　水分　关元　三阴交

大便不通：阴陵泉　三阴交　申脉　太溪

以上诸症，俱足少阴经照海为主。

八脉交會八穴歌有圖見卷三。以下李仙槎著

公孫爲父通衝脉，内關母與陰維接，四經會合胃心胸，心脾有病治堪適。頭面頸項四肢風，後谿申脉當詳覈。二穴督脉陽蹻通，兼屬夫妻自和悦。臨泣稱男帶脉連，外關女與陽維一。氣貫耳頰肩頸目，四肢風痛病如失。若遇喉風臟病凶，客尋照海主列缺。列缺原來任脉通，陰蹻照海本同轍。

八穴主客證治歌

九種心疼延悶，結胸翻胃難停。胎衣不下血迷心，法瀉公孫立應。積塊堅横脇搶，心胸痞脹腸鳴。傷寒不解病深沉，瘧疾内關可定。手足背腰疼痛，中風不語癇癲。頭眩眼腫項顋牽，且向後谿穴鍼。癰毒四肢麻木，耳聾身腫綿延。頭疼鼻衄淚漣漣，申脉鍼時可痊。中風手足不舉，腿疼脇脹拘攣。頭風咽腫項顋連，臨泣亟須鍼砭。肢節腫疼膝冷，背胯内外筋牽。傷寒盜汗熱難捐，主客外關有驗。

八脉交会八穴歌有图见卷三。以下李仙槎著

公孙为父通冲脉，内关母与阴维接，四经会合胃心胸，心脾有病治堪适。

头面颈项四肢风，后溪申脉当详核，二穴督脉阳跷通，兼属夫妻自和悦。

临泣称男带脉连，外关女与阳维一，气贯耳颊肩颈目，四肢风痛病如失。

若遇喉风脏病凶，客寻照海主列缺，列缺原来任脉通，阴跷照海本同辙。

八穴主客证治歌

九种心疼延闷，结胸翻胃难停。胎衣不下血迷心，法泻公孙立应。

积块坚横胁抢，心胸痞胀肠鸣。伤寒不解病深沉，疟疾内关可定。

手足背腰疼痛，中风不语痫癫。头眩眼肿项腮牵，且向后溪穴针。

痈毒四肢麻木，耳聋身肿绵延。头疼鼻衄泪涟涟，申脉针时可痊。

中风手足不举，腿疼胁胀拘挛。头风咽肿项腮连，临泣亟须针砭。

肢节肿疼膝冷，背胯内外筋牵。伤寒盗汗热难捐，主客外关有验。

痔瘧便腫泄痢。吐紅溺血欬痰。死胎不下膈中寒列缺
并醫噎嚥 喉塞便淋酒積昏迷臨産艱難膈中氣核
并心煩照海行鍼可散

鍼灸逢源 卷五

卷五終

痔疟便肿泄痢，吐红溺血咳痰。死胎不下膈中寒，列缺并医噎咽。

喉塞便淋酒积，昏迷临产艰难。膈中气核并心烦，照海行针可散。

卷五终

鍼灸逢源目錄

卷六

中風論　風濕
痙病　癎病
癲狂癡獃止笑散　金花湯　厥症辨
傷寒論　傷寒温病熱病說
大頭瘟　暑病
嘔吐噦　噎膈
虛癆黑虎丹　打虫化積丸　小紅丸　失血
肺痿肺癰　頭痛

頭旋白薇湯　清陽湯　止眩湯　目病
太元真人進還睛丸表　還睛丸方
耳病有方　鼻病
舌病有方　咽喉病有方
齒牙病　骨槽風有方　青腿牙疳
痺病　痛風
鶴膝風屈膝散　熨藥方　痿躄
腰痛箭風說　心痛
胸脇痛　腹痛
中蠱毒有方　積聚

《针灸逢源》目录

卷六

中风论	风湿	
痉病	痫病	
癫狂疑状止笑散、金花汤	厥症辨	
伤寒论	伤寒温病热病说	
大头瘟	暑病	
呕吐哕	噎隔	
虚痨黑虎丹、小红丸、大涌化积丸	失血	
肺痿肺痈	头痛	
头旋白薇汤，止眩汤，清真汤	目病	
太元真人进还睛丸表还睛丸方		
耳病有方	鼻病	
舌病有方	咽喉病有方	
齿牙病	骨槽风有方	青腿牙疳
痹病	痛风	
鹤膝风屈膝散，熨药方	痿躄	
腰痛箭风说	心痛	
胸胁痛	腹痛	
中蛊毒有方	积聚	

黃疸　腫脹

疝氣　淋病

癰疽　疔瘡

流注 益氣養榮湯 木香流氣湯 瘡科流氣飲 保安萬靈丹 散瘀葛根湯 托裡透膿湯 大防風湯

厲風 苦參湯 地黃酒 醉仙丹 治紫白癜風方 治遍身生疙瘩方

小兒內外疳症 蘭香散 白粉散 鷄肝藥

鷄胸龜背 寬氣化痰丸 松蕊丹　闢小兒驚風論

小兒熱病痘疹謬治辨

鍼灸逢源　卷六　二

黄疸　　肿胀

疝气　　淋病

痈疽　　疔疮

流注益气养荣汤、保安万灵丹、大防风汤、木香流气汤、散瘀葛根汤、疮科流气散、托里透脓汤

厉风苦参汤、地黄酒，治紫白癜风方；醉仙丹，治遍身生疙瘩方。

小儿内外疳症兰香散、白粉散、鸡肝药

鸡胸龟背宽气化痰丸、松蕊丹　　辟小儿惊风论

小儿热病痘疹谬治辨

鍼灸逢源卷六

吳縣李學川三源輯

論治補遺

中風論

寸口脉浮而緩浮則爲風緩則爲虛營緩則爲亡血衛緩則爲中風邪氣中經絡脉空虛賊邪不瀉或左或右邪氣反緩正氣卽急正氣引邪喎僻不遂邪在於絡肌膚不仁邪在於經卽重不勝邪入於府卽不識人邪入於藏舌卽難言口吐涎　寸口脉浮而緊緊則爲寒浮則爲風寒風相搏邪在皮膚則身癢而癮疹心氣不足

邪氣入中則胸滿而短氣金匱原文從醫宗金鑒

喻嘉言曰傷寒症太陽經之中風者乃風寒暑濕之風自外而入者也眞中風之風乃人身自有之風平素蘊蓄而一旦內出者也素問云陽之氣以天地之疾風名之可見眞中風之病乃人之數擾其陽所致數擾其陽惟房室一事爲最房室過勤縱陰不走而陽氣則已動動而不已必漸積於空隙之所而手微麻足或微痺舌或微蹇風信已至而擾其陽者方未已一旦乘虛橫發與大塊噫氣林木振響黃沙蔽天白浪翻海者初無少異矣其人安得不卒倒乎迨至卒倒而世醫方引風寒

《针灸逢源》卷六

吴县李学川三源辑

论治补遗

中风论

寸口脉浮而缓，浮则为风，缓则为虚，营缓则为亡血，卫缓则为中风。邪气中经，络脉空虚，贼邪不泻，或左或右，邪气反缓，正气即急，正气引邪，㖞僻不遂。邪在于络，肌肤不仁；邪在于经，即重不胜。邪入于腑，即不识人；邪入于脏，舌即难言，口吐涎。寸口脉浮而紧，紧则为寒，浮则为风，寒风相搏，邪在皮肤，则身痒而瘾疹。心气不足，邪气入中，则胸满而短气。《金匮原文》从《医宗金鉴》。

喻嘉言曰：伤寒症太阳经之中风者，乃风寒暑湿之风，自外而入者也。真中风之风，乃人身自有之风，平素蕴蓄，而一旦内出者也。《素问》云：阳之气，以天地之疾风名之。可见真中风之病，乃人之数扰其阳所致，数扰其阳，惟房室一事为最。房室过勤，纵阴不走，而阳气则已动，动而不已，必渐积于空隙之所，而手微麻，足或微痹，舌或微蹇。风信已至，而扰其阳者方未已，一旦乘虚横发，与大块噫气，林木振响，黄沙蔽天，白浪翻海者，初无少异矣，其人安得不卒倒乎？迨至卒倒，而《世医方》引风寒暑濕之風爲治一悞再悞外風入而與內風交煽任憑軀偉體堅經年不能少減而成廢人者比比甚有不旬日而告斃矣可勝悲哉　大法風既自內而生還須自內而熄欲自內而熄何物是熄風之藥養血乎風亦與之俱養補氣乎風亦與之俱補實腠理乎風亦與之俱實將何所取耶養血補氣自不可少而實腠理之藥斷不可用進而求之於法然後不患於無藥也蓋天地間之風得雨則熄所以素問又曰陽之汗以天地之雨名之以雨治風不言治而治在其中以故內風之人腠理斷不可實實則汗不能出也氣血不可不補虛則不足

供汗之用也要使元氣足以拒風於腠理之間務如大病退後之人飲湯則汗食粥則汗如此旬日以聽風之自熄然後爲當其妙全在助陽而通血脉不取驅風散邪爲義與荆防柴葛之輕藥絕不相干世傳以羌防等藥發散一食頃者此但可治偶感之風耳以治內風不去百分之一豈有經年積累之風而取辦一藥且僅攻皮膚之理哉中風病多見於富貴之人而貧賤絕少貧賤之人非無房室也以其勞苦奔走身中之氣時爲蒸動纔有微風便從汗解而富貴之人身既安逸內風已熾尚圖乘風納涼沐泉飲水以解其熱致陽氣愈遏不

暑湿之风为治，一误再误，外风入而与内风交煽，任凭躯伟体坚，经年不能少减，而成废人者比比，甚有不旬日而告毙矣，可胜悲哉！大法风既自内而生，还须自内而熄，欲自内而熄，何物是熄风之药？养血乎？风亦与之俱养。补气乎？风亦与之俱补。实腠理乎？风亦与之俱实。将何所取耶？养血补气，自不可少，而实腠理之药，断不可用，进而求之于法，然后不患于无药也。盖天地间之风得雨则熄，所以《素问》又曰：阳之汗，以天地之雨名之，以雨治风，不言治而治在其中。以故内风之人，腠理断不可实，实则汗不能出也；气血不可不补，虚则不足供汗之用也。要使元气足以拒风于腠理之间，务如大病退后之人，饮汤则汗，食粥则汗，如此旬日，以听风之自熄，然后为当，其妙全在助阳而通血脉，不取驱风散邪为义，与荆防柴葛之轻药，绝不相干。世传以羌防等药，发散一食顷者，此但可治偶感之风耳，以治内风，不去百分之一。岂有经年积累之风，而取办一药，且仅攻皮肤之理哉？中风病多见于富贵之人，而贫贱绝少。贫贱之人，非无房室也，以其劳苦奔走，身中之气时为蒸动，才有微风，便从汗解。而富贵之人，身既安逸，内风已炽，尚图乘风纳凉，沐泉饮水，以解其热，致阳气愈遏不舒，加以濃酒厚味之熱，挾鬱陽而爲頑痰，阻塞經絡，一旦卒然而中，漫不知病所由來，古今成方雖多，辨症全不清切。盍觀平人飲醇食煿，積至無算，全不見其熱者，陽氣有權，嘿爲運出耳。陽氣遏鬱無權，勢必轉蒸飲食之物爲痰，痰與風相結，迨發之時，其體盛之人病反加重。蓋體盛則陽多，陽多則風與痰俱多也。孰知其風爲本，而痰爲標耶。孰知其陽氣爲本，而風痰爲標耶。風痰爲標，可汗可吐，而或者見其昏迷舌蹇，以爲邪入心藏，用牛黄清心之類，驅風散痰，致陽氣愈遏而成不治甚多。夫陽遏在内之人，藏府有如火烙，平素喜生冷，臨病

又投金石，覆轍相尋，明哲罔悟，亦獨何耶。陽氣爲本，勢必絕慾而不更擾其陽，病根始拔。然而陽氣素動，習慣漸近自然，多不樂於安養，風痰纔得少息，往往思及慾事，略一舉動，復從本及末，蔓而難圖矣。古今無人深論及此，惟善保生者，見體中痰多風熾，無俟病發，預爲絕慾可矣。

按中風者，乃爲風邪所中，卒倒無知之症，西北氣寒有之，東南無中風者，此惟中氣虛憊，故肝風内煽，東垣主虛是也。虛則無根之火發焉，逆上之痰生焉，河間主火、丹溪主痰是也。其卒倒痰壅，皆與眞中風相

舒，加以浓酒厚味之热，挟郁阳而为顽痰，阻塞经络，一旦卒然而中，漫不知病所由来，古今成方虽多，辨症全不清切。盍观平人饮醇食煿，积至无算，全不见其热者，阳气有权，嘿为运出耳。阳气遏郁无权，势必转蒸饮食之物为痰，痰与风相结，迨发之时，其体盛之人病反加重。盖体盛则阳多，阳多则风与痰俱多也。孰知其风为本，而痰为标耶；孰知其阳气为本，而风痰为标耶。风痰为标，可汗可吐，而或者见其昏迷舌塞，以为邪入心脏，用牛黄清心之类，驱风散痰，致阳气愈遏而成不治甚多。夫阳遏在内之人，脏腑有如火烙，平素喜生冷，临病又投金石，覆辙相寻，明哲罔悟，亦独何耶？阳气为本，势必绝欲而不更扰其阳，病根始拔。然而阳气素动，习惯渐近自然，多不乐于安养，风痰才得少息，往往思及欲事，略一举动，复从本及末，蔓而难图矣！古今无人深论及此，惟善保生者，见体中痰多风炽，无俟病发，预为绝欲可矣。

按：中风者，乃为风邪所中，卒倒无知之症。西北气寒有之，东南无。中风者，此惟中气虚惫，故肝风内煽。东垣主虚是也，虚则无根之火发焉，逆上之痰生焉。河间主火，丹溪主痰是也，其卒倒痰壅，皆与真中风相

似故曰類中但無六經形症爲異耳如牙關緊閉兩手握固者乃邪氣閉塞於外元氣猶存宜與開關利竅治法至若口開爲心絕眼閉爲肝絕手撒爲脾絕遺尿爲腎絕鼻鼾爲肺絕此五藏氣脫也心絕者不過一時死更有髮直頭搖吐沫面赤汗出如珠者皆不治矣閒有中氣者爲七情所傷氣厥無痰宜用蘇合香丸灌之

風濕

風者百病之長其變無常其中人也風則上先受之濕則下先受之俱從太陽膀胱經而入風傷其衛濕流關節邪相搏擊故顯汗出惡風短氣發熱頭痛骨節煩疼身重微腫等症此固宜從汗解第取汗貴徐不貴驟驟則風去濕存徐則風濕俱去也其有不可發汗者緣風濕相搏多夾陽虛陽虛卽不可汗但可用辛熱氣壯之藥扶陽逐濕而已凡見短氣雖爲邪阻其正當慮胸中陽虛凡見汗出微喘雖爲肺氣感邪當慮眞陽欲脫

似，故曰类中，但无六经形症为异耳。如牙关紧闭，两手握固者，乃邪气闭塞于外，元气犹存，宜与开关利窍治法，至若口开为心绝，眼闭为肝绝，手撒为脾绝，遗尿为肾绝，鼻鼾为肺绝，此五脏气脱也。心绝者，不过一时死，更有发直头摇，吐沫面赤，汗出如珠者，皆不治矣。间有中气者，为七情所伤，气厥无痰，宜用苏合香丸灌之。

风湿

风者，百病之长，其变无常。其中人也，风则上先受之，湿则下先受之，俱从太阳膀胱经而入。风伤其卫，湿流关节，邪相搏击，故显汗出恶风，短气发热，头痛骨节烦疼，身重微肿等症。此固宜从汗解，第取汗，贵徐不贵骤，骤则风去湿存，徐则风湿俱去也。其有不可发汗者，缘风湿相搏，多夹阳虚，阳虚即不可汗，但可用辛热气壮之药，扶阳逐湿而已。凡见短气，虽为邪阻其正，当虑胸中阳虚；凡见汗出微喘，虽为肺气感邪，当虑真阳欲脱。

痓病

病者身熱足寒頸項強急惡寒時頭熱面赤目赤頭搖
口噤背反張者痓病也詳在金匱
外感六淫之邪由太陽而傳六經邪不盡傳即不已故
三陽三陰皆足致痓如太陽之傳陽明項背几几少陽
之頸項強是知三陽皆有痓矣海藏謂三陽太陰皆病
痓獨不及少陰厥陰云背反張屬太陽低頭視下手足
牽引肘膝相搆屬陽明或左或右一目牽斜一手搐搦
屬少陽發熱脉沉細腹痛屬太陰以防風當歸湯治太
陽陽明發汗過多而致痓者以柴胡加防風湯治少陽

汗後不解寒熱往來而成痓者雖不及少陰厥陰然其
製附子散桂心白术湯附子防風散意原有在觀其白
术湯下云上解三陽下解太陰一種苦心無非謂傳入
少陰厥陰必成死證耳詎知傳經之邪如風雨之來而
畫地以限其不至豈可得乎靈樞謂足少陰之經筋循
脊內俠膂上至項與足太陽筋合其病在此爲主癇瘛
及痓在外陽病者不能俛在內陰病者不能仰是則足
少陰之藏與足太陽之府兩相聯絡而以不能俛者知
爲太陽主外不能仰者知爲少陰主内其辨精矣仲景
之以頭強脊強不能俛者指爲太陽之痓原以該三陽

痉病

病者，身热足寒，颈项强急，恶寒，时头热，面赤目赤，头摇口噤，背反张者，痉病也。详在《金匮》。

外感六淫之邪，由太阳而传六经，邪不尽传即不已，故三阳三阴皆足致痉。如太阳之传阳明，项背几几，少阳之颈项强，是知三阳皆有痉矣。海藏谓三阳、太阴皆病痉，独不及少阴、厥阴。云背反张属太阳，低头视下，手足牵引，肘膝相构，属阳明。或左或右，一目牵斜，一手搐搦，属少阳。发热，脉沉细，腹痛，属太阴。以防风当归汤治太阳、阳明发汗过多而致痉者。以柴胡加防风汤治少阳汗后不解、寒热往来而成痉者。虽不及少阴、厥阴，然其制附子散、桂心白术汤、附子防风散，意原有在。观其白术汤下云：上解三阳，下解太阴。一种苦心，无非谓传入少阴、厥阴必成死证耳。讵知传经之邪，如风雨之来，而画地以限其不至，岂可得乎？《灵枢》谓：足少阴之经筋，循脊内侠膂，上至项，与足太阳筋合。其病在此，为主痫、瘛及痉。在外阳病者不能俯，在内阴病者不能仰。是则足少阴之脏，与足太阳之腑，两相联系，而以不能俯者，知为太阳主外；不能仰者，知为少阴主内，其辨精矣。仲景之以头强脊强不能俯者，指为太阳之痉，原以该三阳也、而其以身踡足踡不能仰者、指爲少陰之痙、以該三陰也、 痙證之屬三陰者、及陽症陰脉者、皆不可救、其證目正圓及戴眼者、不治、所以仲景但論三陽治法、而不及三陰也、

小兒之體脆神怯、不耐外感壯熱、多成痙病、後世妄以驚風立名、實則指痙病之頭搖手劲者、爲驚風之抽掣、指痙病之卒口噤脚攣急者、爲驚風之搐搦、指痙病之背反張者、爲驚風之角弓反張、妄投鎮驚之藥、勾引外邪深入藏府、千中千死、又如新產婦人血舍空虛、外風襲入而成痙病、仲景謂新產亡血虛、多汗出、喜中風、故

令病痙、宜從血舍驅風、若稱產後驚風、妄投湯藥、亦千中千死也、

也。而其以身蜷足蜷不能仰者，指为少阴之痉，以该三阴也。痉证之属三阴者，及阳症阴脉者，皆不可救。其证目正圆，及戴眼者，不治。所以仲景但论三阳治法，而不及三阴也。

小儿之体脆神怯，不耐外感壮热，多成痉病。后世妄以惊风立名。实则指痉病之头摇手劲者，为惊风之抽掣；指痉病之卒口噤，脚挛急者，为惊风之搐搦；指痉病之背反张者，为惊风之角弓反张。妄投镇惊之药，勾引外邪深入脏腑，千中千死。又如新产妇人，血舍空虚，外风袭入而成痉病。仲景谓新产亡血，虚，多汗出，喜中风，故为病痉，宜从血舍驱风。若称产后惊风，妄投汤药，亦千中千死也。

癇病即風癲

風癲者由氣血虛邪入於陰經故也又人在胎其母卒大驚精氣并居令子發癇其發則仆地吐涎沫無所覺是也

癲狂癡獃

凡狂病多因於火此或以謀爲失志或以思慮鬱結屈無所伸怒無所洩以致肝胆氣逆木火合邪是誠東方實症也此其邪乘於心則爲神魂不守邪乘於胃則爲暴橫剛強故當以治火爲先而或痰或氣察其甚而兼治之

癲病多由痰氣凡氣有所逆痰有所滯皆能壅閉經絡格塞心竅故發則旋暈僵仆口眼相引目睛上視手足搐搦腰脊強直食頃乃甦此其倏病倏已者正由氣之倏逆倏順也故當察痰察氣因其甚者而先治之

痫病即风癫

风癫者，由气血虚，邪入于阴经故也。又人在胎，其母卒大惊，精气并居，令子发痫，其发则仆地，吐涎沫，无所觉是也。

癫狂痴呆

凡狂病多因于火，此或以谋为失志，或以思虑郁结，屈无所伸，怒无所泄，以致肝胆气逆，木火合邪，是诚东方实症也。此其邪乘于心，则为神魂不守；邪乘于胃，则为暴横刚强。故当以治火为先，而或痰或气，察其甚而兼治之。

癫病多由痰气，凡气有所逆，痰有所滞，皆能壅闭经络，格塞心窍，故发则旋晕僵仆，口眼相引，目睛上视，手足搐搦，腰脊强直，食顷乃苏。此其倏病倏已者，正由气之倏逆倏顺也。故当察痰察气，因其甚者，而先治之。

凡平素無痰、而或以鬱結不遂、思疑驚恐、而漸致癡獃、言辭顛倒、舉動不經、或多汗、或善愁、其症則千奇萬狀無所不至、脉必或弦或數或大或小、變易不常、此其逆氣在心、有可愈者、有不可愈者、在乎胃氣元氣之強弱、待時而復、非可急也、

小兒無狂症、惟病癲者常有之、凡小兒之病、有從胎氣而得者、有從生後受驚而得者、蓋小兒神氣尚弱、驚則肝胆奪氣、而神不守舍、舍空則正氣不能主、而痰邪足以亂之、故凡治小兒之驚癇、必須先審正氣、然後察其病邪、酌宜治之、

邪熱攻心則自笑、用止笑散、

黄連　生地　麥冬　犀角　丹砂

甘草　水煎和童便服、

笑不休、心火盛也、用金花湯、

黄連　黄芩　黄柏　梔子炒　製半夏

水煎和竹瀝薑汁服、

凡平素无痰，而或以郁结不遂，思疑惊恐，而渐致痴呆。言辞颠倒，举动不经，或多汗，或善愁，其症则千奇万状，无所不至。脉必或弦或数，或大或小，变易不常。此其逆气在心。有可愈者，有不可愈者，在乎胃气、元气之强弱，待时而复，非可急也。

小儿无狂症，惟病癫者常有之。凡小儿之病，有从胎气而得者，有从生后受惊而得者。盖小儿神气尚弱，惊则肝胆夺气，而神不守舍，舍空则正气不能主，而痰邪足以乱之。故凡治小儿之惊痫，必须先审正气，然后察其病邪，酌宜治之。

邪热攻心则自笑，用止笑散：

黄连　生地　麦冬　犀角　丹砂　甘草

水煎，和童便服。

笑不休，心火盛也，用金花汤：

黄连　黄芩　黄柏　栀子炒　制半夏

水煎，和竹沥姜汁服。

厥症辨

李惺菴曰暴死者卒然而倒其因甚多詳於諸症今復類舉者欲倉卒之際辨症顯然耳如暴仆口噤吐涎身温體煖脉虛者中風也二陳湯加天麻鉤藤如腹痛額黑手足收引脉來沉遲無氣以息中寒也急灸關元服理中四逆湯有本於陰虛復遇暑途饑困勞役暴仆昏絕者此暑邪乘虛而犯神明之府生脉散加香薷如有痰聲者名曰痰厥此虛陽載痰上升也四君子加竹瀝薑汁不可用二陳燥痰之劑如行立之間暴眩仆絕喉無痰聲身無邪熱者此陰虛而陽暴絕也獨參湯如暴

怒卒倒身冷無涎污者名曰氣厥四磨湯重者姜湯調蘇合香丸如食後著寒著氣而暴死者名曰食厥二陳湯探吐之小兒多有此症有大怒載血瘀於心胸而暴死者名曰血升宜逐瘀行血婦人產後經行偶著恚怒多有之如感臭穢瘴毒暴死者名曰中惡視膝腕內有紅筋刺出紫血或刺十指頭出血候醒以藿香正氣散調之或探喪入廟或入無人之室或造天地壇場歸來暴絕面赤不語者名曰尸厥進藥即死宜移病人東首焚香北面禮拜更宜醋炭燻鼻有傷寒新瘥與婦人交忽患少腹急痛外腎搐縮而黑喘急冷汗自出名曰脫

厥症辨

李惺庵曰：暴死者，卒然而倒，其因甚多，详于诸症，今复类举者，欲仓卒之际，辨症显然耳。如暴仆，口噤吐涎，身温体暖，脉虚者，中风也，二陈汤加天麻、钩藤。如腹痛，额黑，手足收引，脉来沉迟，无气以息，中寒也，急灸关元，服理中四逆汤。有本于阴虚，复遇暑途，饥困劳役，暴仆昏绝者，此暑邪乘虚而犯神明之府，生脉散加香薷。如有痰声者，名曰痰厥，此虚阳载痰上升也，四君子加竹沥、姜汁，不可用二陈燥痰之剂。如行立之间，暴眩仆绝，喉无痰声，身无邪热者，此阴虚而阳暴绝也，独参汤。如暴怒卒倒，身冷无涎污者，名曰气厥，四磨汤，重者姜汤调苏合香丸。如食后着寒、着气而暴死者，名曰食厥，二陈汤探吐之，小儿多有此症。有大怒载血瘀于心胸而暴死者，名曰血升，宜逐瘀行血，妇人产后经行，偶着恚怒多有之。如感臭秽瘴毒暴死者，名曰中恶，视膝腕内有红筋，刺出紫血，或刺十指头出血，候醒，以藿香正气散调之。或探丧入庙，或入无人之室，或造天地坛场归来，暴绝，面赤不语者，名曰尸厥，进药即死，宜移病人东首，焚香北面礼拜，更宜醋炭熏鼻。有伤寒新瘥，与妇人交，忽患少腹急痛，外肾搐缩而黑，喘急冷汗自出，名曰脱元有因大吐大瀉後卒然四肢厥冷不省人事名曰脱陽俱宜急以葱白緊縛放臍上以艾火灸之使熱氣入腹後以參附薑湯救之汗止喘息爲可治遲則無及矣有男女交接而死者男子名走陽女子名脱陰男雖死陽事猶然不倒女雖死陰尸猶然不閉有夢中脱泄死者其陽必舉陰必泄尸容尚帶喜笑爲可証也皆在不救

元；有因大吐大泻后，卒然四肢厥冷，不省人事，名曰脱阳，俱宜急以葱白紧缚，放脐上，以艾火灸之，使热气入腹，后以参附姜汤救之，汗止喘息为可治，迟则无及矣。有男女交接而死者，男子名走阳，女子名脱阴。男虽死，阳事犹然不倒；女虽死，阴户犹然不闭。有梦中脱泄死者，其阳必举，阴必泄，尸容尚带喜笑，为可证也，皆在不救。

傷寒論

太陽病頭痛至七日以上自愈者以行其經盡故也若欲再作經者鍼足陽明使經不傳則愈七日太陽一經行盡之期而日再作經者太陽過經不解復病陽明而爲併病也當刺足陽明之厲兌陷谷冲陽等穴如太陽病脉浮頭痛刺宛骨京骨頭疼惡寒發熱刺合谷以解太陽之餘邪也

太陽病初服桂枝湯反煩不解者先刺風池風府却與桂枝湯則愈風邪不僅在衛而在太陽之經故刺之以解其結

陽明病脉長身熱目疼鼻乾不得臥下血讝語者此爲熱入血室但頭汗出者刺期門陽明熱盛侵及血室血室不藏溢出前陰故下血刺期門則中焦營氣之結滯易散婦人中風發熱惡寒經水適來得之七八日熱

除而脉遲胸脇下滿如結胸狀讝語者此爲熱入血室也當刺期門隨其實而瀉之熱入血室屬陽明經男女皆有之

太陽少陽併病脉弦頭項強痛或眩冒時如結胸心下痞鞕當刺大椎肺俞肝俞肺主氣肝主血此調其氣血也慎不可發汗發汗則讝語若讝語不止當刺期門

少陰病脉沉口燥舌乾而渴吐利手足不逆冷反發熱者不死脉不至者灸少陰七壯灸太谿復溜能還大脉若太谿脉絕則死矣

傷寒六七日脉微手足厥冷煩躁灸厥陰厥不還者死按聚英云傷寒煩躁者灸厥陰俞即太衝穴

病者手足厥冷言我不結胸小腹滿按之痛者此冷結

伤寒论

太阳病，头痛至七日以上自愈者，以行其经尽故也。若欲再作经者，针足阳明，使经不传则愈。七日，太阳一经行尽之期，而日再作经者，太阳过经不解，复病阳明，而为并病也，当刺足阳明之厉兑、陷谷、冲阳等穴。如太阳病脉浮头痛，刺腕骨、京骨；头疼恶寒发热，刺合谷，以解太阳之余邪也。

太阳病，初服桂枝汤，反烦不解者，先刺风池、风府，却与桂枝汤则愈。风邪不仅在卫，而在太阳之经，故刺之以解其结。

阳明病，脉长，身热目疼，鼻干，不得卧。下血谵语者，此为热入血室，但头汗出者，刺期门。阳明热盛，侵及血室，血室不藏，溢出前阴，故下血。刺期门，则中焦营气之结滞易散。妇人中风，发热恶寒，经水适来，得之七八日，热除而脉迟。胸胁下满，如结胸状，谵语者，此为热入血室也，当刺期门，随其实而泻之。热入血室，属阳明经，男女皆有之。

太阳少阳并病，脉弦，头项强痛，或眩冒，时如结胸，心下痞硬，当刺大椎、肺俞、肝俞，肺主气，肝主血，此调其气血也。慎不可发汗，发汗则谵语。若谵语不止，当刺期门。

少阴病，脉沉口燥，舌干而渴。吐利，手足不逆冷，反发热者，不死。脉不至者，灸少阴七壮。灸太溪、复溜，能还大脉。若太溪脉绝，则死矣。

伤寒六七日，脉微，手足厥冷，烦躁，灸厥阴，厥不还者，死。按：《聚英》云：伤寒，烦躁者，灸厥阴俞，即太冲穴。

病者手足厥冷，言我不结胸，小腹满，按之痛者，此冷结在膀胱关元也。灸关元穴。

下利，手足逆冷，无脉者灸之。少阴经太溪，任脉气海、丹田，各灸七壮，可救万一。不温，若脉不还，反微喘者，死。下利后脉绝，手足厥逆，晬时脉还，手足温者生，脉不还者死。

伤寒，腹满谵语，寸口脉浮而紧，此肝乘脾也，名曰纵，刺期门。

伤寒发汗，啬啬恶寒，大渴欲饮水，其腹必满，此肝乘肺也，名曰横，刺期门。肝乘脾，曰纵者，放纵不收，克其所胜，其病难愈。肝乘肺，曰横者，木反乘金，横犯其所不胜，其病易安，刺期门，皆所以泄肝之盛气也。

伤寒温病热病说

伤寒，以病因而为病名者也。温病、热病，以天时与病形而为病名者也。由三者皆起于感寒，或者通以伤寒称之。夫伤寒即发于天令寒冷之时，而寒邪在表，闭其腠理，有恶风恶寒之症者。因风寒在表，表气受伤也。温病、热病，后发于天令暄热之时，怫热自内达外，郁其腠理，无寒在表，故无恶风恶寒之症。其有恶风恶寒之症者，重有风寒新中，而表气亦受伤故也。伤寒汗下不愈而经者，亦温病也。温病之脉，行在诸经，随其经之所在而取之。

大頭瘟

大頭瘟者、足陽明邪熱太甚、恣實少陽相火而爲之熾、多在少陽、或在陽明、或傳太陽、視其腫勢在何部分、隨經取之、濕熱爲腫、火盛則痛、此邪見於頭、多在兩耳前後、以先出爲主病也、治之不宜藥速、速則過其病、所謂上熱未除、中寒復生、况頭乃空虛之部分、邪著空虛、無所不至、治法當先緩而後急、先緩者、用藥性味俱緩、更緩服、以浸漬無形之邪也、後急者、謂緩劑已瀉、邪入於中、是到陰部、染於有形質之所、若不速去、則損陰也、此却爲客邪當急去之也、假令少陽陽明爲病、少陽爲邪、出

鍼灸逢源 卷六 三三

於耳前後也、陽明爲邪者、首大腫也、先以黃芩黃連甘草、通炒過、煎湯少少不住服、或劑畢、再用大黃煨、鼠粘子炒香、煎成去滓、納芒硝、俱各等分、亦時時呷之、得微利、及邪氣已、只服前藥、如不已、再依前次第服之、取大便利、邪氣即止、如陽明渴者、加石膏、少陽渴者、加瓜蔞根、陽明行經升麻芍藥葛根、太陽行經羌活防風之類

大头瘟

大头瘟者，足阳明邪热太甚，恣实少阳相火而为之炽，多在少阳，或在阳明，或传太阳，视其肿势在何部分，随经取之。湿热为肿，火盛则痛，此邪见于头，多在两耳前后，以先出为主病也，治之不宜药速，速则过其病，所谓上热未除，中寒复生，况头乃空虚之部分，邪着空虚，无所不至，治法当先缓而后急。先缓者，用药性味俱缓，更缓服，以浸渍无形之邪也。后急者，谓缓剂已泻，邪入于中，是到阴部，染于有形质之所。若不速去，则损阴也，此却为客邪当急去之也。假令少阳、阳明为病，少阳为邪，出于耳前后也；阳明为邪者，首大肿也。先以黄芩、黄连、甘草，通炒过，煎汤，少少不住服。或剂毕，再用大黄煨，鼠粘子炒香，煎成去滓，纳芒硝，俱各等分，亦时时呷之，得微利。及邪气已，只服前药；如不已，再依据前次第服之，取大便利，邪气即止。如阳明渴者，加石膏；少阳渴者，加瓜蒌根。阳明行经，升麻、芍药、葛根；太阳行经，羌活、防风之类。

暑風

中暑卒倒無知名曰暑風大率有虛實兩途實者痰之實也平素積痰充滿經絡一旦感召暑濕痰阻其氣卒倒流涎此濕暍合病最劇者也宜先吐其痰後清其暑猶易爲也虛者陽之虛也平素陽氣衰微不振陰寒久已用事一旦感召盛暑邪湊其虛此濕暍病之得自虛寒者也宜回陽藥中兼清其暑最難爲也

按金匱中熱中暍皆暑病之稱而病有不同潔古曰中暑者陰症中熱者陽症以中暑由任性納涼陽氣爲陰邪所遏其病發熱頭痛惡寒無汗（身形拘急痠疼宜解表佐

以清暑中熱由日中）勞役身冒暑熱頭痛壯熱大渴引飲煩躁汗泄懶動及腹痛水瀉惡心此熱傷（氣肺與大腸受之宜涼解暑毒）今以卒倒手足搐搦名暑風乃夏月火盛灼金致木旺生風脾土受邪不可以風藥誤治手足逆冷名暑厥大概時令之火鬱極于內不得伸越所致入門曰暑厥即暑暍病兼手足厥冷也

暑风

中暑，卒倒无知，名曰暑风。大率有虚实两途，实者，痰之实也。平素积痰，充满经络，一旦感召暑湿，痰阻其气，卒倒流涎，此湿暍合病，最剧者也。宜先吐其痰，后清其暑，犹易为也。虚者，阳之虚也。平素阳气衰微不振，阴寒久已用事，一旦感召盛暑，邪凑其虚，此湿暍病之得自虚寒者也。宜回阳药中兼清其暑，最难为也。

按：《金匮》中热、中暍，皆暑病之称，而病有不同。洁古曰：中暑者，阴症中热者，阳症以中暑，由任性纳凉，阳气为阴邪所遏。其病发热头痛，恶寒无汗。（身形拘急酸疼，宜解表佐以清暑，中热由日中。）劳役，身冒暑热，头痛壮热，大渴引饮，烦躁汗泄，懒动，及腹痛水泻恶心，此热伤。（气，肺与大肠受之。宜凉解暑毒。）今以卒倒，手足搐搦名暑风，乃夏月火盛灼金，致木旺生风，脾土受邪，不可以风药误治。手足逆冷名暑厥，大概时令之火，郁极于内，不得伸越所致。《入门》曰：暑厥，即暑暍病，兼手足厥冷也。

嘔吐噦

靈樞口問篇、岐伯曰、穀入於胃、胃氣上注於肺、今有故寒氣與新穀氣、俱還入於胃、新故相亂、眞邪相攻、氣并相逆、復出於胃、故爲噦、○肺主爲噦、取手太陰太淵足少陰、俞府石關

嘔卽吐之類、但吐而無物者曰嘔、嘔而有物者曰吐、腹脹噯氣曰噫、噫者飽食之息、卽噯氣也、呃呃連聲曰噦、今以呃逆名之、中焦呃逆、其聲輕而短、水穀爲病也、下焦呃逆、其聲惡而長、虛邪相搏也、

呕吐哕

《灵枢·口问篇》岐伯曰：谷入于胃，胃气上注于肺，今有故寒气与新谷气，俱还入于胃，新故相乱，真邪相攻，气并相逆，复出于胃，故为哕。肺主为哕，取手太阴，太渊。足少阴。俞府、石关。

呕即吐之类，但吐而无物者曰呕，呕而有物者曰吐。腹胀嗳气，曰噫。噫者饱食之息，即嗳气也。呃呃连声，曰哕，今以呃逆名之。中焦呃逆，其声轻而短，水谷为病也。下焦呃逆，其声恶而长，虚邪相搏也。

噎隔

噎枯在上、咽喉壅塞、飲雖可入、食不能下、隔枯在下、胸臆痞悶、食雖可入至胃復出、或食下而眼白口開、氣不能順、或食入而當心刺痛、須臾吐出、食出痛止、

五隔五噎由喜怒太過七情傷於脾胃、鬱而生痰、痰與氣搏、升而不降、飲食不下、蓋留於咽嗌者則成五噎、結於胃膈者、則爲五隔、思憂喜怒悲 其病令人胸膈痞悶嘔逆噎塞妨礙飲食治法宜調陰陽化痰下氣陰陽平勻氣順痰下則病無由作矣

按七情所傷痰與氣搏故食不下若瘀血阻礙則食下作痛或反胃而吐出、總由脾胃虛傷血液枯槁、不能運化五穀膈間受病故通名爲膈也、

噎隔

噎枯在上，咽喉壅塞，饮虽可入，食不能下。隔枯在下，胸臆痞闷，食虽可入，至胃复出，或食下而眼白口开，气不能顺，或食入而当心刺痛，须臾吐出，食出痛止。

五隔五噎，由喜怒太过，七情伤于脾胃，郁而生痰，痰与气搏，升而不降，饮食不下。盖留于咽嗌者，则成五噎；结于胃膈者，则为五隔。思、忧、喜、怒、悲。其病令人胸膈痞闷，呕逆噎塞，妨碍饮食。治法宜调阴阳，化痰下气，阴阳平匀，气顺痰下，则病无由作矣。

按：七情所伤，痰与气搏，故食不下。若瘀血阻碍，则食下作痛，或反胃而吐出，总由脾胃虚伤，血液枯槁，不能运化五谷，膈间受病，故通名为膈也。

虛癆

積虛成損、積損成癆、經年不愈、謂之久虛、有五勞六極七傷之分、五勞應五藏、曲運神機則勞心、盡力謀慮則勞肝、意外過思則勞脾、預事而憂則勞肺、矜持志節則勞腎、六極應六府、血極則面枯髮落善忘、筋極則拘攣轉筋爪黯甲痛、肉極則體瘦肉削倦怠嗜臥、氣極則喘嗽少氣皮枯毛焦、骨極則面垢齒浮腰痠脊痛、精極則目暗耳鳴遺弱莖弱、七傷者推原勞極之由、如久視傷血、久臥傷氣、久坐傷肉、久立傷骨、久行傷筋、房勞思慮傷心腎、　心主血腎主精、精竭血燥、氣衰火旺、蒸痓日久則癆生焉

癆瘵既久、元氣必傷、熱毒痰瘀、變幻生蟲、在肝爲毛蟲、食人筋膜、在心爲羽蟲、食人血脉、在脾爲倮蟲、食人肌肉、在肺爲介蟲、食人膚膏、在腎爲鱗蟲、食人骨髓、其症蒸熱欬嗽、胸悶背痛、兩目不明、四肢無力、腰膝痠疼、臥不能寐、或面色皖白、或兩頰時紅、常懷忿怒、夢與鬼交、若蟲蝕肺系、咯血吐痰、喉瘡聲啞、思食無厭、皮枯毛落、良可悲憫、惟補虛扶元、殺蟲以絕其根、縱不獲生、可絕其傳疰也、　驗病法、用乳香焚熏病者之手、令其仰掌、以帛覆之、熏之良久、手背生毛、長至寸許、白而黃者可

虚痨

积虚成损，积损成痨，经年不愈，谓之久虚，有五劳、六极、七伤之分。五劳应五脏：曲运神机则劳心，尽力谋虑则劳肝，意外过思则劳脾，预事而忧则劳肺，矜持志节则劳肾。六极应六腑：血极则面枯，发落善忘；筋极则拘挛转筋，爪黯甲痛；肉极则体瘦肉削，倦怠嗜卧；气极则喘嗽少气，皮枯毛焦；骨极则面垢齿浮，腰酸脊痛；精极则目暗耳鸣，遗溺茎弱。七伤者，推原劳极之由，如久视伤血，久卧伤气，久坐伤肉，久立伤骨，久行伤筋，房劳思虑伤心肾。心主血，肾主精，精竭血燥，气衰火旺，蒸痓日久，则痨生焉。

痨瘵既久，元气必伤，热毒痰瘀，变幻生虫。在肝为毛虫，食人筋膜；在心为羽虫，食人血脉；在脾为倮虫，食人肌肉；在肺为介虫，食人肤膏；在肾为鳞虫，食人骨髓。其症蒸热咳嗽，胸闷背痛，两目不明，四肢无力，腰膝酸疼，卧不能寐。或面色皖白，或两颊时红，常怀忿怒，梦与鬼交。若虫蚀肺系，咯血吐痰，喉疮声哑，思食无厌，皮枯毛落，良可悲悯，惟补虚扶元，杀虫以绝其根，纵不获生，可绝其传疰也。验病法：用乳香焚熏病者之手，令其仰掌，以帛覆之，熏之良久，手背生毛，长至寸许，白而黄者可

治，红者则难，青黑者死。若熏之良久无毛者，非传尸也。

初服黑虎丹　下诸痨虫，从大便中出。

真牛黄、阿魏各一钱、真雷丸、南木香各五钱、雄鸡肫皮洗净炙干、二钱，共研细末，用使君子去壳研末二两，加前药七钱，将飞罗白面打糊丸如梧子大，听用。

次服小红丸　锦纹大黄为末一两，加前药末七钱，炼蜜丸，如黍米大，外用朱砂为衣，听用。

三服打虫化积丸　大黄为末、五两五钱，槟榔三两，黑丑头末、三两五钱，用面糊丸如梧子大，听用。

初服起于四更时，用砂糖水化吞黑虎丹，若壮盛者服二钱五分，虚弱者服二钱；二次五更时，服小红丸，白糖水化吞，如壮盛者服四十丸，虚弱者服三十五丸；三次天明，服化积丸，用片糖化水吞之，壮盛者服三钱五分，虚弱者服三钱。虫下为验，视其虫黄白者治，青黑者不治。如无虫，过二三日再服，至若收功，常服地黄丸补其血气。如服后泻不止者，宜服异功散。

欬血吐血

欬血少痰亦名乾嗽嗽血多痰隨嗽而出此皆肺受熱邪也吐血者逐口吐出嘔血者驟然上出咯血與咳血相似然失血於口有咽喉之異葢咽爲胃之上竅喉爲肺之上竅嘔血咯血出於咽欬血嗽血出於喉而血動之由惟火惟氣耳火盛則血逼而妄行氣逆則血亂而妄行凡偶有所傷而根本未揺者易治若元氣大虛眞陰不守乃爲勞損之症

凡失血等症見喘滿欬嗽及左右腔膈間有隱隱脹痛者病在肺 胸膈膻中之間覺有牽痛如縷如絲或懊

憹嘈雜有不可名狀者病在心主包絡 胸腹膨膨不知饑飽食飲無味多涎沫者病在脾 脇肋牽痛或躁擾喘息不寧往來寒熱者病在肝 氣短似喘聲啞不出骨蒸盜汗咽乾喉痛動氣忡忡者病在腎 大嘔大吐煩渴頭痛大熱不得臥者病在胃 肺病宜清降不宜升浮心病宜養營不宜耗散脾病宜溫中不宜酸寒肝病或宜疏利或宜甘緩不宜秘滯腎病宜壯水宜滋陰不宜香燥尅伐胃病或宜大瀉或宜大補當察兼證虛實而治之

咳血吐血

咳血少痰，亦名干嗽；嗽血多痰，随嗽而出，此皆肺受热邪也。吐血者，逐口吐出；呕血者，骤然上出。咯血与咳血相似，然失血于口，有咽喉之异。盖咽为胃之上窍，喉为肺之上窍。呕血、咯血出于咽，咳血、嗽血出于喉。而血动之由，惟火惟气耳。火盛则血逼而妄行，气逆则血乱而妄行。凡偶有所伤，而根本未摇者易治。若元气大虚，真阴不守，乃为劳损之症。

凡失血等症，见喘满咳嗽，及左右腔膈间有隐隐胀痛者，病在肺。胸膈膻中之间觉有牵痛，如缕如丝，或懊憹嘈杂，有不可名状者，病在心主包络。胸腹膨膨，不知饥饱，食饮无味，多涎沫者，病在脾。胁肋牵痛，或躁扰喘息不宁，往来寒热者，病在肝。气短似喘，声哑不出，骨蒸盗汗，咽干喉痛，动气忡忡者，病在肾。大呕大吐，烦渴头痛，大热不得卧者，病在胃。肺病宜清降，不宜升浮。心病宜养营，不宜耗散。脾病宜温中，不宜酸寒。肝病或宜疏利，或宜甘缓，不宜秘滞。肾病宜壮水，宜滋阴，不宜香燥克伐。胃病或宜大泻，或宜大补，当察兼证，虚实而治之。

肺痿肺癰

肺痿之病、或從汗出、或從嘔吐、或從消渴、小便利數、或從便難、又被快藥下利重亡津液、故得之、寸口脉數、其人欬、口中反有濁唾涎沫、 若口中辟辟燥、欬卽胸中隱隱痛、脉滑數爲肺癰、欬吐膿血、 脉數虛者爲肺痿、數實者爲肺癰、

肺痿者、其積漸已非一日、其寒熱不止一端、總由胃中津液不輸於肺、肺失所養、轉枯轉燥、然後成之、於是肺火日熾、肺熱日深、肺中小管日窒、欬聲以漸不揚、胸中脂膜日乾、欬痰艱於上出、行動數武、氣卽喘鳴、大要生

胃津、潤肺燥、下逆氣、開積痰、止濁唾、補眞氣、以通肺之小管、散火熱、以復肺之清肅、然肺雖燥而多不渴、勿以其不渴而用燥熱之藥、 肺痿欬唾、咽燥欲飲水者自愈、 肺痿六脉沉濇而急、或細數無神、脉口皮膚枯乾、而氣息粗者死、

寸口脉浮而數、浮則爲風、數則爲熱、浮則汗出、數則畏寒、風中於衞、呼氣不入、熱過於營、吸而不出、風傷皮毛、熱傷血脉、風舍於肺、其人則欬、口乾喘滿、咽燥不渴、時唾濁沫、時時振寒、熱之所過、血爲之凝滯、畜結癰膿、吐如米粥、始萌可救、膿成則死、金匱原文作脉微而數

肺痿肺痈

肺痿之病，或从汗出，或从呕吐，或从消渴，小便利数，或从便难，又被快药下利重亡津液，故得之。寸口脉数，其人咳，口中反有浊唾涎沫。若口中辟辟燥，咳即胸中隐隐痛，脉滑数，为肺痈，咳吐脓血。脉数虚者为肺痿，数实者为肺痈。

肺痿者，其积渐已非一日，其寒热不止一端，总由胃中津液不输于肺，肺失所养，转枯转燥，然后成之。于是肺火日炽，肺热日深，肺中小管日窒，咳声以渐不扬，胸中脂膜日干，咳痰艰于上出，行动数武，气即喘鸣。大要生胃津，润肺燥，下逆气，开积痰，止浊唾，补真气以通肺之小管，散火热以复肺之清肃。然肺虽燥而多不渴，勿以其不渴而用燥热之药。肺痿咳唾，咽燥欲饮水者自愈。肺痿六脉沉涩而急，或细数无神，脉口皮肤枯干，而气息粗者死。

寸口脉浮而数，浮则为风，数则为热；浮则汗出，数则畏寒。风中于卫，呼气不入；热过于营，吸而不出。风伤皮毛，热伤血脉。风舍于肺，其人则咳，口干喘满，咽燥不渴，时唾浊沫，时时振寒。热之所过，血为之凝滞，蓄结痈脓，吐如米粥。始萌可救，脓成则死。《金匮》原文作脉微而数。

肺癰由五藏蘊祟之火與胃中停蓄之熱上乘乎肺肺受火熱熏灼卽血爲之凝血凝卽痰爲之裹遂成小癰所結之形日長則肺日脹而脇骨日昂迺至欬聲頻併濁痰如膠發熱畏寒日晡尤甚面紅鼻燥胸生甲錯金匱治法最精全在未成膿之先今人誤作虛勞治之迨至血化爲膿肺葉朽壞傾囊吐出始識其症嗟無及矣間有癰小氣壯胃強善食其膿不從口出或順趨肛門或旁穿脇肋仍可得生然不過十中二三耳

肺癰初起疑似未真用生大豆絞漿飲之不覺腥氣者是也欬則胸脇微痛痛在右畔肺之長葉而坐臥得寧

形色如常便溺自調者可治若潰後大熱不止時時惡寒胸中隱痛痛在左畔肺之短葉此金氣虛潰後再難平復而喘汗面赤膿痰腥穢不已者難治若喘鳴不休咯吐膿血㵎臭異常正氣大敗而不知痛不得臥爪甲紫而帶彎手掌如枯樹皮顴紅脣反聲啞鼻煽者不治金匱論脉滑數爲肺癰滑數者已成之脉又云微而數微數者初起之因也大抵初起脉不宜數大潰後忌短濇脉緩滑面白者生脉弦急面赤者死微當作浮

肺痈由五脏蕴祟之火，与胃中停蓄之热，上乘乎肺，肺受火热熏灼，即血为之凝，血凝即痰为之裹，遂成小痈。所结之形日长，则肺日胀而胁骨日昂，乃至咳声频并，浊痰如胶，发热畏寒，日晡尤甚，面红鼻燥，胸生甲错。《金匮》治法最精，全在未成脓之先。今人误作虚劳治之，迨至血化为脓，肺叶朽坏，倾囊吐出，始识其症，嗟无及矣！间有痈小气壮，胃强善食，其脓不从口出，或顺趋肛门，或旁穿胁肋，仍可得生，然不过十中二三耳。

肺痈初起，疑似未真，用生大豆绞浆饮之，不觉腥气者是也。咳则胸胁微痛，痛在右畔肺之长叶，而坐卧得宁，形色如常，便溺自调者，可治。若溃后大热不止，时时恶寒，胸中隐痛，痛在左畔肺之短叶，此金气虚，溃后再难平复，而喘汗面赤，脓痰腥秽不已者，难治。若喘鸣不休，咯吐脓血，㵎臭异常，正气大败，而不知痛，不得卧，爪甲紫而带弯，手掌如枯树皮，颧红唇反，声哑鼻煽者，不治。《金匮》论脉滑数为肺痈，滑数者，已成之脉。又云微而数，微数者，初起之因也。大抵初起，脉不宜数大，溃后忌短涩。脉缓滑，面白者生；脉弦急，面赤者死。微当作浮。

頭痛

頭爲天象六府清陽之氣五藏精華之血皆會於此天氣六淫之邪人氣五賊之逆皆能相害或蒙蔽其清明或壅遏其經隧與正氣相搏鬱而成熱脉濇而痛若邪氣稽留脉滿而氣血亂則痛乃甚此實痛也寒濕所侵眞氣虛弱雖不相搏成熱然邪客於脉外則血濇脉寒卷縮緊急引小絡而痛得溫則痛減此虛痛也因風痛者抽掣惡風因熱痛者煩心惡熱因濕痛者頭重天陰轉甚因痰痛者昏重憒憒欲吐因寒痛者絀急而惡寒戰慄氣虛痛者惡勞動其脉大血虛痛者善驚惕其脉

芤頭痛自有多因而古方每用風藥者高巔之上惟風可到味之薄者陰中之陽自地升天者也在風寒濕者固爲正用卽虛與熱者亦假引經

醫書多分頭痛頭風爲二門然一病也淺而暴者名頭痛深而久者名頭風頭風必害眼者經所謂東風生於春病在肝目者肝之竅肝風動則邪害空竅也

久頭痛而略感風寒便發須重綿包裹者此屬鬱熱盖本熱而標寒也因其本有鬱熱毛竅長疎故風寒易入束羙內熱閉逆爲痛惟瀉火涼血佐以辛溫散表

頭痛雖各經皆有火證陽明爲最正以陽明胃火盛於

头痛

头为天象，六腑清阳之气，五脏精华之血，皆会于此。天气六淫之邪，人气五贼之逆，皆能相害。或蒙蔽其清明，或壅遏其经隧，与正气相搏，郁而成热，脉涩而痛。若邪气稽留，脉满而气血乱，则痛乃甚，此实痛也。寒湿所侵，真气虚弱，虽不相搏成热，然邪客于脉外，则血涩脉寒，卷缩紧急，引小络而痛，得温则痛减，此虚痛也。因风痛者，抽掣恶风；因热痛者，烦心恶热；因湿痛者，头重，天阴转甚；因痰痛者，昏重，愦愦欲吐；因寒痛者，绌急而恶寒战栗；气虚痛者，恶劳动，其脉大；血虚痛者，善惊惕，其脉芤。头痛自有多因，而古方每用风药者，高巅之上，惟风可到。味之薄者，阴中之阳，自地升天者也。在风寒湿者，固为正用，即虚与热者，亦假引经。

医书多分头痛、头风为二门，然一病也。浅而暴者名头痛，深而久者名头风。头风必害眼者，经所谓东风生于春，病在肝。目者肝之窍，肝风动，则邪害空窍也。

久头痛而略感风寒便发，须重绵包裹者，此属郁热。盖本热而标寒也，因其本有郁热，毛窍长疏，故风寒易入，束脐内热，闭逆为痛。惟泻火凉血，佐以辛温散表。

头痛虽各经皆有火证，阳明为最，正以阳明胃火，盛于頭面而直達頭維故其痛必甚脉必洪多內熱口渴其或頭腦振振痛而兼脹絕無表邪者必火邪也白虎湯加生地麥冬木通澤瀉他經則芍藥花粉芩連知蘗龍胆梔子擇用之但治火不宜佐以升散蓋外邪之火可散而去內鬱之火得升愈熾矣

頭旋

頭眩目花身轉耳聾如立舟車之上起則欲倒此虛極乘寒也或七情鬱而生痰動火隨氣上厥此七情致虛也酒色過度腎虛不能納氣歸元使氣逆奔而上此氣虛也吐衄崩後或產後失血脾虛不能收攝營氣使諸

血失道妄行此血虛眩暈也

一有每遇風寒即發眩暈不省冷汗時流者名曰鬱冒亦名血厥婦人多有之宜白薇湯

白薇　當歸各一兩　人參　甘草各一錢　分爲五服水煎

止眩湯　治頭眩疼恐畏胸滿

茯神一錢　遠志　防風　細辛　白朮　前胡　人參　桂心　熟地　甘菊各七分　枳殼五分

清陽湯　治目眩夢鬬恐懼色變此屬膽虛

防風一錢　人參七分　細辛　川芎　甘草　茯苓　獨活　前胡各五分

头面而直达头维，故其痛必甚。脉必洪，多内热口渴，其或头脑振振痛而兼脉绝，无表邪者，必火邪也。白虎汤加生地、麦冬、木通、泽泻，他经则芍药、花粉、芩、连、知、蘖、龙胆、栀子择用之。但治火不宜佐以升散，盖外邪之火，可散而去，内郁之火，得升愈炽矣。

头旋

头眩目花，身转耳聋，如立舟车之上，起则欲倒，此虚极乘寒也。或七情郁而生痰动火，随气上厥，此七情致虚也。酒色过度，肾虚不能纳气归元，使气逆奔而上，此气虚也。吐衄崩后，或产后失血，脾虚不能收摄营气，使诸血失道妄行，此血虚眩晕也。

有每遇风寒，即发眩晕不省，冷汗时流者，名曰郁冒，亦名血厥，妇人多有之，宜白薇汤。

白薇、当归各一两，人参、甘草各一钱，分为五服，水煎。

止眩汤　治头眩疼，恐畏胸满。

茯神一钱　远志　防风　细辛　白术　前胡　人参　桂心　熟地　甘菊各七分　枳壳五分

清阳汤　治目眩梦斗，恐惧色变，此属胆虚。

防风一钱　人参七分　细辛　川芎　甘草　茯苓　独活　前胡各五分

目疾

張子和曰聖人雖言目得血而能視然血亦有太過不及也太過則目壅塞而發痛不及則目耗竭而失明故少年之人多太過年老之人多不及但年老之人間有太過者不可不察也夫目之內眥足太陽經所起血多氣少目之銳眥足少陽經血少氣多目之上綱手太陽經亦血多氣少目之下綱足陽明經血氣俱多然陽明經起於目兩旁交額之中與太陽少陽俱會於目惟足厥陰經連於目系而已故血太過者太陽陽明之實也血不及者厥陰之虛也刺太陽陽明出血則愈明刺少

陽出血則愈昏要知無使太過不及以血養目而已凡血太多則溢太少則枯人熱則血行疾而多寒則血行遲而少此常理也目者肝之外候也肝主血在五行屬木木之爲物太茂則蔽密太衰則枯瘁矣夫目五輪乃五藏六府之精華宗脉之所聚其白睛屬肺曰氣輪兩胞屬脾曰肉輪兩眥屬心曰血輪瞳神屬腎曰水輪烏珠屬肝曰風輪　氣輪病赤火乘肺也肉輪赤腫火乘脾也黑水即瞳神神光即烏珠被翳火乘肝與腎也赤脉貫目澁痛心火甚也凡目暴赤腫痛羞明隱澁淚出不止暴寒目瞒皆大熱之所為也此言目病皆因火邪然有陰虛冷淚昏眇脫陽等症

目疾

张子和曰：圣人虽言目得血而能视，然血亦有太过不及也。太过则目壅塞而发痛，不及则目耗竭而失明，故少年之人多太过，年老之人多不及，但年老之人间有太过者，不可不察也。

夫目之内眦，足太阳经所起，血多气少。目之锐眦，足少阳经，血少气多。目之上纲，手太阳经，亦血多气少。目之下纲，足阳明经，血气俱多。然阳明经起于目两旁交额之中，与太阳、少阳俱会于目，惟足厥阴经连于目系而已。故血太过者，太阳、阳明之实也；血不及者，厥阴之虚也。刺太阳、阳明出血则愈明，刺少阳出血则愈昏。要知无使太过不及，以血养目而已。凡血太多则溢，太少则枯。人热则血行疾而多，寒则血行迟而少，此常理也。目者，肝之外候也，肝主血，在五行属木，木之为物，太茂则蔽密，太衰则枯瘁矣。夫目五轮，乃五脏六腑之精华，宗脉之所聚，其白睛属肺，曰气轮；两胞属脾，曰肉轮；两眦属心，曰血轮；瞳神属肾，曰水轮；乌珠属肝，曰风轮。气轮病赤，火乘肺也；肉轮赤肿，火乘脾也；黑水即瞳神。神光即乌珠。被翳，火乘肝与肾也；赤脉贯目涩痛，心火甚也。凡目暴赤肿痛，羞明隐涩，泪出不止，暴寒目瞒，皆大热之所为也。此言目病皆因火邪，然有阴虚冷泪、昏眇脱阳等症。

外障者乃睛外爲雲翳所遮多由赤痛而成或爲攀睛或爲弩肉治以寬中開鬱順氣凊痰滋陰降火補腎疏風爲主外視其翳色從何經來而刺之蓋目之爲病肝熱則昏暗心熱則煩痛風濕則癢血少則澁腎虛則睛損甚則陷突微則翳膜矣

內障之病無眵泪痛癢羞明緊澁之症但有如薄紗籠者有如霧露中者有如見黑花者有如見飛蠅者有如見懸珠者然其二目光明同於無病者最難分別惟目珠不動微可辨耳徐彥純曰內障乃瞳神黑小神光昏昧也綱目謂其有翳在黑睛內遮瞳子龍木論曰有腦

脂流下作翳有肝風沖上作翳(此足太陽厥陰之邪)刺天柱風府通里太衝等穴又有用金鍼於黑眼內撥去雲翳能使頃刻復明夫目屬肝肝主怒怒則火動生痰痰火阻隔肝膽脈道則通光之竅遂蔽是以二目昏朦如烟如霧目既昏花逾生鬱悶故云久病生鬱久鬱生病不達此理者惟以補肝腎藥投之其肝膽脈道之邪氣逾甚逾蔽致目日昏必究其肝腎果無邪而虛則以補劑投之倘正氣虛而邪氣有餘先驅其邪氣而後補其正氣斯無助邪害正之弊

眼之爲病在府爲表當除風散熱在藏爲裡當養血安

外障者，乃睛外为云翳所遮，多由赤痛而成，或为攀睛，或为弩肉，治以宽中开郁，顺气清痰，滋阴降火，补肾疏风为主，外视其翳色从何经来而刺之。盖目之为病，肝热则昏暗，心热则烦痛，风湿则痒，血少则涩，肾虚则睛损，甚则陷突，微则翳膜矣。

内障之病。无眵泪痛痒羞明紧涩之症，但有如薄纱笼者，有如雾露中者，有如见黑花者，有如见飞蝇者，有如见悬珠者，然其二目光明同于无病者，最难分别，惟目珠不动，微可辨耳。徐彦纯曰：内障乃瞳神黑小，神光昏昧也。《纲目》谓：其有翳在黑睛，内遮瞳子。《龙木论》曰：有脑脂流下作翳，有肝风冲上作翳，此足太阳、厥阴之邪。刺天柱、风府、通里、太冲等穴。又有用金针于黑眼内拨去云翳，能使顷刻复明。夫目属肝，肝主怒，怒则火动生痰，痰火阻隔肝胆脉道，则通光之窍遂蔽，是以二目昏朦，如烟如雾，目既昏花，逾生郁闷，故云久病生郁，久郁生病。不达此理者，惟以补肝肾药投之。其肝胆脉道之邪气，逾甚逾蔽，致目日昏，必究其肝肾果无邪而虚，则以补剂投之。倘正气虚而邪气有余，先驱其邪气，而后补其正气，斯无助邪害正之弊。

眼之为病，在腑为表，当除风散热；在脏为里，当养血安神暴發者爲表易治久病者爲裏難療如男子先傷左目而右目屢發定不可保女先傷右目而左目屢發亦不能救必須觀人老少壯弱爲主先將難易預定如瞳神凸凹者不治青綠白色者不治純黑者不治睛少光彩者不治此老人及血衰之症若翳障如半月之狀亦難治之若睛圓不損不論星多少翳厚薄皆可治之翳怕光滑星怕在瞳神總宜翳障輕薄星點細小若遇翳障未盡不可用刀割蓋目得血而能視刀割則傷血翳膜生自肝火不可以火灸惟服藥於先兼用點藥則病漸退而不復發也

凡眼上午不疼下午大痛是虛熱也上午大痛下午不疼是實熱也　眼淚多者是虛熱少者是實熱也

眼有翳膜漸漸遮睛不痛不疼冷也有疼痛者熱也

眼內膜翳帶白色冷也　眼膜帶紅色者熱也

眼淡白紅者是虛熱也

神。暴发者为表，易治；久病者为里，难疗。如男子先伤左目，而右目屡发，定不可保；女先伤右目，而左目屡发，亦不能救。必须观人老少壮弱为主，先将难易预定，如瞳神凸凹者不治，青绿白色者不治，纯黑者不治，睛少光彩者不治，此老人及血衰之症。若翳障如半月之状，亦难治之。若睛圆不损，不论星多少、翳浓薄，皆可治之。翳怕光滑，星怕在瞳神，总宜翳障轻薄，星点细小。若遇翳障未尽，不可用刀割，盖目得血而能视，刀割则伤血。翳膜生自肝火，不可以火灸，惟服药于先，兼用点药，则病渐退而不复发也。

凡眼上午不疼，下午大痛，是虚热也。上午大痛，下午不疼，是实热也。眼泪多者是虚热，少者是实热也。眼有翳膜渐渐遮睛，不痛不疼，冷也；有疼痛者，热也。眼内膜翳带白色，冷也；眼膜带红色者，热也。眼淡白红者是虚热也。

太元眞人進還睛丸表

伏以醫有神聖巧工之妙人不可不知藥有溫涼寒熱之性醫不可不辨昔黃帝嘗百藥而製本草叔和察六脉而燭病原所以扶世道而救民命者良有在也上古之人咸臻壽考况世之最貴者莫貴於人人之最貴者莫貴於目夫目者五藏六府之精華百骸九竅之至寶洞觀萬物朗視四方皎潔如珠包含天地內連肝胆外應睛曈竅雖開於肝門曈乃屬於腎藏腎屬北方壬癸水心屬南方丙丁火心腎不和水火交戰則血氣停畱不散膽損肝虛定然眼中受病凡療眼疾須補腎元次

修肝木肝乃腎之苗腎乃肝之本修肝則神魂安靜補腎則精魄安和眼目自然明朗譬如種木當在修根根壯則枝葉茂盛根損則花葉凋零且如黑睛屬腎腎虛則眼淚下流竅門通肝肝風則冷淚常出白睛屬肺肺熱則赤脉繫白輪上下瞼屬脾脾風則拳毛倒睫大小眥屬心心熱則攀睛努肉眼有五輪外應五行木火土金水內應五藏肝心脾肺腎五輪者風血肉氣水八廓者天地水火風雷山澤目有病患須究根源勿用庸醫妄行鉤割夫人好施丹藥脾胃損傷終夜憂思精神耗憊或胆中受熱或肺上受寒或食五辛太多或縱七情

太元真人进还睛丸表

伏以医有神圣巧工之妙，人不可不知；药有温凉寒热之性，医不可不辨。昔黄帝尝百药而制本草，叔和察六脉而烛病原，所以扶世道而救民命者，良有在也。上古之人，咸臻寿考。况世之最贵者，莫贵于人；人之最贵者，莫贵于目。夫目者，五脏六腑之精华，百骸九窍之至宝，洞观万物，朗视四方，皎洁如珠，包含天地，内连肝胆，外应睛瞳。窍虽开于肝门，瞳乃属于肾脏。肾属北方壬癸水，心属南方丙丁火，心肾不和水火交战，则血气停留不散，胆损肝虚，定然眼中受病。凡疗眼疾，须补肾元，次修肝木。肝乃肾之苗，肾乃肝之本。修肝则神魂安静，补肾则精魄安和，眼目自然明朗。譬如种木当在修根，根壮则枝叶茂盛。根损则花叶凋零。且如黑睛属肾，肾虚则眼泪下流，窍门通肝，肝风则冷泪常出；白睛属肺，肺热则赤脉系白轮；上下睑属脾，脾风则拳毛倒睫；大小眦属心，心热则攀睛努肉。眼有五轮，外应五行，木火土金水；内应五脏，肝心脾肺肾。五轮者，风血肉气水；八廓者，天地水火风雷山泽。目有病患，须究根源，勿用庸医，妄行钩割。夫人好施丹药，脾胃损伤，终夜忧思，精神耗惫，或胆中受热，或肺上受寒，或食五辛太多，或纵七情過甚或觀星望月或近火衝烟故使三焦受熱致令兩目失明或迎風多淚或視物如烟或觀空中如雲霧或視太陽如濁水五藏虛耗夜夢鬼交眼前如見黑花遶亂黑輪常如白霧昏矇臣竊憫之陛下戒之今按本草製成仙方能養性安神搜風明目却熱除邪修肝補腎雖遠年內障而可明治近日赤腫而即去藥共二十九味名曰還睛丸修之奇異有君臣佐使之功製不尋常有蒸炮剉煉之妙不問老幼陰陽即見光明清白恭惟皇帝陛下修凝道德攝養精神端居九重之中明鑒萬里之外固不賴於此藥亦可保於未然伏願普頒百姓

請嘗試之俯賜羣臣必臻捷效臣無任瞻天仰聖激切誠虔之至謹錄其方隨表拜進以聞

還睛丸方

人參 茯苓 山藥各一兩五錢 熟地 生地 麥冬去心焙 天冬去心焙各三兩 犀角鎈細末 防風各八錢 川芎 黃連 五味子 甘草炒各七錢 杏仁 石斛 枸杞子 牛膝酒洗炒 羚羊角 菊花 兔絲子 青葙子 蒺藜杵去刺炒 枳殼 草決明 肉蓯蓉 杜仲酒洗炒 當歸酒洗 黃柏酒洗炒各一兩 知母酒炒二兩

右為細末煉蜜為丸如桐子大每服四五十丸空心鹽湯下○一方無後五味名固本還睛丸

过甚，或观星望月，或近火冲烟，故使三焦受热，致令两目失明，或迎风多泪，或视物如烟，或观空中如云雾，或视太阳如浊水。五脏虚耗，夜梦鬼交，眼前如见黑花绕乱，黑轮常如白雾昏蒙，臣窃悯之，陛下戒之，今按《本草》制成仙方，能养性安神，搜风明目，却热除邪，修肝补肾。虽远年内障而可明，治近日赤肿而即去。药共二十九味，名曰还睛丸。修之奇异，有君臣佐使之功；制不寻常，有蒸炮锉炼之妙。不问老幼阴阳，即见光明清白。恭惟皇帝陛下，修凝道德，摄养精神，端居九重之中，明鉴万里之外，固不赖于此药，亦可保于未然。伏愿普颁百姓，请尝试之，俯赐群臣，必臻捷效，臣无任瞻天仰圣，激切诚虔之至，谨录其方，随表拜进以闻。

还睛丸方

人参　茯苓　山药各一两五钱　熟地　生地　麦冬去心焙　天冬去心焙，各三两　犀角锉细末
防风各八钱　川芎　黄连　五味子　甘草炒，各七钱　杏仁　石斛　枸杞子　牛膝酒洗，炒　羚羊角
菊花　菟丝子　青箱子　蒺藜杵去刺，炒　枳壳　草决明　肉苁蓉　杜仲酒洗，炒　当归酒洗
黄柏酒洗，炒，各一两　知母酒炒二两

上为细末，炼蜜为丸，如桐子大，每服四五十丸，空心盐汤下。一方无后五味，名固本还睛丸。

耳病

腎開竅於耳而能聽聲者肺也因肺主氣一身之氣貫於耳也凡治耳聾必先調氣開鬱　宗脉虛而風邪乘之氣否不宣是爲風聾內必作癢或兼頭痛厥氣搏於耳是爲厥聾否塞不通必兼眩暈勞傷血氣淫慾斵喪憔悴昏憒是爲勞聾有能將息得宜其聾自輕如日就疲勞則爲久聾　厚味動胃火左右俱聾忿怒動膽火則左聾色慾動相火則右聾

耳瘡屬三焦經若發熱焮痛風熱所致若內熱癢痛兼肝經血熱也

耵耳者風熱搏之津液結塞成核能令暴聾宜四物加羌活防風柴胡黃芩連翹玄參

聤耳由氣鬱生痰內火攻衝生瘡形似赤肉或出膿水宜二陳加玄參花粉黃芩山梔連翹蔓荊子柴胡

耳衄耳中出血也左關脉弦數者爲少陽經火宜柴胡清肝散尺脉或躁或弱者少陰經虛宜六味地黃丸

耳病

肾开窍于耳，而能听声者，肺也。因肺主气，一身之气贯于耳也。凡治耳聋，必先调气开郁。宗脉虚而风邪乘之，气否不宣，是为风聋，内必作痒，或兼头痛。厥气搏于耳，是为厥聋，否塞不通，必兼眩晕。劳伤血气，淫欲斫丧，憔悴昏愦，是为劳聋，有能将息得宜，其聋自轻。如日就疲劳，则为久聋。厚味动胃火，左右俱聋；忿怒动胆火，则左聋；色欲动相火，则右聋。

耳疮属三焦经，若发热焮痛，风热所致；若内热痒痛，兼肝经血热也。

耵耳者，风热搏之，津液结塞成核，能令暴聋，宜四物加羌活、防风、柴胡、黄芩、连翘、玄参。

聤耳由气郁生痰，内火攻冲，生疮形似赤肉，或出脓水，宜二陈加玄参、花粉、黄芩、山栀、连翘、蔓荆子、柴胡。

耳衄，耳中出血也。左关脉弦数者，为少阳经火，宜柴胡清肝散；尺脉或躁或弱者，少阴经虚，宜六味地黄丸。

鼻病

鼻受天氣，故曰天牝，乃宗氣之道，心肺之門戶。心肺有病，則氣息不利。其經絡所至，專屬陽明，自山根以上，則連太陽、督脉以通於腦。風寒外感，則氣壅熱鬱，清濁混亂。熱微，鼻流清涕為鼽；熱重，鼻流濁涕為淵；或流臭黃水，又名腦漏。胃中食積，熱痰流注肺中，令濁氣凝結而生息肉，塞滯鼻中，又名鼻齆音瓮。外感者，治宜辛散，內火上炎，治宜清凉。又鼽淵、瘡痔久不愈者，非心血虧，則腎水少。養血而火自降，補腎而金自清。鼻塞久者，亦有內傷肺、胃，清氣不能上升，非盡外感也。

衄血，必自山根以上，睛明之次而來。衝脉為十二經之血海，附于陽明。大抵七情勞傷、陰虛火動，血從經絡直犯清道而出於鼻，治宜甘平，以養真陰。

防風湯　治鼻病在標者。

防風　川芎　黃芩　桔梗　甘草　大力子

外風加羌活、荆芥、薄荷、細辛、辛夷、白芷；內火加山梔、連翹、花粉、元參、桑皮。

鼻病

鼻受天气，故曰天牝，乃宗气之道，心肺之门户。心肺有病，则气息不利。其经络所至，专属阳明，自山根以上，则连太阳、督脉以通于脑。风寒外感，则气壅热郁，清浊混乱。热微，鼻流清涕为鼽；热重，鼻流浊涕为渊；或流臭黄水，又名脑漏。胃中食积，热痰流注肺中，令浊气凝结而生息肉，塞滞鼻中，又名鼻齆音瓮。外感者，治宜辛散，内火上炎，治宜清凉。又鼽渊、疮痔久不愈者，非心血亏，则肾水少。养血而火自降，补肾而金自清。鼻塞久者，亦有内伤肺、胃，清气不能上升，非尽外感也。

衄血，必自山根以上，睛明之次而来。冲脉为十二经之血海，附于阳明。大抵七情劳伤、阴虚火动，血从经络直犯清道而出于鼻，治宜甘平，以养真阴。

防风汤　治鼻病在标者。

防风　川芎　黄芩　桔梗　甘草　大力子

外风加羌活、荆芥、薄荷、细辛、辛夷、白芷；内火加山栀、连翘、花粉、玄参、桑皮。

舌病

心脉係乎舌本肝脉係乎舌旁故舌病皆心肝二經之所主也脾壅則血上泛心熱則舌裂成瘡或因風寒所中則舌捲縮而不能言或房勞過多則舌長寸許而不收或七情所鬱則舌腫滿而不消其舌根腫脹者謂之重舌有生如小舌者舌腫而不柔和者謂之木舌起時即宜急治遲則必死有不能言語舌出過唇患者不時弄舌名曰弄舌喉風症此因五藏蘊積風熱或勞役過度而生患木舌者以自手拔舌舌即不收須用鍼刺少商穴手足少陰少陽井以探生死血出者易治黃水出者

難治如腫不消者亦難治也用青魚膽汁攪吐其痰宜

枳殼 牛蒡 黃芩 連翹 山梔

射干 蘇子 金銀花 膽星 青皮

防風 生地 犀角 黃連 木通等

水煎服 又有一種木舌舌脹滿口痰涎極多宜以樸硝紫雪白鹽各五分用竹瀝調敷方中可加大黃芒硝下後即好大半以消痰潤肺理氣之藥治之而愈 舌吐出不收以氷片少許點之又黃連人參白芍柴胡菖蒲煎服

舌病

心脉系乎舌本，肝脉系乎舌旁，故舌病皆心肝二经之所主也。脾壅则血上泛，心热则舌裂成疮。或因风寒所中，则舌卷缩而不能言。或房劳过多，则舌长寸许而不收。或七情所郁，则舌肿满而不消。其舌根肿胀者，谓之重舌；有生如小舌者。舌肿而不柔和者，谓之木舌，起时即宜急治，迟则必死。有不能言语，舌出过唇，患者不时弄舌，名曰弄舌。喉风症，此因五脏蕴积风热，或劳役过度而生。如患木舌者，以自手拔舌，舌即不收，须用针刺少商穴及手足少阴、少阳井，以探生死。血出者，易治；黄水出者，难治；如肿不消者，亦难治也。用青鱼胆汁搅吐其痰，宜

枳壳　牛蒡　黄芩　连翘　山栀　射干　苏子　金银花

胆星　青皮　防风　生地　犀角　黄连木通等

水煎服。

又有一种木舌，舌胀满口，痰涎极多，宜以朴硝、紫雪、白盐，各五分，用竹沥调敷。方中可加大黄、芒硝。下后即好大半，以消痰润肺理气之药，治之而愈。

舌吐出不收，以冰片少许点之，又黄连、人参、白芍、柴胡、菖蒲，煎服。

咽喉病

喉痺所屬諸經、少陽陽明厥陰少陰、而少陽厥陰爲木火之藏固多熱症、陽明爲水穀之海胃氣直透咽喉、火爲最盛察其以情志鬱怒而起者、多屬少陽厥陰、以口腹肥甘辛熱而致者多屬陽明宜以實火論治、至若少陰之脉絡於橫骨終於會厭繫於舌本凡陰火逆衝於上多爲喉痺若少陰之實火自有火症火脉少陰之虛火亦多內熱口渴又有格陽喉痺者由火不歸元無根之火客於咽喉上熱下寒六脉微弱腹不喜冷即其候也

喉痺病、大概痰火所致、急者吐痰後、復下之、又甚者以鍼刺出血後用藥吐下內經曰火鬱發之發散也吐痰出血亦發散之端也

急喉痺、其聲如鼾、有如痰在喉中响者此爲肺絕之候速宜人參湯和竹瀝薑汁下若服之早者十全七八遲則不救

凡火浮於上結於頭面咽喉者、最宜清降不可升散蓋火得升愈熾

纏喉風症熱結咽喉、滿片紅腫、腫繞於外痛而且麻且癢多不成膿亦不必出血但使火降其腫自消一邊發

咽喉病

喉痹所属诸经，少阳、阳明、厥阴、少阴，而少阳、厥阴为木火之脏，固多热症。阳明为水谷之海，胃气直透咽喉，火为最盛。察其以情志郁怒而起者，多属少阳、厥阴；以口腹肥甘辛热而致者，多属阳明，宜以实火论治。至若少阴之脉络于横骨，终于会厌，系于舌本，凡阴火逆冲于上，多为喉痹。若少阴之实火，自有火症火脉；少阴之虚火，亦多内热口渴。又有格阳喉痹者，由火不归元，无根之火客于咽喉，上热下寒，六脉微弱，腹不喜冷，即其候也。

喉痹病，大概痰火所致，急者吐痰，后复下之。又甚者以针刺出血，后用药吐下。《内经》曰：火郁发之。发，散也。吐痰出血，亦发散之端也。

急喉痹，其声如鼾，有如痰在喉中响者，此为肺绝之候。速宜人参汤和竹沥、姜汁下，若服之早者，十全七八，迟则不救。

凡火浮于上，结于头面咽喉者，最宜清降，不可升散，盖火得升愈炽。

缠喉风症，热结咽喉，满片红肿，肿绕于外，痛而且麻且痒，多不成脓，亦不必出血，但使火降，其肿自消。一边发

者輕兩邊發者重男子延至結喉女子至胸膛不治也

喉癬症滿喉生瘡紅痛久不能愈此陰虛火炎若瘡破或爛宜用吹藥

喉瘤由肺經鬱熱兼多語損氣而成形如圓眼紅絲相裹或單或雙生於喉旁或醇酒炙煿或怒氣喊叫犯之則痛忌用鍼刀宜服益氣清金湯

浙貝母 麥冬各去心 牛旁子炒研各一錢五分 桔梗三錢 黃芩二錢 白茯苓 陳皮 梔子 薄荷 人參另煎 甘草各一錢 紫蘇五分 竹葉三十片 水煎食遠服

鎖喉風症不腫不痛痰涎壅塞而喉竅緊閉若氣喘目直視頭汗如珠不可治也 或痰多以萬年青根即千年蓝搗汁和醋攪去痰涎或用土牛膝取汁亦可

壁錢散

五六月取有子壁錢七個老蟢蛛兩個髮紮好用明礬七分溶化以紮好之壁錢入溶礬粘足燈火炙透研細凡熱痛喉症用吹最效

者轻，两边发者重。男子延至结喉，女子至胸膛，不治也。

喉癣症，满喉生疮红痛，久不能愈，此阴虚火炎。若疮破或烂，宜用吹药。

喉瘤，由肺经郁热，兼多语损气而成。形如圆眼，红丝相裹，或单或双，生于喉旁。或醇酒炙爆，或怒气喊叫，犯之则痛。忌用针刀，宜服益气清金汤。

浙贝母　麦冬各去心　牛蒡子炒研，各一钱五分　桔梗三钱　黄芩二钱　白茯苓　陈皮　栀子　薄荷　人参另煎　甘草各一钱　紫苏五分　竹叶三十片

水煎，食远服。

锁喉风症，不肿不痛，痰涎壅塞而喉窍紧闭。若气喘，目直视头汗如珠，不可治也。或痰多，以万年青根即千年蓝。捣汁，和醋搅。去痰涎或用土牛膝，取汁亦可。

壁钱散

五六月取有子壁钱七个，老蟢蛛两个，发扎好，用明矾七分溶化，以扎好之壁钱入溶矾，粘足，灯火炙透研细。凡热痛喉症用吹最效。

齒牙病

齒牙者腎之標統屬足少陰經齒根肉曰齦東垣曰上齦隸於坤土足陽明之脉貫絡也止而不動下齦嚼物動而不休手陽明之脉貫絡也上片痛喜寒飲而惡熱取足陽明也下片痛喜熱飲而惡冷取手陽明也

牙床腫痛齒痛摇動或黑爛脱落世人皆作腎虚治不知此屬陽明濕熱症也蓋齒雖屬腎而生於牙床上下床屬陽明大腸與胃猶木生於土也腸胃傷於美酒厚味膏粱甘滑之物以致濕熱上攻則牙床不清而爲腫爲痛或出血或生蟲由是齒不得安而動摇黑爛脱落

也治宜瀉陽明之濕熱則牙床凊而齒固矣

骨槽風

耳前顋頰痛引筋骨寒熱如瘧牙關緊閉不能進食不待腐潰而齒便脱落此風毒竄入骨槽所致初則堅硬難消宜用生薑片墊頰車穴艾灸二七壯鍼刺齒齦以泄其毒以氷硼元明粉爲散吹搽內服降火化痰消腫之劑久則瘡口難合非參耆歸芎補托兼肉桂麥冬桔梗白术之類不能破結歛肌若腐腫不消虛熱不退形焦體削者不治

齿牙病

齿牙者，肾之标，统属足少阴经。齿根肉曰龈。东垣曰：上龈隶于坤土，足阳明之脉贯络也，止而不动。下龈嚼物，动而不休，手阳明之脉贯络也。上爿痛，喜寒饮而恶热，取足阳明也；下爿痛，喜热饮而恶冷，取手阳明也。

牙床肿痛，齿痛摇动，或黑烂脱落，世人皆作肾虚治，不知此属阳明湿热症也。盖齿虽属肾，而生于牙床，上下床属阳明大肠与胃，犹木生于土也。肠胃伤于美酒厚味，膏粱甘滑之物，以致湿热上攻，则牙床不清，而为肿为痛，或出血，或生虫，由是齿不得安而动摇、黑烂、脱落也。治宜泻阳明之湿热，则牙床清而齿固矣。

骨槽风

耳前腮颊痛引筋骨，寒热如疟，牙关紧闭，不能进食，不待腐溃而齿便脱落，此风毒窜入骨槽所致。初则坚硬难消，宜用生姜片热颊车穴，艾灸二七壮，针刺齿龈以泄其毒，以冰硼元明粉为散吹搽，内服降火、化痰、消肿之剂。久则疮口难合，非参芪归芎补托，兼肉桂、麦冬、桔梗、白术之类不能破结敛肌。若腐肿不消，虚热不退，形焦体削者，不治。

痺病

風寒濕三氣雜合則壅閉經絡血氣不得通行而爲痺凡人氣行脉外血行脉内氣虚則麻血虚則木麻木不已則偏枯痿廢經曰營氣虚則不仁衛氣虚則不用營衛俱虚則不仁且不用也

濕痺者濕邪痺其身中之陽氣也利其小便則陽氣通行無碍而關節之痺並解矣設小便利已而關節之痺不解必其人陽氣爲濕所持而不得外泄或但頭間有汗而身中無汗反欲得被蓋向火者又當微汗以通其陽也

酒濕痺症口眼喎斜舌强肢廢渾似中風當瀉濕毒從微汗微下之法

皮痺者邪在皮膚癮疹風瘡搔之不痛宜疎風養血故皮膚枯燥者由血虚風邪也腫而易癢者兼濕熱也

瘅病

风寒湿三气杂合，则壅闭经络，血气不得通行而为瘅。凡人气行脉外，血行脉内，气虚则麻，血虚则木，麻木不已则偏枯痿废，经曰：营气虚则不仁；卫气虚则不用。营卫俱虚，则不仁且不用也。

湿瘅者，湿邪瘅其身中之阳气也。利其小便，则阳气通行无碍，而关节之瘅并解矣。设小便利已，而关节之瘅不解，必其人阳气为湿所持，而不得外泄。或但头间有汗，而身中无汗，反欲得被盖向火者，又当微汗以通其阳也。

酒湿瘅症，口眼㖞斜，舌强肢废，浑似中风，当泻湿毒，从微汗微下之法。

皮瘅者，邪在皮肤。瘾疹风疮，搔之不痛，宜疏风养血。故皮肤枯燥者，由血虚风邪也。肿而易痒者，兼湿热也。

痛風

痛風即痛痺也、又經言熱勝則痛濕勝則腫大率血熱沸騰、或涉冷坐濕當風熱血得寒污濁凝滯所以作痛夜則痛甚行於陰也、輕則骨節疼痛走注四肢難以轉移甚則身體瘰塊或腫如匏或痛如掣以其痛循歷節甚如虎咬、名曰白虎歷節風

上體痛宜袪風豁痰散熱微汗下體痛宜流濕行氣和血舒風陰虛則脉絃散而重在夜陽虛則脉虛大而重在晝亦有氣血兩虛而陰火作痛者既屬虛症而似實症最宜詳辨如年高舉動則筋痛者是血不能養筋名曰筋枯難治

痛风

痛风即痛痹也，又经言热胜则痛，湿胜则肿，大率血热沸腾，或涉冷、坐湿当风，热血得寒，污浊凝滞，所以作痛。夜则痛甚，行于阴也。轻则骨节疼痛，走注四肢，难以转移；甚则身体瘰块，或肿如匏，或痛如掣，必以其痛循历节，甚如虎咬，名曰白虎历节风。

上体痛，宜祛风豁痰，散热微汗。下体痛，宜流湿行气，和血舒风。阴虚则脉弦散，而重在夜；阳虚则脉虚大，而重在昼；亦有气血两虚，而阴火作痛者，既属虚症，而似实症，最宜详辨。如年高举动则筋痛者，是血不能养筋，名曰筋枯，难治。

鶴膝風

鶴膝風乃虧損足三陰經風邪乘虛而入以致內熱食減肢體攣痛膝骨日大而上下肌肉枯細若傷於肝腎者六味地黃湯爲主若見症口乾頭暈並用補中益氣湯飲食少胸膨脹大便泄並用六君子湯若欲作膿或潰後十全大補湯佐以大防風湯初起須用蔥熨可以內消膿水清稀肌肉不生並用八珍十全大補湯臍腹冷疼腳膝無力頭暈吐痰小便頻數並用八味丸

古方治小兒鶴膝風用六味加鹿茸牛膝共八味不治其風其意最善小兒非必爲風寒濕所痺多因先天所

禀腎氣衰薄陰寒凝聚於腰膝而不解從外可知其內也故以六味丸補腎中之水以鹿茸補腎中之火以牛膝引至骨節而壯裹擷之筋此治本不治標之法也

凡肘膝腫痛臂胻細小者名鶴膝風以其象鶴膝之形而名之也或止兩膝腫大胻腿枯細不能屈伸俗謂之鼓槌風總由風寒濕三氣流注之爲病腫痛者必有邪滯枯細者必因血虛凡治此者必以養血爲主有風者兼散風有寒濕者兼去寒濕由邪鬱成熱者宜滋陰清火有痢後而成者此以瀉痢亡陰尤宜補腎

如腫硬不痛而色白者此不愈也

鹤膝风

鹤膝风，乃亏损足三阴经，风邪乘虚而入，以致内热食减，肢体挛痛，膝骨日大，而上下肌肉枯细。若伤于肝肾者，六味地黄汤为主；若见症口干头晕，并用补中益气汤；饮食少，胸膨胀，大便泄，并用六君子汤；若欲作脓，或溃后，十全大补汤佐以大防风汤，初起须用葱熨，可以内消，脓水清稀，肌肉不生，并用八珍十全大补汤；脐腹冷疼，脚膝无力，头晕吐痰，小便频数，并用八味丸。

古方治小儿鹤膝风，用六味加鹿茸、牛膝共八味。不治其风，其意最善。小儿非必为风寒湿所痹，多因先天所禀肾气衰薄，阴寒凝聚于腰膝而不解，从外可知其内也，故以六味丸补肾中之水，以鹿茸补肾中之火，以牛膝引至骨节而壮裹撷之筋，此治本不治标之法也。

凡肘膝肿痛，臂胻细小者，名鹤膝风，以其象鹤膝之形而名之也。或止两膝肿大，胻腿枯细，不能屈伸，俗谓之鼓槌风。总由风寒湿三气流注之为病。肿痛者，必有邪滞；枯细者，必因血虚。凡治此者，必以养血为主。有风者，兼散风；有寒湿者，兼去寒湿；由邪郁成热者，宜滋阴清火；有痢后而成者此，以泻痢亡阴，尤宜补肾。

如肿硬不痛而色白者，此不愈也。

屈膝散　治鶴膝

何首烏男便浸晒　天花粉　荆芥穗　鹿茸各五錢

苦參女便浸晒　防風　薏苡仁　牛膝各一錢

肥皂核肉一兩　共爲粗末每用三錢同冷飯團四兩

牯猪油六錢粘米菉豆各一撮水四碗煎至一碗分

作三次温服

熨藥方　治寒濕痺痛麻木不仁

川烏　草烏　蓽撥　甘松　山柰各五錢

右爲粗末炒熱布包熨痛處

一治腿膝背腰胸腹諸痛用川椒爲末水薑切碎等分葱三莖

塩一撮小麥麩麵四五合微火炒熱布包熨患處亦效

屈膝散　治鹤膝。

何首乌男便浸晒　天花粉　荆芥穗　鹿茸各五钱　苦参女便浸晒　防风　薏苡仁　牛膝各一钱　肥皂核肉一两

共为粗末，每用三钱，同冷饭团四两，牯猪油六钱，粘米、绿豆各一撮，水四碗，煎至一碗，分作三次温服。

熨药方　治寒湿痹痛，麻木不仁。

川乌　草乌　荜茇　甘松　山柰各五钱

上为粗末，炒热，布包熨痛处。

治腿膝背腰胸腹诸痛，用川椒为末、水姜切碎等分、葱三茎、盐一撮、小麦麸面四五合，微火炒热，布包熨患处亦效。

痿躄

丹溪曰內經謂諸痿起於肺熱又謂治痿獨取陽明葢肺金體燥而主氣畏火者也脾土性濕而主四肢畏木者也若嗜慾無節則水失所養火寡於畏而侮所勝肺得火邪而熱矣肺受熱則金失所養木寡於畏而侮所勝脾得木邪而傷矣肺熱則不能管攝一身脾傷則四肢不能爲用而諸痿作矣瀉南方則肺金清而東方不實何脾傷之有補北方則心火降而西方不虛何肺熱之有故陽明實則宗筋潤能束骨而利機關矣

天産屬陽厚味發熱凡病痿者必淡泊食味至於食

少肌瘦或泄瀉者雖有內熱必以芳香甘溫先復胃氣爲主則飲食進而痿弱自健若拘於寒凉穀氣益衰四末益枯矣

濕熱痿者雨濕浸淫邪氣蒸脾流於四肢自覺足脛逆氣上騰或四肢痠軟腫痛或足指麻木頑癢小便赤澁脉來沉濡而數此皆濕熱在下之故所謂濕熱不攘大筋緛短小筋弛長緛短爲拘弛長爲痿也宜升陽燥濕禁用填補之劑

濕痰痿者肥盛之人濕痰內停客於經脉使腰膝麻痺四肢痿弱脉來沉滑此膏粱酒濕之故宜燥脾行痰

痿躄

丹溪曰：《内经》谓诸痿起于肺热，又谓治痿独取阳明。盖肺金体燥而主气，畏火者也；脾土性湿而主四肢，畏木者也。若嗜欲无节，则水失所养，火寡于畏而侮所胜，肺得火邪而热矣。肺受热则金失所养，木寡于畏而侮所胜，脾得木邪而伤矣。肺热则不能管摄一身，脾伤则四肢不能为用，而诸痿作矣。泻南方则肺金清而东方不实，何脾伤之有？补北方则心火降而西方不虚，何肺热之有？故阳明实则宗筋润，能束骨而利机关矣。

天产属阳，厚味发热。凡病痿者，必淡泊食味，至于食少肌瘦，或泄泻者，虽有内热，必以芳香甘温先复胃气为主，则饮食进而痿弱自健。若拘于寒凉，谷气益衰，四末益枯矣。

湿热痿者，雨湿浸淫，邪气蒸脾，流于四肢，自觉足胫逆气上腾，或四肢酸软肿痛，或足指麻木顽痒，小便赤涩，脉来沉濡而数，此皆湿热在下之故。所谓湿热不攘，大筋緛短，小筋弛长，緛短为拘，弛长为痿也。宜升阳燥湿，禁用填补之剂。

湿痰痿者，肥盛之人，湿痰内停，客于经脉，使腰膝麻痹，四肢痿弱，脉来沉滑，此膏粱酒湿之故，宜燥脾行痰。

氣虛痿者因飢餓勞倦百骸谿谷皆失所養故宗筋弛縱骨節空虛凡人病後手足痿弱者皆屬氣虛所謂脾旣病不能為胃行其津液四肢不得稟水穀氣而不用也宜補中益氣治痿獨取陽明此為氣虛者立法也

陰虛痿者酒色過度下焦肝腎之火燔灼筋骨自覺兩足極熱上衝腿膝痠弱痿軟行步艱難脈來濇弱或左脈雖大按之無力宜補養肝腎

血虛痿者凡產後失血後面色痿黃手足無力不能行動者也宜滋養營血往往用養血藥而痿如故者脾虛不能生血也

血瘀痿者四肢痛而不能運動致脈濇而芤者宜養血行瘀

食積痿者飲食太過升降失常脾氣不得運於四肢手足軟弱或腹膨脹痛或惡心噯氣宜消導食積然後補脾

痢後脚軟脛疼或膝腫者此下多亡陰所致宜補脾兼升舉之劑間有痢後兜澁太早積瘀不清下注隧道而成痿者此又當行氣逐瘀與前症迥異矣

气虚痿者，因饥饿劳倦，百骸溪谷，皆失所养，故宗筋弛纵，骨节空虚。凡人病后手足痿弱者，皆属气虚，所谓脾既病，不能为胃行其津液，四肢不得禀水谷气而不用也，宜补中益气。治痿独取阳明，此为气虚者立法也。

阴虚痿者，酒色过度，下焦肝肾之火燔灼筋骨，自觉两足极热上冲，腿膝酸弱痿软，行步艰难，脉来涩弱，或左脉虽大，按之无力，宜补养肝肾。

血虚痿者，凡产后失血后，面色痿黄，手足无力，不能行动者也，宜滋养营血。往往用养血药，而痿如故者，脾虚不能生血也。

血瘀痿者，四肢痛而不能运动，致脉涩而芤者，宜养血行瘀。

食积痿者，饮食太过，升降失常，脾气不得运于四肢，手足软弱，或腹膨胀痛，或恶心嗳气，宜消导食积，然后补脾。

痢后脚软胫疼，或膝肿者，此下多亡阴所致，宜补脾兼升举之剂。间有痢后兜涩太早，积瘀不清，下注隧道而成痿者，此又当行气逐瘀，与前症迥异矣。

腰痛

腰爲腎府腎與膀胱爲表裏在經屬太陽在藏屬腎氣諸脉皆貫於腎而絡於腰脊故腰痛悠悠不止乏力痠軟者腎虛也　遇陰雨久坐則冷痛沉重者濕也　遇寒而痛足冷背强者寒也　遇熱而痛者熱也　鬱怒而痛者氣滯也　憂愁思慮而痛者氣虛也　勞動則痛者肝腎衰也　風痛則牽連左右脚膝强急　挫閃痛者舉身不能俯仰轉側　瘀血作痛晝輕夜重便黑溺清刺委中　腎着腰痛身重腰冷如氷亦由濕也

跌撲傷而腰痛者此傷在筋骨而血脉凝滯也用酒糟葱薑搗爛罨之最效

附　箭風說

俗以身痛呼爲箭風者因其人衛氣虛腠理不密賊風乘虛而入客於經絡營衛不通則痛就痛處按之用鍼挑出形如羊毛此卽閉塞結硬之絡脉也而挑時暫快過則依然治法或燃蘇油燈焠之或用艾葉温散或用白芥子爲末調敷或用金銀花内服取效

腰痛

腰为肾府，肾与膀胱为表里，在经属太阳，在脏属肾气。诸脉皆贯于肾，而络于腰脊。故腰痛悠悠不止，乏力酸软者，肾虚也。遇阴雨久坐，则冷痛沉重者，湿也。遇寒而痛，足冷背强者，寒也。遇热而痛者，热也。郁怒而痛者，气滞也。忧愁思虑而痛者，气虚也。劳动则痛者。肝肾衰也。风痛则牵连左右，脚膝强急。挫闪痛者，举身不能俯仰转侧。瘀血作痛，昼轻夜重，便黑溺清。刺委中。肾着腰痛，身重，腰冷如冰，亦由湿也。

跌扑伤而腰痛者，此伤在筋骨，而血脉凝滞也，用酒糟、葱、姜捣烂罨之最效。

附箭风说

俗以身痛，呼为箭风者，因其人卫气虚，腠理不密，贼风乘虚而入，客于经络。营卫不通则痛，就痛处按之，用针挑出形如羊毛，此即闭塞结硬之络脉也，而挑时暂快，过则依然。治法或燃麻油灯淬之，或用艾叶温散，或用白芥子为末调敷，或用金银花内服取效。

心痛

五藏之滯皆爲心痛腎心痛者多由陰邪上衝故善瘛如從後觸其心胃心痛者多由停滯故胸腹脹滿脾心痛者多由寒逆中焦故其痛甚肝心痛者多由木火之鬱病在血分故色蒼蒼如死狀肺心痛者多由上焦不清病在氣分故動作則病益甚以上刺法見靈樞厥病篇知其在氣則順之在血則行之鬱則開之滯則逐之火多實則或散或清之寒多虛則或溫或補之得其本可隨手而應也真心痛者不可治金匱要畧心痛章沈氏註曰五藏胃府心痛並痰蟲食積卽爲九痛

外臺九種心痛之名一蟲二注三氣四悸五食六飲七冷八熱九去來痛

心痛有上中下三焦之别上焦痛者在膈上內經所謂胃脘當心而痛時人以此爲心痛非也中焦痛者在中脘脾胃間病也下焦痛者在臍下肝腎大小腸病也

胸脇痛

胸中引脇下空痛者肝虛也引小腹痛者腎虛也引背胛臂廉皆痛者心火盛也引脇肪髀外皆痛者肝木實也又有痰結停飲血瘀氣滯者此皆實症也惟作勞之人胸痛引背食少倦怠遇勞頻發此爲脾肺虛宜培元氣若怯弱欬嗽痛引胸中雲門中府者防肺癰之患

心痛

五脏之滞，皆为心痛。肾心痛者，多由阴邪上冲，故善瘛，如从后触其心。胃心痛者，多由停滞，故胸腹胀满。脾心痛者，多由寒逆中焦，故其痛甚。肝心痛者，多由木火之郁，病在血分，故色苍苍如死状。肺心痛者，多由上焦不清，病在气分，故动作则病益甚。以上刺法见《灵枢·厥病篇》。知其在气则顺之，在血则行之，郁则开之，滞则逐之，火多实则或散或清之，寒多虚则或温或补之，得其本，可随手而应也。真心痛者，不可治。《金匮要略·心痛》章沈氏注曰：五脏胃腑心痛，并痰、虫、食积，即为九痛。

《外台》九种心痛之名：一虫，二注，三气，四悸，五食，六饮，七冷，八热，九去来痛。

心痛有上、中、下三焦之别。上焦痛者，在膈上，《内经》所谓胃脘当心而痛，时人以此为心痛，非也。中焦痛者，在中脘，脾胃间病也。下焦痛者，在脐下，肝肾大小肠病也。

胸胁痛

胸中引胁下空痛者，肝虚也；引小腹痛者，肾虚也；引背胛臂廉皆痛者，心火盛也；引胁肪髀外皆痛者，肝木实也。又有痰结、停饮、血瘀、气滞者，此皆实症也。惟作劳之人，胸痛引背，食少倦怠，遇劳频发，此为脾肺虚，宜培元气。若怯弱咳嗽，痛引胸中云门、中府者，防肺痈之患。

腹痛

腹痛有三部大腹痛者屬太陰脾當臍痛者屬少陰腎小腹痛者屬厥陰肝及衝任大小腸各有七情之發六氣之害　暴傷飲食則胃脘先痛而後入腹暴觸怒氣則兩脇先痛而後入腹血積上焦脾火熏蒸則痛從腹而攻上血積下部胃氣下陷則痛從腹而下墜傷於寒者痛無間斷得熱則緩傷於熱者痛作有時得寒則減因饑而痛者過饑即痛得食則止因食而痛者多食則痛得便乃安吞酸腹痛爲痰鬱中焦痞悶腹痛爲氣搏中州火痛腸内雷鳴充斥無定痛處覺熱心煩口渴虫

痛肚大青筋饑即咬嚙痛必吐水痛定能食氣虛痛者痛必喜按呼吸短淺血虛痛者痛如芒刺牽引不寧腸癰痛者腹重而痛身皮甲錯繞臍生瘡小便如淋疝氣痛者大腹脹小腹急下引睾丸上冲而痛　痧症痛者或大吐或大瀉上下絞痛厥冷轉筋　陰毒痛者爪甲青面脣黑厥逆嘔吐身冷欲絶　積聚痛者有形可按　痢疾痛者後重窘迫

婦人腹痛多有關於經水胎孕者宜先審之

腹痛

腹痛有三部：大腹痛者，属太阴脾；当脐痛者，属少阴肾；小腹痛者，属厥阴肝，及冲任大小肠，各有七情之发，六气之害。

暴伤饮食，则胃脘先痛，而后入腹；暴触怒气，则两胁先痛，而后入腹。血积上焦，脾火熏蒸，则痛从腹而攻上；血积下部，胃气下陷，则痛从腹而下坠。伤于寒者，痛无间断，得热则缓；伤于热者，痛作有时，得寒则减。因饥而痛者，过饥即痛，得食则止；因食而痛者，多食则痛，得便乃安。吞酸腹痛，为痰郁中焦；痞闷腹痛，为气搏中州。火痛肠内雷鸣，充斥无定，痛处觉热，心烦口渴，虫痛肚大青筋，饥即咬啮。痛必吐水，痛定能食。气虚痛者，痛必喜按，呼吸短浅。血虚痛者，痛如芒刺，牵引不宁。肠痈痛者，腹重而痛，身皮甲错，绕脐生疮，小便如淋。疝气痛者，大腹胀，小腹急，下引睾丸，上冲而痛。痧症痛者，或大吐，或大泻，上下绞痛，厥冷转筋。阴毒痛者，爪甲青，面唇黑，厥逆呕吐，身冷欲绝。积聚痛者，有形可按。痢疾痛者，后重窘迫。

妇人腹痛，多有关于经水胎孕者，宜先审之。

蠱毒

閩廣之人有於端午日午時捉虺蛇蜈蚣蝦蟆三物同貯一器任其自相食啖俟一物獨存取其毒於飲食中啖之少則待以歲月食盡五藏而後死死則流毒於旁人亦成此病多則數日即死其症心腹絞痛如有虫咬吐下惡血如豬肝爛肉若不早治百無一生此之謂蠱病一中毒不論年之遠近但取煮熟雞子插金銀簪於內口含雞子一食頃簪卵俱黑者是毒否則非也

初中毒方　青木香一兩 水煎一碗空心吃之可吐如不吐至三服必吐

不拘新久中毒方　雄黃　硃砂各五錢研細　藜蘆一錢吃此藥不可吃酒凡人參沙參丹參元參細辛赤白芍吃藜蘆前後俱忌吃 巴豆去殼細皮及油用霜三分 共爲末蜜丸梧子大每服五分空心薑湯下後當瀉去惡物如煩悶吃生鴨血或煮鴨湯飲之即愈

蛊毒

闽广之人，有于端午日午时捉虺蛇、蜈蚣、虾蟆三物，同贮一器，任其自相食啖，俟一物独存，取其毒于饮食中啖之，少则待以岁月，食尽五脏而后死，死则流毒于旁人，亦成此病，多则数日即死。其症心腹绞痛，如有虫咬，吐下恶血，如猪肝烂肉，若不早治，百无一生，此之谓蛊病。一中毒不论年之远近，但取煮熟鸡子，插金银簪于内，口含鸡子一食顷，簪卵俱黑者是毒，否则非也。

初中毒方　青木香一两

水煎一碗，空心吃之可吐，如不吐，至三服必吐。

不拘新久中毒方

雄黄　朱砂各五钱研细　藜芦一钱，吃此药不可吃酒，凡人参、沙参、玄参、细辛、赤白芍，吃藜芦前后俱忌吃。巴豆去壳、细皮及油，用霜三分。

共为末，蜜丸梧子大，每服五分。空心姜汤下，后当泻去恶物。如烦闷，吃生鸭血，或煮鸭汤饮之，即愈。

積聚亦名癥瘕

積者五藏所生其始發有常處其痛不離其部上下有所終始左右有所窮處聚者六府所成其始發無根本上下無所留止其痛無常處　肝積名肥氣在左脇下如覆杯　肺積名息奔在右脇下如覆杯久則喘欬　心積名伏梁起臍上大如臂上至心下久則令人煩心　脾積名痞氣在胃脘腹大如盤久則飲食不能充肌膚　腎積名奔豚衝脉為病發於少腹上至心下若豚狀上下無時久則喘逆骨痿少氣

夫癥者堅也積在腹內或腸胃之間推之不動名曰癥

瘕者假也其結聚浮假而痛推移乃動名曰瘕痃癖者在腹內近臍左右各有一條筋脉急痛名曰痃僻在兩肋之間有時而痛名曰癖若在小腹而牽引腰脇為疝瘕

积聚亦名癥瘕

积者，五脏所生，其始发有常处，其痛不离其部，上下有所终始，左右有所穷处。聚者，六腑所成，其始发无根本，上下无所留止，其痛无常处。肝积名肥气，在左胁下如覆杯。肺积名息奔，在右胁下如覆杯，久则喘咳。心积名伏梁，起脐上，大如臂，上至心下，久则令人烦心。脾积名痞气，在胃脘，腹大如盘，久则饮食不能充肌肤。肾积名奔豚，冲脉为病。发于少腹，上至心下若豚状，上下无时，久则喘逆骨痿少气。

夫癥者，坚也，积在腹内，或肠、胃之间，推之不动，名曰癥。瘕者，假也。其结聚浮假而痛，推移乃动，名曰瘕。痃癖者，在腹内，近脐左右各有一条，筋脉急痛，名曰痃；僻在两肋之间，有时而痛，名曰癖。若在小腹，而牵引腰胁，为疝瘕。

黃疸

黃病多屬太陰濕土，脾不能勝濕，復挾火熱，則鬱而生黃。古有五疸之名：曰黃汗，曰黃疸，曰穀疸，曰酒疸，曰女勞疸，一名色疸。黃汗，身體腫，發熱汗出而渴，汗沾衣，色黃如蘗汁，因汗出澡浴，熱留皮膚，此屬表症。黃疸，身面眼目指甲皆黃，善饑溺黃，因濕熱蒸鬱，邪留胃中，病屬裡症。穀疸，不能食，食已頭眩，腹脹心煩，因大饑過飽，病屬中焦。酒疸，心胸懊憹，欲吐不食，目黃鼻燥，面發赤斑，足脛滿，溺赤，因大醉當風，毒留清道，病屬上焦。脉浮洪者，先吐之。沉弦者，先下之。其水穀之精氣爲濕熱所瘀而不

行，變成黑疸，面黑目青，膚粗燥，其脉微弱者，不治。色疸，額黑頭汗，手足心熱，日反惡寒，小便自利，大便黑，此由房勞傷腎所致，病屬下焦。若多渴者，難治。夏月濕熱相蒸，多有發黃之候。熱多，其色明亮；濕多，其色黯晦。

黄疸

黄病多属太阴湿土，脾不能胜湿，复挟火热，则郁而生黄。古有五疸之名：曰黄汗，曰黄疸，曰谷疸，曰酒疸，曰女劳疸，一名色疸。黄汗，身体肿，发热汗出而渴，汗沾衣，色黄如柏汁，因汗出澡浴，热留皮肤，此属表症。黄疸，身面眼目指甲皆黄，善饥溺黄，因湿热蒸郁，邪留胃中，病属里症。谷疸，不能食，食已头眩，腹胀心烦，因大饥过饱，病属中焦。酒疸，心胸懊憹，欲吐不食，目黄鼻燥，面发赤斑，足胫满，溺赤，因大醉当风，毒留清道，病属上焦。脉浮洪者，先吐之。沉弦者，先下之。其水谷之精气，为湿热所瘀而不行，变成黑疸，面黑目青，肤粗燥，其脉微弱者，不治。色疸，额黑头汗，手足心热，日反恶寒，小便自利，大便黑，此由房劳伤肾所致，病属下焦。若多渴者，难治。夏月湿热相蒸，多有发黄之候。热多，其色明亮；湿多，其色黯晦。

腫脹

雲樞水脹篇曰膚脹鼓脹可刺耶、岐伯曰、先瀉其脹之血絡後調其經再刺去其血絡也、

河間論五水灸法云夫有風水皮水石水黃汗推各藏以論之風合歸肝皮合歸肺黃汗歸脾石合歸腎風水脉浮必惡風皮水脉亦浮按下沒指石水脉沉腹滿不喘黃汗脉沉遲發熱而多涎久而不愈必致癰膿水腫脉浮帶數卽是虛寒潛止其間久必沉伏沉伏則陽虛陰實爲水必矣要知水脉必沉是也論曰脉出者死與病不相應也脣黑則傷肝缺盆盈平則傷心臍出則傷

脾足心平則傷腎背平則傷肺皆不可治

風水灸肝井大敦赤水灸心滎少府黃汗灸脾俞太白皮水灸肺經經渠石水灸腎合陰谷

歌曰十般鼓脹要先知切忌臍高凸四圍腹上青筋休用藥陰囊無縫不堪醫背平如板終難治掌上無紋有限時五穀不消十日死肚光如鼓效應遲痰多氣短皆無藥十個當知九個危

氣腫從來不可醫肚光如鼓甚蹺蹊按之如石彈之響泄氣方能見效奇

肿胀

《灵枢·水胀篇》曰：肤胀、鼓胀，可刺耶？岐伯曰：先泻其胀之血络，后调其经，再刺去其血络也。

河间论五水灸法云：夫有风水、皮水、石水、黄汗，推各脏以论之。风合归肝，皮合归肺，黄汗归脾，石合归肾。风水脉浮，必恶风；皮水脉亦浮，按下没指；石水脉沉，腹满不喘；黄汗脉沉迟，发热而多涎，久而不愈，必致痈脓；水肿脉浮带数，即是虚寒潜止其间，久必沉伏，沉伏则阳虚阴实，为水必矣。要知水脉必沉是也，论曰：脉出者死，与病不相应也。唇黑则伤肝，缺盆盈平则伤心，脐出则伤脾，足心平则伤肾，背平则伤肺，皆不可治。

风水灸肝井，大敦。赤水灸心荥，少府。黄汗灸脾输，太白。皮水灸肺经，经渠。石水灸肾合。阴谷。

歌曰：十般鼓胀要先知，切忌脐高凸四围。腹上青筋休用药，阴囊无缝不堪医。背平如板终难治，掌上无纹有限时。五谷不消十日死，肚光如鼓效应迟。痰多气短皆无药，十个当知九个危。

气肿从来不可医，肚光如鼓甚跷蹊。按之如石弹之响，泄气方能见效奇。

疝氣

肝所生病爲狐疝。詳見下 足陽明之筋病㿗疝，腹筋急。㿗，音頽，卽子和所謂血疝 黄脉之至也，大而虚。脾受肝邪 積氣在腹中，有厥氣，名曰厥疝，女子同法。巢氏曰：厥逆心痛，飲食不下，名厥疝 厥陰所謂癩疝，婦人少腹腫也。癩，同㿗，陰病也 脾傳之腎，病名疝瘕，少腹寃熱而痛，出白。卽筋疝 厥陰之陰盛，脉道不通爲癩癃疝。李士材曰：内有膿血，小便不通 任脉爲病，男子内結七疝，女子帶下瘕聚。督脉生病，從少腹上衝心而痛，不得前後，爲衝疝。

寒疝，囊冷，結硬如石，陰莖不舉，控睾丸痛。此坐卧濕地，寒月涉水冒雨，或勞碌熱極，坐卧磚石而得，宜温經散寒。水疝，腎囊腫痛，陰汗時出，或腫如水晶，或癢而搔出黄水，或小腹按之作水聲。此醉酒行房，或過勞汗出，寒濕乘虚襲入下部而得，宜利水除濕。有漏鍼去水者，人多不得其法。筋疝，陰莖腫脹，或潰或痛，或裡急筋縮，或莖中痛，痛極則癢，或挺縱不收，或白物隨溲而下。此房勞及邪術所致，宜清火解毒。血疝，狀如黄爪，在小腹兩旁，横骨之端，俗云便癰。此醉飽勞碌，使内氣血流入脬囊，結成癰膿，宜和血消瘀。氣疝，上連腎區，下及陰囊，或因怒哭則氣鬱而脹，脹罷則氣散，宜散氣疎

疝气

肝所生病为狐疝。详见下。足阳明之筋病㿗疝，腹筋急。㿗，音颓，即子和所谓血疝。黄脉之至也，大而虚。脾受肝邪。积气在腹中，有厥气，名曰厥疝，女子同法。巢氏曰：厥逆心痛，饮食不下，名厥疝。厥阴所谓癞疝，妇人少腹肿也。癞，同㿗，阴病也。脾传之肾，病名疝瘕，少腹冤热而痛，出白。即筋疝。厥阴之阴盛，脉道不通为癞癃疝。李士材曰：内有脓血，小便不通。任脉为病，男子内结七疝，女子带下瘕聚。督脉生病，从少腹上冲心而痛，不得前后，为冲疝。

寒疝，囊冷，结硬如石，阴茎不举，控睾丸痛。此坐卧湿地，寒月涉水冒雨，或劳碌热极，坐卧砖石而得，宜温经散寒。水疝，肾囊肿痛，阴汗时出，或肿如水晶，或痒而搔出黄水，或小腹按之作水声。此醉酒行房，或过劳汗出，寒湿乘虚袭入下部而得，宜利水除湿。有漏针去水者，人多不得其法。筋疝，阴茎肿胀，或溃或痛，或里急筋缩，或茎中痛，痛极则痒，或挺纵不收，或白物随溲而下。此房劳及邪术所致，宜清火解毒。血疝，状如黄瓜，在小腹两旁，横骨之端，俗云便痈。此醉饱劳碌，使内气血流入脬囊，结成痈脓，宜和血消瘀。气疝，上连肾区，下及阴囊，或因怒哭则气郁而胀，胀罢则气散，宜散气疏

肝小兒有此俗名偏氣惟灸築賓穴可消　狐疝狀如仰瓦卧則入小腹行立則出小腹入囊而脹痛與狐之晝出穴而溺夜入穴而不溺相類此脾氣下陷宜升陽降陰　㿗疝陰囊腫硬如升如斗不痛不癢此地氣卑濕所生宜導濕利水一云㿗疝最大而堅衝氣犯心即能殺人凡治㿗疝非斷房事厚味不效　女子陰戶突出亦皆疝類但不名疝而名瘕乃熱則不禁固也宜以苦堅之

七疝爲病若非勞役過度即是遠行涉水熱血得寒而凝滯於小腸膀胱之分或濕乘虛而流入於足厥陰之經宜驅逐本經之濕熱稍安即加培養更慎酒色厚味爲佳

肝。小儿有此，俗名偏气，惟灸筑宾穴可消。狐疝，状如仰瓦，卧则入小腹，行立则出小腹，入囊而胀痛，与狐之昼出穴而溺，夜入穴而不溺相类。此脾气下陷，宜升阳降阴。㿗疝，阴囊肿硬，如升如斗，不痛不痒，此地气卑湿所生，宜导湿利水。一云㿗疝最大而坚，冲气犯心，即能杀人。凡治㿗疝，非断房事、厚味不效。女子阴户突出，亦皆疝类，但不名疝而名瘕，乃热则不禁固也，宜以苦坚之。

七疝为病，若非劳役过度，即是远行涉水，热血得寒而凝滞于小肠、膀胱之分，或湿乘虚而流入于足厥阴之经，宜驱逐本经之湿热，稍安即加培养，更慎酒色、厚味为佳。

淋病

淋症所感不一或因房勞或因忿怒或因醇酒厚味房勞者陰虛火動也忿怒者氣動生火也醇酒厚味者釀成濕熱也積久爲滯濁流下焦所以小便淋瀝欲去不去不去又來而痛不可忍者初則熱淋血淋宜散熱利小便久則煎熬水液如濁如膏如砂如石也宜開抑行氣破血滋陰

凡小腸有氣小便脹小腸有血小便澁小腸有熱小便痛禁用補氣之劑

膀胱爲津液之府氣化則出寒邪客於胞中則氣不化而成淋必先寒慄而後溲便澁數竅中腫痛蓋冷氣入胞與正氣相爭寒氣勝則戰寒而作淋宜散寒扶正淋病大率心腎氣鬱清濁相干熱蓄膀胱所致冷氣滯於膀胱而作淋者甚少

虛淋者腎虛精敗也童子精未盛而御女老人陰已痿而思色則精不出而內敗莖中澁痛成淋者惟金匱腎氣湯可救若精已竭而復耗之則大小便牽引而痛

淋病

淋症所感不一，或因房劳，或因忿怒，或因醇酒浓味。房劳者，阴虚火动也；忿怒者，气动生火也；醇酒厚味者，酿成湿热也。积久为滞，浊流下焦，所以小便淋沥，欲去不去，不去又来，而痛不可忍者。初则热淋、血淋，宜散热利小便；久则煎熬水液，如浊如膏，如砂如石也，宜开抑行气，破血滋阴。

凡小肠有气，小便胀；小肠有血，小便涩；小肠有热，小便痛。禁用补气之剂。

膀胱为津液之府，气化则出。寒邪客于胞中，则气不化而成淋，必先寒栗，而后溲便涩数，窍中肿痛。盖冷气入胞，与正气相争，寒气胜，则战寒而作淋，宜散寒扶正。淋病，大率心肾气郁，清浊相干，热蓄膀胱所致。冷气滞于膀胱而作淋者，甚少。

虚淋者，肾虚精败也。童子精未盛而御女，老人阴已痿而思色，则精不出而内败，茎中涩痛成淋者，惟金匮肾气汤可救。若精已竭而复耗之，则大小便牵引而痛。

癰疽

癰疽症有五善七惡不可不辨凡飲食知味動息自寧一善也便利調匀或微乾澁二善也膿潰腫消水鮮不臭三善也神彩精明語聲清亮肌肉好惡分明四善也體氣和平五善也七惡者煩躁時嗽腹痛渴甚眼角向鼻瀉痢溺如淋一惡也氣息綿綿脉病相反膿血旣泄腫焮尤甚膿色臭敗痛不可近二惡也目視不正黑睛緊小三惡也短氣嗜卧面青脣黑未潰肉黑而陷四惡也肩背四肢不便已潰青黑筋腐骨黑五惡也食不下服藥嘔氣噎痰塞身冷自汗六惡也聲嘶色敗脣鼻青

赤面目四支浮腫七惡也

癰淺而大也熱勝血則爲癰膿也　疽深而惡也

瘍有頭小瘡也　疹浮小癮疹也熱勝于陰爲瘡瘍濕滯于血爲癮疹

痈疽

痈疽，症有五善七恶，不可不辨。凡饮食知味，动息自宁，一善也；便利调匀，或微干涩，二善也；脓溃肿消，水鲜不臭，三善也；神彩精明，语声清亮，肌肉好恶分明，四善也；体气和平，五善也。七恶者，烦躁时嗽，腹痛渴甚，眼角向鼻，泻痢溺如淋，一恶也；气息绵绵，脉病相反，脓血既泄肿焮尤甚，脓色臭败，痛不可近，二恶也；目视不正，黑睛紧小，三恶也；短气嗜卧，面青唇黑，未溃肉黑而陷，四恶也；肩背、四肢不便，已溃青黑筋腐骨黑，五恶也；食不下服药呕，气噎痰塞身冷自汗，六恶也；声嘶色败，唇鼻青赤，面目四肢浮肿，七恶也。

痈浅而大也，热胜血则为痈脓也，疽深而恶也。

疡有头，小疮也。疹浮小，瘾疹也。热胜于阴为疮。疡湿滞于血为瘾疹。

疔瘡

疔、火證也、形小根深、發無定處如火焰疔多生脣口及手掌指節間初生一點紅黃小皰痛兼麻癢此心經毒火也紫焰疔多生筋骨間初生紫皰次日破流血水此肝經毒火也黃鼓疔多生顴顋眼胞黃皰麻痒此脾經毒火也白刃疔多生鼻孔兩手白皰頂硬根突痒痛易腐易陷重則顋損此肺經毒火也黑靨疔多生耳竅牙縫胸腹腰間黑斑紫皰頑硬如釘痛徹骨髓重則手足紫軟陷孔深此腎經毒火也又有紅絲疔發於手掌及骨節間初起小瘡漸發紅絲上攻手膊急用鍼於紅絲盡處砭斷出血尋至初起瘡上挑破用蟾酥條又有暗疔腋下先堅腫無頭次腫陰囊睪丸焮熱疼痛又有內疔先發寒熱腹痛數日間忽然腫起一塊暗疔內疔不用挑法用蟾酥丸三丸葱白三寸裹藥黃酒送下葢臥出汗少時無汗係毒熱滯結仍用汗下法毒熱隨解又有羊毛疔身發寒熱前心後心有紅點如疹形先將紫黑斑點用衣鍼挑出如羊毛狀前後共挑數處即時汗出而愈

有因竹木刺戳傷或磁鐵鋒擦碎潰而痛甚時流穢水肉色紫黯身發寒熱此本陰虛所致治以酸甘斂陰補虛或鹹苦制火泄熱宜參考潰瘍門治法若誤作疔治蔓延不斂反爲大害

疔疮

疔，火证也，形小根深，发无定处。如火焰疔，多生唇口及手掌指节间。初生一点红黄小疱，痛兼麻痒，此心经毒火也。紫焰疔，多生筋骨间，初生紫疱，次日破流血水，此肝经毒火也。黄鼓疔，多生颧腮眼胞，黄疱麻痒，此脾经毒火也。白刃疔，多生鼻孔、两手，白疱顶硬，根突痒痛，易腐易陷，重则腮损，此肺经毒火也。黑靥疔，多生耳窍、牙缝、胸腹、腰间，黑斑紫疱，顽硬如钉，痛彻骨髓，重则手足紫，软陷孔深，此肾经毒火也。又有红丝疔，发于手掌及骨节间，初起小疮，渐发红丝，上攻手膊，急用针于红丝尽处，砭断出血，寻至初起疮上挑破，用蟾酥条。又有暗疔，腋下先坚肿无头，次肿阴囊睾丸、焮热疼痛。又有内疔，先发寒热腹痛，数日间，忽然肿起一块。暗疔、内疔不用挑法，用蟾酥丸三丸、葱白三寸裹药，黄酒送下，盖卧出汗。少时无汗，系毒热滞结，仍用汗下法，毒热随解。又有羊毛疔，身发寒热，前心后心有红点如疹形，先将紫黑斑点，用衣针挑出如羊毛状，前后共挑数处，即时汗出而愈。

有因竹木刺戳伤，或瓷铁锋擦碎，溃而痛甚，时流秽水，肉色紫黯，身发寒热，此本阴虚所致，治以酸甘敛阴补虚，或咸苦制火泄热，宜参考溃疡门治法。若误作疔治，蔓延不敛，反为大害。

流注附骨疽
眞氣不足邪留於肌肉致氣血凝聚爲患名曰流注初發漫腫無頭皮色不變俱宜用葱熨法見卷五皮肉不熱者可用雷火鍼 發在肉厚處易愈發在骨節及空處難療
益氣養營湯 治懷抱抑鬱氣血損傷四肢頸項等處患腫不問軟硬赤白或痛或不痛未成者自消已成者自潰
人參 黃芪鹽水炒 當歸 川芎 熟地
芍藥炒 貝母 茯苓 香附 陳皮各錢

白术二錢 柴胡六分 甘草 桔梗各五分 薑
口乾加五味子麥冬 往來寒熱加地骨皮 肌肉遲生加白蘞官桂
木香流氣飲 治流注肢節疼痛或因暴怒胸膈不利或濕痰所致者一名方脉流氣飲
當歸 川芎 白芍炒 茯苓 黃芪
甘草 紫蘇 烏藥 青皮 半夏製
桔梗 防風 枳實炒 陳皮各一錢 木香
大腹皮 檳榔 枳殼各五分 薑三片 棗二枚
水煎服 小便秘加澤瀉 下部加牛膝

流注附骨疽

真气不足，邪留于肌肉，致气血凝聚为患，名曰流注。初发漫肿无头，皮色不变，俱宜用葱熨法。见卷五。皮肉不热者，可用雷火针。发在肉厚处易愈，发在骨节及空处难疗。

益气养营汤　治怀抱抑郁，气血损伤，四肢、颈项等处患肿，不问软硬赤白，或痛或不痛，未成者自消，已成者自溃。

人参　黄芪盐水炒　当归　川芎　熟地　芍药炒　贝母　茯苓　香附　陈皮各一钱　白术二钱　柴胡六分　甘草　桔梗各五分　姜

口干：加五味子、麦冬。

往来寒热：加地骨皮。

肌肉迟生：加白蔹、官桂。

木香流气饮　治流注肢节疼痛，或因暴怒，胸膈不利，或湿痰所致者。一名方脉流气饮。

当归　川芎　白芍炒　茯苓　黄芪　甘草　紫苏　乌药　青皮　半夏制　桔梗　防风　枳实炒　陈皮各一钱　木香　大腹皮　槟榔　枳壳各五分　姜三片　枣二枚

水煎服。

小便秘：加泽泻。

下部：加牛膝。

瘡科流氣飲　治流注、及一切恚怒氣結腫硬、或風寒濕毒搏於經絡致成腫塊、或漫腫木悶無頭、

即前方去青皮枳實半夏腹皮薑棗、加人參官桂厚朴白芷　流注初發、加羌活獨活　痛、加乳香没藥

保安萬靈丹　治風濕流注、陰疽、鶴膝風、癱病、偏身走痛、視人老壯、病勢緩急量用　用葱汁調敷患處亦效

茅山蒼术八兩　麻黄　羌活　荆芥　防風　細辛　川烏　草烏湯泡去皮　石斛　川芎　當歸　全蠍酒洗　甘草　何首烏　天麻各一兩　雄黄六錢　爲細末、煉蜜爲丸、硃砂爲衣、用

葱白九根煎湯下三錢、葢被出汗、瘂未成即消、已成即高腫潰膿、如無表裏相兼症、不必發散、用温酒下

散瘀葛根湯　治閃跌瘀血凝滯

葛根　川芎　半夏製　桔梗　防風　羌活　升麻各八分　細辛　香附　甘草　紅花　蘇葉　白芷各六分　葱根三　薑片三　水煎服

通經導滯湯　治産後有瘀血流注關節

當歸　熟地　赤芍　川芎　枳殼炒　紫蘇　香附　陳皮　丹皮　紅花　牛膝各一錢　獨活　甘草各五分　水煎、入酒一鐘服

疮科流气饮　治流注，及一切恚怒，气结肿硬，或风寒湿毒搏于经络，致成肿块，或漫肿木闷无头。

即前方去青皮、枳实、半夏、腹皮、姜、枣，加人参、官桂、厚朴、白芷。

流注初发：加羌活、独活

痛：加乳香、没药。

保安万灵丹　治风湿流注、阴疽、鹤膝风、瘫病、遍身走痛，视人老壮，病势缓急量用：用葱汁调敷患处，亦效。

茅山苍术八两　麻黄　羌活　荆芥　防风　细辛　川乌　草乌汤泡去皮　石斛　川芎　当归　全蝎酒洗　甘草　何首乌　天麻各一两　雄黄六钱

为细末，炼蜜为丸，朱砂为衣。用葱白九根煎汤下三钱，盖被出汗，痈未成即消，已成即高肿溃脓。如无表里相兼症，不必发散，用温酒下。

散瘀葛根汤　治闪跌瘀血凝滞。

葛根　川芎　半夏制　桔梗　防风　羌活　升麻各八分　细辛　香附　甘草　红花　苏叶　白芷各六分　葱三根　姜三片

水煎服。

通经导滞汤　治产后有瘀血流注关节。

当归　熟地　赤芍　川芎　枳壳炒　紫苏　香附　陈皮　丹皮　红花　牛膝各一钱　独活　甘草各五分

水煎，入酒一钟服。

托裏透膿湯

人參　白朮　穿山甲炒　白芷各一錢　黃芪三錢

當歸二錢　升麻　甘草節　靑皮炒各五分

皂角刺一錢五分　水煎、病在上部、先飲煮酒一鍾後服藥病在下部先服藥後飲酒病在中部藥內兑酒半鍾服

大防風湯　治足三陰虧損、寒邪內侵、患鶴膝、附骨疽流注遍身痛或腫而不痛不問已潰未潰宜用此湯、

人參　白朮　防風　羌活　熟地

杜仲各二錢　附子製　黃芪　牛膝　白芍各一錢

川芎一錢半　甘草炙　官桂各五分。一方有當歸薑無官桂

以上方對症擇用、一服至三四五服量病輕重

前症若因脾氣虛濕滯於肉理、但腫而肌色不變宜六君子加芎歸耆芍肉桂等　若傷寒汗後餘邪發腫者、宜人參敗毒散小柴胡湯之類　凡流注症輕者服藥卽消、症重者必潰將潰時宜服托裏透膿湯若潰而不斂者宜人參養營湯之類、補氣血爲主

骨疽乃流注之敗症也如用涼藥則內傷其脾外冰其血肌肉不生氣血不旺而逾滯宜健脾補腎、脾生血腎主骨腎實則骨有生氣而疽不附骨矣

托里透脓汤

人参　白术　穿山甲炒　白芷各一钱　黄芪三钱　当归二钱　升麻　甘草节　青皮各五分，炒　皂角刺一钱五分

水煎。病在上部，先饮煮酒一钟，后服药；病在下部，先服药，后饮酒；病在中部，药内兑酒半钟服。

大防风汤　治足三阴亏损、寒邪内侵，患鹤膝、附骨疽，流注遍身痛，或肿而不痛，不问已溃未溃，宜用此汤。

人参　白术　防风　羌活　熟地　杜仲各二钱　附子制　黄芪　牛膝　白芍各一钱　川芎一钱半　甘草炙　官桂各五分　一方有当归、姜，无官桂。

以上方对症择用，一服至三四五服，量病轻重。

前症若因脾气虚，湿滞于肉理，但肿而肌色不变，宜六君子加芎、归、芪、芍、肉桂等。若伤寒汗后，余邪发肿者，宜人参败毒散、小柴胡汤之类。凡流注症轻者，服药即消，症重者必溃，将溃时，宜服托里透脓汤。若溃而不敛者，宜人参养营汤之类，补气血为主。

骨疽，乃流注之败症也。如用凉药，则内伤其脾，外冰其血，肌肉不生，气血不旺而逾滞，宜健脾补肾。脾生血，肾主骨，肾实则骨有生气，而疽不附骨矣。

癘風

脾主肌肉肺主皮毛胃與大腸二經為脾肺之腑內受濕熱氣濁血虛外感酷烈暴悍之氣初起白屑雲頭紫黑疙瘩麻木不仁久至四肢拳攣肌肉腐敗熱毒盛故面上起油光風熱生虫傳歷藏府虫食肝眉落食脾鼻崩食肺聲啞食心足底穿一云脚底先痛或穿者毒在腎食腎耳鳴啾啾或耳弦生瘡或遍身如鍼刺皮痒如虫行又看其疙瘩與瘡上體先見或多者氣受病下體先見或多者血受病上下皆然氣血兩病古人謂大風疾三因五死三因者一曰風毒二曰濕毒三曰傳染五死者一曰皮死

麻木不仁二曰脉死血潰成膿三曰肉死割切不痛四曰筋死手足縱緩五曰骨死鼻梁崩壞與夫眉落眼昏唇翻聲啞甚可畏也所以然者由邪正交攻氣血沸騰而濕痰死血充滿於經絡之中故生虫生瘡痛癢麻木也宜清濕熱祛風邪以苦參湯地黃酒並主之

苦參湯

苦參一錢半 生地二錢 黃蘗五分 當歸秦艽赤芍丹參牛蒡子白蒺藜丹皮銀花川貝母各一錢 甘菊花三錢

水煎服

地黃酒

厉风

脾主肌肉，肺主皮毛，胃与大肠二经为脾肺之腑，内受湿热，气浊血虚，外感酷烈暴悍之气。初起白屑云头，紫黑疙瘩，麻木不仁；久至四肢拳挛，肌肉腐败。热毒盛，故面上起油光。风热生虫，传历脏腑：虫食肝，眉落；食脾，鼻崩；食肺，声哑；食心，足底穿；一云脚底先痛或穿者，毒在肾。食肾，耳鸣啾啾，或耳弦生疮，或遍身如针刺，皮痒如虫行。又看其疙瘩与疮，上体先见或多者，气受病；下体先见或多者，血受病，上下皆然，气血两病。古人谓大风疾，三因五死。三因者：一曰风毒，二曰湿毒，三曰传染。五死者：一曰皮死麻木不仁；二曰脉死，血溃成脓；三曰肉死，割切不痛；四曰筋死，手足纵缓；五曰骨死，鼻梁崩坏。与夫眉落眼昏，唇翻声哑，甚可畏也。所以然者，由邪正交攻，气血沸腾，而湿痰死血，充满于经络之中，故生虫生疮，痛痒麻木也。宜清湿热，祛风邪，以苦参汤、地黄酒并主之。

苦参汤

苦参一钱半　生地二钱　黄柏五分　当归　秦艽　赤芍　丹参　牛蒡子　白蒺藜　丹皮　银花　川贝母各一钱　甘菊花三钱　水煎服。

地黄酒

生地二兩　黃柏　苦參　丹參　萆薢　菊花　金銀花　丹皮　赤芍
當歸　杞子　蔓荆子　赤伏苓各一兩　秦艽　獨活　靈仙各五錢
桑枝一兩五錢　烏梢蛇去頭尾一條　右煮好酒退火七日用
凡治厲風之法以清榮衛爲主其汗宜頻發血宜頻刺皆清營衛之捷法也其烏梢蛇能搜骨髓之毒不可早食早食則引毒入髓反致不救
仙傳治癘風丹
胡麻仁　牛蒡子　蔓荆子　枸杞子　苦參各五錢
瓜蔞根　白蒺藜　皂角刺各三錢　以上皆炒研爲末每藥末一兩五錢拌輕粉二錢黃精末一兩每日午時及

臨卧時各服一錢用防風五錢前湯下至五六日後牙縫出臭涎身疼如醉候出臭糞爲度不可過劑
紫白癜風　由血虛不能充潤經絡毒邪　傷氣分也
桑枝十斤　茺蔚草穗三斤　煎膏溫酒服
外用雄黃硫黃黃丹南星枯礬蜜陀僧等分研末薑醮擦之擦後漸黑再擦則愈或用白茄子切破一頭薑醮擦之

生地二两　黄柏　苦参　丹参　萆薢　菊花　金银花　丹皮　赤芍　当归　杞子　蔓荆子　赤茯苓各一两　秦艽　独活　灵仙各五钱　桑枝一两五钱　乌梢蛇去头尾一条

右煮好酒，退火七日用。

凡治厉风之法，以清营卫为主。其汗宜频发，血宜频刺，皆清营卫之捷法也。乌梢蛇能搜骨髓之毒，不可早食，早食则引毒入髓，反致不救。

仙传治疠风丹

胡麻仁　牛蒡子　蔓荆子　枸杞子　苦参各五钱　栝蒌根　白蒺黎　皂角刺各三钱

以上皆炒，研为末，每药末一两五钱，拌轻粉二钱、黄精末一两。每日午时及临卧时各服一钱，用防风五钱，前汤下至五六日后，牙缝出臭涎，身疼如醉候，出臭粪为度，不可过剂。

紫白癜风

由血虚不能充润经络，毒邪伤气分也。

桑枝十斤　茺蔚草穗三斤

煎膏，温酒服。

外用：雄黄、硫黄、黄丹、南星、枯矾、密陀僧，等分研末，姜醮擦之。擦后渐黑，再擦则愈，或用白茄子切破一头，姜醮擦之。

解邪狗毒方

邪狗之形尾反垂舌伸色黑若其觸人即不咬破亦有毒矣急用斑猫七個去頭翅足酒洗以糯米一撮水淘趁潮同斑猫於銅杓內炒以米黃爲度去米研碎酒下 又方

辰砂少許 雄黃

各研細末加原麝香一分酒調下 一煎滑石三錢并甘草木通燈心湯送下老少虛弱者分作兩服當時一服明日一服服後其人當吐瀉倘吐不止者煮菉豆湯食之即解要忌一切葷腥油膩及鷄鴨蛋百日內要忌房事如不忌男女俱傷自後小紅赤豆茄子狗肉終身禁食茄子并不可近

解邪狗毒方

邪狗之形，尾反垂，舌伸色黑，若其触人，即不咬破亦有毒矣。急用斑猫。七个去头，翅足，酒洗，以糯米一撮水淘趁潮，同斑猫于铜杓内炒，以米黄为度，去米，研碎酒下。又方：

辰砂少许　雄黄

各研细末，加原麝香一分酒调下，一煎滑石三钱，并甘草、木通、灯心汤送下。老少虚弱者，分作两服，当时一服，明日一服，服后其人当吐泻，倘吐不止者，煮绿豆汤食之即解。要忌一切荤腥油腻及鸡鸭蛋。百日内要忌房事，如不忌，男女俱伤。自后小红赤豆、茄子、狗肉，终身禁食，茄子并不可近。

小兒內外疳症

凡小兒疳在內目腫腹脹瀉痢青白體瘦羸弱疳在外鼻下赤爛頻揉鼻耳或肢體生瘡鼻瘡用蘭香散諸瘡用白粉散

肝疳一名筋疳白膜遮睛或瀉血面瘦

心疳面黃頰赤身體壯熱

脾疳一名肥疳體黃瘦削皮膚乾澁瘡疥腹大嗜土

腎疳一名骨疳肢體瘦削皮膚瘡疥喜卧濕地

肺疳一名氣疳喘嗽氣促口鼻生瘡

若患潮熱當先補肝後瀉心若誤下之皆能成疳其初

病者爲熱疳久病者爲冷疳冷熱相兼者津液短少者皆因大病虧損脾胃內亡津液所致當固脾胃爲主早爲施治則不變敗症也

小兒疳眼無論肥瘦肥疳大便如豆腐渣瘦疳大便如粟硬燥但見白珠先帶黃兼白色睡起後微紅生眵怕亮不睁音淨不悅視也上下眼胞頻頻眨動黑珠上有膜圈堆起白暈暈內一黑一白便是疳眼乃食積發熱既久致傷肝經竟治其疳目病自愈用鷄肝藥忌食油麵炙煿等物若疳眼聲啞者將危矣

蘭香散　治鼻疳赤爛

小儿内外疳症

凡小儿疳在内，目肿腹胀，泻痢青白，体瘦羸弱；疳在外，鼻下赤烂，频揉鼻耳，或肢体生疮。鼻疮用兰香散，诸疮用白粉散。

肝疳，一名筋疳，白膜遮睛，或泻血面瘦。

心疳，面黄颊赤，身体壮热。

脾疳，一名肥疳，体黄瘦削，皮肤干涩，疮疥，腹大嗜土。

肾疳，一名骨疳，肢体瘦削，皮肤疮疥，喜卧湿地。

肺疳，一名气疳，喘嗽气促，口鼻生疮。

若患潮热，当先补肝，后泻心，若误下之，皆能成疳，其初病者为热疳，久病者为冷疳。冷热相兼者，津液短少者，皆因大病亏损脾胃，内亡津液所致，当固脾胃为主，早为施治，则不变败症也。

小儿疳眼，无论肥瘦，肥疳，大便如豆腐渣；瘦疳，大便如粟硬燥。但见白珠先带黄，兼白色，睡起后，微红生眵，怕亮不睁，音净，不悦视也。上下眼胞频频眨动，黑珠上有膜圈，堆起白晕，晕内一黑一白，便是疳眼。乃食积发热既久，致伤肝经，竟治其疳，目病自愈。用鸡肝药，忌食油面、炙煿等物。若疳眼声哑者，将危矣。

兰香散　治鼻疳赤烂。

蘭香葉即省頭草，二錢燒灰 銅青 輕粉各五分 爲末敷之

白粉散 治諸疳瘡

海螵蛸三分 白芨二分 粉一分 爲末先用漿水洗拭敷之

鷄肝藥 治疳積疳眼

蘆甘石六錢，童便煅七次 硃砂五錢，不見火，水飛 雄黃二錢 滑石六錢，水飛 石决明一兩五錢，煅 海漂蛸四錢，煅，去殼 赤石脂三錢，煅 氷片三分

石爲末用鷄肝不落水竹刀切上開下連每鷄肝一具入藥五分陳酒米泔各半鍾飯上蒸熟食之開瞽復明 一云小兒每歲服藥一分

又方 用鷄肝一具，不落水，酒洗 同黃蠟一錢 頓熟去蠟吃

鷄胸龜背

鷄胸由欬嗽肺脹故漸胸膈突起一曰肝火乘於肺膈也用寬氣化痰丸

杏仁 百合 天門冬 桑白皮 木通 石膏 葶藶子各五錢 大黃三分 爲末蜜丸黍米大

龜背由腎虛風入骨髓精血不能流通所致用松蕋丹

松花 防風 枳殼 獨活各一兩 麻黃 前胡 大黃 桂心各五錢 爲末蜜丸黍米大每服二十丸粥飲下 外以龜尿㸃脊中縫卽愈以龜安在荷葉上用鏡照之其尿自出或以猪鬃戳鼻內其尿立出

兰香叶即省头草，二钱，烧灰 铜青 轻粉各五分 为末敷之。

白粉散 治诸疳疮。

海螵蛸三分 白芨二分 轻[1]粉一分 为末，先用浆水洗拭敷之。

鸡肝药 治疳积疳眼。

炉甘石六钱，童便煅七次 朱砂五钱，水飞不见火 雄黄二钱 滑石六钱，水飞 石决明一两五钱，煅 海螵蛸四钱，煅，去壳 赤石脂三钱，煅 冰片三分

石为末，用鸡肝不落水，竹刀切上开下连，每鸡肝一具，入药五分，陈酒、米泔各半钟，饭上蒸熟，食之开瞽复明。一云小儿每岁服药一分。

又方，用鸡肝一具，不落水，酒洗。同黄蜡一钱。顿熟，去蜡吃。

鸡胸龟背

鸡胸，由咳嗽肺胀，故渐胸膈突起，一曰肝火乘于肺膈也，用宽气化痰丸。

杏仁 百合 天门冬 桑白皮 木通 石膏 葶苈子各五钱 大黄三分

为末，蜜丸黍米大。

龟背，由肾虚风入骨髓，精血不能流通所致，用松蕊丹。

松花 防风 枳壳 独活各一两 麻黄 前胡 大黄 桂心各五钱

为末，蜜丸黍米大。每服二十丸，粥饮下。外以龟尿点脊中缝，即愈。以龟安在荷叶上，用镜照之，其尿自出，或以猪发戳鼻内，其尿立出。

①轻：底本蚀脱，据《小儿药证直诀》卷下补。

闢小兒驚風論治

喻嘉言曰小兒初生以及童幼肌肉筋骨藏府血脉俱未充長則陰不足陽實有餘不比七尺之軀陰陽交盛也惟陰不足陽有餘故身內易於生熱熱盛則生痰生風生驚亦所時有熱痰風驚四字難呼節去二字曰驚風如遇怪異形聲驟然跌仆皆生驚怖其候面青糞青多煩多哭神識昏迷撞鐘放銃全然不聞後人不解遂以其頭搖手勁也而曰抽掣以其卒口噤脚攣急目邪心亂也而曰搐搦以其脊強背反也而曰角弓反張不知小兒之腠理未密易於感冒風寒風寒中人必先入太陽經太陽之脉起於目內眥上額交巔入腦

還出別下項夾脊抵腰中是以病則筋脉牽強因筋脉牽強生出抽掣等不通各名而用金石藥鎮墜外邪深入藏府難痊間有體堅症輕而愈者遂以爲奇方可傳悞矣又方書有云小兒八歲以前無傷寒以助驚風之說不思小兒不耐傷寒初傳太陽經早已身強多汗筋脉牽動人事昏沉勢已極於本經藥又亂投不能待其傳經解散耳豈可言小兒無傷寒也況小兒易於外感易於發熱傷寒爲更多世所稱爲驚風者即是也小兒傷寒要在三日內即愈爲貴若待其經盡而解必不能耐矣又剛痙無汗柔痙有汗小兒剛痙少柔痙多人見

辟小儿惊风论治

喻嘉言曰：小儿初生，以及童幼，肌肉筋骨，脏腑血脉，俱未充长，则阴不足，阳实有余，不比七尺之躯，阴阳交盛也。惟阴不足，阳有余，故身内易于生热；热盛则生痰、生风、生惊，亦所时有热痰风惊，四字难呼，节去二字曰惊风。如遇怪异形声，骤然跌仆，皆生惊怖。其候面青粪青，多烦多哭，神识昏迷，撞钟放銃，全然不闻。后人不解，遂以其头摇手劲也，而曰抽掣；以其卒口噤，脚挛急，目邪心乱也，而曰搐搦；以其脊强背反也，而曰角弓反张。不知小儿之腠理未蜜，易于感冒风寒，风寒中人，必先入太阳经。太阳之脉起于目内眦，上额，交巅，入脑，还出别下项，夹脊抵腰中，是以病则筋脉牵强。因筋脉牵强，生出抽掣等不通各名，而用金石药镇坠，外邪深入脏腑，难痊。间有体坚症轻而愈者，遂以为奇方可传，误矣。又方书有云：小儿八岁以前无伤寒，以助惊风之说。不思小儿不耐伤寒，初传太阳经，早已身强多汗，筋脉牵动，人事昏沉，势已极于本经，药又乱投，不能待其传经解散耳，岂可言小儿无伤寒也？况小儿易于外感，易于发热，伤寒为更多，世所称为惊风者，即是也。小儿伤寒，要在三日内即愈为贵，若待其经尽而解，必不能耐矣。又刚痉无汗，柔痉有汗，小儿刚痉少，柔痉多人见，其汗出不止神昏不醒遂名之曰慢驚風而用參蓍朮附藥閉其腠理熱邪不得外越亦爲大害所以凡治小兒之熱但當攻其出表不當固其入裏仲景原有桂枝法若舍而不用從事東垣內傷爲治又悞矣傷寒論曰太陽病項背強几几汗出惡風者桂枝加葛根湯

吳又可曰小兒時疫人所難窺擔悞者多又其神氣怯弱筋骨柔脆一染時疫延挨失治即便二目上弔驚搐發痙十指鉤曲甚則角弓反張故多誤認爲慢驚風也

以上可見小兒傷寒當解肌而從輕劑時疫用藥與大人彷彿若誤治必變痙也

小兒熱病痘疹謬治辨

徐靈胎曰小兒之疾熱與痰二端而已蓋純陽之體日抱懷中衣服加暖又襁褓之類皆用火烘內外俱熱熱則生風風火相煽乳食不歇則必生痰痰得火煉則堅如膠漆而乳仍不斷則新舊之痰日積必至脹悶啼哭又强之食乳以止其啼從此胸高氣塞目瞪手搐即指爲驚風其實非驚乃飽脹欲死耳此時告其父母令減衣停乳則必大慍謂虛羸若此反令其凍餒無不唾罵醫者亦不明此理非用剛燥之藥即用參蓍滋補至痰結氣凝之後則無可救療余見極多教之適其寒溫停

其汗出不止，神昏不醒，遂名之曰慢惊风，而用参芪术附药，闭其腠理，热邪不得外越，亦为大害。所以凡治小儿之热，但当攻其出表，不当固其入里，仲景原有桂枝法，若舍而不用，从事东垣内伤为治，又误矣。《伤寒论》曰：太阳病，项背强几几，汗出恶风者，桂枝加葛根汤。

吴又可曰：小儿时疫，人所难窥，担误者多，又其神气怯弱，筋骨柔脆，一染时疫，延挨失治，即便二目上吊，惊搐发痉，十指钩曲，甚则角弓反张，故多误认为慢惊风也。

以上可见，小儿伤寒当解肌而从轻剂，时疫用药与大人仿佛，若误治必变痉也。

小儿热病痘疹谬治辨

徐灵胎曰：小儿之疾，热与痰二端而已。盖纯阳之体，日抱怀中，衣服加暖，又襁褓之类，皆用火烘，内外俱热；热则生风，风火相煽，乳食不歇则必生痰；痰得火炼则坚如胶漆，而乳仍不断，则新旧之痰日积，必至胀闷啼哭；又强之食乳，以止其啼，从此胸高气塞，目瞪手搐，即指为惊风。其实非惊，乃饱胀欲死耳！此时告其父母，令减衣停乳，则必大愠，谓虚羸若此，反令其冻馁，无不唾骂。医者亦不明此理，非用刚燥之药，即用参芪滋补，至痰结气凝之后，则无可救疗，余见极多。教之适其寒温，停其乳食以清米飲養其胃氣稍用消痰順氣之藥調之能聽從者十愈八九其有不明此理反目爲狂言者百無一生至於痘科尤屬怪誕痘爲小兒之所必不免非惡疾也當天氣溫和之時死者絕少若大寒大暑其元氣虛而稠密者閒有不治其始欲透發其後欲漿滿皆賴精血爲之乃未發以前卽用大黃石膏數兩以遏其生發之機而敗其元氣又方中多用蚯蚓蠐螬之類增其毒而倒其胃此等惡物卽令醫者自服之亦必胃絕腸裂而死況孩提乎凡用此等藥者必預決此兒死於何日十不失一其父母翻盛稱其眼力不爽孰知其卽

死於彼所用之藥也或有元氣充實幸而不死者遂以爲非此等大藥不能挽回而人人傳布奉爲神方矣更可異者强壯之年醫者黃芩麥芽俱不敢用以爲剋伐孩提之子則石膏大黃成兩成斤毫不顧慮忍心害理至此而極無奈呼天搶地以告人而人不信也又有造爲螳螂子之說者割開頤內取出血痰此法起於明末海濱妖婦騙財之法惟蘇松二處盛行割死者甚衆蓋小兒有痰火者吃乳數日必有一二日頤腫厭食名曰妒乳用薄荷朴硝爲末塗口內一二次卽愈卽不治亦愈至所割出之痰塊或大或小人因信之不知頤內空

其乳食，以清米饮养其胃气，稍用消痰顺气之药调之。能听从者，十愈八九；其有不明此理，反目为狂言者，百无一生。至于痘科，尤属怪诞，痘为小儿之所必不免，非恶疾也。当天气温和之时，死者绝少；若大寒大暑，其元气虚而稠密者，间有不治。其始欲透发，其后欲浆满，皆赖精血为之。乃未发以前，即用大黄、石膏数两，以遏其生发之机，而败其元气，又方中多用蚯蚓、蛴螬之类，增其毒而倒其胃，此等恶物，即令医者自服之，亦必胃绝肠裂而死，况孩提乎！凡用此等药者，必预决此儿死于何日，十不失一，其父母翻盛称其眼力不爽，孰知其即死于彼所用之药也！或有元气充实，幸而不死者，遂以为非此等大药不能挽回，而人人传布，奉为神方矣！更可异者，强壮之年，医者黄芩、麦芽俱不敢用，以为克伐；孩提之子则石膏、大黄，成两成斤，毫不顾虑，忍心害理至此而极，无奈呼天抢地以告人，而人不信也。又有造为螳螂子之说者，割开颐内，取出血痰。此法起于明末海滨妖妇骗财之法，惟苏松二处盛行，割死者甚众。盖小儿有痰火者，吃乳数日，必有一二日颐中厌食，名曰妒乳。用薄荷、朴硝为末，涂口内一二次即愈，即不治亦愈。至所割出之痰块，或大或小，人因信之。不知颐内空

虛之處人人有此割去復生並非病也不然何以普天下之小兒從未有患螳螂子而死者獨蘇松有此病耶此亦一害故并及之

虚之处，人人有此，割去复生，并非病也。不然何以普天下之小儿，从未有患螳螂子而死者，独苏松有此病耶？此亦一害，故并及之。

先君子以古來鍼灸諸書辭多繁雜法有舛訛學者難為考証因於靈素經穴諸書窮源溯流廣為採集殫四十餘年之精力得成是書虞陽席麗農先生見而悅之慫恿付梓固辭不獲遂付剞劂數十年來江左醫家咸奉為圭臬時初遊梁苑篋藏是書友人借閱無虛日板存故園庚申之變族人相率播遷以簡袠重贅藏弆為難因束置高閣迨克復後族人細加檢閱殘缺已多意謂不復成書付之惜字局賴局中紳董知為傳世書不令焚毀庚午春命子應桂回里咨訪數月始得是板其間脫畧不全幾及一卷里中久未刷印舊集無存因思豫中曩有借本遂攜板來豫修殘補缺生面重開伏念幼時
先君子於是書口授心傳奉為家法捐館三十年來世多變故時復餬口四方遂令 先人手澤幾致不克保全實疚厥心今幸故物猶存更當如何珍護尤願後之子孫緬懷 先澤永保遺編是余所厚望焉

同治十年辛未十月 男嘉時謹跋

跋 一

跋[1]

先君子以古来针灸诸书辞多繁杂，法有舛讹，学者难为考证，因于《灵》《素》、经穴诸书，穷源溯流，广为采集，殚四十余年之精力，得成是书。虞阳席丽农先生见而悦之，怂恿付梓，固辞不获，遂付剞劂。数十年来，江左医家咸奉为圭臬。时初游梁苑，箧藏是书，友人借阅无虚日。板存故园，庚申之变，族人相率播迁，以简帙重赘，藏弆为难，因束置高阁。迨克复后，族人细加检阅，残缺已多，意谓不复成书，付之惜字局。赖局中绅董知为传世书，不令焚毁。庚午春，命子应桂回里咨访，数月始得是板，其间脱略不全几及一卷。里中久未刷印，旧集无存。因思豫中曩有借本，遂携板来豫，修残补缺，生面重开。伏念幼时，先君子于是书口授心传，奉为家法。捐馆三十年来，世多变故，时复糊口四方，遂令先人手泽几致不克保全，实疚厥心。今幸故物犹存，更当如何珍护，尤愿后之子孙缅怀先泽，永保遗编，是余所厚望焉！

同治十年辛未十月　男嘉时谨跋

①跋：原无，据体例补。

图书在版编目（CIP）数据

中国针灸大成. 通论卷. 针灸逢源 / 石学敏总主编 ;王旭东，陈丽云，梁尚华执行主编. — 长沙 : 湖南科学技术出版社，2020.12
ISBN 978-7-5710-0815-4

Ⅰ. ①中… Ⅱ. ①石… ②王… ③陈… ④梁… Ⅲ.①《针灸大成》②针灸疗法—中国—清代 Ⅳ. ①R245

中国版本图书馆 CIP 数据核字(2020)第 205122 号

中国针灸大成 通论卷
ZHENJIU FENGYUAN
针灸逢源
总 主 编：石学敏
执行主编：王旭东 陈丽云 梁尚华
责任编辑：李 忠 姜 岚
出版发行：湖南科学技术出版社
社 址：长沙市湘雅路 276 号
网 址：http://www.hnstp.com
湖南科学技术出版社天猫旗舰店网址：
http://hnkjcbs.tmall.com
邮购联系：本社销售部 0731-84375808
印 刷：湖南凌宇纸品有限公司
（印装质量问题请直接与本厂联系）
厂 址：长沙市长沙县黄花镇黄花工业园
邮 编：410137
版 次：2020 年 12 月第 1 版
印 次：2020 年 12 月第 1 次印刷
开 本：889mm×1194mm 1/16
印 张：31.5
字 数：642 千字
书 号：ISBN 978-7-5710-0815-4
定 价：315.00 元